TUBERKULOSE-JAHRBUCH
1954/55

HERAUSGEGEBEN VON

PROF. DR. ROLF GRIESBACH

GENERALSEKRETÄR DES DEUTSCHEN ZENTRALKOMITEES
ZUR BEKÄMPFUNG DER TUBERKULOSE

MIT 110 ABBILDUNGEN

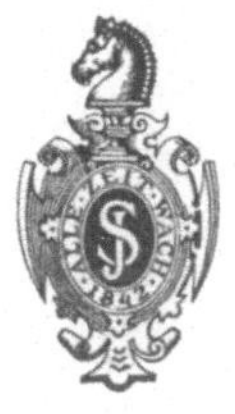

SPRINGER-VERLAG
BERLIN · GÖTTINGEN · HEIDELBERG
1957

ISBN-13: 978-3-642-94714-8   e-ISBN-13: 978-3-642-94713-1
DOI: 10.1007/ 978-3-642-94713-1

Die Wiedergabe von Gebrauchsnamen, Handelsnamen, Warenbezeichnungen usw.
in diesem Werk berechtigt auch ohne besondere Kennzeichnung nicht zu der
Annahme, daß solche Namen im Sinn der Warenzeichen- und Markenschutz-
Gesetzgebung als frei zu betrachten wären und daher von jedermann benutzt
werden dürfen

BRÜHLSCHE UNIVERSITÄTSDRUCKEREI GIESSEN

Ministerialdirektor a. D. Prof. Dr. Franz Redeker

hat zu Beginn des Jahres 1956 sein Amt als Präsident des DZK niedergelegt. Dem Dank des DZK an seinen scheidenden Präsidenten gab der Generalsekretär Prof. Dr. GRIESBACH anläßlich der Mitgliederversammlung des DZK im September 1956 in Baden-Baden folgendermaßen Ausdruck:

„Zum Abschluß meines Geschäftsberichtes für das Jahr 1955/56 habe ich mich einer ehrenvollen Aufgabe zu entledigen. Es ist mir ein wirkliches Herzensbedürfnis, hier einem Manne Abschiedsworte und Worte des Dankes zu sagen, der infolge Erreichung der Altersgrenze vor einigen Monaten nicht nur seine Dienstgeschäfte, sondern auch bedauerlicherweise sein Amt als Präsident des DZK niedergelegt hat. Ein Berufenerer als ich, nämlich unser Vorstandsmitglied Präsident GREUL, hat anläßlich des Ausscheidens von Prof. REDEKER aus der Medizinalbeamtenlaufbahn warme Worte des Abschieds gefunden, welche im Juli-Heft der Zeitschrift „Der öffentliche Gesundheitsdienst" veröffentlicht wurden. Wenn nunmehr auch das DZK Abschied von seinem hochverdienten Präsidenten nehmen muß, so geschieht dies in der Erkenntnis, daß gerade jetzt in einem gewissen Umbau der Organisation im DZK seine universellen Kenntnisse und Fähigkeiten besonders vonnöten wären. Denn FRANZ REDEKER ist nie — wie die meisten Ärzte unserer Zeit — auf dem Boden eines Fachgebietes stehengeblieben, sondern ist, von seinen Erfahrungen und Erkenntnissen auf neue Wissensgebiete gelenkt, in diese vorgedrungen und hat sie mit neuartigen Gesichtspunkten bereichert. — So entstand in einem ausgefüllten Menschenleben als Ergebnis einer jetzt 65 Jahre währenden Wanderung eines unendlich arbeitsamen, unendlich bescheidenen und noch immer hoffnungsvoll tätigen Mitstreiters für Wahrheit, Gerechtigkeit und echtes Arzttum ein Lebenswerk, das nur wenige ganz überschauen können.

Wohl sind uns Tuberkuloseärzten die fundamentalen Arbeiten REDEKERs über die Entstehung und Entwicklung der Lungentuberkulose, welche aus seiner Tätigkeit in den Mühlheimer Thyssen-Werken 1921—1926 entstanden, bekannt. Geläufig sind uns auch seine weit der Zeit vorauseilenden Ideen für die Erfassung der Tuberkulose im Sinne der Inaugurierung des Röntgenkatasters. Weniger bekannt sind leider sehr vielen Kollegen aus der jungen Generation die philosophisch-medizinisch-historischen Erkenntnisse REDEKERs, aus denen hervorgeht, von welch hoher Warte er im Rahmen seiner Ganzheitsschau die Wechselbeziehungen der wissenschaftlichen Forschung in allen ihren Zusammenhängen klärte und aufzeichnete. Wer das 68 Druckseiten umfassende Einleitungskapitel von REDEKER in dem für die XI. Konferenz der Internationalen Union zur Bekämpfung der Tuberkulose in Berlin 1939 geplanten Begrüßungswerk studiert hat, kann ermessen, welch gründlicher, wissenschaftlicher Unterbau FRANZ REDEKER zur Verfügung steht, und daß seine markanteste Eigenschaft zweifellos sein bewundernswerter ständiger Kampf gegen die Demagogie der Ungeistigen ist.

Dies kennzeichnet den wirklich großen Menschen in der ständigen Erhaltung der geistigen Universalität, die sich nicht im Einzelproblem als Forscher, Gestalter und Arzt erschöpft, sondern auch den menschlichen Menschen ständig offenbart.

IV

Wer die Hingabe REDEKERs an seine Orgel nicht kennt, wer nichts von seiner schwärmerischen Geistigkeit weiß, mit der er die Entwicklung der Madonnen-Statuen in der kirchlichen Kunst aus ihren hellenistischen Vorbildern zu schildern versteht, wer ihn niemals vor den Portalen gotischer Kirchen oder in Orgelkonzerten erlebte, der kennt den Menschen REDEKER nicht.

Wir aber, die wir ihn als aktiven Mitarbeiter nunmehr verloren haben, wollen versuchen, dieser einmaligen Persönlichkeit unseren Dank abzustatten. Der Vorstand hat mich beauftragt, heute der Mitgliederversammlung drei Beschlüsse zur Genehmigung vorzulegen:

1. Der ausgeschiedene Präsident, Herr Prof. REDEKER, soll das erste *Ehrenmitglied* des DZK werden.

2. Es soll ein *Franz-Redeker-Preis* vom Deutschen Zentralkomitee zur Bekämpfung der Tuberkulose gestiftet werden; die Bestimmungen darüber werden in die Satzungen des DZK aufgenommen.

3. Als Ausdruck besonderen Dankes soll Herrn Prof. REDEKER im Namen des DZK eine Madonnenfigur als Erinnerungsgabe überreicht werden."

Die Versammlung ist mit allen drei Vorschlägen einverstanden.

Vorwort

Zum fünften Male legt das Deutsche Zentralkomitee zur Bekämpfung der Tuberkulose den Bericht über seine Tätigkeit und seine Übersicht über den Stand der Tuberkulosebekämpfung in der Bundesrepublik und in West-Berlin vor.

Das Berichtsjahr ist gekennzeichnet durch zwei wichtige personelle Veränderungen. Im Mai 1955 hat der neue Generalsekretär sein Amt angetreten und so schon seine volle Wirksamkeit im Berichtsjahr entfalten können; der bisherige verdiente Präsident ist im Oktober 1955 von seinem Amt zurückgetreten. Da turnusmäßig die nächste Mitgliederversammlung erst in Verbindung mit der Tuberkulosetagung 1956 in Baden-Baden durchgeführt werden konnte, war auch hier erst Gelegenheit gegeben, nicht nur dem lebhaften Bedauern über diesen Entschluß von Prof. Dr. REDEKER Ausdruck zu geben, sondern auch seiner großen Verdienste zu gedenken, die in den von der Mitgliederversammlung beschlossenen Ehrungen — Stiftung des *Franz-Redeker*-Preises und Wahl zum Ehrenmitglied — ebenso Ausdruck fanden, wie in den Ausführungen des Generalsekretärs, die vorstehend zum Abdruck gebracht wurden. Zum Nachfolger wurde der Unterzeichnete gewählt, dem damit — ohne besonderes Verdienst an der Tätigkeit des Zentralkomitees im Berichtsjahr — die Ehre zuteil wurde, diesem Jahrbuch ein Vorwort mit auf den Weg zu geben.

Das Jahrbuch hat eine doppelte Aufgabe, einmal eine Übersicht über Stand und Entwicklung der Tuberkuloseentwicklung zu geben, zum anderen für das Studium von Einzelfragen möglichst genaue Unterlagen zu liefern. Seitdem die Tuberkulose aufgehört hat, ein menschlich und sozial schweres aber wissenschaftlich verhältnismäßig einfaches Problem der vorzeitigen Sterblichkeit zu sein und eine Schicksalsfrage für die „Überlebenden" geworden ist, sind alle Fragen komplizierter geworden. Um sie wissenschaftlich richtig und praktisch erfolgreich lösen zu können, bedarf es einer differenzierten Arbeit sowohl auf medizinischem, sozialem und organisatorischem Gebiet. Das Jahrbuch zeigt, daß sich die Arbeitsausschüsse bemüht haben, diesen Fragen in sorgfältiger Kleinarbeit nachzugehen und daß viele wertvolle Erkenntnisse und Feststellungen gemacht worden sind, von denen nur zu wünschen ist, daß sie auch zu praktischen Entschlüssen führen — zum Wohle der Tuberkulosekranken und der Volksgesundheit. Die Feststellungen und Zahlen im Jahrbuch sind immer nur soweit wertvoll, als sie getragen werden von der verantwortungsbewußten und sorgfältigen Arbeit aller derer, die im weiten Felde der Tuberkulosebekämpfung tätig sind; sie können nur fruchtbar werden, wenn sie in die breiten Ströme gesundheitspolitischen und sozialpolitischen Denkens und Handelns einmünden. Möge die unermüdliche Arbeit aller Mitglieder der Arbeitsausschüsse und der Mitarbeiter der Geschäftsstelle des Zentralkomitees — denen an dieser Stelle aufrichtiger Dank abgestattet sei — dazu beitragen.

Dr. med. ERICH SCHRÖDER
Senatsdirektor, o. Professor der Freien Universität Berlin
Präsident des Deutschen Zentralkomitees
zur Bekämpfung der Tuberkulose

Inhaltsverzeichnis

Druckfehler im Tbc.-Jb. 1953/54:
S. 116, 2. Abs., 3. Zeile: statt „rund 1200 Impfungen" muß es heißen „rund 12000
Impfungen".

Abkürzungen:
DZK   = Deutsches Zentralkomitee zur Bekämpfung der Tuberkulose
Tbc.-Jb.   = Tuberkulose-Jahrbuch
TB   = Tuberkelbakterien
Tbc.   = Tuberkulose
tbc.   = tuberkulös
WHO   = World Health Organization, Weltgesundheitsorganisation
E   = Einwohner
T   = Todesfälle
Pnth.   = Pneumothorax
Thpl.   = Thorakoplastik
Chth.   = Chemotherapie
MB   = Morbus BOECK
BK   = BOECKsche Krankheit
BCG   = Bilié-Calmette-Guérin
RRU   = Röntgenreihenuntersuchung
UGT   = Urogenital-Tuberkulose
INH   = Isonicotinsäurehydrazid
PAS   = Paraaminosalicylsäure

Einleitung

In dem vorliegenden 5. Band unseres Tuberkulose-Jahrbuches haben wir uns bemüht, einen Überblick über die Entwicklung des Tuberkuloseproblems während des Geschäftsjahres 1954/55 zu geben. Nachdem nunmehr von fast allen deutschen Bundesländern alters- und geschlechtsgegliederte Morbiditäts-Statistiken erstellt werden, haben wir es für zweckmäßig gehalten, die verschiedenen Diagnosegruppen jeweils gesondert zu behandeln. Dabei hat sich herausgestellt, daß die vorliegenden Angaben teilweise wesentlich voneinander abweichen. Wir konnten jedoch auch nachweisen, daß zum Teil diese Diskrepanzen durchaus reell sind, auch wenn ihre zeichnerische Darstellung sie zunächst unglaubwürdig erscheinen läßt. Besonders gilt dies für Berlin mit einer außergewöhnlich hohen Zahl von ansteckenden bacillären Tuberkulosen.

Mit dem starken Absinken der Mortalitätsziffern entfällt die Möglichkeit, die Epidemiologie der Tuberkulose nach der Entwicklung der Sterblichkeit zu beurteilen. Nachdem der Schwerpunkt sich in Richtung auf die Invalidität verlagert hat, sind wir auf *exakte Morbiditäts-Statistiken* angewiesen, um das tatsächliche Geschehen kontrollieren zu können. Soweit die vorliegenden Unterlagen Schlußfolgerungen zulassen, macht sich ein *Absinken der Tuberkulose-Morbidität besonders bei den Altersklassen unter 40 Jahren* bemerkbar, während oberhalb 40 Jahre wesentliche Änderungen bisher nicht erfolgt sind. Ein *erheblicher Teil des Rückgangs der Neuerkrankungen und des Bestandes* während der letzten Jahre *entfällt auf die Altersklassen 5—15 Jahre*. Absolut betrachtet deckt sich die Abnahme des Bestandes etwa mit der Zahl der jährlich verstorbenen Tuberkulösen.

Seit 1950 sind in Deutschland *fast eine halbe Million* Zugänge durch *Neuerkrankungen* zu verzeichnen. Diese Tatsache weist nachdrücklich auf die Notwendigkeit hin, umfassende Maßnahmen zur Verminderung der Infektionsmöglichkeiten zu ergreifen. Noch sind *etwa 35000 Offentuberkulöse ohne eigenes Zimmer* und *über 3000 ohne eigenes Bett!* Die damit verbundene erhöhte Infektionsgefährdung für die Familienangehörigen dieser Offentuberkulösen liegt auf der Hand. Die *Bemühungen der Landesverbände zur Bekämpfung der Tuberkulose* um die Beschaffung geeigneten Wohnraums *verdienen besondere Anerkennung*, sie führen wegen der relativ geringen zur Verfügung stehenden Mittel aber nur sehr langsam zu dem Ziel, das im Interesse einer konsequenten Tuberkulosebekämpfung so schnell wie möglich erreicht werden muß.

Nach Mitteilungen aus dem Ausland werden auch dort unsere Tuberkulose-Jahrbücher mit großem Interesse aufgenommen. Mit Rücksicht auf die sprachlichen Schwierigkeiten, und da die Übersetzung des gesamten Textes in eine Fremdsprache erhebliche finanzielle Mehraufwendungen erforderlich macht, haben wir im vorliegenden Tuberkulose-Jahrbuch erstmalig eine Zusammenfassung der Ergebnisse der Hauptabschnitte und deren Übersetzung in die englische Sprache vorgenommen.

Die Berichte der Arbeitsausschüsse wurden von deren Vorsitzenden erstellt, den Abschnitt III hat Oberreg.-Rat a. D. Dr.-Ing. KEUTZER bearbeitet. Herr cand. ing. WITT hat die Berechnung der Tabellen und die Zeichnung der Abbildungen durchgeführt. Wir danken allen unseren Mitarbeitern einschließlich der Damen unserer Geschäftsstelle für ihre Unterstützung.

Für den Inhalt des Jahrbuches zeichnet der Generalsekretär verantwortlich.

I. Überblick über das Geschäftsjahr 1. 4. 1955 — 31. 3. 1956

Geschäftsbericht des Deutschen Zentralkomitees

Die **Ordentliche Mitgliedervollversammlung** des DZK hat am 13. August 1955 in Wiesbaden stattgefunden. Prof. Dr. GRIESBACH wurde als Nachfolger von Prof. ICKERT zum Generalsekretär des DZK gewählt. Es wurde beschlossen, ein Generalsekretariat in Augsburg einzurichten und einen weiteren hauptamtlichen Arzt zur Unterstützung des Generalsekretärs einzustellen.

Nach Verhandlungen mit dem Vorstand des DZK hat Prof. GRIESBACH seine Tätigkeit als Generalsekretär bereits am 15. Mai 1955 aufgenommen und im gleichen Monat zusammen mit Prof. REDEKER als Vertreter des DZK an der Tagung der Österreichischen Tuberkulose-Gesellschaft in Gmunden teilgenommen. Beide Herren wurden zu Ehrenmitgliedern dieser Gesellschaft ernannt.

Ferner hat Prof. GRIESBACH als offizieller Vertreter des DZK an folgenden Veranstaltungen teilgenommen:

Tagung der Südwestdeutschen Tuberkulose-Ärzte in Lindau im Juni 1955
Tagung der Norddeutschen Tuberkulose-Gesellschaft in Lübeck im Juni 1955
Einweihung der Tuberkuloseklinik in Bad Berka am 9. September 1955
Tuberkulose-Tagung in Dresden im Oktober 1955

Am 8. Oktober 1955 fand eine Sitzung des Präsidiums des DZK in Koblenz statt, in welcher der Präsident des DZK, Min.-Direktor a. D. Prof. Dr. REDEKER, über die während seiner Tätigkeit als Präsident des DZK geleistete Arbeit berichtete und seinen Entschluß bekanntgab, von seinem Amt zurückzutreten.

In dieser Sitzung wurde über die Ergebnisse der in den Arbeitsausschüssen erarbeiteten Beschlüsse referiert und Vorschläge über eine personelle Verkleinerung und Konzentration der Arbeitsausschüsse gemacht.

Die Amtszeit folgender Präsidialbeiräte wurde um zwei Jahre verlängert:

Med.-Rat Dr. BREU — Ludwigsburg
Prof. Dr. HEIN — Tönsheide
Prof. Dr. Dr. h. c. KLEINSCHMIDT — Honnef
Prof. Dr. LOSSEN — Mainz
Prof. Dr. OPITZ — Heidelberg
Min.-Rat i. R. Dr. PAETZOLD — Bonn
Prof. Dr. SCHLOSSBERGER — Frankfurt
Prof. Dr. SCHRÖDER — Berlin
Prof. Dr. SEIFERT — München
Prof. Dr. STÜHMER (†) — Freiburg
Prof. Dr. Dr. h. c. WAGENER — Hannover
Landesrat ZAPPE — Lübeck
ERWIN STAUSS, Arbeitsgemeinschaft der Spitzenverbände
der Freien Wohlfahrtspflege — Frankfurt a. M.

Sitzungen des Vorstandes, die der Erledigung der laufenden Aufgaben gewidmet waren, haben am 7.10.1955 in Koblenz und am 5.12.1955 in Düsseldorf stattgefunden.

An folgenden internationalen Veranstaltungen hat Prof. GRIESBACH als Vertreter des DZK teilgenommen:

a) Tagung der Internationalen Union gegen die Tuberkulose vom 28. Juni bis 2. Juli 1955 in Paris.

Neben den wissenschaftlichen Sitzungen, die folgende Themen zum Inhalt hatten:

1. Problem des tuberkulösen Rezidivs nach Lungenresektion,
2. Rückfälle nach Chemotherapie,
3. Behandlung der tuberkulösen Primärinfektion,

wurde auf Besprechungen zwischen den Generalsekretären der internationalen Vereinigungen festgestellt, daß trotz der sinkenden Mortalitätsziffern die Anstrengungen im Kampf gegen die Tuberkulose nicht nachlassen dürfen. Der in einigen Ländern bestehende Überschuß an Tuberkulosebetten ist zum Teil auf die Zunahme der ambulanten Behandlung zurückzuführen, deren Berechtigung in bestimmten Fällen im Prinzip anzuerkennen ist.

Satzungsgemäß schied CRESPO ALVAREZ/Spanien als Präsident der Internationalen Union aus; sein Nachfolger wurde P. V. BENJAMIN/Indien, da gemäß Beschluß der nächste Internationale Kongreß vom 7.—11. Januar 1957 in New Delhi stattfindet. Folgende Hauptthemen sind vorgesehen:

I. „Diagnostische und biologische Probleme hinsichtlich der INH-resistenten Tuberkelbakterien",

II. „Klinische und epidemiologische Wirkung der ambulanten Chemotherapie bei der Lungentuberkulose",

III. „Methoden und Ergebnisse der Tuberkulose-Ermittlung in wirtschaftlich schwachen Ländern".

Prof. GRIESBACH hat den ehrenvollen Auftrag erhalten, das Hauptreferat für das zweite Thema zu übernehmen. Frau MEISSNER und Herr FREERKSEN vom Tuberkulose-Forschungsinstitut Borstel sind als Co-Referenten zum ersten Hauptthema aufgefordert worden.

b) Zusammen mit Herrn Dr. KEUTZER/Hannover vom 28. November bis 2. Dezember 1955 an der Tagung einer Studiengruppe der WHO in Luxemburg, auf welcher Pläne für einen intensiveren zwischenstaatlichen Erfahrungsaustausch auf dem Gebiet der Tuberkulosebekämpfung in Europa beschlossen wurden.

Die Studiengruppe kam zu folgenden Ergebnissen:

1. Mortalitätsstatistiken geben heute keine ausreichenden Aufschlüsse mehr.

2. Häufigkeitsstatistiken über das Vorkommen der Tuberkulose sind nur von Nutzen, wenn sie auf einer zuverlässigen Erfassung beruhen.

In Staaten mit großer Bevölkerungszahl wird es schwierig sein, ein nationales Tuberkulose-Register aufzustellen. Diese Informationsquelle kann zur Zeit nur in wenigen Ländern eingerichtet und benutzt werden.

3. Ein Index, welcher sich auf eine vollständige Tuberkuloseuntersuchung stützt, ist nur zuverlässig, wenn diese Untersuchung ganze Bevölkerungsgruppen (alle Altersklassen einschließend) umfaßt. Auch dies ist nur in wenigen Ländern möglich. Um eine international vergleichbare Bevölkerungsgruppe zu haben, wurde vorgeschlagen, zunächst die zum Militärdienst einrückenden Rekruten durch eine derartige Untersuchung zu erfassen.

4. Ein Tuberkulinindex ist praktisch in allen Ländern zu erarbeiten, sein Wert ist jedoch begrenzt. Da ein für alle Länder gültiger vergleichbarer Tuberkuloseindex zur Zeit noch nicht erreichbar ist, wird empfohlen, zunächst nach Möglichkeit in allen Ländern einen Tuberkulinindex zu erarbeiten als ersten Schritt zu einem zwischenstaatlichen Vergleich.

Zur Vereinheitlichung der Erfassungsmethoden wurden einheitliche Erfassungsformulare und international festgelegte Ziffernangaben für Röntgen- und Sputumbefunde vorgeschlagen.

Die Studiengruppe war der Ansicht, daß die Tuberkulose in allen europäischen Ländern noch immer ein wichtiges Problem darstellt und dies voraussichtlich noch eine ganze Reihe von Jahren bleiben wird. Verstärkte Anstrengungen sind notwendig, um in allen Ländern das Vorkommen und die Häufigkeit von Tuberkulose genau zu ergründen und statistisch einheitlich zu erfassen. Die Tuberkulosebekämpfung wird deshalb auch in den kommenden Jahren noch erhebliche Mittel beanspruchen.

Über die **Tätigkeit der Arbeitsausschüsse** im Geschäftsjahr 1955/56 ist folgendes zu berichten:

1. Arbeitsausschuß für Tuberkulosefürsorge: Sitzung am 10. 6. 1955 in Lindau.

Es wurde die Neuherausgabe des *„Merkblattes für Ärzte zur Früherkennung der Lungentuberkulose nach* BRAEUNING" und die Neufassung der *„Erläuterungen zur Führung der Tuberkulose-Statistik in den Gesundheitsämtern"* beschlossen, in welchen eine besondere Spalte für die Erfassung der *Urogenitaltuberkulose* vorgesehen ist.

Außerdem soll dem Bundesminister des Innern eine Denkschrift zur gesetzlichen Regelung der zwangsweisen Absonderung uneinsichtiger Offentuberkulöser vorgelegt werden. Dies ist inzwischen geschehen.

2. Arbeitsausschuß für Kindertuberkulose: Sitzung am 23. 7. 1955 in Heidelberg.

Es wurden *„Richtlinien über die Einweisung von tuberkulösen Kindern in Kliniken und Heilstätten"* und ein Merkblatt über *„Die prophylaktische medikamentöse Behandlung von Säuglingen und jungen Kleinkindern mit Primärtuberkulose"* erarbeitet und vom Vorstand genehmigt.

3. Arbeitsausschuß für Landesvereine zur Bekämpfung der Tuberkulose: Sitzung am 13. 8. 1955 in Wiesbaden.

Es wurde beschlossen, den Arbeitsausschuß umzubenennen in *„Arbeitsausschuß der Landesstellen im DZK"* und Verhandlungen über die Mitarbeit aller an der Tuberkulosebekämpfung interessierten Organisationen aufzunehmen.

4. Arbeitsausschuß für extrapulmonale Tuberkulose: Sitzung am 13. 8. 1955 in Wiesbaden.

Dr. KASTERT wurde zum Vorsitzenden gewählt, und es wurde beschlossen, das „Merkblatt für den praktischen Arzt zur Erkennung der urologischen Tuberkulose" noch einmal zu veröffentlichen.

5. Arbeitsausschuß für Desinfektion bei Tuberkulose: Sitzung am 14. 8. 1955 in Wiesbaden.

Es wurde die endgültige Fassung des *„Nachtrag Nr. 3"* zur Desinfektionsordnung bei Tuberkulose festgelegt. Nach Genehmigung durch den Vorstand wurde der Nachtrag Nr. 3 herausgegeben.

6. Arbeitsausschuß für Arbeitsfürsorge bei Tuberkulose: Sitzung am 8. 10. 1955 in Koblenz.

Es soll an das Bundesministerium für Arbeit herangetreten werden mit der Bitte, im Rahmen des zu bildenden „Deutschen Ausschusses für Rehabilitation" eine *„Arbeitsgemeinschaft für die Rehabilitation der Tuberkulösen"* zu gründen.

Außerdem soll über das Bundesministerium für Arbeit an die Bundesanstalt für Arbeitsvermittlung und Arbeitslosenversicherung wegen der statistischen Erfassung der arbeitsuchenden Tuberkulösen herangetreten werden.

7. Arbeitsausschuß für Röntgenuntersuchung und für Röntgentechnik: Sitzung am 3. 12. 1955 in Düsseldorf.

Der Arbeitsausschuß kam zu der Überzeugung, daß die Methode der Schirmbilduntersuchungen ein wichtiger Faktor zur Erfassung der Tuberkulose ist. — Bezüglich des Strahlenschutzes bei Röntgenschirmbilduntersuchungen wurde ein Merkblatt formuliert.

8. Arbeitsausschuß für stationäre Behandlung der Tuberkulose: Sitzung am 4. 12. 1955 in Düsseldorf.

Es ergab sich Übereinstimmung, daß eine Belegung der Lungenheilstätten mit Frauen und Männern sich als sehr zweckmäßig erwiesen hat, wenn der Anteil der Frauen $^1/_4$ nicht übersteigt. Jugendabteilungen mit getrennten Geschlechtern sind anzustreben.

Die Frage der Sanatorien für Studenten soll im „Arbeitsausschuß für Tuberkulose bei Studenten" noch einmal erörtert werden.

9. Arbeitsausschuß der Landesstellen im DZK: Sitzung am 30. 1. 1956 in Frankfurt a. M.

In dieser Sitzung wurde über die Zusammenarbeit mit den Rentenversicherungsträgern beraten. Es wurde beschlossen, daß der Wohnungsbau für Tuberkulöse weiterhin gefördert werden soll; von Zeit zu Zeit soll ein Erfahrungsaustausch stattfinden.

10. Arbeitsausschuß für Tuberkulose-Statistik: Sitzung am 28. 1. 1956 in Wiesbaden.

Dieser Arbeitsausschuß wurde am 28. 1. 1956 gegründet; zum Vorsitzenden wurde Dr. MIKAT/Wiesbaden gewählt. Es wurde in einer Entschließung die Ansicht vertreten, daß es dringend geboten erscheint, den zuständigen Stellen zu empfehlen, Röntgenschirmbilduntersuchungen möglichst der gesamten Bevölkerung durchzuführen, da nach den bisherigen Ergebnissen gerade in den höheren Altersgruppen die Tuberkulosen häufig ungeklärt geblieben sind. Außerdem soll das Verteidigungsministerium gebeten werden, dem DZK die statistischen Ergebnisse der Röntgenschirmbilduntersuchungen zur Auswertung zur Verfügung zu stellen.

Weiterhin soll den zuständigen Stellen ein Merkblatt zugestellt werden mit einer Empfehlung der Geschlechts- und Altersgliederung des Bestandes, die vom Arbeitsausschuß für die Klärung epidemiologischer Fragen für notwendig gehalten wird.

11. Arbeitsausschuß für Tuberkulose bei Studenten: Sitzung am 28. 2. 1956 in Augsburg.

Der Arbeitsausschuß befaßte sich mit der Frage, in welcher Weise tuberkulosekranken Studenten während ihres Heilstättenaufenthaltes die Möglichkeit zur Fortsetzung ihres Studiums gegeben werden kann.

12. Am 3. 3. 1956 wurde in Hamburg der „*Arbeitsausschuß für Schwangerschaft und Tuberkulose*" gegründet, zu dessen Vorsitzenden Prof. Dr. HEIN gewählt wurde.

Der Arbeitsausschuß befaßte sich mit Fragen der Fürsorge für die Schwangeren, für die Familie und das Neugeborene.

13. Arbeitsausschuß für Chemotherapie: Sitzung am 4. 3. 1956 in Borstel.

Es wurde eine Verlautbarung hinsichtlich der vorsichtigen Anwendung von Kombinationspräparaten mit unterschwelligen PAS-Anteilen erarbeitet, dessen Veröffentlichung der Vorstand genehmigt hat.

14. Arbeitsausschuß für Weihnachtsmarkensammlungen: Sitzung am 6. 7. 1955 in Wiesbaden.

Der Ausschuß ist aufgelöst worden; die Bearbeitung seiner Aufgaben wird in Zukunft von der Geschäftsstelle des DZK wahrgenommen werden.

Wie bereits im Vorjahr berichtet worden war, hatte der Herr Bundesminister für Ernährung, Landwirtschaft und Forsten das DZK gebeten, Untersuchungen über den Anteil der bovinen Tuberkelbakterien an der menschlichen Tuberkulose anzustellen. Diese unter Leitung von Prof. Dr. Dr. h. c. KLEINSCHMIDT durchzuführende Aktion konnte noch nicht abgeschlossen werden, da das zur Verfügung gestellte Material zahlenmäßig zu geringfügig war. Die Arbeiten werden voraussichtlich noch das 1. Vierteljahr 1957 in Anspruch nehmen.

Ende Juni 1956 erschien im Springer-Verlag das Tuberkulose-Jahrbuch 1953/54, welches auch in diesem Jahr den Gesundheitsämtern der Länder kostenlos zur Verfügung gestellt wurde. Es gelangte außerdem unentgeltlich an die Mitglieder der Arbeitsausschüsse, des Präsidiums und an die ausländischen Tuberkulose-Organisationen zur Verteilung.

II. Berichte der Arbeitsausschüsse

1. Arbeitsausschuß für Tuberkulosefürsorge

Vorsitzender: Med.-Rat Dr. Breu, Ludwigsburg

Im Berichtsjahr 1955 hielt der Arbeitsausschuß in Lindau eine Sitzung am 10. 6. 1955 ab. Es wurden folgende Punkte behandelt:

1. Braeuningsches Merkblatt für Ärzte zur Früherkennung der Lungentuberkulose. Schon in der vorchemotherapeutischen Aera war es eine alte Erfahrung, daß das Tuberkuloseproblem mit der Früherfassung steht und fällt. Um so mehr gilt dies für die heutige Behandlung im Rahmen der modernen Chemotherapie der Tuberkulose. Je frischer die Formen der Lungentuberkulose sind, desto besser sprechen diese in der Regel auf die Tuberkulostatika an, und umgekehrt reagieren die älteren produktiv-cirrhotisch-kavernösen Tuberkulosen weit schlechter darauf. Diese umfangreichen klinischen Erfahrungen mit der modernen Chemotherapie verpflichten zur Intensivierung der Früherfassung der Tuberkulose von seiten aller Ärzte. Das vorwiegend von Braeuning entworfene und vom ehemaligen Reichs-Tuberkulose-Ausschuß herausgegebene „Merkblatt für Ärzte zur Früherkennung der Lungentuberkulose" hat sich bewährt, jedoch ist dieses Merkblatt besonders den jüngeren Ärzten nicht genügend bekannt oder verschiedentlich in Vergessenheit geraten. In einigen Bundesländern ist bereits vor Jahren dieses Merkblatt an alle Ärzte verteilt worden.

Das Merkblatt wurde ergänzt:

a) „Bei *werdenden Müttern* und *Wöchnerinnen* ist auch zum Schutze des Kindes und anderer Wöchnerinnen eine Röntgenuntersuchung der Lunge in jedem Fall zu empfehlen."

b) „Eine Röntgenuntersuchung ohne Krankheitsbefund schließt eine spätere Erkrankung naturgemäß nicht aus, daher sind *Wiederholungen* nach obenbezeichneten Richtlinien angezeigt."

Zu a): Die Grundlage dieser — im übrigen schon früher von mehreren Ärzten — ergangenen Empfehlung ist ein Schreiben des Niedersächsischen Sozialministeriums vom 12. Mai 1954 an das DZK mit der Anregung, eine routinemäßige röntgenologische Untersuchung der Lunge bei werdenden Müttern und Wöchnerinnen durchzuführen. Anlaß dazu war ein Vorkommnis, auf das in der Sitzung eingegangen wurde. Auch das Innenministerium Baden-Württemberg hielt in einem Schreiben an die Landesärztekammer vom 13. Juli 1954 (im Anhang S. 281) die Röntgenuntersuchung aller werdenden Mütter und Wöchnerinnen auf Tuberkulose für notwendig. Auf einer Studienreise durch Skandinavien 1951 hat Breu erfahren, daß in Schweden die Beratungsstellen für schwangere Frauen — diese sollen von den meisten aufgesucht werden — alle werdenden Mütter zur Röntgenuntersuchung schicken. In Stockholm nehmen die meisten Krankenhäuser schwangere Frauen zur Entbindung nur gegen die Vorlage eines Zeugnisses auf Grund einer Röntgenuntersuchung auf, wonach die Lunge frei von aktiver Tuberkulose ist.

Zu b): Braeuning schreibt in seinem Buch „Der Beginn der Lungentuberkulose des Erwachsenen": „Von den 86 Entwicklungsserien vom Gesunden bis zum Krankhaften im Röntgenbild wurden 15% im Laufe eines Jahres nach dem letzten normalen Röntgenbild offen."

Einer Veröffentlichung von LEITGES [Beitr. Klin. Tbk. 101, 105 (1947)] entnehmen wir: „Von 273 Kranken, die nach der Röntgenreihenuntersuchung der gesamten Bevölkerung Württembergs zum Heilverfahren in die Lungenheilstätte Wilhelmsheim eingewiesen wurden, waren 12 bei der Röntgenreihenuntersuchung noch völlig gesund. Bei Aufnahme in die Heilstätte, die nur wenige Monate bis $1^{1}/_{4}$ Jahr später erfolgte, zeigten alle diese 12 Kranken kavernösen Gewebszerfall und Bacillenausscheidung. In einem Teil der Fälle hatten wir Gelegenheit, die in Betracht kommenden Schirmbilder einzusehen und uns von deren negativem Befund selbst zu überzeugen."

Das vom Deutschen Zentralkomitee neubearbeitete „Merkblatt für Ärzte zur Früherkennung der Lungentuberkulose (nach BRAEUNING)" ist im Tuberkulose-Jahrbuch 1953/54 S. 269 veröffentlicht und allen Ärzten zugegangen.

2. Richtlinien für die Anwendung von Röntgenschichtuntersuchungen der Lunge in der ambulanten Praxis und in den Tuberkulosefürsorgestellen. Auf Grund zahlreicher Beobachtungen wissen wir, daß die Tuberkulostatika das Wachstum der Tuberkelbakterien so zu schädigen vermögen, daß ihr bakterioskopischer Nachweis erschwert ist und auch die Kultur versagen kann. Zum Nachweis von Zerfallsprozessen, insbesondere auch von Restkavernen nach tuberkulostatischer Behandlung hat das Röntgenschichtverfahren an Bedeutung gewonnen. Allerdings kann bei chemotherapeutisch behandelten Fällen im Einzelfall die Deutung des Lungenschichtbildes schwierig werden, wenn bei negativ gewordenem Sputum kleinere zartwandige cystenähnliche Ringfiguren resultieren, wie dies in einer Anzahl der Fall ist.

Bereits auf der Sitzung des „Arbeitsausschusses für Tuberkulosefürsorge" am 28. 9. 1950 wurde unterstrichen, daß es dem Fürsorgearzt ermöglicht werden muß, „in jedem Falle, der zur Klärung des Krankheitsprozesses Schichtaufnahmen benötigt, solche anfertigen zu lassen. Größere Fürsorgestellen sollten als Zentralstellen für Schichtaufnahmen, derer sich die umliegenden kleineren Gesundheitsämter bedienen können, eingerichtet werden" (Tuberkulose-Jahrbuch 1950/51 S. 18).

Die Vereinigung der freipraktizierenden Lungenfachärzte e. V. und die Deutsche Röntgengesellschaft e. V. haben „Richtlinien für die Anwendung des Röntgenschichtverfahrens der Lungen in der ambulanten Praxis" aufgestellt. Diese „Richtlinien" wurden vom Vorsitzenden des „Arbeitsausschusses für Tuberkulosefürsorge" unter Berücksichtigung des Buches „Röntgenschichtverfahren" von GRIESBACH und KEMPER (Thieme, Stuttgart, 1955) überarbeitet und sind der Deutschen Röntgengesellschaft und der Vereinigung freipraktizierender Lungenfachärzte zur Stellungnahme zugegangen.

3. Einrichtung einer Spalte für aktive Urogenitaltuberkulose (im Monatsbericht innerhalb der Id-Gruppe). Nach der Veröffentlichung „Mortalität und Morbidität an extrapulmonaler Tuberkulose" von KEUTZER/Hannover (Tuberkulosearzt 1955, 493) sind die Tuberkulosen der Haut, Knochen und Gelenke deutlich zurückgegangen, stark zugenommen hat jedoch der Anteil der „sonstigen" extrapulmonalen Tuberkulosen in den letzten Jahren. Das Gros dieser Ziffer wird aber zweifelsohne von der Urogenitaltuberkulose getragen.

FROEWIS (Univ.-Frauenklinik Wien) führte in seinem Vortrag „Die Tuberkulose des weiblichen Genitale" auf dem Österreichischen Ärztekongreß in Salzburg 1953 (ref. Tuberkulosearzt 1954, 186) aus: „Die Zunahme der Häufigkeit der Genitaltuberkulose bei uns und auch in anderen Ländern erklärt sich in einer

scheinbaren Zunahme dank der besseren Diagnostik einerseits, andererseits mit
einer wirklichen Zunahme infolge der ungeheuren Belastung durch die Kriegs- und
Nachkriegsjahre. Die Latenzzeit für die Nierentuberkulose beträgt bekanntlich
3—10 Jahre (nach LANG und SEIDL, Tuberkulosearzt 1953, 276). Dieselben Verhältnisse dürften für die Genitaltuberkulose anzunehmen sein." Eine tatsächliche
Zunahme der Genitaltuberkulosen konnte auch von WAITZ und BACHMANN
(Univ.-Frauenklinik Rostock, Tuberkulosearzt 1955, 403) festgestellt werden.

Ab 1. 1. 1956 wird die aktive Urogenitaltuberkulose in einer eigenen Spalte
innerhalb der Id-Gruppe geführt. Die Gesundheitsämter wurden über die
Gesundheitsabteilungen der Länderregierungen davon unterrichtet.

4. **Hinweis auf die Befolgung der „Erläuterungen zur Führung der Tuberkulosestatistik in den Gesundheitsämtern".** Gegenüber früher können wir heute
allein aus den Tuberkulose-Sterblichkeitszahlen, die in den letzten Jahren in allen
Ländern eine außergewöhnliche Abnahme erkennen lassen, keine Rückschlüsse
mehr auf die Epidemiologie der Tuberkulose ziehen. Wir sind auf die Erkrankungszahlen angewiesen. Es ist daher eine möglichst exakte und vergleichbare Morbiditätsstatistik anzustreben. In früheren Ausschußsitzungen stand bereits die
Tuberkulosestatistik auf der Tagesordnung, und es wird auf Teil 1 — aktive
Tuberkulosefälle (Tuberkulose-Jahrbuch 1950/51 S. 223) und auf Teil 2 —
Gruppen II—IV der Fürsorgestatistik (Tuberkulose-Jahrbuch 1952/53 S. 194)
hingewiesen.

In der Sitzung vom 10. 6. 1955 wurde innerhalb der Id-Gruppe insofern eine
weitere Änderung vorgenommen, als die isolierte Mesenterialdrüsentuberkulose in
Übereinstimmung mit den übergeordneten Nummern des Deutschen Verzeichnisses
der Krankheiten und Todesursachen — 031 (Tuberkulose des Darmes, Bauchfells
und Mesenteriums) innerhalb der Id-Gruppe unter „Sonstige" zu führen ist;
überdies ist diese nicht selten mit einer Tuberkulose des Bauchfells oder des
Appendix vergesellschaftet, und zum anderen hat die Tuberkulose der peripheren
Lymphknoten nach Ansicht der Lupusbeauftragten eine gewisse Beziehung zur
Hauttuberkulose.

Es wurden folgende Änderungen beschlossen:
Id- oder Fd-Fälle: . . .
2. Tuberkulose der peripheren Lymphknoten . . .
5. Urogenitaltuberkulose . . . .
6. Sonstige (Mesenterialdrüsen-Tuberkulose . . .).

Außerdem wurde folgender Beschluß gefaßt: Vom DZK wird auf die Befolgung der „Erläuterungen" noch einmal hingewiesen werden. Weitere Änderungen oder Erweiterungen sollen zurückgestellt werden, bis Besprechungen mit
dem Statistischen Bundesamt in Wiesbaden abgehalten worden sind.

Inzwischen ist die „*Neufassung* der Erläuterungen zur Führung der Tuberkulosestatistik in den Gesundheitsämtern" (Anhang S. 282) allen Gesundheitsämtern zugegangen.

5. **„Ergänzung des Schulseuchenerlasses".** Bereits auf der Sitzung des
„Arbeitsausschusses für Tuberkulosefürsorge" am 10. 6. 1955 hatte BREU eine
Revision des Schulseuchenerlasses vorgelegt, deren Notwendigkeit sich aus dem
heutigen Stand der Diagnostik der Tuberkulose sowie auch aus den verschiedentlich im Bundesgebiet gemachten Erfahrungen bei gehäuftem Auftreten von

Tuberkuloseerkrankungen in Schulen ergab. Diese „Ergänzung des Schulseuchenerlasses" wurde auf der damaligen Sitzung mit wenigen Änderungen angenommen (Tuberkulose-Jahrbuch 1951/52 S. 13), konnte aber aus rechtlichen Gründen nicht in die Tat umgesetzt werden.

Auf Grund einer Anfrage im Bundestag wegen erfolgter Ansteckungen von Kindern und Schülern usw. von seiten Offentuberkulöser hat der Herr Bundesminister des Innern durch Erlaß vom 25. 7. 1952 die Länderregierungen darauf hingewiesen, daß der Schulseuchenerlaß weiterhin bis zum Inkrafttreten der in Aussicht genommenen Neufassung einschlägiger Vorschriften zu beachten ist. Bei der Weiterbearbeitung dieses Erlasses des Herrn Bundesministers des Innern durch die Länderregierungen wurde verschiedentlich die Auffassung vertreten, daß wegen der konkurrierenden Bestimmungen des Grundgesetzes nicht ohne weiteres statt der bisherigen regelmäßigen 3 jährlichen Röntgenuntersuchung eine *jährliche* Röntgenuntersuchung der unter den Schulseuchenerlaß fallenden Personen eingeführt werden könne.

In der Sitzung vom 10. 6. 1955 wurde wegen der Wichtigkeit einer Verhütung von Tuberkuloseansteckungen in Schulen, Kindergärten usw. nochmals ein Vorstoß wegen der Realisierung der „Ergänzung" des Schulseuchenerlasses gemacht. Von maßgebender Seite wurde darauf hingewiesen, daß der Schulseuchenerlaß in das zu erwartende Gesetz über Infektionskrankheiten eingebaut werden soll.

HEIGL vom Landesamt für Gesundheitswesen in Schleswig-Holstein hingegen vertrat den Standpunkt, daß eine Ergänzung bzw. Abänderung des Schulseuchenerlasses länderweise möglich sei; denn nach Ziff. 14 Abs. 2 des Schulseuchenerlasses ist jeder Lehrer verpflichtet, in Abständen von *höchstens* 3 Jahren sich mit dem Röntgenverfahren auf Tuberkulose untersuchen zu lassen, und daher sei es jedem Bundesland vorbehalten, die Zeitspanne zwischen 2 Röntgenuntersuchungen herabzusetzen. Tatsächlich ist in dem früheren Bundesland Württemberg-Baden (inzwischen auch im Regierungsbezirk Süd-Württemberg-Hohenzollern) bereits seit Dezember 1949 durch einen Erlaß des Innenministeriums und Kultusministeriums, in Schleswig-Holstein durch einen Runderlaß des Landesministeriums für Volksbildung vom 14. 9. 1950 und in Niedersachsen laut RdErl. d. Ndsächs. Kult.Min. vom 16. 10. 1953 die *jährliche* Lungenröntgenuntersuchung der Lehrer und Schulbediensteten obligatorisch. Dieselbe gesetzliche Bestimmung gilt seit kurzem auch für Bayern (Erlaß des Bayerischen Staatsministeriums für Unterricht und Kultus vom 23. 1. 1956).

Nach einem Schreiben des Herrn Bundesministers des Innern vom 29. 9. 1952 gilt der Schulseuchenerlaß auch für Einrichtungen der Jugendhilfe, darunter fallen auch die Kindergärten.

6. Zwangsabsonderung uneinsichtiger Offentuberkulöser. Der Fürsorgeausschuß befaßte sich bereits in seinen Sitzungen vom 1. 4. 1951 und 28. 3. 1952 mit der rechtlichen Möglichkeit für die Zwangsabsonderung uneinsichtiger Offentuberkulöser, soweit diese auf Grund ihres Befundes als auch ihres Verhaltens eine erhebliche Ansteckungsgefahr für ihre Umgebung darstellen. Eingehend wurden die notwendigen Einzelheiten erörtert. Angesichts der schwierigen Rechtslage konnte damals der Arbeitsausschuß noch keine endgültigen Vorschläge für eine neue Regelung der Zwangsabsonderung formulieren (Tuberkulose-Jahrbuch 1951/52 S. 12).

Nachdem in den vorangegangenen Jahren im Bereich des Bundesgebietes mehrere Gerichtsbeschlüsse von uneinheitlicher Auffassung in der Frage der Zwangsabsonderung von uneinsichtigen Offentuberkulösen ergangen waren, wurde von allen in der Tuberkulosebekämpfung arbeitenden Stellen die Entscheidung des Oberverwaltungsgerichts Nordrhein-Westfalen vom 29. 4. 1953 begrüßt; danach ist die VO von 1938 rechtskräftig, und eine Zwangsabsonderung ist möglich, allerdings nur durch Gerichtsbeschluß. Dieses Urteil wurde durch einen Beschluß des Bundesgerichtshofes vom 14. 12. 1954 aufgehoben mit der Begründung, daß der Freiheitsentzug nur auf Grund eines förmlichen Gesetzes erfolgen könne, und die VO vom 1. 12. 1938 sei kein förmliches Gesetz.

Auch auf der letzten Ausschußsitzung vom 10. 6. 1955 waren sich alle Sitzungsteilnehmer einig, daß eine rechtliche Möglichkeit für die Zwangsabsonderung uneinsichtiger Offentuberkulöser geschaffen werden muß, andernfalls läßt sich eine straffe Tuberkulosebekämpfung nicht durchführen. Auf Sitzungsbeschluß verfaßte der Vorsitzende des Arbeitsausschusses eine Denkschrift über die Notwendigkeit einer gesetzlichen Regelung der Zwangsabsonderung unter Berücksichtigung der in Frage kommenden ärztlichen, sozialhygienischen, seuchenhygienischen, wirtschaftlichen und rechtlichen Gesichtspunkte. Diese Denkschrift ist über das Deutsche Zentralkomitee dem Bundesinnenministerium zugegangen.

7. Richtlinien für die Zusammenarbeit zwischen den Tuberkulosefürsorgestellen und den freipraktizierenden Lungenfachärzten. Diese „Richtlinien" wurden im Ausschuß für Tuberkulosefürsorge schon wiederholt durchgesprochen und auf der letzten Sitzung angenommen. Von einem Bundesland wurden Einsprüche gegen einige Stellen in diesen „Richtlinien" erhoben. Ein Schriftwechsel zur Bereinigung dieser Einwände wird geführt.

Zur künftigen *Planung* des „Arbeitsausschusses für Tuberkulosefürsorge":

1. Ausbau *aller* Tuberkulosefürsorgestellen zu leistungsfähigen Institutionen sowohl in personeller Hinsicht als bezüglich der medizinisch-technischen Einrichtung. Die Leitung einer Tuberkulosefürsorgestelle muß in den Händen eines sowohl in der Tuberkulosediagnostik als in der sozialen Tuberkulosebekämpfung erfahrenen Arztes liegen. Ausreichende finanzielle Sicherstellung des Tuberkulosefürsorgearztes ist notwendig, andernfalls muß das Abspringen qualifizierter Fachkräfte befürchtet werden, ebenso Fortbildung der Tuberkulosefürsorgeärzte entsprechend dem neuesten Stand der Tuberkuloseforschung.

Begründung: Gegenüber früher sind die Aufgaben der Tuberkulosefürsorge ständig angewachsen:

a) Der Bestand sowohl an ansteckungsfähigen als auch an aktiv geschlossenen Lungentuberkulosen hat sich gegenüber 1939 wesentlich erhöht. So sind in Bayern die I a+I b-Fälle von 18,8 auf 10000 Einwohner im Jahre 1938 auf 22,92 im Jahre 1954, die I c-Fälle von 17,3 auf 10000 Einwohner im Jahre 1938 auf 35,70 im Jahre 1954 angestiegen. Ähnlich liegen die Zahlen für die übrigen Länder der Bundesrepublik.

b) Intensivierung der Kontrolluntersuchungen der Tuberkulösen wegen der erhöhten Rückfallsquote nach Chemotherapie.

c) Die in den meisten Ländern der Bundesrepublik durchgeführte Röntgenreihenuntersuchung der Bevölkerung — entweder auf gesetzlicher oder freiwilliger Basis — brachte und bringt laufend eine weitere Zunahme an Fürsorge- und Überwachungsfällen.

d) Die obligate, turnusmäßige Röntgenkontrolle der unter den Schulseuchenerlaß fallenden Personen, die vor allem bei der jährlichen Durchführung eine erhebliche Belastung der Gesundheitsämter bedeutet.

e) Die vielfach noch unzureichenden Wohnungsverhältnisse erfordern eine verstärkte Wohnungsfürsorge.

f) Infolge Besserung der Prognose der Tuberkulosen ist die Arbeitsfürsorge zu einer Hauptaufgabe der Tuberkulosefürsorgestellen geworden.

g) Die Tuberkulosehilfe mit den erforderlichen Begutachtungen.

h) Einbau der BCG-Schutzimpfung in die Tuberkulosefürsorge.

i) Mitarbeit der Tuberkulosefürsorge bei der örtlichen Bekämpfung der Rindertuberkulose.

2. Die Folge der besseren Erfassung der Tuberkulösen, der Besserung der Lebensbedingungen, vor allem aber des Fortschrittes in der Tuberkulosebehandlung und hier wiederum der modernen Chemotherapie ist gegenüber früher eine wesentliche Verbesserung der Prognose und damit gleichzeitig ein Anwachsen der überlebenden Tuberkulösen. Mit dieser laufenden Zunahme der *Chronisch-Tuberkulösen* (Tagung der Deutschen Tuberkulosegesellschaft vom 1.—3. 9. 1954 in Berlin, XIII. Internationaler Tuberkulosekongreß 1954 in Madrid, Tagung der Schweiz. Vereinigung gegen die Tuberkulose im November 1955 in Bern) tritt die Tuberkulose in verstärktem Umfang auch als sozialhygienisches und seuchenhygienisches Problem an uns heran. Dadurch sind die Träger der Tuberkulosebekämpfung, insbesondere auch die Tuberkulosefürsorgestellen, verpflichtet zu einem *planvollen Ausbau der nachgehenden Fürsorge* (u. a. bei der Sanierung unzureichender Wohnverhältnisse (Tuberkulose-Jahrbuch 1950/51 S. 19) und der *Rehabilitation*). Bei der Vermittlung geeigneter Arbeitsstellen hat die Tuberkulosefürsorgestelle in engster Zusammenarbeit mit den zuständigen Stellen mitzuwirken.

Einen erheblichen Fortschritt in der Arbeitsfürsorge bei Tuberkulose bedeuten

1. die gemeinsam vom „Arbeitsausschuß für Arbeitsfürsorge bei Tuberkulose" und „Arbeitsausschuß für Tuberkulosefürsorge" herausgegebenen „Richtlinien für die Beschäftigung von Lungentuberkulösen an geeigneten Arbeitsplätzen" und

2. das Schwerbeschädigtengesetz vom 16. 6. 1953.

3. Intensivierung auch der *vorbeugenden* Tuberkulosebekämpfung, der verschiedentlich im Ausland allergrößte Bedeutung beigemessen wird.

4. Diese im einzelnen aufgezeigte *Mehrbelastung* der Tuberkulosefürsorgestellen kann nur durch eine *rationelle* Arbeitsmethodik bewältigt werden. Das *Schirmbildverfahren* ist systematisch in die Tuberkulosefürsorge einzubauen. Die Methode der Wahl ist wegen der größeren diagnostischen Sicherheit das Schirmbild im *Mittelformat*. Die Ausstattung der Tuberkulosefürsorgestellen der Gesundheitsämter mit Schirmbildgeräten im Mittelformat ist voranzutreiben. Verwiesen wird auf die „Vorschläge für Röntgeneinrichtungen in Gesundheitsämtern" (Tbc.-Jb. 1952/53 ,S. 203) und die „Stellungnahme" von SCHRAG und BREU zur Frage des Schirmbild-Mittelformates in der Tuberkulosefürsorge (Tbc.-Jb. 1952/53, S. 195).

5. *Jährliche* Röntgenuntersuchung gewisser *Berufsgruppen*, da die Röntgenreihenuntersuchung der *gesamten* Bevölkerung im allgemeinen aus finanziellen und organisatorischen Gründen kaum in kürzeren Abständen als alle 3 Jahre

durchführbar sein dürfte. Die Vorbedingung dafür ist die Ausstattung der Gesundheitsämter mit Geräten für Röntgenreihenuntersuchung.

6. Die Frage der Wiedereinführung der Lungenröntgenuntersuchung vor der *Eheschließung* ist zu erörtern.

7. Aufstellung von Richtlinien für eine Zusammenarbeit zwischen den Tuberkulosefürsorgestellen und den *Veterinärärzten* bei der Bekämpfung der Rindertuberkulose.

8. Herausgabe eines Merkblattes über den *Morbus* BOECK-SCHAUMANN, da dieses Krankheitsbild häufiger ist als vielfach noch angenommen wird, und zum anderen in einer Zahl von Fällen verkannt wird (Entwurf dazu von BREU liegt vor).

9. *Meldepflicht* auch bei jeder *isoliert auftretenden feuchten Rippenfellentzündung* und bei dem *Erythema nodosum*, bei dem Verdacht auf Tuberkulose besteht, — entsprechend dem Vorgehen in Schweden und wie dies auch bereits in Baden-Württemberg nach dem Erlaß des Innenministeriums vom 20. 3. 1951 der Fall ist (BREU: Med. Mschr. 1952, 5).

Vorbedingungen für eine erfolgreiche Tuberkulosefürsorge sind mit GÖTTSCHING (Tuberkulosearzt 1955, 255) u. a.:

„Ausreichende Mittel müssen im Etat sichergestellt sein. Alle an der Tuberkulosebekämpfung beteiligten Stellen sollten sich zu Arbeitsgemeinschaften zusammenschließen, damit die Mittel nicht zersplittert werden, sondern planvoll für die Bewältigung der verschiedenen Aufgaben, wie Wiedereingliederung in den Arbeitsprozeß, Wohnraumbeschaffung, eingesetzt werden können [s. auch LIEBKNECHT: Gesundheitsfürsorge 1956, 185].

Beseitigung der Rechtsunsicherheit, die nach Kriegsende entstanden ist, und Schaffung von bundeseinheitlichen Gesetzen in wichtigen Fragen der Seuchenbekämpfung [BREU: Regensb. Jb. ärztl. Fortbild. 4 (1956)].“

Das neue Tuberkulosehilfsgesetz sieht die Bildung von Arbeitsgemeinschaften vor.

Themen, die einer *wissenschaftlichen Bearbeitung* bedürfen:

1. Aufstellung von großen *Erfolgsstatistiken* von stationär behandelten Offentuberkulösen, nicht nur hinsichtlich Heilstättenergebnissen, sondern auch hinsichtlich der *Spätergebnisse* (bei 2—3 jähriger Beobachtung), *Rückfälle*, durch eine Anzahl wissenschaftlich interessierter Tuberkulosefürsorgestellen nach einheitlich festgelegten Kriterien. Auf der Tagung der Deutschen Tuberkulosegesellschaft September 1954 berichteten BREU und SCHOTT über vorläufige Spätergebnisse nach moderner Chemotherapie der Lungentuberkulose (siehe Kongreßbericht).

2. Bedeutung der Frage des Grades der Infektiosität von *INH-resistenten* Tuberkelbakterien-Stämmen auf Grund von sorgfältigen fürsorgerischen Beobachtungen.

3. Die Frage der Infektiosität bei *Restkavernen* nach tuberkulostatischer Behandlung bei *negativ* gewordenem Sputum (unter Heranziehung auch der verfeinerten Untersuchungsverfahren). Zur Klärung dieser Frage sind sorgfältige fürsorgerische Beobachtungen nötig.

4. Zur Frage des *Übergangs* von II a nach I a—I c einschließlich der eigentlichen Rückfälle (bereits schon früher eine I a-Tbc. vorgelegen). Auch dieses Problem sollte wegen der Frage der Überwachungsdauer der II a-Fälle an Hand eines umfangreichen Materials angegangen werden, am besten in mehreren großen Fürsorgestellen.

5. 10jährige Verlaufsbeobachtung nach selbständig aufgetretener *Pleuritis exsudativa*. Fragestellung: Wie häufig ist die extrapleurale Tuberkulose innerhalb von 10 Jahren? Auch nach den Beobachtungen von BREU tritt die postpleuritische Lungentuberkulose in der überwiegenden Mehrzahl der Fälle innerhalb der ersten 4 Jahre auf, hingegen manifestiert sich die postpleuritische extrapulmonale Tuberkulose in einer Anzahl von Fällen erst zwischen 5—10 Jahren nach überstandener Pleuritis exsudativa.

Die moderne Tuberkulosebehandlung und der Wandel im Tuberkulosegeschehen wirft nicht nur eine Reihe von neuen klinischen, sondern auch sozialhygienischen und seuchenhygienischen Gesichtspunkten auf. Die Tuberkulosefürsorgestellen, in denen früher von einer Anzahl von Fürsorgeärzten Pionierarbeit auf dem Gebiet der Tuberkulosebekämpfung geleistet wurde, sind auch jetzt wieder berufen, *Forschung* und *Lehre* zu betreiben.

2. Arbeitsausschuß für BCG-Schutzimpfung

Vorsitzender: Prof. Dr. Dr. h. c. KLEINSCHMIDT, Honnef

Eine Sitzung des Arbeitsausschusses hat im Jahre 1955 nicht stattgefunden. Die Auswirkung der neu herausgegebenen, im Tbc.-Jb. 1953/54 veröffentlichten Richtlinien sollte zunächst einmal abgewartet werden. Über einen wichtigen Punkt wurde im „Arbeitsausschuß für Kindertuberkulose" (Sitzung vom 23. 7. 1955) verhandelt, nämlich die Diagnostik der Tuberkulose bei BCG-geimpften Kindern. Die nach der Impfung auftretende Tuberkulinempfindlichkeit erschwert zweifellos die Diagnostik etwaiger trotz Impfung auftretender Tuberkuloseerkrankungen. Wenn aber Zweifel geäußert worden sind, ob der durch die BCG-Impfung erreichte Schutz das Verlieren der Tuberkulindiagnostik aufwiegt, so sind diese sicher nicht berechtigt, zumal von einem vollständigen Verzicht auf die Tuberkulinprüfung nicht gesprochen werden kann, da *hohe* Tuberkulinempfindlichkeit stets für eine virulente Infektion spricht. Die Schwierigkeiten lassen sich im übrigen durch genaue Anamnese (Exposition, Zeitpunkt und Art der ersten Krankheitserscheinungen), fortlaufende Röntgenuntersuchung und Erregernachweis wesentlich vermindern und sind nicht größer, als sie bei früh natürlich-infizierten Kindern oftmals auftreten.

Im Deutschen Ärzteblatt „Ärztliche Mitteilungen" wurde 1956 von BACHMANN (Staatl. Gesundheitsamt München-Land) gesagt, daß sich die BCG-Impfung bis heute in Deutschland nicht durchsetzen konnte. Das muß allerdings für Bayern zugegeben werden. Die letzten statistischen Angaben (siehe MEIER: Ärztl. Wschr. 1956,521) gehen auf 1953 zurück und sind bereits teilweise im Jahrbuch 1953/54 S. 116 mitgeteilt worden. Von den 64200 Impfungen in der Bundesrepublik fallen die meisten auf Nordrhein-Westfalen (wo der Rheinische Tuberkulose-Ausschuß e. V. eine Impfzentrale mit 4 Ärzten unterhält), auf Niedersachsen, Hessen und Hamburg. Gegenüber 1952 war eine Steigerung um 20000 festzustellen, es ist aber richtig, daß diese Zahlen z. B. gegenüber denjenigen in der Sowjetzone, in Österreich und der Schweiz — von Ländern mit obligatorischer Impfung ganz abgesehen — bemerkenswert niedrig sind. Immerhin kann von einer weiteren Steigerung berichtet werden, insofern als 1953 für Nordrhein-Westfalen 33380 BCG-Impfungen angegeben wurden, während vom 24. 2. 1955 bis 21. 3. 1956 aber allein die obengenannte Impfzentrale 38580 Impfungen vorgenommen hat. Die Zahl der Entbindungsstationen in Nordrhein-Westfalen, in denen Neugeborene gegen Tuberkulose geimpft werden, hat sich überdies von 26 auf 61 erhöht. Die Impfung gerade der Neugeborenen hat auch anderenorts Fortschritte gemacht, besonders in Großstädten, wie Hamburg, Hannover und Braunschweig. Deprimierend wirkt die Angabe, daß die Impfwilligkeit der Bevölkerung größer ist als die Bereitwilligkeit der Ärzte. Wenn die Impfung z. B. in Bremen abgelehnt wird, so muß gesagt werden, daß dort im Jahre 1953 bei den Kindern von 1—5 Jahren die Zahl der Erkrankungen an tuberkulöser Meningitis auf 10000 Einwohner berechnet höher lag, als in den 5 anderen Ländern der Bundesrepublik, aus denen im Tbc.-Jb. 1953/54 Zahlen (S. 109) gebracht werden konnten.

Die mangelnde Bereitschaft der Ärzte hat neuerdings dadurch Nahrung gefunden, daß man in Skandinavien die Frage aufgeworfen hat, ob die Massenimpfung nach wie vor berechtigt ist (siehe Medizinische **1956**, 640). Man fügte allerdings ausdrücklich hinzu: „Im Norden‟. Tatsächlich liegen dort die Verhältnisse ganz anders als bei uns. In Stockholm sind heutzutage mit 15 Jahren nur 5,1% der Kinder tuberkuloseinfiziert, bei uns mehr als 50%. Wir haben eben noch sehr viel mehr Infektionsquellen als Schweden, wir haben noch Meningitis und Miliartuberkulose, die in Schweden zu den Seltenheiten gehören. WALLGREN hält dementsprechend nach brieflicher Mitteilung die Impfung in Deutschland nach wie vor für notwendig. Auch in Dänemark und Finnland hält man es noch nicht für angebracht, die Impfung einzuschränken. In Schweden bestehen entsprechende Bedenken wegen der nach später Erstinfektion häufig auftretenden Lungentuberkulose. TÖRNELL rät, die Impfung auf Neugeborene, Schulkinder in den Abgangsklassen und die Zwanzigjährigen zu begrenzen. Das wäre in der Tat das mindeste, was auch bei uns durchgeführt werden sollte, wobei auch an die Rekruten der Bundeswehr zu denken ist. (In der Schweiz ist die Tuberkulose bei den Militärdienstpflichtigen gegenüber 1943/44 um das Dreifache angestiegen.) Wenn aber neuerdings in einigen wenigen Fällen Allgemeinerkrankungen durch BCG-Infektion zustandegekommen sind, so ist dies nicht auf die besondere Gefährlichkeit eines bestimmten Impfstoffes zurückzuführen, sondern auf die geringe Widerstandskraft gewisser Menschen. Sie wären sicherlich an einer schweren Primärtuberkulose erkrankt, wenn sie nicht geimpft worden, sondern mit einer virulenten Ansteckungsquelle in Berührung gekommen wären [s. KLEINSCHMIDT: Medizinische **1956**, Nr. 38, und Regensb. Jb. ärztl. Fortbild. **1956**; WEINGÄRTNER: Dtsch. Gesundheitswesen **11**, 162 (1956)].

Die Zahlen der trotz Impfung an Tuberkulose Erkrankten halten sich im übrigen nach wie vor in bescheidenen Grenzen. DAELEN und SAAME berichten über Nachuntersuchungen der seinerzeit in Hessen als tuberkulosekrank gemeldeten Impflinge und konnten die Diagnose nur in beschränktem Umfange anerkennen. Das Morbiditätsverhältnis betrug danach im Vergleich zur nichtgeimpften Kontrollgruppe 1:9,5 [Mschr. Kinderheilk. **104** (1956)].

Verschiedene Fragen harren noch eindeutiger Beantwortung: Die zweckmäßigste Dosis bei der Tuberkulinprüfung vor der Impfung (die WHO hat nur die Intracutanreaktion mit 5 TE empfohlen); die Dosis des Impfstoffes bei den Neugeborenen (bisher wurde bei uns die doppelte Dosis, als bei älteren Kindern üblich, verwandt); die Verwendung von Trockenimpfstoff (es wurde über Schmerzen nach der Injektion geklagt); die Behandlung etwaiger Ulcerationen mit INH-Salben; die Entwicklung der Tuberkulinempfindlichkeit nach oraler Impfung. Alle diese Probleme werden zur Zeit von Ausschußmitgliedern bearbeitet und sollen in der nächsten Sitzung erörtert werden. Sehr wünschenswert wäre es, wenn Studien zur Standardisierung der Vaccine auch bei uns in Deutschland aufgenommen würden, um die man sich im Centre international de l'enfance in Paris lebhaft bemüht.

3. Arbeitsausschuß für Milch und Tiertuberkulose

Vorsitzender: Prof. Dr. Dr. h. c. WAGENER, Hannover

Dem Arbeitsausschuß „Milch und Tiertuberkulose" des DZK obliegt die Behandlung der biologischen und epidemiologischen Beziehungen zwischen den Tuberkulosen der Tiere, insbesondere der Haustiere, und der menschlichen Tuberkulose. In diesem Programm stand seit Gründung des Arbeitsausschusses die Bedeutung der Milch als Infektionsquelle für den Menschen im Mittelpunkt des Interesses. Als Ergebnis der Arbeit des Ausschusses kann festgestellt werden, daß sowohl die Kreise der Medizin, Veterinärmedizin, wie vor allen Dingen aber der Land- und Milchwirtschaft und die breitere Öffentlichkeit auf die Bedeutung der Milch als Infektionsquelle für den Menschen hingewiesen worden sind. Wenn auch unverkennbar ist, daß den Kreisen der Milch- und Landwirtschaft eine derartige Aufklärungstätigkeit nicht immer erwünscht war, so kann andererseits nicht geleugnet werden, daß gerade von dieser Tätigkeit des DZK her sowohl die Milchhygiene wie vor allen Dingen auch die planmäßige Bekämpfung der Rindertuberkulose einen starken Antrieb erhalten haben.

In dem Meinungsstreit über den zahlenmäßigen Anteil der bovinen Infektion an der menschlichen Tuberkulose hat die systematisch-statistische Arbeit von GOERTTLER und WEBER aufklärend gewirkt, indem sie an einem großen internationalen Zahlenmaterial mit einwandfreier statistischer Methodik nachwiesen, daß der Prozentsatz der bovinen Infektion an der Entstehung der menschlichen Tuberkulose mit rund 10% annähernd der gleiche geblieben ist, wie das in analoger Weise schon 1927 von MÖLLERS festgestellt worden war.

Das öffentliche Interesse an der Bedeutung der Rindertuberkulose, das durch die Veröffentlichungen in der Tagespresse geweckt worden war, mag zweifellos mit bestimmend gewesen sein für den Entschluß des Bundesernährungsministers, den Betrag von DM 100000 zur Verfügung zu stellen, um durch Tuberkulose-Fachinstitute unter Beteiligung von Mitgliedern des Ausschusses in der Bundesrepublik feststellen zu lassen, ob die planmäßige Rindertuberkulosetilgung schon einen Unterschied in der Ätiologie der menschlichen Tuberkulose in den verschiedenen Gegenden Deutschlands erkennen läßt. An dieser „Aktion bovine Tuberkulose", deren Leitung im Auftrage des DZK durch Prof. KLEINSCHMIDT/Honnef erfolgt, sind 5 Institute beteiligt, deren Auswahl durch Unterschiede in der Verseuchung der Kuhbestände mit Rindertuberkulose gekennzeichnet ist. Durch diese Institute werden unter Mitwirkung von Gesundheitsämtern, Krankenhäusern, Heilstätten u. a. tuberkulöse Untersuchungsstoffe von Patienten in verschiedenen Altersklassen gesammelt und auf die Typenzugehörigkeit der zugrunde liegenden Tuberkelbakterien untersucht. Die Aktion dürfte voraussichtlich nicht vor Ende 1956 abgeschlossen werden können.

Die Rindertuberkulosebekämpfung, deren Stand alljährlich am 1. Juli vom Bundesernährungsministerium statistisch erfaßt wird, zeigt Mitte 1955, daß 36,3% der deutschen Rinderbestände und 34,7% der vorhandenen Rinder von der Rindertuberkulose befreit werden konnten.

Bei der geradlinig fortschreitenden Rindertuberkulosetilgung zeigte sich überzeugend, daß die praktische Tuberkulosebekämpfung sich der Tuberkulindiagnostik anvertrauen kann. Die bei allen biologischen Untersuchungsmethoden in Kauf zu nehmenden Fehlresultate halten sich bei der Tuberkulinprobe mit 2—4% angesichts der Größe der Bekämpfungsaktion in wirtschaftlich tragbaren Grenzen.

Bei der Aufklärung der in sanierten oder als tbc.-frei ermittelten Rinderbeständen vorkommenden Reinfektionen wird der tuberkulöse Mensch in vielen Fällen als Ursache ermittelt. Wenn solche humanen Infektionen beim Rinde auch nicht zu einer fortschreitenden, generalisierenden Tuberkulose führen, so sensibilisieren sie doch die Tiere für Monate oder Jahre, was in den wiederholt vorgenommenen positiven Tuberkulinproben seinen Ausdruck findet. Werden solche positiven Reagenten getötet, so erweisen sie sich bei der Zerlegung als makroskopisch frei von tuberkulösen Veränderungen. Die beteiligte Landwirtschaft ist naturgemäß geneigt, solche Fälle positiver Tuberkulinreaktionen mit negativem klinischem und pathologisch-anatomischem Befund der Tuberkulindiagnostik zur Last legen, während man mit geeigneter Untersuchungsmethodik in einem hohen Prozentsatz der Fälle bakteriologisch Tuberkelbakterien nachweisen kann. Nach den internationalen Erfahrungen nehmen solche Reinfektionen mit humanen Tuberkelbakterien mit fortschreitender Rindertuberkulosetilgung zu. Dies ist eine für die Tuberkulose-Epidemiologie bedeutsame Erkenntnis. Darüber hinaus aber wird durch die Tilgungsaktion erstmalig in deutschen Rinderbeständen ein tbc.-freies Milieu geschaffen, indem Quellen und Wege der Tuberkuloseinfektion aufgedeckt werden, die auch für die vergleichende Tuberkuloseforschung von grundlegender Bedeutung sind.

4. Arbeitsausschuß für Tuberkulose bei Studenten
Vorsitzender: Senatsdirektor Prof. Dr. Schröder, Berlin

Nachdem die Probleme, welche in Zusammenhang mit Tuberkulose-Erkrankungen bei Studenten auftauchten, bisher im Rahmen eines Unterausschusses des „Arbeitsausschusses für Tuberkulosefürsorge" behandelt worden waren, konstituierte sich am 27. 2. 1956 in Augsburg der „Arbeitsausschuß für Tuberkulose bei Studenten" im Deutschen Zentralkomitee zur Bekämpfung der Tuberkulose.

Neben der Früherfassung der tuberkulosegefährdeten Studenten, über die in der Sitzung in Augsburg anhand der vor allem an den Münchner Hochschulen gemachten Erfahrungen berichtet wurde, stand die Frage der Einrichtung eines Studentensanatoriums, in welchem der kranke Student in gewissem Ausmaß sein Studium weiterbetreiben und sich weiterbilden kann, zur Diskussion.

Erfahrungen auf diesem Gebiet wurden im Ausland, und hier besonders in Frankreich und der Schweiz, gesammelt; jedoch lassen sich diese internationalen Erfahrungen nicht ohne weiteres auf deutsche Verhältnisse übertragen, da man hier mit einer recht straffen therapeutischen Ordnung zu arbeiten gewohnt ist und vergleichsweise ganz offenkundig kürzere Heilstättenaufenthalte hat als in anderen Ländern.

Es erscheint daher zweckmäßig, die Studenten nicht in *einem* Sanatorium zu konzentrieren, sondern in mehreren Häusern an einem Kurort unterzubringen, der möglichst in der Nähe eines Hochschulortes liegt.

Da durch die Arbeitsgemeinschaft der Deutschen Studentenwerke auf diesem Gebiet Vorarbeiten geleistet worden waren und auch ein Senatsbeschluß der Universität Freiburg vorlag, der die Abhaltung von Vorlesungen und Seminaren in St. Blasien ermöglicht, wurde beschlossen, einen derartigen Versuch zunächst in St. Blasien im Schwarzwald zu machen.

Die Kostenträger, in erster Linie die Landesfürsorgeverbände, waren im allgemeinen mit der Einweisung der tuberkulosekranken Studenten in Heilstätten in St. Blasien einverstanden unter der Voraussetzung, daß dadurch für sie keine nennenswerten Mehrkosten entstehen. Die Gesundheitsabteilungen bei den Länderregierungen sollten mittels Rundschreiben von dieser Regelung unterrichtet werden, damit sie den ihnen unterstellten Tuberkulosefürsorgestellen die notwendigen Anweisungen geben können. Die einleitenden Maßnahmen — Verständigung der Kostenträger und der Tuberkulosefürsorgestellen über die Modalitäten der Einweisung nach St. Blasien — sind durch das DZK gemeinsam mit dem Studentenwerk bereits in die Wege geleitet, so daß dem Anlaufen des Vorlesungsbetriebes im Kurort nichts mehr entgegensteht.

Wenn dieser Versuch erfolgreich verläuft, soll die Ausdehnung der Einrichtung derartiger „Hochschulsanatorien" auf andere Kurorte erwogen werden. Hier kommt in erster Linie Schömberg in Frage, wo die „Hermann-Brehmer-Stiftung", die als Hauptaufgabe die Betreuung der tuberkulosekranken Studenten zum Ziel hat, die Bestrebungen tatkräftig unterstützen will.

Der Lehrstoff an diesen Hochschulsanatorien soll vor allem im Sinne eines „studium generale" geboten werden. Fachstudien sollen erst in zweiter Linie Berücksichtigung finden. Die Einrichtung der Stelle eines „tutor", dem die Betreuung der kranken Studenten in geistiger Hinsicht obliegt, erscheint begrüßenswert.

Nachdem mit diesen Entschlüssen der erste Schritt zur Einrichtung eines Hochschulsanatoriums in Deutschland getan ist, ist zu hoffen, daß in stetiger Entwicklung der Vorsprung, den andere Länder auf diesem Gebiet haben, in Deutschland aufgeholt werden kann.

Soweit es der höhere Kostensatz zuläßt, ist eine Einweisung von einzelnen deutschen Studenten in die entsprechenden Einrichtungen in Frankreich oder der Schweiz sehr zu begrüßen. Auch scheint es erwägenswert, ob und in welcher Form ein Austausch mit diesen Institutionen möglich ist.

In bezug auf die Erfassung der tuberkulosegefährdeten Studenten an den Hochschulen kam man zu folgenden Forderungen:

1. Auf pflichtgemäße Untersuchung kann nicht verzichtet werden. (Die Form und die Methodik der Untersuchung ist selbstverständlich den einzelnen Ländern bzw. Fürsorgestellen der jeweiligen Universitäten zu überlassen.)

2. Die Untersuchung erscheint notwendig bei der Immatrikulation und als Minimalforderung bei den 5. und 9. Semestern; bei den Medizinern ab 5. Semester jährlich, soweit die Länder nicht schon über eine gesetzliche Grundlage verfügen. Die Röntgenaufnahme und Tuberkulinprobe muß auch vor Beginn des vorklinischen Krankenhausdienstes unbedingt gefordert werden.

3. In den Ländern, in denen pflichtgemäße Röntgenreihenuntersuchungen eingeführt sind, gehören die Studenten zu der bevorzugt zu berücksichtigenden Bevölkerungsgruppe.

4. Nach Möglichkeit soll aus dokumentarischen Gründen ein Schirmbild oder eine Großaufnahme gemacht werden.

Nur durch diese Maßnahmen kann der Verbreitung der Tuberkulose unter den Studenten, die als Gruppe durch das unregelmäßige Leben, den häufigen Wohnungswechsel, Werkstudium, Examensnöte usw. besonderen Belastungen ausgesetzt sind, Einhalt geboten werden.

Ebenso wichtig erscheint es, dem tuberkulosekranken Studenten, der eine Kur hinter sich hat und der klinisch geheilt ist, eine besondere Fürsorge angedeihen zu lassen, um Rückfälle zu vermeiden. Als sehr segensreich hat sich hier die Einrichtung eines Studentenwohnheims in Marburg erwiesen, welches seit drei Jahren besteht und vom Studentenarzt geleitet wird. Es ist dies wahrscheinlich die einzige Einrichtung dieser Art in der Bundesrepublik. Es sind dort ältere Semester untergebracht (etwa 25), die ihre Tuberkulose als solche überwunden haben, aber sicherlich einem Vollstudium ohne Betreuung nicht gewachsen wären. Das Leben läuft in dem Heim nach einer festen Hausordnung ab; eine zweistündige Mittagsruhe muß eingehalten werden, abends ist beizeiten Schluß, und geraucht wird nicht. Die Studenten sind in dem Heim in voller Verpflegung. Während des Aufenthalts in dem Heim bekommen die Studenten vom Studentenwerk eine zusätzliche Unterstützung. Das Heim ist eine reine Selbsthilfeeinrichtung, deren Weiterführung leider in Frage gestellt ist, da die nötigen Zuschüsse fehlen. Die Erhaltung dieses Heimes, und darüber hinaus die Errichtung weiterer Heime dieser Art an anderen Hochschulen, erscheint dringend wünschenswert.

5. Arbeitsausschuß für Desinfektion bei Tuberkulose

Vorsitzender: Prof. Dr. HEICKEN, Berlin

Im Vordergrund der Arbeiten des Ausschusses für Desinfektion standen im Berichtsjahr 1955/56 Fragen auf dem Gebiet der Wäsche- und Abwasserdesinfektion.

Nach der bakteriologischen Erprobung des Verfahrens zur *thermischen Wäschedesinfektion*, die mit befriedigenden Ergebnissen zum Abschluß gebracht werden konnte, erwies es sich als notwendig, das in Vorschlag gebrachte Enzym- und Saptenol-Verfahren auch einer waschtechnischen Erprobung zu unterziehen, die in dankenswerter Weise von der Heilstätte Stillenberg durchgeführt wurde. Die textiltechnische Prüfung von Gewebestreifen auf ihren Festigkeitsverlust, Aschegehalt und Weißgrad nach 25 bzw. 50 Waschgängen, die von 3 Textilprüfinstituten durchgeführt wurde, hatte zum Ergebnis, daß beide Verfahren den Bedingungen zur Erteilung des Gütezeichens für faserschonendes Waschen genügen. Auch konnte für das Problem des gefahrlosen Transports der infektiösen Wäsche vom Krankenbett zur Waschanlage — die eine wesentliche Voraussetzung für die Durchführbarkeit des thermischen Wäschedesinfektionsverfahrens in Lungenheilstätten war — eine Lösung gefunden werden, welche die manuelle Bearbeitung infektiöser Wäsche auf ein Minimum reduziert. Ihren Niederschlag fanden diese Arbeiten im Nachtrag 3 zur Druckschrift „Desinfektionsmaßnahmen bei Tuberkulose" 2. Auflage vom 14. 8. 1955.

Ferner sah sich der Ausschuß wiederholt veranlaßt, zu Fragen der Abwasserdesinfektion in Lungenheilstätten Stellung zu nehmen. Unter Hinweis auf die bayerischen Bestimmungen, in denen zur Desinfektion der Abwässer aus Lungenheilstätten ein Chlorüberschuß von 0,5 mg/l gefordert wird, wurde der Einwand gemacht, daß der in den Gesichtspunkten zur Abwasserdesinfektion des DZK bei einer Kontaktzeit von 30 min geforderte Chlorüberschuß von 5 mg/l zu hoch sei. Die in der Heilstätte Havelhöhe durchgeführten Untersuchungen über die Höhe des zur Abwasserdesinfektion notwendigen Chlorüberschusses haben jedoch ergeben, daß selbst ein Chlorüberschuß von 2,5 mg/l von unzureichender Wirkung gegenüber Tuberkelbakterien ist und daß bei einer Verweilzeit des Chlors im Reaktionsbecken von 30 min erst ein Chlorüberschuß von etwa 4 mg/l wirksam ist.

Anfragen über die Verwendbarkeit von Chlorkalk zur Desinfektion der Abwässer aus Lungenheilstätten wurden dahingehend beantwortet, daß Chlorkalk, abgesehen von der Schwierigkeit der Dosierung, zur Desinfektion tuberkelbacillenhaltigen Abwassers ungeeignet ist, weil nach Zusatz von Chlorkalk der p_H-Wert des Abwassers über 9 ansteigt, wobei das Chlor praktisch aufhört, gegenüber Tuberkelbakterien wirksam zu sein.

Unsicherheit bestand auch über die Behandlung des in Abwasserbeseitigungsanlagen anfallenden Schlamms. Es wurde der Vorschlag gemacht, den Schlamm in nassem Zustand mit mindestens 10 kg gemahlenem, gebrannten Ätzkalk (frischem Sackkalk) je m³ zu vermischen, auf Trockenbeeten bis zur stichfesten Beschaffenheit zu entwässern und alsdann zu kompostieren. Die Trockenbeete sollen auf durchlässigem Untergrund errichtet und nötigenfalls drainiert werden. Im letzteren Fall soll das Drainwasser dem Zulauf der Kläranlage zugeführt werden. Sofern keine Gefahr für die Verunreinigung des für Trink- und Brauchzwecke benutzten Grundwassers besteht, kann man das vom Schlamm abgegebene Wasser versickern lassen.

Im Hinblick auf gewisse verfahrenstechnische Schwierigkeiten, die der Anwendung des Formaldehyd-Verdampfungsverfahrens nach FLÜGGE in der Praxis begegnen, wurden auf Veranlassung des DZK von HEICKEN Untersuchungen darüber angestellt, ob zur Zimmerdesinfektion anstelle von Formaldehydwasserdampf auch Formaldehyd-Aerosole verwendet werden können. Die Erprobung, die bei verschiedener Raumtemperatur und relativer Luftfeuchtigkeit durchgeführt wurde, hatte zum Ergebnis, daß mit Formaldehyd-Aerosolen praktisch derselbe Entseuchungseffekt erzielt werden kann wie mit Formaldehydwasserdämpfen. Dieser Befund ist insofern von praktischer Bedeutung, als beim Aerosol-Verfahren die Abdichtung der Räume nicht mit der Gründlichkeit vorgenommen zu werden braucht, wie bei der Durchführung des Formaldehyd-Verdampfungsverfahrens nach FLÜGGE.

Auf eine Anfrage über die Ansteckungsmöglichkeit von Kanalarbeitern mit Tuberkulose wurde folgende Antwort erteilt:

Es ist erwiesen, daß mit den häuslichen Abwässern Tuberkelbakterien in das Kanalsystem und damit auch in die Absetzgruben gelangen. In erhöhtem Maße besteht diese Gefahr in Lungenheilstätten. Das Material, mit dem der erkrankte Hilfsarbeiter umging, ist demnach mit Sicherheit als infektiös zu betrachten. Ferner ist nicht auszuschließen, daß beim Auspumpen des Grubeninhaltes Tröpfchen versprüht werden, die eine Lungentuberkulose verursachen können.

Es liegt deshalb durchaus im Bereich der Möglichkeit, daß der erkrankte Hilfsarbeiter sich bei seiner Tätigkeit infiziert hat. Zumindest kann als sicher gelten, daß ein bei der Fäkalabfuhr beschäftigter Arbeiter in weit stärkerem Maße exponiert ist, als dies bei Verrichtungen, die Hilfsarbeiter normalerweise ausführen, der Fall ist. In Anbetracht des chronischen Verlaufes der Tuberkulose und der zahlreichen Infektionsmöglichkeiten im Alltag dürfte es immer mit Schwierigkeiten verbunden sein, die Infektionsquelle mit an Sicherheit grenzender Wahrscheinlichkeit zu ermitteln. Für den Fall, daß sich durch eine Umgebungsuntersuchung keine wahrscheinlichere Infektionsquelle ermitteln läßt, wird man die Erkrankung des Kanalarbeiters, in gleicher Weise wie die Infektion in bakteriologischen Laboratorien, als im Beruf erworben betrachten müssen.

Es muß wiederholt darauf hingewiesen werden, daß entgegen den Behauptungen in Prospekten mit einem Luftdesinfektionsmittel nicht auch zugleich eine Desinfektion des gesamten Inventars im Krankenzimmer erreicht werden kann. Aus physikalischen Gründen kann ein Mittel zur Luftdesinfektion kein Zimmerdesinfektionsmittel sein. Voraussetzung für die Wirkung eines Luftdesinfektionsmittels ist, daß es als Aerosol, d. h. in feinst verteiltem Zustand zur Einwirkung gebracht wird, damit es möglichst lange in der Luft schweben bleibt. Wegen der geringen Masse ist die Bewegungsenergie der Aerosolteilchen zu klein, um den an jeder Raumfläche zirkulierenden thermischen Luftstrom zu zerschlagen, d. h. daß die verdampften oder vernebelten Teilchen überhaupt nicht an die möglicherweise infizierten Flächen gelangen können. Daß Formaldehyd auch als Aerosol infizierte Flächen zu desinfizieren vermag, hängt mit seinem Aggregatzustand zusammen. Als gasförmiger Stoff vermag es sich durch Diffusion dem thermischen Luftstrom beizumengen und so an die infizierten Flächen zu gelangen.

Auf der Vollversammlung des Arbeitsausschusses am 28. 8. 1955 wurden auf Grund der vorgelegten Gutachten die Präparate Tego 103 G und 103 S zur Wäschedesinfektion bei Tuberkulose zugelassen. Im Nachtrag 3 wurden folgende Verfahren empfohlen:

Gebrauchsverdünnung von 2%, Einwirkungszeit 12 Std.

Gebrauchsverdünnung von 3%, Einwirkungszeit 6 Std.

Die Frage, ob sich der Ausschuß auch für Mittel zuständig hält, die bevorzugt in Lebensmittelbetrieben angewendet werden sollen, wurde dahingehend entschieden, daß, sofern es sich um ein Mittel zur Abtötung von Tuberkelbakterien handelt, die Beurteilung und Stellungnahme zu den empfohlenen Verfahren in den Aufgabenbereich des Ausschusses fällt.

6. Arbeitsausschuß für Röntgenschirmbilduntersuchungen und für Röntgentechnik

Vorsitzender: Prof. Dr. Lossen, Mainz

In die Berichtszeit fällt eine Arbeitstagung des Ausschusses am 3. 12. 1955 in Düsseldorf. Gegenstände der Verhandlungen waren:

1. Schirmbilduntersuchung und Gesetz,
2. Schirmbilduntersuchung und Strahlenschutz,
3. Stand der röntgentechnischen Normungsarbeit,
4. Internationale Zusammenarbeit.

Die Frage, ob Schirmbilduntersuchungen des Brustkorbes im Rahmen der Aufgaben präventiver Medizin in allen westdeutschen Bundesländern auf gesetzliche Grundlage gestellt werden sollen, hat bislang immer noch keine einheitliche Antwort gefunden. Um den nicht immer die Sache fördernden Pressepolemiken unter Umständen ein Ende zu bereiten, kamen am runden Tisch einmal gesprächsweise Meinung und Gegenmeinung darüber zur Aussprache. Ob und in welchem Ausmaß in der Gegenwart die Tuberkulose-Morbidität rückläufig ist oder nicht, stellt in diesem Zusammenhang eine Frage dar, die hinter der Frage nach der möglichen Gefährdung der Umgebung durch *einen* streuenden Kranken, der von seinem Leiden nichts weiß oder nichts wissen will, oder dessen Erkrankung von ihm selbst oder gar ärztlicherseits nicht richtig bewertet wird, unbedingt zurückzutreten hat. Daß das geordnete Durchführen einer Röntgenreihenuntersuchung der gesamten Bevölkerung in gewissen Zeitabständen keine unbedingte Sicherheit geben kann, daß für alle Zeiten jede Ansteckungsquelle rechtzeitig erfaßt wird und stets alle Kranken einer entsprechenden Behandlung mit Aussichten auf Heilung zugeführt werden können, sind Feststellungen, die den Einsichtigen nicht überraschen. Auch die Höhe des Kostenaufwandes aus öffentlichen Mitteln für Einrichtungen mit entsprechenden röntgenologischen Untersuchungsmöglichkeiten spielt dann keine Rolle, wenn es für den Staat gilt, jedem einzelnen Bürger die Verwirklichung seines persönlichen Rechtes auf Gesundheit zu gewährleisten. Einen Eingriff in die verfassungsmäßig garantierte Freiheit der Person kann die röntgenologische Vorsorgeuntersuchung gewiß niemals darstellen. In diesem Sinne hat auch der Bayerische Verfassungsgerichtshof am 13. 1. 1955 in einer Klagesache höchstrichterlich entschieden. Wenn aus berufspolitischen Gesichtspunkten ärztlicherseits darauf hingewiesen wird, jede Untersuchung eines Kranken sei Sache der niedergelassenen behandelnden Ärzte, so muß diesem Einwand die gewiß bedauerliche, aber nicht zu ändernde Tatsache gegenübergestellt werden, daß es gerade zu den Eigentümlichkeiten der Lungentuberkulose gehört, oft keine Erscheinungen zu haben oder daß sie unter so unbestimmten subjektiven Krankheitszeichen auftritt, daß mancher aus verschiedenen Gründen geneigt ist, seinen Zustand zu bagatellisieren. So wird der Kranke mindestens nicht rechtzeitig den Hausarzt, dessen *Behandlungsprimat* keineswegs angetastet werden soll, in Anspruch nehmen. Schließlich kann man das Suchverfahren der Röntgenreihenuntersuchungsaktionen mit einer ärztlichen Untersuchung nicht auf die gleiche Stufe stellen, handelt es sich doch dabei, trotz aller röntgentechnischer Verfeinerung der Apparatur und ihrer Teile, nur um ein grobes, röntgenologisch sogar unvollständiges (Fehlen der Durchleuchtung!) Suchen, durch Aufnahme in einer einzigen Stellung versteckt offenen tuberkulösen Kranken nachzuspüren. Niemals wird durch diese gesundheitspolizeiliche Maßnahme das Schirmbild mehr als einen *Verdacht* auf Vorhandensein einer Erkrankung aussprechen können. Das Ergebnis dieser Musterung gibt aber erst die Veranlassung, Verdächtige in die Sprechstunde des behandelnden Arztes zu verweisen, die sonst von sich aus nicht dorthin gegangen wären.

Hier muß allerdings die Beachtung einer Reihe organisatorischer Dinge immer wieder in Erinnerung gebracht werden. Es genügt keineswegs, durch eine mehr oder weniger höfliche gedruckte behördliche Aufforderung den zu Untersuchenden einzubestellen. Unermüdliche entsprechende Aufklärung amtsärztlicherseits läßt sich nicht umgehen, will man die Gleichgültigkeit mit Erfolg überwinden. So muß jedem Einzelnen Sinn und Wert dieser Maßnahme verständlich gemacht werden, damit er in freier Entscheidung, sowohl im eigenen Interesse, als auch mit Rücksicht auf seine Umgebung, etwa Familie, Hausgenossen, Nachbarn, Arbeitskameraden usw., selbst zur Untersuchung erscheint, wenn er es nicht vorzieht, sich anderswo röntgen zu lassen. Das bedeutet für das Personal des Schirmbildtrupps wie vor allem für die zuständigen Träger und Mitarbeiter der Gesundheitsverwaltungen (Amtsarzt, Schularzt, Fürsorgearzt, Gemeindeschwester, Fürsorgerin usw.) eine erhebliche Belastung. Aus berufsethischen Gründen muß sie übernommen werden.

Solange ein Röntgenreihenuntersuchungsgesetz nicht die Durchführung von Röntgenuntersuchungen der gesamten Bevölkerung anordnet, muß „gezielt" bestimmten Berufsgruppen, z. B. Lehrpersonal, im Lebensmittelgewerbe Tätigen, die Auflage gemacht werden, sich wenigstens alljährlich röntgen zu lassen. Jedenfalls ist es besser, daß überhaupt etwas geschieht, als tatenlos die Hände in den Schoß zu legen. Daß die Schirmbilduntersuchung nur *eine Möglichkeit* ist, Lungentuberkulose zu erfassen, wird von niemandem bestritten, ebensowenig wie die Richtigkeit der Beobachtung, daß bislang die freiwillige Beteiligung an dieser gesundheitsvorbeugenden Maßnahme viel zu gering ist.

Die Frage des gebotenen Strahlenschutzes der Kranken — die der Mitarbeiter ist arbeitsrechtlich weitgehend geregelt und läßt sich mit Hilfe der stets zu tragenden Filmplaketten (LANGENDORFF und WACHSMANN) laufend überprüfen — steht im Augenblick im Vordergrund des Interesses. Nicht zuletzt wurde dieses geweckt durch die vielfach sehr lebhaften Erörterungen in der Tagespresse über mögliche schädliche Auswirkungen atomarer Kräfte in erster Linie auf die Erbmasse. Eine solche radiologische Gesundheitsschädigung ist eines der Argumente der Gegner des gesetzlich geregelten Schirmbildverfahrens. Es erschien geboten, die Strahlenbelastung bei Röntgenuntersuchungen der Lunge auf dem Tuberkulose-Kongreß 1956, den das Deutsche Zentralkomitee zur Bekämpfung der Tuberkulose zusammen mit der Deutschen Tuberkulose-Gesellschaft am 28. 9. 1956 in Baden-Baden veranstaltete, zur Erörterung zu stellen (s. a. Anhang S. 286).

Die Arbeit in den Fachnormenausschüssen Radiologie und Phototechnik des Deutschen Normenausschusses befaßt sich bislang einmal mit den Apparaten, insbesondere den Optiken (Spiegeloptik), zum anderen mit den Filmformaten (Mittelformat) usw. Es wird in der Zukunft die Gleichmäßigkeit der Befunderhebung und der Namengebung von Krankheitszeichen, u. a. schon aus Gründen statistischer Erfassungsmöglichkeit, zu fordern sein.

Grundsätzlich Neues hinsichtlich Technik und Methodik der Röntgenschirmbilduntersuchung läßt sich nicht buchen. An allen Stellen wird sorgfältig gearbeitet, die Ergebnisse nach den verschiedensten Seiten ausgewertet und z. T. fortlaufend Anderen literarisch zugänglich gemacht.

Die Röntgenschirmbildstelle Hessen in Bad Nauheim bezieht in Kürze ein eigenes Haus, nachdem sie in Zusammenarbeit mit der Ärzteschaft und den Gesundheitsverwaltungen in Hessen einen Nachuntersuchungswagen mit Erfolg in Betrieb genommen hat.

Das neue Röntgen- und Strahleninstitut der Johannes Gutenberg-Universität in Mainz, das im Frühjahr 1957 vollendet sein soll, wird eine eigene, ortsfeste

Schirmbildeinrichtung erhalten. Sie dient neben dem ärztlichen Dienst im Krankenhaus und den regelmäßigen Untersuchungen der Universitätsangehörigen vor allem Unterrichtszwecken für die Medizinstudenten und für die Teilnehmer der staatlichen Amtsarztkurse.

7. Arbeitsausschuß für Kindertuberkulose

Vorsitzender: Prof. Dr. OPITZ, Heidelberg

Der Arbeitsausschuß für Kindertuberkulose trat am 23. 7. 1955 in Heidelberg zusammen. Da im Jahre 1954 keine Ausschußsitzung stattgefunden hat, war die Tagesordnung sehr umfangreich. Sie umfaßte folgende Themen:

1. Die prophylaktische medikamentöse Behandlung von Säuglingen und jüngeren Kleinkindern mit Primärtuberkulose. Referent: ZOELCH.

2. Richtlinien für die Einweisung von tuberkulösen Kindern in Kliniken und Heilstätten. Referent: NITSCH.

3. Diagnostik der Tuberkulose bei BCG-geimpften Kindern. Referent: KLEINSCHMIDT.

4. Tuberkulose und unspezifische Schutzimpfungen. Referent: REINER W. MÜLLER.

Zu 1. Da die frühen Altersstufen durch eine tuberkulöse Infektion wegen der Neigung zu schweren Generalisationsformen besonders gefährdet sind, ist hier eine möglichst umfassende Prophylaxe anzustreben. Ref. teilte die eigenen und die durch Rundfragen bei 20 Kinderkliniken, Kinderkrankenhäusern und Kinderheilstätten erhobenen Ergebnisse einer medikamentösen Prophylaxe mit. Bei fast 2000 Kindern, die entweder INH allein oder in Kombination mit anderen tuberkulostatischen Mitteln erhalten hatten, wurden 10 Fälle von Meningitis tbc., von denen 4 abortiv verliefen, und 5 Erkrankungen an Miliar-Tbc. beobachtet. Käsige Pneumonien haben sich in keinem Fall entwickelt. Dagegen wurden *vereinzelt* teils hämotogen, teils lymphogen entstandene Herde unter der Behandlung festgestellt. Demnach scheint die INH-Prophylaxe wirkungsvoll zu sein. Im gleichen Sinn äußerten sich BRÜGGER, KLEINSCHMIDT, OPITZ, aber natürlich kann noch kein endgültiges Urteil abgegeben werden. Etwaige ernstere Schädigungen sind bei einer Dosierung bis zu 10 mg/kg/ die von keinem der Anwesenden festgestellt worden mit Ausnahme von BRÜGGER, der bei 2 Säuglingen mit schwersten, durch Pertussis aktivierten Tuberkulosen einen letalen Ausgang erlebte, den er auf Leberschädigung durch INH zurückführt. Leichte Störungen, wie flüchtiger Ikterus, Inappetenz, Erytheme usw. kommen gelegentlich vor, sind aber harmlos, da sie mit Absetzen des Medikamentes schwinden (s. a. Anhang S. 284).

Die Frage, ob es unter INH-Behandlung leichter zu einer Einschmelzung und Perforation der bronchialen Lymphknoten mit Einbrüchen in die Bronchien kommt, kann noch nicht beantwortet werden.

Des weiteren wurde noch über die Auswahl der Kinder und die Dosierung diskutiert.

Nach einer eingehenden Aussprache wurde ZOELCH gebeten, ein Merkblatt zu entwerfen, das folgende Gesichtspunkte berücksichtigen soll:

1. Soll die Prophylaxe empfohlen werden? Diese Frage wurde einstimmig bejaht.

2. Welche Altersstufen sollen berücksichtigt werden? Die ersten beiden Lebensjahre ohne Rücksicht auf einen nachweisbaren Befund.

3. Dosierung: Beginn mit einer Dosis von 5 mg/kg/die, die im Verlauf von 14 Tagen über 7,5 mg/kg auf max. 10 mg/kg gesteigert werden soll.

4. Dauer der Behandlung: 6 Monate lang, wobei nach 3 monatiger Behandlung eine 4 wöchige Pause eingeschaltet werden kann.

Prinzipiell soll die Anwendung von INH stationär erfolgen, lediglich für die kurze Zeit bis zur Einweisung in eine Anstalt ist ambulante Behandlung unter ärztlicher Kontrolle gestattet.

Zu 2. Ref. weist auf die Schädigungen hin, die die Kinder dadurch erleiden, daß es oft bis zu 3 Monaten dauert, ehe die Aufnahme in eine Heilstätte erfolgt. Es sollten daher Kinderkliniken bzw. Kinderkrankenhäuser zwischengeschaltet werden, denen auch alle nicht ganz eindeutigen Fälle zur diagnostischen Klärung zuzuführen seien. Das sei ganz besonders für alle BCG-geimpften Kinder zu fordern, bei denen aktive Tuberkulose festgestellt oder vermutet wird. Die Ausschußmitglieder schließen sich diesen Forderungen an und erweitern sie noch dahin, daß alle tuberkulinpositiven Kinder bis zu 2 Jahren sofort aufzunehmen seien.

Zu 3. Die durch die BCG-Impfung hervorgerufene Allergie erschwert zweifellos die Tbc.-Diagnose, doch darf deswegen die aktive Immunisierung nicht abgelehnt werden, wie KLEINSCHMIDT ausführt. Die Versuche, mit verschiedenen Tuberkulinen die BCG-Allergie von der durch spontane Infektion entstandenen Allergie zu unterscheiden, haben bisher zu keinem befriedigenden Ergebnis geführt. Eine virulente Infektion sei mit Sicherheit anzunehmen, wenn bereits auf $^1/_{10}$ TE Alttuberkulin eine Reaktion eintrete. Andere diagnostische Hilfsmittel, wie Erregernachweis, systematische Röntgenkontrolle usw., seien daher von ganz besonderer Wichtigkeit und in allen Fällen heranzuziehen.

Zu 4. Auf Grund der Ausführungen des Referenten und der anschließenden Diskussion kommt der Ausschuß zu folgendem Ergebnis: Da ein ursächlicher Zusammenhang zwischen Propagierung eines tuberkulösen Prozesses und Pockenschutzimpfung bestehen kann, ist die Forderung zu erheben, tuberkulinpositive Kinder der ersten beiden Lebensjahre sowie ältere Kinder mit aktiver Tuberkulose nicht zu impfen. Dagegen dürften die Diphtherie-Schutzimpfung oder die kombinierten Schutzimpfungen unschädlich sein, sofern man fiebernde Kinder ausschließt.

In der Folgezeit wird sich der Ausschuß vorzugsweise mit Problemen zu befassen haben, die sich aus der empfohlenen INH-Prophylaxe ergeben: 1. Ist die optimistische Beurteilung der INH-Prophylaxe berechtigt? 2. Führt die 6 monatige Behandlung zu einer INH-Resistenz der Tuberkelbakterien? 3. Welche Bedeutung besitzt die INH-Resistenz für den Ablauf der Erkrankung und der Therapie?

Ferner ist die Frage zu klären, ob die vielfach zur Anwendung gelangenden großen therapeutischen Gaben von 30—50 mg/kg INH notwendig und unschädlich sind.

Schließlich wäre eine engere Zusammenarbeit des Arbeitsausschusses für Kindertuberkulose mit dem Arbeitsausschuß für BCG-Schutzimpfung anzustreben als es bisher der Fall war.

8. Arbeitsausschuß für Arbeitsfürsorge und Rehabilitation bei Tuberkulose

Vorsitzender: Ministerialrat a. D. Dr. PAETZOLD, Bonn

Die Anwendung der im Jahre 1954 veröffentlichten „Richtlinien für die Beschäftigung von Lungentuberkulösen an geeigneten Arbeitsplätzen" führte im Berichtsjahr noch nicht zu dem von den Tuberkulose-Genesenden selbst erwarteten Erfolg. Von ihren Selbsthilfeorganisationen, z. B. „Tue Dein Bestes", „Reichsbund" und „VdK" wurden in dieser Richtung sich bewegende Auffassungen in Denkschriften und Presseveröffentlichungen vertreten. In der Sitzung des Arbeitsausschusses am 8. 10. 1955 in Koblenz wurden daher die „Richtlinien" erneut in den Mittelpunkt der Erörterungen gestellt. Erstmalig erhielt dabei eine Tuberkulosekranken-Selbsthilfeorganisation Gelegenheit, im Ausschuß ihre Bedenken und Wünsche vorzutragen. Ihre Ausführungen gipfelten in der Forderung, an Stelle der Richtlinien baldmöglichst eine bundesgesetzliche Regelung treten zu lassen. Bei der Besprechung wurde von Seiten der hierfür zuständigen Vertreter des Ausschusses auf die Unmöglichkeit der Erfüllung dieses Wunsches in absehbarer Zeit hingewiesen. Es wurde dabei darauf aufmerksam gemacht, daß das Schwerbeschädigtengesetz bei richtiger Ausnutzung der darin enthaltenen Möglichkeiten sehr wirksame Hilfe leisten könne und darüber hinaus das dem Bundestag bereits vorliegende Tuberkulose-Hilfsgesetze weitere Möglichkeiten für die Wiedereingliederung Tuberkulosekranker in das Arbeitsleben eröffnen würde. Wie wirksam man bei den heutigen Gegebenheiten Tuberkulöse in Arbeit vermitteln könne, wurde an praktischen Beispielen aus den Bereichen Düsseldorf und Bochum zahlenmäßig nachgewiesen.

Bei der abschließenden Erörterung stimmten die Ausschußmitglieder einstimmig dafür, die „Richtlinien" in unveränderter Form beizubehalten.

Um einen klaren Überblick über die effektive Zahl der arbeitsuchenden Tuberkulösen zu erlangen, wurde die Bundesanstalt für Arbeitsvermittlung und Arbeitslosenversicherung gebeten, eine entsprechende statistische Erfassung durchzuführen, außerdem soll auf Anregung eines bayerischen Vertreters der Tuberkulosefürsorge die Zahl der arbeitsfähigen Tuberkulösen — im Rahmen einer Erhebung der Bayerischen Regierung zur Feststellung des notwendigen Raumbedarfs für Tuberkulöse — ermittelt werden.

Als recht hemmendes Moment für die Gewinnung geeigneter Arbeitsplätze für Tuberkulöse hat sich nach Ansicht der Betroffenen wie auch der Arbeitgeber- und Arbeitnehmervertretungen eine noch ungenügende Aufklärung weiter Kreise über das Wesen der Tuberkulose und ihre relativ geringe Ansteckungsgefährlichkeit erwiesen. Spontan erklärten sich die anwesenden Vertreter der Arbeitgeber- und Arbeitnehmerverbände bereit, bei der allseits als notwendig erkannten Aufklärungsaktion nach Kräften mitzuhelfen, zumal frühere in ihrer psychologischen Wirkung nicht genügend ausgewogene Maßnahmen nach Ansicht sachverständiger Kreise z. T. einen gegenteiligen Erfolg gehabt und die Ansteckungsfurcht noch gesteigert hatten. Es wurde daher begrüßt, daß das DZK nach einer Äußerung von GRIESBACH sich einer solchen besonders wirkungsvoll zu gestaltenden Aufklärung durch Kurzfilme und Vorträge mit entsprechend aufklärenden Dia-Serien annehmen wird.

Zur Förderung der Rehabilitation der Tuberkulosekranken beschloß der „Arbeitsausschuß", das DZK zu veranlassen, an das Bundesministerium für

Arbeit mit der Bitte heranzutreten, im Rahmen des zu bildenden „Ausschusses für Rehabilitation" eine „Arbeitsgemeinschaft für die Rehabilitation bei der Tuberkulose" zu gründen.

Von den technischen Unterausschüssen der „Internationalen Union gegen die Tuberkulose" tagte der „Unterausschuß für Beschäftigung und Rehabilitation" unter Vorsitz von TRAIL (Papworth) vom 30. 6.—1. 7. 1955 in Paris. Der Vorsitzende des Arbeitsausschusses nahm als deutscher Vertreter an dieser Tagung teil. Der Tagungsverlauf ergab, daß die Probleme bei der Rehabilitation Tuberkulöser in allen Ländern nahezu den gleichen Schwierigkeiten begegnen, und zwar in erster Linie dem mangelnden Verständnis der Gesunden für die Situation der Tbc.-Genesenden. In den anglo-amerikanischen Ländern, vor allem in England, ist jedoch die freiwillige Bereitschaft zu helfen wesentlich größer als in den meisten anderen Ländern. Während eine Reihe von Ländern außerdem über beachtliche Ausbildungs- und Umschulungsmöglichkeiten verfügt, fehlt es in der Bundesrepublik noch an der erforderlichen Initiative von seiten der Länder wie von privaten Stellen. Bemerkenswert ist ferner, daß Frankreich der Wiedereingliederung tuberkulöser Lehrkräfte in das Arbeitsleben sowie der Förderung des Studiums von tuberkulosekranken Studenten besondere Aufmerksamkeit widmet. Über das Ergebnis der Sitzung des "Technical Sub-Commitees on Occupational Therapy and Rehabilitation" gibt der von TRAIL im "International Tuberculosis Yearbook 1956", veröffentlichte Aufsatz "Rehabilitation of the Tuberculous" Aufschluß, wenn der Verfasser die Probleme auch vorwiegend in englischer Sicht sieht.

Als zukünftige Aufgaben des Ausschusses werden folgende Probleme angesehen:

1. Geeignete und planmäßige Aufklärung der Bevölkerung.

2. Förderung des Verständnisses für die Anwendung der „Richtlinien" bei Arbeitgebern, Arbeitnehmern, Arbeitsämtern, Tuberkulose-Fürsorgestellen.

3. Intensivierung bestimmter Rehabilitationsmaßnahmen:

a) Förderung von Ausbildungs- und Umschulungsstätten, tunlichst in Anlehnung an Heilstätten,

b) Förderung des Studiums tuberkulosekranker Studenten in besonderen Heilstätten nach ausländischen Vorbildern (Schweiz und Frankreich).

9. Arbeitsausschuß der Landesstellen
im Deutschen Zentralkomitee zur Bekämpfung der Tuberkulose

Vorsitzender: Landesrat a. D. Dr. h. c. SERWE, Koblenz

Im Berichtsjahr haben zwei Sitzungen des Arbeitsausschusses der Landesstellen im DZK stattgefunden, und zwar am 13. 8. 1955 in Wiesbaden und am 30. 1. 1956 in Frankfurt/Main.

In Wiesbaden wurde der Beschluß gefaßt, den Arbeitsausschuß mit dem Namen: „Arbeitsausschuß der Landesstellen im DZK" zu benennen, um auch äußerlich die erweiterten Aufgabengebiete dieses Arbeitsausschusses zum Ausdruck zu bringen.

VOGELSANG, Hannover, berichtete zunächst über den Aufbau der Kreisvereine im Niedersächsischen Verein zur Bekämpfung der Tuberkulose. Diese Kreisvereine bestehen bisher nur im Land Niedersachsen und sind recht wertvoll bei der Breitenarbeit im Bereich der Bekämpfung der Tuberkulose. Die bestehenden 71 Kreisvereine haben eigene Satzungen und sind vollkommen selbständig. Es war nicht ganz einfach, die Gründung dieser Vereine zu erreichen; dies war nur über die kommunalen Behörden und Gesundheitsämter möglich. In den meisten Kreisvereinen sind der Kreis und die Gemeinden mit 1 Pfennig — in einigen Fällen auch mit 2 Pfennigen — Mitgliedsbeitrag pro Kopf der Bevölkerung Mitglied.

In einigen der anderen Landesvereinigungen sind die Kreise selbst Mitglieder des Vereins, aber eine derartig erfolgreiche Untergliederung wie in Niedersachsen konnte bisher in keinem anderen Land verwirklicht werden.

Anläßlich eines zweiten Referates von VOGELSANG wurde noch über die Wohnraumbeschaffung für Tuberkulosekranke diskutiert, die in manchen Ländern gute Fortschritte gemacht hat.

In Frankfurt kamen hauptsächlich die Fragen eines künftigen Ausbaues der Zusammenarbeit zwischen dem DZK und den anderen Institutionen, welche sich mit der Tuberkulose-Bekämpfung als Teilaufgabe beschäftigen, zur Sprache, insbesondere mit dem Verband Deutscher Rentenversicherungsträger, den Landesverbänden usw.

Ferner wurden die besonderen Aufgabengebiete der Landesvereine besprochen, wie Aufklärung, Werbung, Weihnachtssiegelmarken-Aktion, Wohnraumbeschaffung für Tuberkulosekranke und ähnliches. In den Vordergrund wurde dabei eine gewisse Dezentralisierung gestellt, d. h. daß die Landesstellen im DZK ihr volles Eigenleben auf Länderbasis behalten und weiter ausbauen sollten.

Eine ausführliche zusammenfassende Darstellung über die Tätigkeit der einzelnen Landesvereine, ihre Entwicklung, ihren Aufbau und ihre Ziele, ist in der folgenden Darstellung zu finden.

In der Dritten Durchführungsverordnung zum Gesetz über die Vereinheitlichung des Gesundheitswesens von 1954 ist im § 61 die Tuberkulosebekämpfung und Fürsorge als Aufgabe des Gesundheitsamtes festgelegt. Die Durchführung der Aufgaben in diesem Rahmen ist Sache der Tuberkulosefürsorgestellen.

Dieses Gesetz legt also die Tuberkulosebekämpfung und die Tuberkulosefürsorge in die Hände des Staates bzw. seiner Organe. Es erhebt sich die Frage, welche Existenzberechtigung heute noch die verschiedenen Landesvereinigungen und Verbände haben, die sich die Bekämpfung der Tuberkulose zum Ziel gesetzt haben. Ursprünglich entstanden als caritative Vereine zur Gründung von Volksheilstätten, Fürsorgestellen usw., wurden ihre Aufgaben in den Jahren nach 1933 von den Bezirksausschüssen des Reichstuberkulose-Ausschusses und von der N. S. Volkswohlfahrt übernommen: die Vereine selbst wurden aufgelöst, nach dem Zusammenbruch aber in fast allen Bundesländern wieder neu gegründet. Lediglich im süddeutschen Raum, in Bayern und Baden-Württemberg, sind heute noch keine Verbände dieser Art tätig. In Bayern werden die Aufgaben teilweise durch das Komitee zur Wohnraumbeschaffung für Tuberkulosekranke wahrgenommen, in Baden-Württemberg sind es staatliche Behörden, auf welche die Arbeitsgebiete früherer Landesverbände zum Teil übergegangen sind.

Die Wiedergründung der Verbände zur Bekämpfung der Tuberkulose und die Wahrnehmung ihrer Aufgaben in Süddeutschland durch andere Organe zeigt deutlich, daß es Arbeitsgebiete im Rahmen der Tuberkulosebekämpfung und -Fürsorge gibt, welche über die staatlichen Pflichtaufgaben hinausgehen.

Aufgaben und Arbeitsgebiete der dem DZK als Mitglieder angeschlossenen Landesverbände zur Bekämpfung der Tuberkulose

Land Name des Verbandes	Organisationsform Eingetragener Verein oder nicht?	Mitglieder	Zweck des Verbandes	Spezielle Aufgabengebiete	Geldmittel
Baden-Württemberg *Kein* Verband (Die Aufgaben werden z. T. durch den Landesfürsorge- verband wahrgenommen)					
Bayern *Kein* Verband Ein Teilgebiet des Aufgabenkreises wird wahrgenom- men durch das *Komitee zur* *Wohnraum-* *beschaffung für* *Tuberkulosekranke* *in Bayern e.V.* gegründet 1953 Mitglied DZK seit 1953	Eingetragener Verein	Ordentliche Mitglieder können sein: Alle natürlichen und juristi- schen Personen, die sich die Bekämpfung der Tuberkulose zur Aufgabe gesetzt haben. Fördernde Mitglieder können sein: Alle natürlichen und juristi- schen Personen, die bereit sind, den Verein zur Erreichung seiner Ziele tatkräftig zu unterstützen	Zweck des Vereins ist es, alle Möglichkeiten aufzugreifen, um die Wohnungsnot der Tuberkulosekranken in Bayern zu beheben. Die dazu notwendigen Mittel sollen durch Sammlungen mittels Weihnachtssiegelmarken und durch Entgegen- nahme von Spenden aufgebracht werden. Die Tätigkeit des Vereins erstreckt sich auf das Land Bayern. Der Verein pflegt engste Zusammenarbeit mit den staat- lichen Gesundheitsbehörden und dem DZK	Wohnraum- beschaffung für Tuberkulosekranke	Jährliche Sammlung mittels Weihnachts- siegelmarken, Spenden
Berlin *Berliner* *Gesellschaft zur* *Bekämpfung der* *Tuberkulose e.V.* gegründet 1951 Mitglied DZK seit 1951	Eingetragener Verein	Mitglieder können sein: Land Berlin, Vereine, Körperschaften, Öffentliche Anstalten und son- stige Organisationen. Einzelpersonen können außer- ordentliche Mitglieder sein (können unter Umständen zu ordentlichen Mitgliedern ernannt werden)	Zweck der Gesellschaft ist es, den Kampf gegen die Tuberkulose als eine Gemeinschaftsarbeit der gesetz- lichen Träger und Einrichtungen der Tuberkulose- bekämpfung sowie der Bevölkerung in Berlin zu führen und alle Stellen des öffentlichen Lebens an dem gemein- samen Vorgehen zu interessieren		Mitglieder- beiträge, Ver- anstaltungen, Sammlungen Sammlungen mittels Weihnachts- siegelmarken, Zuwendungen
Bremen *Bremischer* *Landesverband* *zur Bekämpfung* *der Tuberkulose* *e.V.* gegründet 1949 Mitglied DZK seit 1951	Eingetragener Verein	Mitglieder können sein: Einzelpersonen, Öffentlich-rechtliche Körper- schaften, Gesellschaften, Vereine	Zweck des Verbandes ist tatkräftige Mitarbeit bei der Bekämpfung der Tuberkulose, insbesondere durch Unterstützung der Behörden bei der Erfüllung der zur Bekämpfung der Tuberkulose erforderlichen Aufgaben: 1. Empfehlung und Beratung bei der Erfassung und Bekämpfung der Tuberkulose. 2. Unterstützung von prophylaktischen, therapeuti- schen und nachfürsorgerischen Maßnahmen	1. Hygienische Volksbelehrung, 2. Aus- und Fort- bildung der Ärzte und des ärztlichen Hilfspersonals auf dem Gebiet der Tuberkulose- bekämpfung und Erteilung von wissenschaftlichen Aufträgen an die In- stitutionen u. Mitglieder des Verbandes, 3. Wohnraumbeschaffung für Tuber- kulosekranke, 4. Psychologische Betreuung der Tbc- Kranken in Krankenhäusern	Mitglieder- beiträge, freiwillige Spenden, Sammlungen, Sammlungen mit Weih- nachtssiegel- marken

Hamburg *Hamburger Verein zur Bekämpfung der Tuberkulose e.V.* gegründet 1951 Mitglied DZK seit 1954	Eingetragener Verein	Mitglieder können sein: Land, Behörden, Vereine, Körperschaften, Öffentlich-rechtliche Anstalten, Sonstige Organisationen, Kaufm. und gewerbl. Unternehmungen, Einzelpersonen	Zweck des Vereins ist es, den Kampf gegen die Tuberkulose als eine Gemeinschaftsarbeit aller an der Tuberkulosebekämpfung interessierten Stellen zu fördern	Durchführung von Röntgenreihenuntersuchungen	Mitgliederbeiträge, Veranstaltungen, Sammlungen, Tbc.-Pfennig-Lotterie, Zuwendungen
Hessen *Landesverband zur Bekämpfung der Tuberkulose in Hessen* gegründet 1948 Mitglied DZK seit 1956	Arbeitsgemeinschaft der gesetzlichen Träger und Einrichtungen der Tuberkulosebekämpfung, sowie der Behörden, Körperschaften und Verbände in Hessen, die an dem Tuberkulosekampf beteiligt sind. (*Kein* eingetragener Verein)	Dem Verband können angehören: Land Hessen, LVA, Sonderanstalten (Hess. Knappschaft, Bundesbahn), Krankenkassenverbände, Landes- und Bezirksfürsorgeverbände, Hess. Ärztekammern, Landesarbeitsamt, Landesuniversitäten, Heilstätten, Verbände der freien Wohlfahrtspflege, Einzelmitglieder	Zweck des Verbandes ist es, durch sinnvolle Zusammenfassung aller bereiten Kräfte, durch überörtlichen Erfahrungsaustausch und durch planvoll aufeinander abgestimmte Maßnahmen aller Beteiligten, die Arbeit der Tuberkulosebekämpfung nachhaltig zu fördern. Hierzu gehören insbesondere: 1. Die Förderung wissenschaftlicher Bestrebungen zur Erforschung und Bekämpfung der Tuberkulose, 2. Sachverständige Anregung allgemeiner Maßnahmen des Tuberkulosekampfes, 3. Seuchenhygienische Volksaufklärung, 4. Förderung von gemeinsamen vorbeugenden Maßnahmen in der Tuberkulosebekämpfung, 5. Sachverständige Beratung bei der Planung, der Einrichtung und Verwendung von Heilstätten, Beobachtungsstationen u. dgl. zur Wahrung der übergeordneten Gemeinschaftsinteressen, 6. Förderung der wirkungsvollsten Ausnutzung der vorhandenen Anstaltsbetten und sonstigen Einrichtungen zur Bekämpfung der Tuberkulose, 7. Verbesserungen der nachgehenden Fürsorge für Tuberkulosekranke, namentlich auf dem Gebiet der Arbeits- und Wohnungsfürsorge, 8. Erschließung zusätzlicher Hilfsquellen für die Bekämpfung der Tuberkulose	Der Landesverband kann auch Träger gemeinsamer Heilstätten u. sonstiger Einrichtungen der Tuberkulosebekämpfung sein. Zum Beispiel: 1. Einrichtung einer zentralen Einweisungsstelle, 2. Einrichtung der Stelle eines Landestuberkulosearztes, 3. Einrichtung einer Beobachtungsstation als Schleuse und zur Überwachung ambulanter Pneumothorax- und Chemotherapie, 4. Unterstützung der Schirmbildstelle, 5. Unterstützung und Förderung des Wohnungsbaues f. Tuberkulosekranke	Die Geldmittel werden anteilmäßig durch die beteiligten Kostenträger aufgebracht
Niedersachsen *Niedersächsischer Verein zur Bekämpfung der Tuberkulose e.V.* gegründet 1947 (Rechtsnachfolger des früheren Hannoverschen Provinzialvereins zur Bekämpfung der Tuberkulose) Mitglied DZK seit 1950	Eingetragener Verein	Mitglieder können sein: Behörden, Körperschaften und Vereine, zu deren Aufgabe die Bekämpfung der Tuberkulose gehört. Einzelpersonen, die beruflich in der Tuberkulosebekämpfung tätig sind oder sich in der Tuberkulosebekämpfung sonst verdient gemacht haben	Zweck des Vereins ist die tatkräftige Mitarbeit bei der Bekämpfung der Tuberkulose vor allem durch: 1. Fachärztliche Beratung von Behörden und Organisationen bei Durchführung ihrer Aufgaben auf dem Gebiet der Tuberkulosebekämpfung, 2. Aufklärung der Bevölkerung über die Tuberkulose in Wort und Bild, 3. Durchführung von Sammlungen (auch mittels Weihnachtssiegelmarken) für Zwecke der Tuberkulosebekämpfung, 4. Förderung der Fortbildung von Ärzten und ärztlichem Hilfspersonal auf dem Gebiet der Tuberkulosebekämpfung, 5. Beratung der Niedersächsischen Kreisvereine, 6. Im Rahmen vorhandener Mittel auch Durchführung weiterer Aufgaben und Maßnahmen der Tuberkulosebekämpfung	1. Durchführung der vom Land Niedersachsen gesetzlich angeordneten Röntgenreihenuntersuchungen, 2. Förderung der Bekämpfung der Hauttuberkulose, 3. Wohnraumbeschaffung	Mitgliederbeiträge, Sammlungen, Spenden, Zuwendungen

Aufgaben und Arbeitsgebiete der dem DZK als Mitglieder angeschlossenen Landesverbände zur Bekämpfung der Tuberkulose (Fortsetzung)

Land Name des Verbandes	Organisationsform Eingetragener Verein oder nicht?	Mitglieder	Zweck des Verbandes	Spezielle Aufgabengebiete	Geldmittel
Nordrhein-Westfalen *A. Rheinischer Tuberkulose-Ausschuß e.V.* gegründet 1947 Mitglied DZK seit 1950	Eingetragener Verein	Mitglieder können sein: Behörden, Körperschaften des öffentlichen Rechts, Vertreter von Ärzteorganisationen, Vertreter der freien Wohlfahrtsorganisationen, Vertreter der Universitäten. Einzelpersonen können nur Mitglieder werden, wenn sie vom Vorstand hierzu berufen werden	Zweck des Ausschusses ist die Vereinigung aller an der Tuberkulosebekämpfung interessierten Behörden, Körperschaften und Organisationen mit dem Ziel, in dem Landesteil Rheinland eine einheitlich zusammengefaßte, schlagkräftige und den jeweiligen Verhältnissen angepaßte Tuberkulosebekämpfung durchzuführen. Ursprüngliche Aufgaben: 1. Vermehrung der Krankenhausbetten für Tuberkulosekranke, 2. Vermehrung der Asylierungsbetten, 3. Unterstützung der Gesundheitsämter beim Wiederaufbau, 4. Anlage eines Röntgenkatasters der Bevölkerung und Erfassung der unbekannten Infektionsquellen, 5. Aufklärung der Bevölkerung durch Wort und Schrift, 6. Aus- und Fortbildung der Fürsorgeärzte und Fürsorgerinnen, Pflege der Tuberkuloseforschung, 7. Ausbau der vorsorgenden und nachgehenden Fürsorge, 8. Einführung neuer Tuberkulosemittel, insbesondere Einführung der Calmette-Schutzimpfung	Heutige Aufgaben: 1. Röntgenreihenuntersuchungen, 2. BCG-Schutzimpfung, 3. Verwaltungsmäßige Betreuung der bestehenden Lupusfürsorgestellen, 4. Unterstützung des Wohnungsbaues für Tuberkulosekranke, 5. Sammlung mittels Weihnachtssiegelmarken	Haushaltsmäßige Landeszuschüsse für R.R.U., BCG und Lupusbekämpfung, Mitgliederbeiträge, Spenden, Sammlung mittels Weihnachtssiegelmarken
B. Westfälischer Tuberkulose-Ausschuß e.V. gegründet 1952 Mitglied DZK seit 1956	Eingetragener Verein	Ordentliche Mitglieder können sein: Juristische Personen des öffentlichen und privaten Rechts, Wissenschaftliche und soziale Organisationen, Einzelpersonen. Außerordentliche Mitglieder können sein: Einzelpersonen, die an den Zielen des Vereins interessiert sind und als Wissenschaftler oder Sachverständige auf dem	Zweck des Ausschusses ist die tatkräftige Bekämpfung der Tuberkulose, insbesondere die Zusammenfassung aller auf diesem Gebiete tätigen öffentlichen und privaten Einrichtungen, Dienststellen, Organisationen der Ärzte und Verwaltungen. Förderung und, falls erforderlich, Durchführung von Maßnahmen zur Ergänzung der staatlichen Tuberkulosebekämpfung. Unterstützung wissenschaftlicher Arbeit und Unterrichtung der Mitglieder und der Allgemeinheit durch Vorträge und Veröffentlichungen aller Art Gebiet der Tuberkulosebekämpfung tätig sind	(Zur Zeit der Aufstellung der Übersicht keine Unterlagen vorhanden)	Mitgliederbeiträge (keine weiteren Angaben)
Rheinland-Pfalz *Arbeitsgemeinschaft zur Bekämpfung der Tuberkulose im Lande Rheinland-Pfalz* gegründet 1949 Mitglied DZK seit 1956	Zusammenschluß der im Lande Rheinland-Pfalz an der Tuberkulosebekämpfung interessierten und beteiligten Kostenträger	Die Durchführung ihrer Aufgaben auf dem Gebiete der Tuberkulosehilfe haben der Arbeitsgemeinschaft übertragen a) das Land Rheinland-Pfalz, Sozialministerium, als Kostenträger seiner Landesfürsorgeverbände, vertreten durch das Landeswohlfahrts- und -jugendamt Rheinland-Pfalz,	Zweck der Arbeitsgemeinschaft ist es, alle Maßnahmen zu fördern und möglichst selbst durchzuführen, die der Bekämpfung der Tuberkulose im Lande Rheinland-Pfalz dienlich sind (außerhalb der Pflichtaufgaben des Staates). Zur Erzielung dieses Zweckes führt die Arbeitsgemeinschaft in erster Linie alle Heilverfahrensmaßnahmen, sowohl stationärer, wie spezifisch ambulanter Natur durch. Ferner veranlaßt sie alle Maßnahmen der Absonderung, alle wirtschaftlichen Maßnahmen für die Erkrankten und ihre Angehörigen zu Lasten der verpflichteten Kostenträger nach näherer Vereinbarung mit diesen		Finanzierung erfolgt durch die beteiligten Kostenträger

		b) die Landesversicherungsanstalt Rheinland-Pfalz als Träger der Invaliden- und Angestelltenversicherung, c) das Landesversorgungsamt Rheinland-Pfalz. (Letzteres und BfA. neuerdings aus der Arbeitsgemeinschaft ausgeschieden)			
Schleswig-Holstein *Schleswig-Holsteinische Vereinigung zur Bekämpfung der Tuberkulose e.V.* gegründet 1949 Mitglied DZK seit 1950	Eingetragener Verein	Mitglieder können sein: Das Land Schleswig-Holstein, die Kreise und Gemeinden, Vereine, Körperschaften, Öffentlich-rechtliche Anstalten, sonstige Organisationen und Einrichtungen, sowie Einzelpersonen	Zweck der Vereinigung ist es, den Kampf gegen die Tuberkulose in Gemeinschaftsarbeit mit den Trägern und Einrichtungen der Tuberkulosebekämpfung und der Bevölkerung des Landes Schleswig-Holstein zu führen und alle Stellen des öffentlichen Lebens an einem gemeinsamen Vorgehen zu interessieren	Wohnraumbeschaffung für Tuberkulosekranke, Durchführung freiwilliger BCG-Schutzimpfungen, Herstellung von Aufklärungsfilmen, Aufklärungsunterricht in Berufsschulen	Mitgliederbeiträge, Veranstaltungen, Sammlungen, Zuwendungen

Ein tabellarischer Überblick über die Organisation und Zielsetzung der verschiedenen Vereinigungen soll zeigen, welche Aufgaben im einzelnen bearbeitet werden.

Die Verbände, deren Statuten im allgemeinen nicht wesentlich voneinander abweichen — soweit es sich nicht um Arbeitsgemeinschaften handelt, wie in Hessen und Rheinland-Pfalz —, unterscheiden sich im Umfang ihres Arbeitsbereiches und in ihrer Aktivität doch nicht unwesentlich voneinander.

Da sind zunächst die Verbände in den drei Stadtstaaten Berlin, Hamburg und Bremen. Die Zahl ihrer Mitglieder ist verhältnismäßig gering, sie verfügen über wesentlich weniger Geldmittel als die entsprechenden Vereinigungen in den größeren Bundesländern. Berlin führt seit einigen Jahren eine Sammlung mittels Weihnachtssiegelmarken in kleinerem Rahmen durch, ebenso Bremen. Hamburg hat sich bisher hierzu noch nicht entschließen können, da es — wohl nicht zu unrecht — glaubt, daß für einen erfolgreichen Absatz der Marken eine auf Bundesebene durchgeführte großzügige Werbeaktion Voraussetzung ist.

Der *Bremische Landesverband* betrachtet als wichtigste aktuelle Aufgabe die Unterstützung und Förderung der Wohnraumbeschaffung für Tuberkulosekranke. In den letzten beiden Berichtsjahren konnten jeweils fast 400 Wohnungen zugewiesen werden. Ferner betreut der Verband die in Tuberkulose-Krankenhäuser Kur machenden Bremer Patienten. In kleinerem Rahmen durchgeführte Spendensammlungen sollen dazu beitragen, die notwendigen Geldmittel zur Erfüllung der Aufgaben zu beschaffen.

Der *Hamburger Verein* befaßt sich mit Röntgenreihenuntersuchungen der Bevölkerung auf freiwilliger Basis. Die Auswertung der Filme erfolgt in der Tbc.-Zentrale der LVA, die Nachuntersuchungen werden durch die Gesundheitsämter übernommen. Die Kapazität des fahrbaren Gerätes des Vereines ist nur zu 50% ausgelastet.

Diesen auf dem eng begrenzten Gebiet der Stadtstaaten arbeitenden Verbänden steht die wesentlich umfangreichere Arbeit der entsprechenden Vereinigungen in den größeren

Bundesländern Niedersachsen, Nordrhein-Westfalen und Schleswig-Holstein gegenüber. In Nordrhein-Westfalen arbeiten zwei Verbände, je einer für das nordrheinische und für das westfälische Gebiet. Der größere Rahmen gibt diesen Vereinigungen ein anderes Gesicht, ein wesentlich weiteres Arbeitsfeld und einen stärkeren finanziellen Hintergrund.

Der *Rheinische Tuberkulose-Ausschuß*, ursprünglich in der Not der ersten Nachkriegsjahre gegründet, um vor allem dem Bettenmangel für Tuberkulosekranke abzuhelfen, um Asylierungsmöglichkeiten zu schaffen und um den Wiederaufbau der kriegszerstörten Tuberkulosefürsorgestellen zu fördern, hat nun seit einigen Jahren die Organisation der Röntgenreihenuntersuchungen übernommen. Ebenfalls ist er mit der technischen Durchführung der BCG-Schutzimpfung betraut, und die verwaltungsmäßigen Aufgaben der Lupusfürsorge sind ihm übertragen. Ähnliche Aufgaben hat der *Westfälische Tuberkulose-Ausschuß*.

Der *Niedersächsische Verein* führt im Auftrag des Landes die pflichtmäßigen Röntgenreihenuntersuchungen durch. Ein Schwerpunkt der Arbeit dieses Verbandes, der in zahlreiche Kreisvereine untergegliedert ist, liegt in der Wohnraumbeschaffung für Tuberkulosekranke. Durch geschickte Vereinbarungen mit den Behörden des Sozialen Wohnungsbaues und durch Erteilung von Darlehen aus eigenen Mitteln wurden auf diesem Gebiet sehr gute Erfolge erzielt.

Die *Schleswig-Holsteinische Vereinigung* wiederum hat Besonderes auf dem Gebiet des propagandistischen Kampfes gegen die Tuberkulose geleistet durch Herstellung einiger guter Aufklärungsfilme. Erfolgreiche, zweckmäßig organisierte Sammlungen sichern dem Verband die zur Durchführung seiner Aufgaben notwendigen Geldmittel. Durch Ausgabe von Darlehen wird die Wohnraumbeschaffung für Tuberkulosekranke besonders gefördert. Auch hat sich die Vereinigung maßgeblich in die Propagierung und Durchführung der BCG-Schutzimpfung eingeschaltet. Nach Vereinbarung mit dem Unterrichtsministerium werden durch Mitglieder der Vereinigung jedes Jahr in den Abgangsklassen der Berufs- und Fachschulen Vorträge gehalten, welche sich mit Aufklärung über Verhütungs- und Vorbeugungsmaßnahmen gegen die Tuberkulose befassen.

Eine andere Form des Zusammenschlusses der an der Bekämpfung der Tuberkulose interessierten Stellen wurde in *Hessen* und *Rheinland-Pfalz* gewählt. In diesen beiden Bundesländern bestehen *Arbeitsgemeinschaften zur Bekämpfung der Tuberkulose*, die nicht als Verein eingetragen sind.

In Rheinland-Pfalz setzt sich die Arbeitsgemeinschaft aus den beteiligten Kostenträgern zusammen. Der Sinn des Zusammenschlusses ist es, in der Arbeitsgemeinschaft ein Organ zu haben, welches in erster Linie alle Heilverfahrensmaßnahmen sowohl stationärer als auch spezifisch-ambulanter Natur durchzuführen hat und gleichzeitig als zentrale Einweisungsstelle dient. Ferner werden von der Arbeitsgemeinschaft alle Absonderungsmaßnahmen, sowie auch wirtschaftliche Hilfeleistungen für den Erkrankten und seine Familie im Auftrag und zu Lasten der verpflichteten Kostenträger übernommen. In allen ärztlichen Fragen wird die Arbeitsgemeinschaft durch einen ärztlichen Fachausschuß beraten, dessen Vorsitz der Landestuberkulosearzt führt.

Es handelt sich also hier nicht im eigentlichen Sinne um einen Verband, der alle Mittel, die dem Kampf gegen die Tuberkulose dienen können, ausschöpft. Die *Arbeitsgemeinschaft zur Bekämpfung der Tuberkulose im Lande Rheinland-Pfalz* ist ein reiner Zweckverband mit dem begrenzten Ziel, die Maßnahmen der Kostenträger auf dem Gebiet der Tuberkulosebehandlung und -Fürsorge zu koordinieren und zu rationalisieren und dadurch wirkungsvoller und schlagkräftiger zu machen. Auf diesem Gebiet hat die Arbeitsgemeinschaft wesentlich zur Bekämpfung der Tuberkulose im Land Rheinland-Pfalz beigetragen.

Erheblich umfangreicher ist der Aufgabenkreis des *Landesverbandes zur Bekämpfung der Tuberkulose in Hessen*, der, wie erwähnt, auch als Arbeitsgemeinschaft organisiert ist. Jedoch sehen wir hier neben den Kostenträgern noch verschiedene andere Verbände und Institutionen als Mitglieder, wie zum Beispiel die Landesärztekammer, das Landesarbeitsamt, die Universitäten, Verbände der freien Wohlfahrtspflege usw. Auch Einzelpersonen können Mitglied sein.

Als Arbeitsfeld sieht der Hessische Verband unter anderem folgende Aufgabengebiete an: Förderung wissenschaftlicher Bestrebungen auf dem Gebiet der Tuberkuloseforschung, propagandistische Aufklärung der Bevölkerung besonders auf seuchenhygienischem Gebiet, Unterstützung vorbeugender Maßnahmen, Verbesserung der nachgehenden Fürsorge und die Erschließung zusätzlicher Hilfsquellen für die Bekämpfung der Tuberkulose. Auch in Hessen gibt es eine zentrale Einweisungsstelle, welche die Belegung der Heilstätten und die Reihenfolge der Heilverfahren regelt. Darüber hinaus wurde eine Beobachtungsstation eingerichtet, die als Schleuse dient und in welcher die Notwendigkeit der vorgeschlagenen Heilverfahren überprüft wird. Auch die ambulante Chemo- und Pneumothoraxtherapie wird von der Beobachtungsstation ausfallweise überprüft. Die ärztlichen Einrichtungen unterstehen einem Landestuberkulosearzt.

Durch den Landesverband unterstützt wird ferner die Röntgenschirmbildstelle, welche durch die Hessische Ärztekammer eingerichtet wurde.

Eine Sammlung mit Weihnachtssiegelmarken, deren Ergebnis der Wohnraumbeschaffung für Tuberkulosekranke zugute gekommen ist, wurde zwar in Hessen schon durchgeführt, jedoch bisher ohne Beteiligung des Landesverbandes zur Bekämpfung der Tuberkulose.

In Bayern ist bisher der vor 1933 bestehende Landesverband zur Bekämpfung der Tuberkulose nicht wieder gegründet worden. Im Jahre 1953 entstand hingegen hier das *Komitee zur Wohnraumbeschaffung für Tuberkulosekranke in Bayern*, ein eingetragener Verein, der sich jedoch nur auf das in seinem Namen zum Ausdruck kommende Teilgebiet des Kampfes gegen die Tuberkulose beschränkt. Der Zweck dieses Vereines ist es, alle Möglichkeiten aufzugreifen, um die Wohnungsnot der Tuberkulosekranken in Bayern zu beheben. Die Mittel zur Erreichung seiner Ziele will der Verein durch Spenden und vor allem durch Sammlungen mittels Weihnachtssiegelmarken aufbringen. Die Sammlungen während der letzten drei Jahre, die in keinem anderen Bundesland so erfolgreich waren, zeigen deutlich, daß bei geschickten Werbemaßnahmen und richtiger Vorbereitung und Durchführung die Weihnachtssiegelmarken-Aktion auch in Deutschland ein Erfolg sein kann.

Im Lande Baden-Württemberg besteht zur Zeit kein entsprechender Verband. Der ehemalige Landesverband in Württemberg ist noch nicht wieder ins Leben gerufen worden; auf badischem Gebiet besteht zwar noch ein Verband, der jedoch seine Tätigkeit eingestellt hat. Eine Sammlung mit Weihnachtssiegelmarken wurde auch in Baden-Württemberg schon durchgeführt, und zwar von Frauenverbänden unter Führung der Deutsch-Amerikanischen Clubs und unter Einschaltung des DZK.

Diese Übersicht über die Tätigkeit der freiwilligen Verbände zur Bekämpfung der Tuberkulose in Deutschland zeigt, welche beachtlichen Leistungen durch diese Vereinigungen vollbracht worden sind und werden. Sie zeigt aber auf der anderen Seite auch, daß noch manches auf dem Gebiet der Tuberkulosebekämpfung zu tun bleibt. Abgesehen davon, daß in einigen Bundesländern noch keine Vereine dieser Art bestehen, denen andererseits sehr erfolgreich arbeitende Vereinigungen gegenüberstehen, ist in Erwägung zu ziehen, ob nicht durch eine engere Koordinierung und Zusammenarbeit der einzelnen Organisationen eine für das gemeinsame Ziel noch wirksamere Arbeitsweise ermöglicht werden würde.

Es müßte wohl die Aufgabe des Deutschen Zentralkomitees zur Bekämpfung der Tuberkulose sein, hier einen Plan aufzustellen und die freiwillige Mitarbeit der Landesverbände dafür zu gewinnen. Dieser Plan müßte auch aufzeigen, wo die Arbeit der Verbände noch intensiver zu gestalten ist und wo Möglichkeiten sind, um den Kampf gegen die Tuberkulose noch erfolgreicher zu führen. Der seit einigen Jahren ständig absinkenden Zahl der Todesfälle an Tuberkulose steht bisher ein kaum merkliches Zurückgehen der Erkrankungsziffern gegenüber. Der Kampf gegen die Tuberkulose ist noch nicht gewonnen, wenn auch die Aussichten für eine Überwindung dieser Volksseuche auf Grund der Fortschritte der medikamentösen und operativen Behandlung noch nie so günstig waren. Hier alle Mittel der Aufklärung und Unterrichtung einzusetzen, um weitere Fortschritte zu erzielen, besonders auf dem Gebiet der Prophylaxe und auch auf dem Gebiet der nachgehenden Fürsorge, ist eines der Hauptaufgabengebiete des Deutschen Zentralkomitees zur Bekämpfung der Tuberkulose und der Landesverbände.

Ein Blick auf die Tätigkeit einiger ausländischer Organisationen, die den Kampf gegen die Tuberkulose zur Aufgabe haben, kann uns vielleicht Anregungen geben, wenn auch die deutschen Verhältnisse natürlich anders geartet sind, begründet durch die Tatsache, daß die Bekämpfung der Tuberkulose bei uns in erster Linie eine Aufgabe des Staates ist. Immerhin ist es interessant zu wissen, daß die *National Tuberculosis Association* in Nordamerika die Ausgaben für ihr gesamtes Aufgabengebiet, das praktisch *alle* Maßnahmen im Tuberkulosekampf umfaßt, durch die Erträgnisse des Verkaufs der Weihnachtssiegelmarken bestreitet. Auch die *National Association for the Prevention of Tuberculosis* (NAPT) in Großbritannien bringt die Geldmittel für ihre umfangreiche Tätigkeit durch freiwillige Beiträge, Spenden und Sammlungen auf und hat keinerlei staatliche Zuschüsse. In größerem Umfang sind in England auch Laien in den Abwehrkampf gegen die Tuberkulose eingeschaltet. Im führenden Gremium der NAPT stehen 15 Ärzten 15 Laien gegenüber, darunter einige ehemalige Patienten und auch Parlamentarier der verschiedenen Parteirichtungen.

Auf dem Gebiete der Aufklärung und Belehrung über Vorbeugungs- und Verhütungsmaßnahmen wird in den angelsächsischen Ländern und auch in einigen anderen Staaten wesentlich mehr getan als in Deutschland. So hat die NAPT ein eigenes "publicity department", welches über Vorträge, Filme, Rundfunk und Fernsehen ein breites Publikum anspricht.

Ein noch weiter ausbaufähiges Arbeitsfeld für die deutschen Landesverbände wäre auch die Durchführung von Fortbildungskursen für das in der Tuberkulosebekämpfung tätige Laienpersonal oder auch für Fürsorge- und andere Ärzte. Ansätze in dieser Richtung sind auch schon bei einigen Landesverbänden vorhanden.

Bei all diesen Aufgaben ist es für einen einzelnen Landesverband schwer, eine ausreichende finanzielle und sachlich-fachliche Basis zu finden. Zweckmäßiger und erfolgversprechender erscheint deshalb eine weitgehende Koordinierung der Tätigkeit der verschiedenen Landesverbände auf diesem Gebiet, und zwar innerhalb des DZK.

10. Arbeitsausschuß für Tuberkulose-Gesetzgebung

Vorsitzender: Prof. Dr. Schmitz, Düsseldorf

Der Arbeitsausschuß für Tuberkulose-Gesetzgebung ist auch im Jahre 1955 nicht zusammengetreten.

Das *Gesetz über die Tuberkulosehilfe,* zu dem der Arbeitsausschuß Stellung genommen hatte, hat mittlerweile den Bundesrat passiert und die erste Lesung des Bundestages hinter sich. Es ist danach dem Fürsorge-Ausschuß des Bundestages überwiesen worden, der aber bisher darüber noch nicht beraten hat. Es steht aber zu hoffen, daß das Gesetz bald veröffentlicht werden kann.

Die Hauptfrage, die nach Verkündung des Gesetzes über die Tuberkulosehilfe zu lösen ist, ist die, ob wir ein einheitliches Gesetz für die Tuberkulosebekämpfung im Bundesgebiet brauchen. Von Regierungsseite neigt man dazu, diese Notwendigkeit zu verneinen. Man glaubt, daß, wenn das Tuberkulosehilfegesetz zur Zufriedenheit verabschiedet und in Kraft gesetzt ist, sich alle übrigen Fragen der Tuberkulosebekämpfung durch die bisherige Gesetzgebung regeln lassen. So wird es Arbeit des Ausschusses sein, über diesen Fragenkomplex zu beraten und eine Entscheidung herbeizuführen. Danach wird sich das weitere Aufgabengebiet des Ausschusses richten.

11. Arbeitsausschuß für Chemotherapie

Vorsitzender: Prof. Dr. Lydtin, München

In den Jahren 1951 und 1953 waren die bekannten Verlautbarungen des Ausschusses zur Behandlung der Tuberkulose mit tuberkulostatischen Mitteln erarbeitet worden. Sie waren mit Absicht kurz und allgemein gehalten und inhaltlich auf das, was absolut sicher feststand, beschränkt. Sie sollten einmal, ohne in die Behandlungsfreiheit des Arztes einzugreifen, eine unsachgemäße Anwendung der tuberkulostatischen Mittel verhindern, auf der anderen Seite sollten sie einen breiten allgemeinen Start dieser Behandlung ermöglichen dadurch, daß die Kostenträger für die Übernahme der Mehrkosten gewonnen wurden. Es kann keinem Zweifel unterliegen, daß die Verlautbarungen diesen ihren Zweck gut erfüllt haben.

Das Berichtsjahr brachte eine kaum übersehbare Literatur zu dem Arbeitsgebiet des Ausschusses, dabei aber keine entscheidend neuen Erfahrungen, die eine erneute grundsätzliche Stellungnahme notwendig gemacht und gerechtfertigt hätten. Es liegt in der Natur chronischer Krankheiten wie der Tuberkulose mit ihren Schüben, daß das Sammeln therapeutischer Erfahrungen vor allem Zeit kostet, und daß damit lange Zeiträume verstreichen müssen, bis für die Allgemeinheit verbindliche Empfehlungen oder Richtlinien zu gewinnen sind. So wurden auf der Tagung der Deutschen Tuberkulosegesellschaft im Herbst 1954 von fürsorgerischer Seite eindrucksvolle Zahlen über die größere Häufigkeit der Rückfälle bei nur mit tuberkulostatischen Mitteln behandelten Kranken im Gegensatz zu den tuberkulostatisch und mit Kollaps behandelten Kranken berichtet. In holländischen Untersuchungen, die J. K. KRAAN mitgeteilt hat, ergab sich in bezug auf die Häufigkeit des Rückfalles zwischen den entsprechenden Patientengruppen kein eindeutiger Unterschied [Bull. Union internat. contre la Tuberculose 25, Nr. 3—4, 170 (1955)]. Hier muß die zunehmende Erfahrung die Dinge klären. So lassen sich auch rein zeitlich gesehen keine endgültigen Schlüsse über die sich allgemein mehr und mehr durchsetzende "long-term"-Behandlung ziehen, wenn auch wohl sicher feststehen wird, daß in der Anfangszeit der Chemotherapie oft zu kurz behandelt worden ist.

Auch Beobachtungen über das Auftreten von Virulenzminderung bei INH-resistenten Stämmen ergaben nur erste Andeutungen, daß es vielleicht einmal möglich werden könnte, die Virulenzabschwächung der INH-resistenten Tuberkelbakterien therapeutisch nutzbar zu machen. Es ergab sich aber keineswegs die Konsequenz, daß die bisher empfohlene Kombinationsbehandlung grundsätzlich aufgegeben werden könnte, geschweige denn sollte.

Auf einer zeitlich gedrängten Sitzung des Arbeitsausschusses gelegentlich der Tuberkulosetagung im Herbst 1954 in Berlin wurde die Frage der Kombinationspräparate mit unterdosierten PAS-Mengen diskutiert. Bei dieser Diskussion wie in dem anschließenden Schriftwechsel ergab sich aber nicht die Einmütigkeit, die die Voraussetzung für eine Verlautbarung gewesen wäre.

Über die Chemotherapie der Lungentuberkulose in den verschiedenen Ländern der Welt unterrichtet ein Bericht, den CROFTON, Edinburgh, im Auftrage der Internationalen Union gegen die Tuberkulose zusammengestellt hat. Dort findet sich auch die Bibliographie über die hauptsächlichen systematischen Arbeiten zur Behandlung der Tuberkulose mit tuberkulostatischen Mitteln [Bull. Union internat. contre la Tuberculose 26, Nr. 1—2, 149 (1956)].

12. Arbeitsausschuß für Tuberkulose im Rahmen der Unfallversicherung

Vorsitzender: Reg.-Med.-Dir. Dr. med. habil. LEDERER, München

Im Rahmen der Begutachtung der Tuberkulose, im besonderen der Lungentuberkulose, als Berufskrankheit ist sehr häufig die Frage Tbc.-Infektion und Krankheitsbeginn von ausschlaggebender Bedeutung. Praktisch handelt es sich dabei vornehmlich um Angaben darüber, wie alt ein vorhandener Lungenbefund ist, wann er entstanden ist und in welchem Zeitraum die Infektion erfolgt sein könnte. Es ist verständlich, daß die Gutachter nach Literatur und Richtlinien suchen, welche ihnen die Beantwortung dieser schwierigen Fragen erleichtern. Entsprechend den Erwägungen auf der Sitzung des Arbeitsausschusses vom 4. 11. 1954 hat sich ein kleinerer Kreis von Sachverständigen mit der Sammlung und Sichtung des vorhandenen literarischen Erfahrungsgutes befaßt und in Zusammenfassung und Kommentierung desselben einen Entwurf für eine etwaige Verlautbarung über die Entstehungszeiten (Inkubations- bzw. Latenzzeit) der Tuberkulose in ihren verschiedenen Formen ausgearbeitet, der auf der nächsten Sitzung des Ausschusses behandelt werden soll.

Infolge der Schwierigkeiten der Materie und in Berücksichtigung der sich für die Begutachtung ergebenden praktischen Rückwirkungen waren sehr eingehende und zeitraubende Vorarbeiten notwendig. Dabei ergab sich, daß der Ablauf der Tuberkulose so unregelmäßig ist, daß man ihn nicht in einer Art Zeittabelle zur Darstellung bringen kann.

Von weiteren Fragen, welche den Arbeitsausschuß beschäftigen, sind die mit der Begutachtung der *bovinen* Lungentuberkulose des Menschen als Berufskrankheit zusammenhängenden Probleme zu nennen, in erster Linie *die Notwendigkeit der Tbc.-Bakterien-Typendifferenzierung.* Der Nachweis von Bakterien bovinen Typs in den Ausscheidungen oder in den Organen des erkrankten Menschen ist und bleibt in der Regel die wichtigste Voraussetzung für die Anerkennung einer entschädigungspflichtigen Berufskrankheit im Sinne der Ziffer 40 der Liste der geltenden (5.) Berufskrankheiten-Verordnung. Denn nur bei etwa 10% aller Tuberkulose-Erkrankungen des Menschen ist der Typus bovinus der Krankheitserreger, bei der Lungentuberkulose bei etwa 4,2% (GOERTTLER).

In der Landbevölkerung ist allerdings der Anteil entsprechend der erhöhten Exposition größer: Bei der Lungentuberkulose 17% für Schwaben [nach GRIESBACH und HOLM: Tuberkulosearzt 2, 6, 449 (1948)]. Soweit der Staatliche Gewerbearzt mit der Erstbegutachtung solcher angezeigter Erkrankungen befaßt ist, wird er von sich aus in jedem Falle auf eine Typendifferenzierung mit Nachdruck hinwirken. Leider sind aber zum Zeitpunkt seiner Einschaltung in vielen Fällen die Voraussetzungen für eine solche Untersuchung nicht mehr vorhanden. Es ist daher zu erwägen, durch entsprechende Aufklärung der Ärzte, insbesondere auf dem Lande, sowie durch frühzeitige Übernahme der Kosten für die Typendifferenzierung durch die zuständigen Verssicherungsträger eine rechtzeitige Untersuchung zu erreichen und damit eine notwendige Verbesserung der gutachtlichen Situation in solchen Erkrankungsfällen zu schaffen. Vorher erscheinen jedoch noch einige Fragen hinsichtlich der Sicherheit des Typennachweises einer Klärung bedürftig.

Weiterhin interessiert die Frage der *Tuberkulose-Gefährdung in den einschlägigen wichtigeren beruflichen Tätigkeiten.* Von der Aufstellung einer sog. „Gefährdungsskala" wurde bisher Abstand genommen. Zu den schon im Tbc.-Jb. 1952/53 mitgeteilten Ergebnissen von LINK und MERIDIES liegen neuerdings statistische Angaben von BRINKMANN für das Material der gewerbeärztlichen Dienststelle für Westfalen-Lippe in Bochum vor. Demnach sind von Anfang 1950 bis Ende 1954 von dort insgesamt gemeldeten 715 beruflichen Tuberkulose-Erkrankungen 304 gewerbeärztlich als solche bestätigt worden. An erster Stelle stehen hinsichtlich des Tuberkulose-Risikos die Krankenschwestern bzw. Hilfsschwestern mit 45,3%, an 2. Stelle die Hausgehilfinnen mit 14,8%, an 3. Stelle die Ärzte mit 14,4%, an 4. Stelle die Krankenpfleger mit 13,1%. Mit großem Abstand folgen die med.-techn. Assistentinnen (3,2%), Sprechstundenhilfen, Verwaltungsangestellte (1,3%), Haus- und Gartenarbeiter in Krankenhäusern (1,6%), Gemeindeschwestern und Fürsorgerinnen (1,3% bzw. 0,9%).

Nachdem in Gutachten zur beruflichen Tbc.-Infektion gelegentlich immer wieder die Frage der *Infektiosität sog. magensaftpositiver* Kinder gestellt wird — worüber allerdings bereits in anderen Arbeitsausschüssen mehrfach verhandelt worden war —, wird sich auch der Arbeitsausschuß für Tuberkulose im Rahmen der Unfallversicherung damit beschäftigen müssen. Im allgemeinen ist die berufliche Tbc.-Gefährdung Erwachsener durch tuberkulöse Kinder als gering anzusprechen, und ein gelegentlich magensaftpositives Kind wird in der Regel nicht als Infektionsquelle angesehen werden können. In besonderen Fällen, und vor allem bei nicht vorinfizierten Personen, so unter Umständen bei jungen Säuglingsschwestern, Kindergärtnerinnen und dgl., kann ein solches Risiko aber von wesentlicher ursächlicher Bedeutung sein.

13. Arbeitsausschuß für Weihnachtsmarken

Der Arbeitsausschuß für *Weihnachtsmarken-Sammlungen* wurde durch Beschluß des Präsidiums des DZK in der Sitzung vom 8. 10. 1955 aufgelöst. Seine Aufgaben werden jetzt vom DZK selbst übernommen.

14. Arbeitsausschuß für extrapulmonale Tuberkulose

Vorsitzender: Dr. KASTERT, Bad Dürkheim (Pfalz)

Nach den Sitzungsprotokollen des Gesamtausschusses für extrapulmonale Tuberkulose betont KASTERT, daß der Unterausschuß für „*Tuberkulose des Bewegungsapparates*" vor allem zu der Frage Stellung nehmen sollte: Für welche Formen der Skelet-Tuberkulose ist die operative Behandlung empfehlenswert? Inzwischen sind in aller Welt zu diesem Thema eine Reihe von Veröffentlichungen erschienen. So berichten 1956 DE SÈZE, DEBEYRE u. a. aus Paris über 60 Herdausräumungen bei Tuberkulose. Wesentlich ist hierbei die Forderung nach der Frühoperation. Die postoperative Herdversorgung erfolgt teilweise durch Herdauffüllung mit Knochenchips, teilweise ohne. Durch dünne Venülen aus Kunststoff wird postoperativ eine tuberkulostatische Herdtherapie durchgeführt. 1955 erschien eine Monographie von MACFELLÄNDER, der über 100 Spondylitisoperationen berichtet, die aus dem Arbeitsbereich von S. ORELL stammen. S. ORELL selbst veröffentlicht 1956 Erfahrungen an 169 Spondylitisoperationen. Nach einer persönlichen Mitteilung von GALLAND sind bis Ende 1955 in Frankreich etwa 1000 Spondylitisoperationen zur Durchführung gekommen. Aus Österreich liegen Erfahrungen an etwa 200 operierten Spondylitiden vor (v. SCHOSSERER, ERLACHER).

KASTERT berichtet in Vorträgen in Paris und Berck sur mer und in der „Revue de Chirurgie Orthopédique", Nr. 2, April-Juni 1956, über 854 Spondylitisoperationen. Seine Mortalität beträgt 1,7%. Die differenzierte Sterblichkeitsangabe jedoch zeigt, daß von 1—25 Jahren die Mortalität gleich Null ist und von 26—40 lediglich 1,4% beträgt. Bei einer Nachbeobachtungszeit von 2—5 Jahren bei 452 Fällen bestand bei rund 70% eine Arbeitsfähigkeit von mehr als 50%, bei 30% von weniger als 50%. — Die Operationshäufigkeit an den Extremitäten im Sinne radikaler Herdausräumung hat ebenfalls erheblich zugenommen. Bei Gelenken sind versteifende Operationen nur dann zu verantworten, wenn bereits weitgehende Gelenkzerstörungen erfolgten. Bei derartigen Prozessen steht die Gelenkresektion nach wie vor an erster Stelle. — Wenn es sich lediglich um Gelenkschleimhauttuberkulose handelt, wird von einer ganzen Reihe von Autoren die Synovektomie empfohlen: DOBSON, WILKINSON, GALLAND, ERLACHER, JUDET u. a.

Endgültige Stellungnahmen über diese Synovektomien liegen jedoch lediglich von KASTERT vor. Dieser berichtet auf dem Chirurgen-Kongreß in München 1956 über 60 durchgeführte Synovektomien bei Kniegelenktuberkulose. Seine Operationsindikation gilt im Gegensatz zu ausländischen Auffassungen für Kleinkinder, Schulkinder, Jugendliche und Erwachsene. Das Wesentliche bei dieser Behandlung ist weniger die Operation an sich, als eine sorgfältige orthopädische Nachbehandlung!

Auf einer Studienreise berichteten RYOSÜKE, KATAYAMA, Tokio, KENGO YAMADA, ERNEAST MISHIMA, Tokio, in der „Sonnenwende", Bad Dürkheim, über ihre Erfahrungen an über 200 Wirbeloperationen und etwa 1000 Gelenkoperationen. Ähnlich wie KASTERT versuchen auch die Japaner, bei knochenzerstörenden Gelenkprozessen sich nicht mit einem versteiften Gelenk als Behandlungsziel zufrieden zu geben. Wie KASTERT seit 1950 wiederholt veröffentlichte, haben auch diese versucht, durch plastische Gelenkoperationen zumindest eine Teilbeweglichkeit bei destruierenden Gelenkprozessen zu erhalten.

In Deutschland hat LERCH mehrere Arbeiten über die operative Behandlung der Gelenktuberkulose veröffentlicht.

In einer Sitzung des Gesamtausschusses berichtete KASTERT über bakteriologische Untersuchungen an Herdmaterial von tuberkulösen Skeletherden, die in der Mehrzahl der Fälle mit dem Tuberkulose-Forschungsinstitut Borstel zur Durchführung kamen. Von etwa 600 Versuchen können 311 als abgeschlossen gelten. KASTERT kam zu folgenden Schlußfolgerungen:

1. Durch bakteriologische Untersuchung des Herdmaterials gelingt es in einem hohen Prozentsatz der Fälle, die Diagnose der Tuberkulose zu sichern.

2. Eine Schnelldiagnose mit Ausstrichpräparaten ist für die Praxis wertlos, weil die Ergebnisse zu unsicher sind.

3. Neben dem Kulturversuch sollte gleichzeitig der Tierversuch mit Herdmaterial durchgeführt werden.

4. Der Gewebetierversuch ist bei zweifelhaften Fällen zur Ergänzung wertvoll.

5. In einem gewissen Prozentsatz lassen sich im histologisch positiven Herdmaterial keine Bacillen nachweisen.

6. Die Bovinusinfektion ist nach vorliegendem Material bei Skelet-Tuberkulose in etwa 10% beteiligt.

7. Im klinischen Ablauf der Bovinusinfektion ist kein wesentlicher Unterschied gegenüber dem der Humanusinfektion festzustellen.

8. Sensibilitätsabschwächungen gegen INH usw. sind im vorliegenden Material in etwa 10% nachweisbar. Die Resistenz gegen bestimmte Medikamente spielt keine bedeutende Rolle.

9. Der Einfluß der Tuberkulostatica im Sinne der Virulenzabschwächung bei konservativ vorbehandelten Fällen konnte nur in 25% nachgewiesen werden.

10. Mit zunehmender Erkrankungsdauer — 2-16 Jahre — nimmt die Häufigkeit der Tuberkelbakterien im Herd nicht ab. Erst nach etwa 20 jähriger Krankheitsdauer scheint sie abzunehmen.

11. Die Sensibilität der Tuberkelbakterien gegen Tuberkulostatica ist bei alten und jungen Herden gleich.

Ein ausführlicher Bericht über dieses Thema ist im „Tuberkulosearzt" veröffentlicht worden.

Schließlich hat der Unterausschuß ein Merkblatt zur Früherkennung der Skelet-Tuberkulose für Praktiker vorbereitet.

Aus einem Bericht von BOSHAMER über das 2. europäische Symposion über *Urotuberkulose* geht unter anderem hervor, daß bei der Erfassung der urologischen Tuberkulose Deutschland noch offensichtlich hinter dem Ausland zurücksteht. Deshalb ist es eine vordringliche Aufgabe für den Unterausschuß, diese Tatsache durch Zusammentragen eines entsprechenden Zahlenmaterials zu beweisen und dann durch entsprechende Empfehlungen eine Änderung durchzusetzen. Vor allem fehlt noch die Einsicht der Kostenträger, in den bereits vorhandenen Heilstätten Spezialstationen für urologische Tuberkulosen einzurichten, bzw. abzutrennen, die weiterhin unter der Behandlung des Tuberkulosearztes stehen, wo aber gleichzeitig ein Facharologe zugezogen werden sollte. Denn 40% der Fälle von Uro-Genitaltuberkulose treten kombiniert mit anderen Tuberkuloseformen auf. Das Symposion behandelt 3 Hauptthemen:
1. die langdauernde Chemotherapie der Urotuberkulose,
2. die Chemotherapie der Genitaltuberkulose,
3. die Partialresektion bei Urotuberkulose.

Eine ausführliche Veröffentlichung dieses Berichtes erfolgt im „Tuberkulosearzt". Außerdem betont BOSHAMER die Notwendigkeit, daß bei produktiver Urotuberkulose ein medikamentöser oder klimatischer Reiz gesetzt werden muß, um den Prozeß zur Ausheilung zu bringen. Im Auslande nimmt die Behandlung in Sanatorien nach wie vor den größten Raum ein.

Für die Diagnostik der *Genitaltuberkulose der Frau* gewinnt nach KIRCHHOFF der Tuberkelbacillennachweis aus dem Menstrualblut stetig an Bedeutung. Der Anteil der bovinen Infektion macht nur 1—2% aus (Holstein). Die wichtigsten Probleme hinsichtlich der weiblichen Genitaltuberkulose, die einer Lösung harren, sind nach KIRCHHOFF:
1. die Meldepflicht für die weiblichen Genitaltuberkulosen und die Folgen der Meldung für die Betroffenen,
2. die Infektionsfähigkeit,
3. die Arbeitsfähigkeit,
4. Fragen der Schwangerschaft.

Nach KIRCHHOFF ergeben sich für die Therapie zwei wesentliche Folgerungen:
1. auf die Röntgentherapie der Genitaltuberkulose muß verzichtet werden, und
2. die Entfernung der Tuben ist nicht mehr zeitgemäß.

Eine Rezidivgefahr ist dann besonders gegeben, wenn bei Zyklusstörungen aus nicht erkannter tuberkulöser Genese Hormone in größeren Mengen zur Verabreichung kommen.

Im Gesamtausschuß wurde die Erstellung eines *Merkblattes* für die *Behandlung der Halslymphknotentuberkulose* empfohlen. Der Entwurf dieses Merkblattes lag bei Abschluß des Jahresberichtes bereits vor (s. Anhang S. 284).

SCHOLTYSSEK berichtet in Vertretung von CREMER, daß in bezug auf die *Augentuberkulose* eine statistische Aufgliederung der endogen-entzündlichen Augenerkrankungen bezüglich der Diagnose aus den Unterlagen der Sozialversicherung nicht möglich ist. Es kann lediglich aus dem Verhältnis der statistisch erfaßten Tuberkulose anderer Organe und in den Reihenuntersuchungen ermittelten endogenentzündlichen Augenerkrankungen der prozentuale Anteil der Augentuberkulose auf 1,5—3% geschätzt werden. Untersuchungen in Walsrode ergaben, daß man bei den Augen-H.V.-Patienten nur bei 50% mit einer wahrscheinlich tuberkulösen Genese rechnen kann. Nach SCHOLTYSSEK ist die Diagnose der akuten Augentuberkulose nicht schwierig; der größte Teil der endogen-entzündlichen Augenerkrankungen verläuft aber in rheumatoider oder allergischer, chronisch-rezidivierender Form. Neue *Aspekte* in der pathologischen Physiologie bieten auch für die Diagnostik neue *Gesichtspunkte*, nach denen die Auslösungen solcher Erkrankungen mit hormonellen oder Stoffwechsel-Disregulationen zusammenhängen. Sie erfordern Untersuchungen des Hormonspiegels nach ABDERHALDEN. Da chronische Infektionsleiden eine Änderung in der Nebennierenausschüttung bewirken und somit auch im direkten oder indirekten Sinne die Hormone beeinflussen, ist es möglich, die in der Ophthalmologie bei endogen-entzündlichen Augenerkrankungen mit 10—12% angenommenen ätiologisch unbekannten Fälle zahlenmäßig einzuengen.

Unterausschuß für Hauttuberkulose

Vorsitzender: Prof. Dr. STÜHMERT (†), Freiburg

Die Arbeit des Ausschusses steht im Zeichen einer *Umorganisation*. Früher umfaßte der Ausschuß für Hauttuberkulose alle Beauftragten im gesamten Bundesgebiet. In Anpassung an die Organisation des DZK auf anderen Gebieten der Tuberkulosebekämpfung wurde der Arbeitsausschuß verkleinert. Er ist jetzt unter die größere Organisation des ,,*Arbeitsausschusses für extrapulmonale Tuberkulose*'' gestellt worden, bildet also einen Unterausschuß dieser Arbeitsgemeinschaft. Diese Änderung wird sich als außerordentlich zweckmäßig erweisen.

Die Umorganisation wird für die nächste Zeit die Neuordnung der Arbeit in dem Bereich der Länder bringen müssen, in denen nun die *Landesvertreter die Arbeitsbereiche der einzelnen Beauftragten für die Lupusbekämpfung abzugrenzen haben*. Naturgemäß sollen dabei die Universitäts-Kliniken und Fachabteilungen als Arbeitszentren dienen. Es können aber auch nach Maßgabe der örtlichen Verhältnisse besonders interessierte Fachärzte zur Mitarbeit herangezogen werden. Die Zusammenarbeit wird unzweifelhaft erleichtert werden, wenn außer den 15 Lupusbeauftragten, die bereits mit dem von STÜHMER in Westfalen erprobten Karteisystem arbeiten, auch die übrigen acht Lupusbeauftragten eine solche Kartei einführen würden. Das von drei Beauftragten gemeinsam erprobte Hollerith-System, welches auf 6000 Lupuskranke sich erstreckte, hat sicher zu dankenswerten statistischen Feststellungen geführt. Es liegt aber auf der Hand, daß mit einem solchen System nur zahlenmäßig erfaßbare Fragestellungen bearbeitet werden können. Alle klinischen Besonderheiten des Einzelfalles, wie auch besonderer ärztlich zusammengefaßter Beobachtungsgruppen werden durch solche rein statistischen Systeme nicht erfaßt. Es dürfte deshalb zweckmäßig sein, für die vorwiegend klinisch-ärztlich gerichtete Arbeit der Lupusbeauftragten bei einem Karteisystem zu bleiben, das den Einzelfall in seinem Verlauf möglichst übersichtlich darstellt. Aus der Beurteilung von *Verlaufsbildern* wird der kundige Fachmann, ganz besonders bei dem Vergleich der Hauttuberkulosefälle mit dem Ablauf gleichzeitig bestehender anderer Organ- oder Allgemeintuberkulose, wertvolle Schlüsse ziehen können. Gerade auf diesem Gebiete werden sicher sorgfältige klinische Beobachtungen des Einzelfalles in jahrelanger Überwachung für die Zusammenarbeit mit anderen Tuberkulose-Fachdisziplinen und mit der internen Medizin wertvolle Rückschlüsse gestatten.

Die Arbeit der letzten Zeit hat vor allen Dingen gezeigt, daß die seit dem Jahre 1927 planmäßig betriebene *Aufsuchung, Behandlung und Überwachung der Hauttuberkulosekranken durch die modernen Behandlungsmittel keinesfalls überflüssig geworden ist.* Es haben zwar erwartungsgemäß die schweren entstellenden Formen an Häufigkeit abgenommen, und deshalb ist die Notwendigkeit langdauernder Krankenhausbehandlung seltener geworden. Wenn man aber bei energisch nachgehender Überwachung die mit den modernen Heilmitteln zum Teil sehr schnell und günstig beeinflußten Kranken regelmäßig untersucht, so stellt man fest, daß bei den Sprechtagen von den sich vorstellenden früher behandelten Kranken *35* (STÜHMER) *bis 50%* (GRÜTZ) rückfällig *waren und erneuter Behandlung bedurften.* Auch neue Lupuskranke wurden regelmäßig gefunden. Bei der unzweifelhaften Zunahme übertragbarer Tuberkuloseformen in der Bevölkerung bei absinkender Mortalität ist auf absehbare Zeit nicht damit zu rechnen, daß die Hauttuberkulosen verschwinden werden. Eine planmäßige, energische Aufsuchungsarbeit wird sie aber frühzeitig erfassen können. Wenn sie dann über Jahre hin sorgfältig überwacht werden, wird das Ziel der Beseitigung schwer entstellender Lupusfälle mit Sicherheit erreicht werden.

Auf der letzten Arbeitstagung des Ausschusses bestand Einvernehmen darüber, daß sowohl die BOECKsche *Erkrankung* wie auch der *Lupus erythematodes* in die Arbeit einbezogen werden, und es wurden keine Bedenken dagegen erhoben, daß — nach dem Beispiel von Baden-Württemberg und Westfalen — auch die *Hautcarcinome* in die Überwachung eingeschlossen würden.

Eine *klinische* Behandlung der Lupuskranken sollte nach Möglichkeit im Anfang einer Heilbehandlung stehen, um dem Kranken das Bewußtsein von der Bedeutung seiner Erkrankung beizubringen und ihn dazu zu veranlassen, sich später regelmäßig bei den Kontrolluntersuchungen überwachen zu lassen. Für die klinische Unterbringung von Lupuskranken kommen natürlich in erster Linie die Spezialheilstätten in Frage. Als solche sind die Universitäts-Kliniken und Fachabteilungen städtischer Krankenhäuser anzusehen und natürlich auch die Heilstätten Gießen und Münster. Die *Unterbringung von Lupuskranken in allgemeinen Tuberkulose-Heilstätten,* die hie und da von den Versicherungsträgern angeregt wurde, *muß vom fachlichen Standpunkt abgelehnt werden.* Der Lupuskranke hat kein allgemeines Krankheitsgefühl. Da außerdem die Lupuskranken in der Regel nicht bettlägerig sind, würden sie im Bereich einer allgemeinen Tuberkulose-Heilstätte sicher zu Botengängen und sonstigen Dienstleistungen herangezogen und dadurch überall sichtbar werden.

Durch *wissenschaftliche Arbeit* sollte in der nächsten Zeit eine weitere Klärung angestrebt werden, wieweit ein Erregernachweis in den Produkten der Hauttuberkuloseerkrankungen möglich ist. FREERKSEN, Borstel, hat sich in sehr dankenswerter Weise zur Verfügung gestellt, um Gewebsexcisionen kulturell zu untersuchen und auch Typenbestimmungen vorzunehmen. Es wäre wünschenswert, wenn von dieser Möglichkeit reichlich Gebrauch gemacht würde, denn es sind von einer zentral so zuverlässig ausgeführten Arbeit wichtigste Aufschlüsse zu erwarten. Aus dem Bereich der Freiburger Klinik gibt STÜHMER die neueste Zusammenstellung der bisherigen Ergebnisse bekannt:

Erregernachweis aus Gewebsexcisionen bei Hauttuberkulose

	Hauttuberkulose	Erythematodes	Morbus BOECK	Kontrollfälle
Anzahl im einzelnen . . . . ein (z. T. noch nicht abgeschloss.) *Ergebnis*	84	21	11	64
liegt vor	80	19	8	47
davon positiv	44 = 55%	2	2	1
Typenbestimmung bis jetzt .	31	2	2	
	humanus = 25	humanus = 2	humanus = 1	
	bovinus = 6		bovinus = 1	

Alle Excisionen sind histologisch verifiziert

Er bemerkt hierzu: „Bei den 44 positiven Hauttuberkulosefällen waren etwa 20% Typus bovinus feststellbar, 2 Erythematodesfälle unter 21 hatten ein positives Ergebnis, beide Male Typus humanus. Und von 11 Fällen von BOECK haben wir bisher 2 positive Ergebnisse (1 humanus u. 1 bovinus). Für besonders wichtig halten wir die Einsendung von *Kontrollfällen,* die klinisch nichts mit Hauttuberkulose zu tun haben. Bisher haben wir unter 47 abgeschlossen bearbeiteten Fällen ein positives Ergebnis bekommen, *das noch der Aufklärung* bedarf. Aus der Aufschlüsselung unserer Hauttuberkulosefälle möchte ich nur hervorheben, daß merkwürdigerweise von 8 Fällen von Erythema induratum (Bazin) keiner positiv ausfiel, während von 3 Tuberculosis-cutis-verrucosa-Fällen 2 den Typus humanus ergaben. Ich erwarte von der bakteriologischen Durchuntersuchung der einzelnen Hauttuberkuloseformen wichtige Vergleichsergebnisse."

Im ganzen wird die Arbeit der nächsten Zeit in den bewährten Formen weitergehen müssen. Es wäre zu erwägen, ob nicht mehr als bisher vor den einzelnen Sprechtagen in den Bezirken der Gesundheitsämter auch *öffentliche Aufklärungsvorträge* abgehalten werden sollten in der Form, wie ich das früher in Westfalen und jetzt in Baden-Württemberg erprobte. Solche Vorträge finden fast allgemein ein sehr großes Interesse, weil gerade der Laie chronischen Hautveränderungen besondere Bedeutung beimißt. Sie geben Gelegenheit, mit den Ärzten der Bezirke in Berührung zu kommen, interessieren die in Betracht kommenden Behörden und Hilfsorganisationen und bereiten so die Sprechtage wirksam vor.

Auf die *Zusammenarbeit mit den Gesundheitsämtern* muß naturgemäß großer Wert gelegt werden. Es ist ja eine bekannte Tatsache, daß trotz der bestehenden *Meldepflicht für „Hauttuberkulosen und verdächtige Fälle"* nur außerordentlich selten solche Tuberkulosen bei den Gesundheitsämtern zur Meldung kommen. Ein *Merkblatt* für Ärzte und regelmäßige Hinweise in den Mitteilungen der Bezirksärztekammern könnten da Abhilfe schaffen. *Natürlich müssen auch die Lupusbeauftragten dieser Meldepflicht nachkommen.* Jeweils zur Kenntnis kommende neue Tuberkulosefälle dieser Art müssen dem *zuständigen* Gesundheitsamt gemeldet werden. Aber es wäre natürlich unzweckmäßig und überflüssig, wenn die Gesundheitsämter ihrerseits „Lupuskarteien" führen würden. Der Schriftverkehr mit dem Lupusbeauftragten muß stets direkt durch diesen mit dem Kranken erfolgen. Zwischenschaltung des Gesundheitsamtes würde unerwünschte Folgen haben. Bei richtiger Leitung der Arbeit des Beauftragten aber wird das stets zu vermeiden sein.

Auf dem Internationalen Dermatologen-Kongreß in Budapest 1935 wurde nach einem Referat über die Organisation der Lupusbekämpfung in Deutschland durch STÜHMER eine Internationale Kommission ins Leben gerufen, die damals unter dem Vorsitz von LOMHOLT (Kopenhagen) die in Betracht kommenden Fragen bearbeiten sollte. Durch die politische Entwicklung ist diese Organisation nicht zum Zuge gekommen. Vielleicht kann man bei kommenden internationalen Tuberkulosetagungen einmal an diese Dinge erinnern, um so auch auf diesem Gebiete die Zusammenarbeit wieder einzuleiten.

15. Arbeitsausschuß für stationäre Behandlung bei Tuberkulose
Vorsitzender: Prof. Dr. SCHMITZ, Düsseldorf

Der Arbeitsausschuß für stationäre Behandlung bei Tuberkulose hat im Berichtsjahr am 4. Dezember 1955 eine Sitzung unter dem Vorsitz von SCHMITZ abgehalten. Da dieser wegen Änderung seines Aufgabengebietes den Wunsch äußerte, den Vorsitz des Arbeitsausschusses niederzulegen, wurde Herr LORBACHER zu seinem Nachfolger gewählt.

Die wichtigsten Themen der Sitzung waren:

1. Die soziale Sicherheit während der Heilstättenkur.
2. Die Disziplin in der Lungenheilstätte.
3. Ist eine Belegung der Lungenheilstätten mit Männern und Frauen gleichzeitig zweckmäßig?
4. Tuberkulose bei Studenten.

Über die Maßnahmen zur sozialen Sicherung des Patienten und seiner Familie während der Heilstättenkur berichtete SCHULTZE-RHONHOF von der LVA Westfalen (nach dem Stande vom Dezember 1955):

„Die Sicherung des Patienten und seiner Familie während einer Heilstättenkur umfaßt in erster Linie die wirtschaftliche Versorgung der Angehörigen, damit sie ihren Lebensunterhalt bestreiten können, daneben aber auch die sonstigen Hilfen, die im Interesse der Förderung der Gesundung des Patienten notwendig sind. Dazu gehören vorwiegend Sonderbeihilfen für Bekleidung sowie Hilfen, die aus der individuellen Betreuung der Familie des Kranken sich ergeben. Wichtig ist in diesem Zusammenhang auch die Regelung der Wohnungsfrage, insbesondere für solche Patienten, die über keine oder eine ungeeignete Wohnung verfügen. Weiterhin müssen schon während der stationären Behandlung diejenigen Maßnahmen beginnen, die vorausschauend für den zukünftigen Arbeitseinsatz in Betracht kommen. Hierzu gehören vor allem die Auswahl des dem Gesundheitszustand angepaßten Arbeitsplatzes und die Prüfung der Möglichkeiten einer Umschulung.

Die finanzielle Sicherung des Tuberkulosekranken und seiner Familie ist bei der langen Dauer der Behandlung ein entscheidender Faktor unter den Maßnahmen für die Bekämpfung der Tuberkulose. Dem Patienten sollen durch die wirtschaftliche Betreuung die Sorgen um seinen Unterhalt genommen werden. Es ist entscheidend, in welcher Höhe solche Leistungen gewährt werden. Wie kann man den tatsächlichen Bedürfnissen des Kranken und seiner Familie nach wirtschaftlicher Sicherung nachkommen? Die Verordnung über Tbc-Hilfe, als umfassende gesetzliche Grundlage, hat Leistungen festgelegt, die als Mindestbeträge angesehen werden müssen.

Für die Dauer der stationären Behandlung ist eine ausreichende wirtschaftliche Versorgung schon deshalb besonders erwünscht, weil der Kranke erfahrungsgemäß in seinem Willen, geheilt zu werden, nicht unwesentlich beeinträchtigt wird, wenn seine Familie ihn fortlaufend davon unterrichtet, daß sie mit den ihr zur Verfügung stehenden Geldleistungen nicht ausreichend leben kann. Aus dem gleichen Grunde sollte bei der Bewilligung einer Kur die Festsetzung der Geldleistungen für die Familie nicht zurückgestellt werden, wie es hin und wieder wegen der Unvollkommenheit der Unterlagen über das Arbeitseinkommen pp. vorkommt. In jedem Falle sollten dann vorläufige Geldleistungen bewilligt werden.

Die vorzeitige Beendigung einer Kur wird häufig mit finanziellen Sorgen der Familie begründet. Die Nachprüfung ergibt, daß nicht so sehr die laufend gezahlten, für den Unterhalt zur Verfügung stehenden Beträge in dieser Hinsicht den Ausschlag geben, sondern die sonstigen Verpflichtungen, die z. B. durch Abzahlung auf Möbel und Kleidung infolge der verminderten Einnahme nicht gedeckt werden können. Solche Verpflichtungen zeigen sich häufig erst aus Anlaß derartiger Vorstellungen des Kranken, weil sie zuvor dem Gesundheitsamt nicht mitgeteilt worden sind.

Die wirtschaftlichen Leistungen für den Kranken und seine Familie bei stationärer Behandlung sind unterschiedlich — wenigstens in einzelnen Ländern — je nachdem ob der Kranke sich entweder in einer Heilstättenbehandlung oder einer stationären Krankenhausbehandlung oder in stationärer Absonderung befindet.

Abgesehen davon sind die genannten Leistungen auch teilweise unterschiedlich, je nachdem, von welchem Träger sie gewährt werden.

a) Die *Landesfürsorgeverbände* zahlen während einer stationären Heilbehandlung nach den Richtlinien, die sie selbst im Rahmen der Verordnung über Tbc-Hilfe für die einheitliche Betreuung der Tuberkulosekranken und ihrer Familien sich gesetzt haben. Während die 1. Durchführungsverordnung zur Verordnung über Tbc.-Hilfe zwingend vorschrieb, daß diese Leistungen sich im Rahmen des Einsatzfamilienunterhaltsgesetzes zu halten hatten, ist nach Fortfall dieser Bemessungsgrundlage und der völligen Veränderung der wirtschaftlichen Verhältnisse nach dem Kriege von den einzelnen Fürsorgeverbänden eine recht unterschiedliche Leistungsgewährung getreten. Die Verhältnisse zwangen zunächst dazu, allgemein auf die Richtsätze pp. der allgemeinen Fürsorge zurückzugehen. Erst nach Lockerung dieser Bestimmungen konnte eine Verbesserung herbeigeführt werden, die nur in einzelnen Ländern zu einer nennenswerten Erhöhung der Bezüge der Tuberkulosekranken führte. Allgemein darf gesagt werden, daß ein höherer Satz als 134% der allgemeinen Richtsätze bisher nirgendwo erreicht worden ist. In sechs Ländern weicht die Höhe der Richtsätze von denen der allgemeinen Fürsorge *nicht* ab. Die Wohnungsmiete wird allgemein nach den tatsächlich entstehenden Aufwendungen zusätzlich übernommen.

Daneben werden Sonderbeihilfen für Bekleidung, Wohnung und zur Befriedigung eines sonstigen dringenden Bedarfes gegeben. Hier liegen vielfältige Möglichkeiten des zusätzlichen Eintretens. Bei den Ledigen wird dabei die Übernahme der Kosten für die Miete der Wohnung und sonstige fortlaufend zu erfüllende Verpflichtungen eingeschlossen.

Dem Kranken selbst kann ein Taschengeld gewährt werden, wenn nach seiner wirtschaftlichen Lage ein solches zur Befriedigung der täglich anfallenden kleinen Verpflichtungen angebracht erscheint. Es beträgt im allgemeinen heute 0,50 DM täglich.

b) Die *Rentenversicherungsträger* gewähren nach dem für sie geltenden Tuberkulose-Versorgungswerk den Kranken bei stationärer Heilbehandlung eine wirtschaftliche Leistung, die als Hausgeld gekennzeichnet ist. Die Höhe dieser Bezüge richtet sich nach dem Einkommen, das der Kranke vor der Heilmaßnahme oder im letzten Jahr vor der Heilmaßnahme bezogen hat. Die Höhe dieses Hausgeldes schwankt zwischen 45 und 70% des Bruttoeinkommens. Es richtet sich nach der Zahl der unterhaltsberechtigten Angehörigen. Dabei wird als untere Grenze der Leistung der Betrag eingesetzt, der nach den Grundsätzen der wirtschaftlichen Tbc.-Hilfe der Landesfürsorgeverbände in jedem Falle gezahlt werden müßte.

Soweit der Kranke im letzten Jahr kein eigenes Einkommen erzielt hat, wird das Hausgeld nach der wirtschaftlichen Tbc.-Hilfe der Landesfürsorgeverbände berechnet.

Hier ist in den Fällen, in denen das Hausgeld nach dem Einkommen berechnet wird, noch eine echte Besserstellung der Versicherten beibehalten. Die Bezüge liegen wesentlich über den Beträgen, die nach den Grundsätzen der Landesfürsorgeverbände zu zahlen wären.

Ein Taschengeld zahlen die Rentenversicherungsträger in jedem Falle, also unabhängig davon, ob und in welcher Höhe dem Versicherten eigenes Einkommen zur Verfügung steht, täglich 1,— DM, in der Schweiz täglich 1.50 sfr. Das Taschengeld wird auch an nichtversicherte Ehefrauen, denen Heilbehandlung gewährt wird, gezahlt.

c) Den *Kriegsbeschädigten*, deren Kriegsbeschädigung auf eine Tuberkulose zurückzuführen ist, wird in der Heilbehandlung die Kriegsbeschädigtenrente weitergezahlt. Gegebenenfalls kann die Rente durch Festsetzung eines Hausgeldes erhöht werden; das Gesetz bestimmt dabei einen festen Betrag von 3,— DM für die Ehefrau und 0,50 DM täglich für jedes unterhaltsberechtigte Kind, unter Anrechnung der Versorgungsrente.

Ein Taschengeld ist nach dem Bundesversorgungsgesetz nicht vorgesehen.

Bei hohen Renten wird die Familie des Erkrankten ausreichend versorgt sein. Ist die Erwerbsminderung gering, so treten Lücken auf, die von anderer Seite (entweder Landesfürsorgeverband oder Rentenversicherungsträger) aufgefüllt werden müssen. Dabei ergibt sich insofern eine Schwierigkeit, als der Rentenversicherungsträger mit Leistungen im Hausgeld und im Taschengeld grundsätzlich nur dann eintreten kann, wenn er selbst Träger der Heilmaßnahme ist. Man hat hier den Ausweg in der Richtung gefunden, daß die wirtschaftliche Hilfe einzusetzen hat, die jedem Kranken mindestens die Leistungen der Verordnung zukommen läßt. Nachteilig bleibt, daß nicht ein Träger in vollem Umfang die Sicherstellung der notwendigen Geldleistungen vornehmen kann.

d) Die *Berufsgenossenschaft* gewährt ihren Berufskranken, die an Tuberkulose leiden, ein Familiengeld für die Angehörigen des Versicherten in Höhe der Rente, die ihnen bei seinem Tod zustehen würde, sowie für den Versicherten selbst ein Tagegeld in Höhe von jährlich insgesamt einem Zwanzigstel des Jahresarbeitsverdienstes.

Man darf annehmen, daß diese Leistungen allgemein ausreichen, notfalls kann die Berufsgenossenschaft nach § 560 RVO auch eine besondere Unterstützung gewähren.

Gemessen an den Forderungen, die aus Anlaß der Erörterungen der Sozialreform aufgestellt worden sind, erreichen die Leistungen während der stationären Heilbehandlung für die Familie der Erkrankten nur in verhältnismäßig wenigen Fällen 70—75% des *Netto*einkommens, was als Ziel der Neuordnung angesehen wird. Im allgemeinen werden diese Sätze des Nettoeinkommens erst erreicht, wenn der Familienstand mehrere Kinder aufweist, und dadurch die Leistungen sich erhöhen.

So bezieht z. B. ein Tuberkulosekranker, der nach den Richtsätzen des Landesfürsorgeverbandes Westfalen-Lippe betreut wird, *für seine Ehefrau* bei einem Einkommen von

200,— DM eine wirtsch. Hilfe in Höhe von 50% des Einkommens
300,— DM eine wirtsch. Hilfe in Höhe von 33% des Einkommens
400,— DM eine wirtsch. Hilfe in Höhe von 25% des Einkommens
600,— DM eine wirtsch. Hilfe in Höhe von 16,8% des Einkommens

Diese Sätze sind unter Berücksichtigung einer Durchschnittsmiete für die Wohnung von 30,— DM errechnet. Wird eine höhere Miete gezahlt, werden die prozentualen Anteile günstiger.

Bei einem Familienstand von *Ehefrau und 3 Kindern* bei einem Einkommen von

300,— DM = 81%
bei 400,— DM = 60,9%
bei 600,— DM = 40,6%

Demgegenüber wird von den Rentenversicherungsträgern im letztgenannten Falle ein Hausgeld in Höhe von jeweils 63,5% des Bruttoeinkommens gezahlt.

Der Aufwand liegt im *Durchschnitt* zwischen 30 und 55% des Bruttoeinkommens. Will man hier eine Anhebung der Bezüge vornehmen, so wäre das nicht nur eine Frage der Aufbringung der zusätzlichen Mittel, sondern vor allem auch eine Frage der grundsätzlichen Neuordnung der Tbc.-Hilfe vom Standpunkt der Landesfürsorgeverbände aus. Die Leistungen der letzteren sind, wie schon ausgeführt wurde, heute nach den Richtsätzen der allgemeinen Fürsorge aufgebaut und sollen es nach dem Entwurf des neuen Gesetzes über Tbc.-Hilfe auch bleiben. Dadurch wird man nicht erreichen können, daß diejenigen Kranken, die bisher ein höheres Einkommen hatten, z. B. der nichtversicherte Arzt, zu Leistungen kommen, die als ausreichend angesehen werden können. Der Grundsatz, den Tuberkulosekranken wirtschaftlich nicht abfallen zu lassen, müßte hier stärker betont werden. Bei der langen Dauer der Erkrankung ist trotz aller sonst anerkennenswerten Leistungen hier mit einem Absinken der wirtschaftlichen Lage der Familie zu rechnen, die nur durch eine individuelle Anpassung der Leistungen aufgehalten werden könnte.

Wesentlich günstiger sind die Möglichkeiten für die Übernahme der Miete und die Gewährung von Sonderbeihilfen. In der Miete können die tatsächlichen Kosten auch von dem Landesfürsorgeverband getragen werden, selbst wenn sie im Einzelfall hoch sein sollten. Überhaupt sind die Bestimmungen für Sonderbeihilfen so gefaßt, daß auch heute schon mancherlei zusätzliche Hilfe gegeben werden kann. Man würde aber sicherlich der Tuberkulosebekämpfung insgesamt eine Förderung zukommen lassen, wenn man die gesamten Leistungen für den Unterhalt der Familie verbessern würde.

Die übrigen der Sicherung des Patienten und seiner Familie dienenden Aufgaben beziehen sich vorwiegend auf

a) die Vermittlung einer gesundheitlich einwandfreien Wohnung,

b) die Beschaffung eines geeigneten Arbeitsplatzes, gegebenenfalls auch durch Umschulung, und

c) die Bereitstellung von Mitteln für die Existenzsicherung in Sonderfällen.

Im Einzelfall gewinnen diese Fragen eine besondere Bedeutung. Die Erfahrung hat gezeigt, daß der Gesundungsprozeß während einer Heilstättenkur erheblich gefördert wird, wenn eine ausreichende Betreuung der Kranken rechtzeitig einsetzt. Der Einsatz von Fürsorgerinnen, die zusammen mit den Beauftragten der Arbeitsämter in den Heilstätten die erörterten Fragen prüfen und weiter verfolgen, hat sich besonders bewährt. Hier liegen weitere Möglichkeiten, dem Patienten helfend zur Seite zu stehen.

Zusammenfassend darf für die stationäre Heilbehandlung gesagt werden, daß es wünschenswert wäre,

1. in allen Fällen den Kranken, gleichgültig von welchem Träger sie betreut werden, Mindestleistungen nach *einheitlichen Grundsätzen* durch eine Stelle zu geben;

2. die Höhe der Geldleistungen so zu bemessen, daß sie als individuelle Betreuung eine wirksame Unterstützung der eingeleiteten Heilmaßnahmen bedeuten, und

3. diese Geldleistungen in gleicher Höhe nicht nur während einer *Heilstättenbehandlung* zu zahlen, sondern auch für eine Heilbehandlung, die in *Fachkrankenhäusern* zur Durchführung kommt.

Ebensowenig dürfte es angebracht sein, den Kranken, der in Dauerbehandlung (Absonderung) in stationärer Behandlung verbleibt, in geldlichen Bezügen für seine Familie anders einzuordnen. Dies sollte schon aus dem Grunde vermieden werden, um dem Kranken nicht zu offenbaren, daß sein Gesundheitszustand kaum noch auf Besserung hoffen läßt.

Es ist zu hoffen, daß das in Vorbereitung befindliche Tuberkulose-Hilfsgesetz eine gesetzliche Verankerung und Vereinheitlichung aller Hilfsmaßnahmen für den Tbc.-Kranken und seine Familie bringen wird. Es wäre dann (wie seinerzeit durch die 1942 erlassene Verordnung über die Tuberkulose-Hilfe) eine Sonderstellung des Kranken und seiner Familie gewährleistet."

Das zweite Thema der Besprechungen bildete das Problem der nachlassenden Disziplin unter den Patienten in den Heilstätten, ein Problem, das nicht nur auf Deutschland beschränkt ist. Die nachfolgend aufgeführten Ursachen dürften verantwortlich für diese allgemein zu beobachtende Erscheinung sein.

1. Rückgang der Haltung und Disziplin in der Gesamtbevölkerung, bedingt durch lange Kriegs- und Notzeiten.

2. Gesamteinstellung des Patienten zum Verhältnis Arzt — Patient, die sich besonders durch den zunehmenden Konkurrenzkampf verschlechtert hat.

3. Nachlassen des Krankheitsgefühles und Verschwinden der alarmierenden Symptome wie Hämoptoe infolge der in großem Umfang angewandten Chemotherapie.

4. Die Tuberkulose wird in zunehmendem Maße bagatellisiert, in weiten Kreisen besteht die Auffassung, daß die Heilstättenkur nur eine Art Erholungsaufenthalt sei. Diese Meinung wird durch den in Heilstätten gewährten Ausgang oder Urlaub weiterhin genährt.

Begründet durch eine starke Zunahme der Gewohnheitsraucher — nach den neuesten Erhebungen bei den Männern etwa 87%, bei den Frauen ungefähr 28% — wird auch in den Heilstätten wesentlich mehr geraucht. Es besteht jedoch Einigkeit darüber, daß das Rauchen für Lungenkranke gesundheitsschädlich ist, insbesondere das Inhalieren von Zigarettenrauch. Durch Einrichtung eines Raucherzimmers in der Heilstätte können wenigstens die Nichtraucher vor Belästigungen geschützt werden. Das Rauchen außerhalb dieses Zimmers muß dann allerdings in Wiederholungsfällen disziplinarisch geahndet werden.

Wichtig sind immer wiederholte Belehrungen über die Schädlichkeit des Rauchens. Überhaupt sind aufklärende Vorträge über das Wesen der Tuberkulose-Erkrankung und über die Notwendigkeit langer Behandlungszeiten von großer Bedeutung für den Kontakt zwischen Arzt und Patient und damit auch für die Aufrechterhaltung der Disziplin. Disziplinarische Entlassungen, wenn sie auch manchmal notwendig sind, bleiben — besonders in epidemiologischer Hinsicht — immer ein bedenkliches Mittel.

Von großem Nutzen für den guten Geist einer Heilstätte ist die Anstellung von Heilstättenfürsorgerinnen, Beschäftigungstherapeuten und eventuell auch eines Jugendpflegers.

In engem Zusammenhang mit dem Problem der Disziplin in den Heilstätten steht die gleichzeitige Belegung einer Anstalt mit Männern und Frauen. Eine gemischte Belegung der Heilstätten erscheint zweckmäßig, weil die Männer bei Anwesenheit von Frauen mehr Wert auf ihr Äußeres legen und sich nicht so gehen lassen. Allerdings sollte das Verhältnis der Belegung mit Männern und Frauen am besten 4:1 sein. Wenn mehr als ein Viertel der Belegung Frauen sind, so gibt es leicht Schwierigkeiten in bezug auf das Entstehen intimerer Freundschaften.

Ein wichtiges Problem in Deutschland ist die stationäre Unterbringung tuberkulosekranker Studenten. In allgemeinen Heilstätten fehlt ihnen die geistige Anregung, und das Milieu ist für eine Fortführung der Studien nicht geeignet. Psychologische Gründe, die Sorge um die berufliche Zukunft und das Fehlen des Kontakts mit der Hochschule beeinträchtigen bei diesem Personenkreis die Heilungsaussichten.

In anderen Ländern, besonders in Frankreich und in der Schweiz, bestehen besondere Hochschulsanatorien, in welchen nur Studenten untergebracht sind, und in denen Hochschullehrer Vorlesungen halten. Die Möglichkeit der Schaffung einer ähnlichen Einrichtung in Deutschland wurde erörtert.

In Frage kommende Kurorte für diese Einrichtungen wären vor allem Schömberg und St. Blasien wegen der guten Unterbringungsmöglichkeiten und der in der Nähe liegenden Hochschulorte.

Die Planung der Zusammenfassung von Studenten in St. Blasien und ebenso der Abhaltungen von Vorlesungen dort hat unter Zusammenarbeit zwischen dem DZK (Arbeitsausschuß für Tuberkulose bei Studenten, siehe S. 18) und dem Verband Deutscher Studentenwerke Fortschritte gemacht, so daß zu hoffen ist, daß nun auch bald in Deutschland eine deutschen Verhältnissen angepaßte Einrichtung bestehen wird, in welcher der tuberkulosekranke Student Heilung finden und gleichzeitig, wenn auch in begrenztem Rahmen, unter fachkundiger Leitung seine Studien fortsetzen kann.

In dem weiteren Verlauf der Sitzung wurde noch die Frage der Zweckmäßigkeit einer Neueinrichtung von Heilstätten im Bundesgebiet erörtert. Allgemein besteht der Eindruck, daß z. Z. der Neubau von Heilstätten nicht zu verantworten ist, weil z. T. besonders in privaten Einrichtungen, schon Betten leerstehen.

Um jedoch Klarheit über die derzeitige Belegung von Heilstätten und Sanatorien zu erhalten, ist es notwendig, darüber genaue Unterlagen in den Händen zu haben, welche über das Statistische Bundesamt beschafft werden sollen. Ferner soll die Auswertung sämtlicher in den Heilstätten vorhandenen Unterlagen beim Statistischen Bundesamt angeregt werden.

16. Arbeitsausschuß für Tuberkulosestatistik

Vorsitzender: Reg.-Med.-Rat Dr. MIKAT, Wiesbaden

Am 28. 1. 1956 trat der Arbeitsausschuß für Tuberkulosestatistik zu seiner 1. Sitzung im Statistischen Bundesamt in Wiesbaden zusammen. Bisher wurden statistische Fragen im „Arbeitsausschuß für Tuberkulosefürsorge" behandelt, jedoch sind die Probleme der Statistik inzwischen so wichtig geworden, daß es ratsam erschien, einen eigenen Ausschuß zu konstituieren.

In den Jahrzehnten des erfolgreichsten Kampfes gegen die Tuberkulose stellte die Statistik der Tuberkulosemortalität — und teilweise ist dies auch heute noch der Fall — einen der wichtigsten Beurteilungsfaktoren über die Verbreitung dieser Erkrankung dar. Es zeigte sich aber allmählich immer deutlicher, daß die Angaben über die Sterblichkeit durch Angaben über die Erkrankungshäufigkeit ergänzt werden mußten. Die Erfassung der verschiedenen Formen und Stadien einer tuberkulösen Erkrankung und ihre Einordnung in ein Berichtsschema bereiten aber erhebliche Schwierigkeiten, da die Beurteilung einiger tuberkulöser Krankheitsformen nach der subjektiven Auffassung des Arztes unterschiedlich sein kann. Da die kurz vor dem 2. Weltkrieg in Deutschland begonnene Tuberkulosemorbiditätsstatistik Mängel aufwies und während des Krieges eingestellt wurde, ergab sich die Notwendigkeit, nach Kriegsende eine neue Tuberkulosemorbiditätsstatistik aufzubauen. Das Ausgangsmaterial für diese Statistik bilden die in den Tuberkulosefürsorgestellen vorliegenden Krankheitsbefunde der erfaßten tuberkulösen Personen. Da eine vollständige Erfassung aller Erkrankten praktisch kaum möglich ist, ist es erklärlich, daß die Ergebnisse der Tuberkulosemorbiditätsstatistik nur die untersten Werte darstellen.

Um eine einheitliche Aufstellung der Tuberkulosestatistik in den Fürsorgestellen sicherzustellen, sind „Erläuterungen zur Führung der Tuberkulosestatistik in den Gesundheitsämtern", deren Neufassung vom Deutschen Zentralkomitee zur Bekämpfung der Tuberkulose im Jahre 1955 herausgegeben wurde (s. Anlage S. 282), aufgestellt worden. Darüber hinaus hat es sich aber als äußerst wertvoll erwiesen, bei den Zusammenkünften der Tuberkulosefürsorgeärzte die Tuberkulosestatistik und die besonderen Schwierigkeiten bei ihrer Aufstellung anhand von praktischen Beispielen zu erörtern.

Da die Forderungen an die Tuberkulosestatistik in der letzten Zeit immer größer wurden und die damit aufgewendete Arbeit erhebliche Zeit beansprucht, erscheint es notwendig, daß Ärzte und Statistiker gemeinsam den weiteren Ausbau der Tuberkulosestatistik festlegen. Auf Grund der bisherigen Erfahrung hat sich gezeigt, daß die Angaben über den *Bestand* an Tuberkulösen zuverlässiger sind als die *Neuzugänge*. Um den Bestand der Tuberkulösen bei den Fürsorgestellen einwandfrei erfassen zu können, wird es für zweckmäßig gehalten, am Jahresende eine Bestandsaufnahme („Inventur") durchzuführen.

Der Arbeitsausschuß gab daher folgende Empfehlung:

„Im Hinblick auf die neuen Erkenntnisse, die durch die Teilerfassung in einigen Ländern sich ergeben haben, empfiehlt der Arbeitsausschuß für Tuberkulosestatistik eine jährliche Geschlechts- und Altersgliederung des Bestandes nach Altersgruppen, die sich der Todesursachenstatistik anpassen, durchzuführen. Diese jährliche Altersgliederung ist vor allem aus praktischen Gründen notwendig, um den medizinischen Verwaltungen, den Kostenträgern für die Tuberkulosebekämpfung und der Ärzteschaft Anhaltspunkte zu geben, in welcher Weise

4*

die Tuberkulosebekämpfung (Heilstättenbau, Bettenbedarf, Fürsorgemaßnahmen usw.) in den nächsten Jahren mit besonderem Nachdruck einzusetzen hat. Es genügt, bei dieser Altersgliederung des Bestandes die Diagnosengruppen Ia—Id zu erfassen. Am besten läßt sich diese Erfassung der Altersgruppen anhand der jährlich notwendigen Inventur des Gesamtbestandes einer Tuberkulosefürsorgestelle ermitteln."

Da durch Schirmbilduntersuchungen der Erfassungsgrad der an Tuberkulose Erkrankten verbessert wird und die Heilungsaussichten bei früherer Erfassung günstig sind, wurde folgende Empfehlung gefaßt:

„Der Arbeitsausschuß für Tuberkulosestatistik ist auf Grund der bisherigen Erfahrungen u. a. aus Ludwigsburg und Bayern der Ansicht, daß es dringend geboten erscheint, den zuständigen Stellen zu empfehlen, Röntgenschirmbilduntersuchungen möglichst der gesamten Bevölkerung durchzuführen, da nach den bisherigen Ergebnissen gerade in den höheren Altersgruppen die Tuberkulosen häufig ungeklärt geblieben sind."

Bei der Erörterung der Schirmbilduntersuchung bestimmter Bevölkerungsgruppen wurde auch auf den Vorschlag der Weltgesundheitsorganisation, alle neu einzustellenden Soldaten zu erfassen, hingewiesen. Um dies auch im Bundesgebiet zu ermöglichen, wurde folgende Empfehlung beschlossen:

„Auch der Arbeitsausschuß für Tuberkulosestatistik ist der Ansicht, daß durch das Deutsche Zentralkomitee zur Bekämpfung der Tuberkulose beim Verteidigungsministerium erreicht werden soll, daß die statistischen Ergebnisse der Röntgenreihenuntersuchungen zur Verfügung gestellt werden und daß diese Untersuchungen nach den Methoden erfolgen möchten, die sonst im Bundesgebiet bei der zivilen Bevölkerung üblich sind."

Um die bisherige Tuberkulosemorbiditätsstatistik zu ergänzen, ist weiterhin vorgesehen, besondere Untersuchungen in Heilstätten, zentralen Tuberkuloseeinweisungsstellen und Tuberkulosefürsorgestellen durchzuführen. Sobald die Vorarbeiten für derartige Sonderuntersuchungen abgeschlossen sind, sollen sie im Arbeitsausschuß erörtert werden.

17. Arbeitsausschuß für Schwangerschaft und Tuberkulose

Vorsitzender: Prof. Dr. HEIN, Tönsheide

Das Präsidium des DZK hat auf einer Sitzung am 8. 10. 1955 beschlossen, den schon lange geplanten „Arbeitsausschuß für Schwangerschaft und Tuberkulose" ins Leben zu rufen.

Die konstituierende Sitzung des Ausschusses wurde für den 3. 3. 1956 nach Hamburg einberufen.

In seinen einleitenden Worten wies der Generalsekretär darauf hin, daß heute die Indikation zur Schwangerschaftsunterbrechung wegen einer Tuberkulose nur noch selten gestellt wird. Die Veröffentlichungen von NAUJOKS geben entsprechende Richtlinien in dieser Hinsicht. Jedoch wirft eine Schwangerschaft bei einer Tuberkulosekranken immer noch zahlreiche Probleme auf, die geklärt werden müssen, besonders in sozialhygienischer Richtung. Auch bezüglich der extrapulmonalen Tuberkuloseformen in ihrer Beziehung zur Schwangerschaft bestehen noch Fragestellungen, die ihrer Beantwortung harren.

Folgende Fragen werden herausgestellt, deren Beantwortung vordringlich ist:

1. Fürsorge für die tuberkulosekranke Schwangere,

2. Klärung der Frage, ob sich die Schwangerschaft normal entwickeln kann oder ob Unterbrechung notwendig ist,

3. Beschaffung von verwertbaren statistischen Unterlagen.

Mit der Feststellung, daß die Schwangerschaftsunterbrechung nicht notwendig ist, sind die Probleme der Fürsorge für die tuberkulöse Schwangere und ihre Familie noch nicht gelöst.

Auch für die Kostenträger, denen es eventuell obliegen würde, in Verbindung mit ihren Heilstätten Entbindungsstationen als Zusatzbetriebe einzurichten, sind statistische und klinische Unterlagen und eine Stellungnahme des DZK zu diesem Problem von Wichtigkeit.

Als Arbeitsprogramm des Ausschusses wurde daher festgelegt:

1. Es sollen zunächst Erhebungen über die Erfahrungen, welche in den einzelnen Heilstätten auf diesem Gebiet gesammelt wurden, angestellt werden, um festzustellen, welche Fortschritte mit Hilfe der Chemotherapie erreicht worden sind. Damit ist auch die Frage der Nachfürsorge für tuberkulöse Schwangere gekoppelt. Die Erhebungen müssen von mehreren Stellen gleichzeitig durchgeführt werden, um wirklich objektive und präzise Unterlagen für eine Stellungnahme zu beschaffen. Vordringlich ist dabei, die bestehenden Anstalten für tuberkulosekranke Schwangere zu erfassen und dabei die vorhandenen Möglichkeiten der Fürsorge für die tuberkulöse Mutter und der Vorsorge für das Neugeborene festzustellen.

2. Um das notwendige Material zu erhalten, ist es erforderlich, sich an die Länder bzw. an die Landesversicherungsanstalten zu wenden, um festzustellen, welche Einrichtungen zur Unterbringung der tuberkulösen Schwangeren bestehen.

Es wurde daher ein Fragebogen ausgearbeitet und verschickt, der folgende Fragen enthält:

a) Möglichkeit der Entbindung in der Anstalt selbst,

b) Möglichkeit, den Säugling in der Anstalt zu versorgen; für welche Zeit?

c) Zahl der Betten in der Anstalt,

d) Wer trägt die Kosten für die Unterbringung des Säuglings?

e) Wo können die Säuglinge untergebracht werden, wenn die Aufnahme in der Entbindungsanstalt selbst nicht möglich ist? Wer übernimmt in diesem Fall die Kosten?

Diese Erhebungen sind noch im Gang, über ihre Ergebnisse soll im nächsten Tuberkulose-Jahrbuch berichtet werden.

III. Übersichten über die Tuberkulosebekämpfung im Bundesgebiet und in West-Berlin

A. Bevölkerungsverhältnisse

1. Wohnbevölkerung der Länder und von West-Berlin, Gliederung nach Alter und Geschlecht

Die in diesem Abschnitt behandelten Verhältnisse beziehen sich auf die Länder der Bundesrepublik; West-Berlin wurde in die Statistik einbezogen.

Detaillierte Angaben über die Gliederung der Wohnbevölkerung nach Alter und Geschlecht, über den Anteil der Vertriebenen und deren Altersgliederung am 31. 12. 1954 sind in Tab. 1 zusammengestellt.

Im Jahre 1954 hat die Gesamtbevölkerung der Bundesrepublik Deutschland um 485000 Personen — 244000 Männer und 241000 Frauen — zugenommen. Neben dem Geburtenzuwachs[1] dürfte diese Zunahme der Wohnbevölkerung auf Abwanderungen aus der Ostzone zurückzuführen sein.

Wesentliche Änderungen in der Altersverteilung der Bevölkerung sind gegenüber dem Vorjahr nicht eingetreten.

Angaben über die alters- und geschlechtsmäßige Gliederung der Bevölkerung der einzelnen Länder der Bundesrepublik Deutschland sind in den Tab. I und II (Anhang) zusammengestellt. Über den Anteil der einzelnen Altersklassen an der Gesamtbevölkerung in den verschiedenen Ländern unterrichtet Tab. 2.

Tabelle 2. *Prozentuale Verteilung der Wohnbevölkerung (m + w) in den Ländern des Bundesgebietes und West-Berlin am 31. 12. 1954* (Entnommen aus den Länderstatistiken)

Länder	0—10	10—20	20—30	30—40	40—50	50—60	60—70	70—80	üb. 80 J.	ges.
Schleswig-Holstein	13,7	*18,5*	12,0	10,9	14,8	13,2	9,5	5,7	*1,7*	100
Hamburg	10,6	14,9	12,9	11,9	16,3	15,3	10,8	5,9	1,4	100
Niedersachsen . .	14,5	17,6	13,7	11,5	14,9	12,9	8,6	4,9	1,4	100
Bremen	12,4	15,9	13,3	*12,5*	16,3	13,6	9,4	5,3	1,3	100
Nordrhein-Westf. .	13,6	16,3	*15,3*	12,4	15,4	13,2	8,2	4,5	1,1	100
Hessen.	13,5	15,6	14,1	12,3	15,6	13,5	8,9	5,2	1,3	100
Rheinland-Pfalz . .	*15,0*	16,3	14,8	12,0	14,9	13,0	8,2	4,7	1,1	100
Baden-Württemberg	14,1	16,9	15,0	12,0	15,3	12,7	8,1	4,8	1,1	100
Bayern	14,2	16,7	14,0	12,1	15,2	13,2	8,6	4,8	1,2	100
West-Berlin . . .	8,5	14,3	10,3	10,0	*17,5*	*17,3*	*13,5*	*7,1*	1,5	100

Es ergibt sich aus Tab. 2, daß der Anteil der über 40 Jahre alten Personen in den Stadtstaaten Bremen, Hamburg und Berlin Maximalwerte erreicht; es ist zum Teil darauf zurückzuführen, wenn innerhalb der Länder Abweichungen der Morbiditäts- und Mortalitätsziffern auftreten. Dies gilt besonders für West-Berlin mit 56,9% Personen über 40 Jahre gegenüber etwa Baden-Württemberg, wo die Altersgruppe der über 40jährigen nur 42,0% der Bevölkerung umfaßt.

---

[1] Etwa 250000 Personen mehr geboren als verstorben.

Tabelle 1. *Wohnbevölkerung des Bundesgebietes am 31. 12. 1954 und Mitte 1954 — nach Alter und Geschlecht (gesamte Wohnbevölkerung und Vertriebene).* (Angaben des Statistischen Bundesamtes)

Alter	am 31. 12. 1954								darunter Vertriebene				ProzentualerAnteil der Vertr. a. d. Gesamtbevölk.			im Jahre 1954		
	Gesamte Wohnbevölkerung															Gesamte Wohnbevölkerung		
	männlich			weiblich			zusammen		männlich	weiblich	zusammen		m	w	zus.	männlich	weiblich	zusammen
Jahre	1000	% 1954	% 1953	1000	% 1954	% 1953	1000	% 1954	1000	1000	1000	%	%	%	%	1000	1000	1000
0— 1	385,9	1,7	1,6	365,4	1,4	1,4	751,3	1,5	76,3	71,8	148,1	1,7	19,8	19,6	19,7	380,4	360,8	741,1
1— 5	1491,5	6,4	6,5	1415,4	5,4	5,4	2906,9	5,9	291,3	275,1	566,4	6,7	19,5	19,4	19,5	1493,9	1416,9	2910,7
5—10	1658,3	7,1	7,0	1584,4	6,0	6,0	3242,7	6,5	282,1	268,9	551,0	6,4	17,0	17,0	17,0	1646,2	1574,3	3220,4
10—15	2009,3	8,6	9,2	1928,0	7,3	7,8	3937,2	7,9	375,7	360,8	736,5	8,6	18,7	18,7	18,7	2066,3	1982,5	4048,6
15—20	2204,1	9,4	9,1	2117,2	8,0	7,7	4321,3	8,7	379,5	366,0	745,5	8,7	17,2	17,3	17,3	2158,2	2070,5	4228,8
20—25	1806,4	7,7	7,6	1722,4	6,5	6,4	3528,8	7,1	328,6	314,7	643,3	7,5	18,2	18,3	18,2	1787,8	1704,2	3492,1
25—30	1773,7	7,6	7,3	1862,0	7,1	7,2	3635,7	7,3	346,0	345,4	691,3	8,1	19,5	18,5	19,0	1729,0	1875,4	3604,3
30—35	1540,3	6,6	6,5	2086,5	7,9	7,8	3626,8	7,3	315,2	396,0	711,2	8,3	20,5	19,0	19,6	1518,0	2058,6	3576,7
35—40	1012,9	4,3	4,6	1368,4	5,2	5,5	2381,3	4,8	195,5	235,9	431,4	5,0	19,3	17,2	18,1	1040,1	1405,8	2446,0
40—45	1626,0	7,0	7,2	2116,9	8,0	8,1	3742,9	7,5	290,9	351,9	642,8	7,5	17,9	16,6	17,2	1646,5	2123,9	3770,3
45—50	1758,7	7,5	7,7	2102,9	8,0	7,9	3861,6	7,7	287,6	332,9	620,5	7,2	16,4	15,8	16,1	1765,5	2083,3	3848,7
50—55	1713,0	7,3	7,2	1895,5	7,2	7,1	3608,5	7,3	261,5	300,9	562,4	6,6	15,3	15,9	15,6	1688,9	1872,9	3561,8
55—60	1303,6	5,6	5,3	1653,7	6,3	6,2	2957,3	5,9	199,7	264,1	463,8	5,4	15,3	16,0	15,7	1267,0	1631,5	2898,5
60—65	982,8	4,2	4,2	1361,8	5,2	5,1	2344,6	4,7	146,5	213,4	359,9	4,2	14,9	15,7	15,4	976,6	1343,0	2319,6
65—70	821,1	3,5	3,5	1095,2	4,1	4,1	1916,3	3,8	112,6	172,2	284,7	3,3	13,7	15,7	14,9	817,8	1078,4	1896,1
70—75	632,4	2,7	2,7	809,9	3,1	3,0	1442,3	2,9	80,1	121,9	202,1	2,4	12,7	15,1	14,0	630,2	799,9	1430,1
75—80	430,9	1,8	1,8	536,8	2,0	2,0	967,7	1,9	53,3	79,2	132,4	1,5	12,4	14,8	13,7	426,8	527,7	954,4
80—85	191,9	0,8	0,8	241,9	0,9	0,9	433,9	0,9	24,1	36,5	60,6	0,7	12,6	15,1	14,0	186,3	234,7	421,0
85—90	54,0	0,2	0,2	76,2	0,3	0,3	130,2	0,3	6,9	11,5	18,4	0,2	12,8	15,1	14,1	52,2	74,1	126,3
90 u. mehr	9,6	0,0	0,0	16,5	0,1	0,1	26,1	0,1	1,3	2,5	3,7	0,0	13,5	15,2	14,2	9,4	15,6	25,0
Insgesamt	23406,5	100	100	26356,9	100	100	49763,4	100	4054,5	4521,6	8576,0	100	17,3	17,2	17,2	23286,7	26233,9	49520,6

Nach Tab. 3 beläuft sich der Anteil der Vertriebenen in den Ländern Schleswig-Holstein, Niedersachsen und Bayern auf über 20% der Gesamtbevölkerung. Er ist am niedrigsten in Rheinland-Pfalz mit nur 7,7%. Gegenüber 1953 hat der Anteil der Vertriebenen sich geringfügig verringert in Schleswig-Holstein (1953 28,4%, 1954 27,7%), Niedersachsen (26,0%, 25,7%) und Bayern (20,4%, 20,1%), er hat zugenommen in Hamburg (9,5%, 10,0%), Bremen (11,3%, 12,1%), Nordrhein-Westfalen (12,9%, 13,5%) und Baden-Württemberg (15,8%, 16,4%). Dementsprechend hat die Bevölkerung in den erstgenannten Ländern etwas abgenommen, während sie in den übrigen Ländern zugenommen hat. Wie im Vorjahre entfallen 17,2% der Gesamtbevölkerung der Bundesrepublik Deutschland auf Vertriebene. Insgesamt handelt es sich dabei um über 8,5 Millionen Personen, die überwiegend aus den deutschen Ostgebieten stammen.

Tabelle 3. *Die Wohnbevölkerung und der Anteil der Vertriebenen und Zugewanderten an der Gesamtbevölkerung im Bundesgebiet und in West-Berlin am 31. 12. 1954* [Aus Wirtschaft u. Statistik **7**, 169 (1955)]

Land	Wohnbevölkerung			darunter Vertriebene[1]		darunter Zugewanderte[2]	
	insges.	männlich	weiblich				
	1000	1000	1000	1000	%	1000	%
Schleswig-Holstein .	2303,5	1070,3	1233,3	638,6	27,7	131,5	5,7
Hamburg	1752,1	812,9	939,3	175,8	10,0	116,1	6,6
Niedersachsen . . .	6569,3	3086,3	3483,0	1687,6	25,7	413,8	6,3
Bremen	623,0	293,9	329,1	75,3	12,1	34,9	5,6
Nordrhein-Westfalen	14561,3	6951,1	7610,2	1963,9	13,5	737,9	5,1
Hessen	4520,8	2123,0	2397,8	795,4	17,6	252,8	5,6
Rheinland-Pfalz . .	3266,9	1541,7	1725,1	251,5	7,7	119,6	3,7
Baden-Württemberg	7008,1	3279,4	3728,8	1148,9	16,4	289,4	4,1
Bayern	9158,3	4248,0	4910,3	1839,1	20,1	282,0	3,1
Bundesgebiet . . .	49763,4	23406,5	26356,9	8576,0	17,2	2378,0	4,8
West-Berlin	2192,3	930,9	1261,3	160,4	7,3	130,7	6,0

[1] Personen, die am 1. 9. 1939 in den unter fremder Verwaltung stehenden deutschen Ostgebieten (Gebietsstand 31. 12. 1937) oder im Ausland gewohnt haben, einschließlich ihrer nach 1939 geborenen Kinder, jedoch ohne Ausländer und Staatenlose.

[2] Personen, die am 1. 9. 1939 in Berlin, der sowjetischen Besatzungszone oder im Saargebiet gewohnt haben, einschließlich ihrer nach 1939 geborenen Kinder, jedoch ohne Ausländer und Staatenlose. In West-Berlin nur Personen, die 1939 in der sowjetischen Besatzungszone oder im Saargebiet gewohnt haben.

2. Die Arbeitslosigkeit in der Bundesrepublik Deutschland

Die Entwicklung der Arbeitslosigkeit in den Ländern und in der Bundesrepublik Deutschland seit 1951 ist aus Tab. 4 zu entnehmen. Die Zahl der Arbeitslosen hat sich danach in der Bundesrepublik seit 1951 um rund 35% vermindert, gegenüber 1950 sogar um fast 50%. Bezieht man die Zahl der Arbeitslosen auf die Zahl der Einwohner zwischen 15 und 70 Jahren, dann waren 1954 4,9% der Männer und 2,1% der Frauen arbeitslos. Etwas merkwürdige Verhältnisse ergeben sich hinsichtlich des Anteiles der Geschlechter an der Arbeitslosigkeit. Tab. 4 zeigt, daß in den Stadtstaaten im Jahre 1955 die Zahl der arbeitslosen Frauen größer ist als die der Männer. Außerdem ist bezüglich Nordrhein-Westfalen festzustellen, daß die Zahl der arbeitslosen Frauen nach vorübergehendem

Tabelle 4. *Die Arbeitslosen in der Bundesrepublik Deutschland nach Ländern*[1] *1951 bis 1955*
[Aus: Arbeits- u. sozialstatistische Mitt. 7, 2, (1956)]

Land	Jahresdurchschnittszahlen					Index Jahresdurchschnitt 1950 = 100				
	1951	1952	1953	1954	1955	1951	1952	1953	1954	1955
	1	2	3	4	5	6	7	8	9	10
Männer und Frauen										
Schlesw.-Holstein	183943	152523	120617	104014	87811	87,6	72,6	57,4	49,5	41,8
Hamburg . . .	95365	101490	91707	83922	64089	107,2	114,1	103,1	94,4	72,1
Niedersachsen . .	339721	299624	253960	238300	180585	93,3	82,3	69,7	65,4	49,6
Bremen	27162	26576	25724	23122	16987	119,6	117,0	113,2	101,8	74,8
Nordrhein-Westf.	187070	210321	187329	212811	165763	85,4	96,0	85,5	97,1	75,7
Hessen	112318	110092	111629	107941	76873	85,7	84,0	85,2	82,4	58,7
Rheinland-Pfalz	60921	54734	56729	63983	47345	93,6	84,1	87,1	98,3	72,7
Baden-Wttb.[2] .	75618	76909	82694	85238	58466	86,0	87,5	94,0	96,9	66,5
Bayern[3]	350205	346934	328208	301276	230389	89,6	88,8	84,0	77,1	59,0
Bundesgebiet . .	1432323	1379203	1258597	1220607	928308	90,7	87,3	79,7	77,3	58,8
Außerd.Berlin(W)	.	272711	232399	190110	145268	.	.	.	.	.
Männer										
Schlesw.-Holstein	127113	106068	83469	70117	55267	87,4	72,9	57,4	48,2	38,0
Hamburg . . .	54376	55387	49507	44158	30667	97,9	99,7	89,1	79,5	55,2
Niedersachsen . .	248849	213514	177385	160808	110815	91,7	78,7	65,3	59,2	40,8
Bremen	17470	16050	15448	12860	7797	113,5	104,3	100,4	83,5	50,7
Nordrhein-Westf.	118691	131223	120440	136577	99643	77,5	85,7	78,6	89,2	65,1
Hessen	80198	75456	77663	73830	49252	81,1	76,3	78,5	74,6	49,8
Rheinland-Pfalz	46449	41436	44845	51317	37279	88,5	79,0	85,5	97,8	71,1
Baden-Wttb.[2] .	49022	47210	53544	56590	37049	81,3	78,3	88,8	93,9	61,5
Bayern[3]	238102	229999	223555	200201	142862	87,1	84,1	81,8	73,2	52,3
Bundesgebiet . .	980270	916343	845856	806458	570631	87,1	81,4	75,1	71,6	50,7
Außerd.Berlin(W)	.	121386	103445	82637	60463	.	.	.	.	.
Frauen										
Schlesw.-Holstein	56830	46455	37148	33897	32544	88,1	72,0	57,6	52,6	50,5
Hamburg	40989	46103	42200	39764	33422	122,8	138,2	126,5	119,2	100,2
Niedersachsen . .	90872	86110	76575	77492	69770	98,1	92,9	82,6	83,6	75,3
Bremen	9692	10526	10276	10262	9190	132,3	143,7	140,3	140,1	125,5
Nordrhein-Westf.	68379	79098	66889	76234	66120	103,7	119,9	101,4	115,6	100,2
Hessen	32120	34636	33966	34111	27621	100,0	107,8	105,8	106,2	86,0
Rheinland-Pfalz	14472	13298	11884	12666	10066	114,4	105,1	93,9	100,1	79,5
Baden-Wttb.[2] .	26596	29699	29150	28648	21417	96,2	107,4	105,4	103,6	77,5
Bayern[3] . . .	112103	116935	104653	101075	87527	95,4	99,5	89,1	86,0	74,5
Bundesgebiet . .	452053	462860	412741	414149	357677	99,6	102,0	91,0	91,3	78,8
Außerd.Berlin(W)	.	151325	128954	107473	84805	.	.	.	.	.

[1] Nach der Statistik der Bundesanstalt für Arbeitsvermittlung und Arbeitslosenversicherung. — [2] Ohne Lindau. — [3] Einschließlich Lindau

Anstieg im Jahre 1955 etwa genau so hoch liegt wie 1950; dasselbe ist in Hamburg der Fall, während in Bremen gegenüber 1950 sogar ein Anstieg um 25% zu bemerken ist. Die Arbeitslosen-Gesetzgebung scheint hier einige Lücken aufzuweisen, welche besonders jenen jungen Frauen zugute kommen, die nach Konsolidierung

Tabelle 5. *Die Arbeitslosen in der Bundesrepublik nach Ländern und der Anteil der Vertriebenen an der Arbeitslosigkeit 1954 und 1955*
[Entnommen aus Arbeits- u. sozialstatistische. Mitt. **5**, 387 (1954); **6**, 11 (1955); **6**, 316 (1955); **7**, 10 (1956)]

Land	Geschlecht	Stichtag: 31. Juli 1954		Stichtag: 31. Juli 1955		Stichtag: 31. Dezember 1954		Stichtag: 31. Dezember 1955		31. 12. 1955 gegen 31. 12. 1954
		Arbeitslose	Vertriebene % aller Arbeitslosen	Arbeitslose	Vertriebene % aller Arbeitslosen	Arbeitslose	Vertriebene % aller Arbeitslosen	Arbeitslose	Vertriebene % aller Arbeitslosen	Zu- (+) oder Abnahme (—) in%
Schleswig-Holstein . . .	m	51375	42,9	34119	39,7	74984	39,9	73305	37,4	— 2,2
	w	30197	40,8	27717	36,4	37925	39,7	35447	36,8	— 6,5
Hamburg	m	35862	6,2	21162	6,5	41005	6,5	27300	7,1	—33,4
	w	37816	8 4	30385	8,1	39396	8,5	28953	8,3	—26,5
Niedersachsen	m	120201	37,8	56418	36,3	162711	35,1	128637	32,1	—20,9
	w	67654	35,8	54981	34,2	89308	36,6	77282	34,5	—13,5
Bremen	m	9535	12,3	5332	11,7	10729	10,7	7066	11,7	—34,1
	w	9500	9,7	8466	10,2	10080	9,4	8635	10,8	—14,3
Nordrhein-Westfalen . .	m	96749	12,8	44804	13,2	121076	14,5	86434	15,2	—28,6
	w	74105	11,3	57471	10,9	74697	11,7	53186	12,4	—28,8
Hessen.	m	54187	27,7	23889	27,9	73838	25,9	59850	25,8	—18,9
	w	31622	21,7	22681	21,9	35568	23,1	27110	24,0	—23,8
Rheinland-Pfalz.	m	29998	13,9	10992	12,9	59145	11,8	52780	10,6	—10,8
	w	10594	9,1	6787	8,5	14903	9,2	11175	9,3	—25,0
Baden-Württemberg . .	m	30431	35,8	14155	32,1	56644	34,8	43915	33,7	—22,5
	w	25830	25,9	15419	24,8	29002	27,8	17625	28,3	—39,2
Bayern	m	130093	33,1	61550	31,4	241521	29,5	211090	27,0	—12,6
	w	88624	27,2	70598	24,9	115106	26,6	96215	24,9	—16,4
Bundesgebiet	m	558431	28,0	272421	27,1	841653	26,8	690377	25,7	—18,0
	w	375942	23,3	294505	22,2	445985	24,5	355628	24,2	—20,3
West-Berlin . . . .'	m	72537	—	46953	—	74082	—	58099	—	—21,6
	w	102093	—	78210	—	102769	—	81746	—	—20,5

ihrer wirtschaftlichen Verhältnisse (Beendigung der Abzahlungen für Wohnungseinrichtung usw.) ihre berufliche Tätigkeit mit jener der Hausfrau und Mutter vertauschen, für die gesetzlich zulässige Zeit aber noch Arbeitslosenunterstützung beziehen.

Aus Tab. 5 ist der Anteil der Vertriebenen an der Zahl der Arbeitslosen zu ersehen. Im Bundesgebiet beträgt deren Anteil 17,2% der Gesamtbevölkerung, während der Anteil der arbeitslosen Vertriebenen an der Gesamtzahl der Arbeitslosen sich auf über 25% beläuft. Baden-Württemberg mit 16,4% Vertriebenen hat sogar rund 31% vertriebene Arbeitslose.

3. Eheschließungen, Geburten, allgemeine Sterblichkeit

Nach Tab. 6 hat die Zahl der Eheschließungen seit 1950 stetig abgenommen. Sie liegt mit 8,6 auf 1000 Einwohner i. J. 1954 aber immer noch höher als dem Durchschnitt der Jahre 1876—1918 entspricht[1]. Nach Tab. 7 hat sich die Zahl der eheschließenden Männer besonders in den Altersgruppen 18—24 Jahre seit 1938 ganz erheblich erhöht. Auch in den mittleren Altersklassen (33—50 Jahre) ist gegen 1938 eine beträchtliche Zunahme festzustellen.

Tab. 6 zeigt weiter, daß sich die Zahl der Lebendgeborenen von 1871 bis etwa 1909 einigermaßen konstant gehalten hat. Dann setzt der in allen Ländern zu beobachtende Abfall der Geburtenziffer ein, der aber um 1930 zum Stillstand gekommen zu sein scheint. Im letzten Drittel des vergangenen Jahrhunderts lag das Verhältnis Eheschließungen zu Lebendgeborenen bei 1:4 bis 1:5, es ist heute knapp 1:2.

Die Sterbeziffer beträgt 1954 etwa $^1/_3$ derjenigen von 1870—1872; sie hat sich seit 1930 nur unwesentlich geändert. Die Ursache dafür liegt in erster Linie in der sich stetig ändernden Zusammensetzung der Bevölkerung, deren Anteil an älteren Personen zunimmt, während die Zahl der Kinder gering ist. Eine tatsächlich stattfindende weitere Abnahme der Sterblichkeit, welche sich bei einer Standardisierung nachweisen läßt (s. Tbc.-Jb. 1953/54, 5), wird hierdurch überdeckt.

Der Anteil der unehelich Geborenen weist höchstens kriegs- und nachkriegsbedingte, sonst aber nur unwesentliche Schwankungen auf.

Die Zahl der Totgeborenen hat seit etwa 1900 um rund 30% abgenommen.

4. Änderung der Bevölkerungsstruktur

In Tab. 8 ist der Anteil 10 jähriger Altersklassen an der Gesamtzahl der Männer und Frauen für die Zeit von 1880 bis 1954 zusammengestellt.

Danach sind bis zum Jahre 1900 noch keine wesentlichen Änderungen im Aufbau der Bevölkerung festzustellen. Diese treten erst im Zeitraum 1900—1925 auf und zeigen dabei zunächst den Rückgang des Anteils der Kinder von 0—10 Jahren und die Kriegsverluste der Männer besonders zwischen 30 und 50 Jahren. Bis zum Jahre 1954 vermindert sich der Anteil der 0—10 jährigen noch etwas weiter, während der Anteil der älteren Personen stetig ansteigt. Diese Verhältnisse sind

---

[1] Um 1910 betrug der Anteil der noch nicht heiratsfähigen Jahrgänge (0—15 J.) 35,2%, der der über 50 jährigen 14,8%; 1954 beläuft sich der Anteil der 0—15 jährigen auf 21,8%, der der über 50 jährigen auf 27,8%; insgesamt sind 1910 und 1954 rd. 50% der Bevölkerung außerhalb der für Heiraten in Frage kommenden Jahrgänge.

Tabelle 6. *Eheschließungen, Geborene und Gestorbene 1871 bis 1954*[1]

(Aus: Statistisches Jahrbuch 1955 des Statistischen Bundesamtes Wiesbaden, Seite 54)

Jahr	Auf 1000 Einwohner kamen				Von 100 Lebend- u. Totgeborenen waren		Jahr	Auf 1000 Einwohner kamen				Von 100 Lebend- u. Totgeborenen waren	
	Eheschließungen	Lebend-geborene	Gestorbene	mehr (+) bzw. wenig.(−) Geborene als Gest.	Unehe-liche	Totge-borene		Eheschließungen	Lebend-geborene	Gestorbene[1]	mehr (+) bzw. wenig.(−) Geborene als Gest.	Unehe-liche	Totge-borene
1871	8,2	34,5	29,6	+ 4,9	9,8	4,0	1912	7,9	29,3	15,6	+ 12,7	9,5	2,9
1872	10,3	39,5	29,0	+ 10,5	8,9	3,9	1913	7,7	27,5	15,0	+ 12,4	9,7	2,9
1873	10,0	39,7	28,3	+ 11,4	9,2	3,9	1914	6,8	26,8	19,0	+ 7,8	9,8	3,0
1874	9,5	40,1	26,7	+ 13,4	8,7	4,0	1915	4,1	20,4	21,4	− 1,0	11,2	3,0
1875	9,1	40,6	27,6	+ 13,0	8,6	4,1	1916	4,1	15,2	19,2	− 4,0	11,1	3,1
1876	8,5	40,9	26,3	+ 14,6	8,6	4,0	1917	4,7	13,9	20,6	− 6,6	11,5	3,0
1877	8,0	40,0	26,4	+ 13,6	8,7	3,9	1918	5,4	14,3	24,8	− 10,5	13,1	3,1
1878	7,7	38,9	26,2	+ 12,6	8,7	4,0	1919	13,4	20,0	15,6	+ 4,5	11,2	3,0
1879	7,5	38,9	25,6	+ 13,3	8,8	3,9	1920	14,5	25,9	15,1	+ 10,8	11,4	3,2
1880	7,5	37,6	26,0	+ 11,6	9,0	3,9	1921	11,9	25,3	13,9	+ 11,4	10,7	3,2
1881	7,5	37,0	25,5	+ 11,6	9,1	3,8	1922	11,2	23,0	14,4	+ 8,6	10,7	3,2
1882	7,7	37,2	25,7	+ 11,5	9,3	3,8	1923	9,4	21,2	13,9	+ 7,3	10,4	3,2
1883	7,7	36,6	25,9	+ 10,7	9,2	3,8	1924	7,1	20,6	12,2	+ 8,4	10,5	3,3
1884	7,8	37,2	26,0	+ 11,3	9,5	3,8	1925	7,7	20,8	11,9	+ 8,8	11,9	3,3
1885	7,9	37,0	25,7	+ 11,4	9,5	3,8	1926	7,7	19,6	11,7	+ 7,9	12,5	3,3
1886	7,9	37,1	26,2	+ 10,9	9,5	3,8	1927	8,5	18,4	12,0	+ 6,5	12,3	3,2
1887	7,8	36,9	24,2	+ 12,7	9,4	3,8	1928	9,2	18,6	11,6	+ 7,0	12,3	3,1
1888	7,8	36,6	23,7	+ 12,8	9,3	3,7	1929	9,2	18,0	12,6	+ 5,4	12,1	3,1
1889	8,0	36,4	23,7	+ 12,7	9,3	3,6	1930	8,8	17,6	11,0	+ 6,5	12,0	3,1
1890	8,0	35,7	24,4	+ 11,4	9,1	3,4	1931	8,0	16,0	11,2	+ 4,8	11,8	3,0
1891	8,0	37,0	23,4	+ 13,6	9,1	3,3	1932	7,9	15,1	10,8	+ 4,3	11,6	2,9
1892	7,9	35,7	24,1	+ 11,6	9,1	3,3	1933	9,7	14,7	11,2	+ 3,5	10,7	2,8
1893	7,9	36,8	24,6	+ 12,2	9,1	3,2	1934	11,1	18,0	10,9	+ 7,1	8,6	2,6
1894	7,9	35,9	22,3	+ 13,6	9,4	3,3	1935	9,7	18,9	11,8	+ 7,1	7,8	2,6
1895	8,0	36,1	22,1	+ 13,9	9,1	3,3	1936	9,1	19,0	11,8	+ 7,2	7,8	2,6
1896	8,2	36,3	20,8	+ 15,5	9,4	3,3	1937	9,1	18,8	11,7	+ 7,1	7,7	2,4
1897	8,4	36,0	21,3	+ 14,6	9,2	3,2	1938	9,4	19,6	11,6	+ 7,9	7,7	2,3
1898	8,4	36,1	20,5	+ 15,6	9,1	3,2	1939	11,2	20,4	12,3	+ 8,1	7,8	2,3
1899	8,5	35,8	21,5	+ 14,4	9,0	3,2	1940	8,8	20,0	12,7	+ 7,3	.	2,2
1900	8,5	35,6	22,1	+ 13,6	8,7	3,1	1941	7,2	18,6	12,0	+ 6,6	.	2.2
1901	8,2	35,7	20,7	+ 15,1	8,6	3,1	1942	7,4	14,9	12,0	+ 2,9	.	.
1902	7,9	35,1	19,4	+ 15,6	8,5	3,1	1943	7,3	16,0	12,1	+ 3,9	.	.
1903	7,9	33,8	20,0	+ 13,9	8,3	3,1	1946	8,8	16,4	12,3	+ 4,1	16,5	2,3
1904	8,0	34,1	19,6	+ 14,5	8,4	3,0	1947	10,0	16,5	11,6	+ 4,9	12,0	2,1
1905	8,1	32,9	19,8	+ 13,2	8,5	3,0	1948	10,6	16,6	10,3	+ 6,3	10,4	2,2
1906	8,2	33,1	18,2	+ 14,9	8,5	3,0	1949	10,1	16,8	10,2	+ 6,6	9,4	2,2
1907	8,1	32,3	18,0	+ 14,2	8,7	3,0	1950	10,6	16,2	10,3	+ 5,9	9,8	2,2
1908	8,0	32,1	18,1	+ 14,0	8,9	3,0	1951	10,3	15,8	10,5	+ 5,3	9,6	2,2
1909	7,8	31,0	17,2	+ 13,9	9,0	2,9	1952	9,4	15,7	10,4	+ 5,3	9,0	2,1
1910	7,7	29,8	16,2	+ 13,6	9,1	2,9	1953	8,9	15,5	11,0	+ 4,5	8,6	2,0
1911	7,8	28,6	17,3	+ 11,3	9,2	2,9	1954[2]	8,6	15,7	10,4	+ 5,3	...	2,0

[1] Bis 1943 Reichsgebiet, jeweiliger Gebietsstand: Im Reichsgebiet ist ab 1891 Helgoland enthalten. Ab 1917 ohne Elsaß-Lothringen. In der Zeit nach dem Weltkrieg sind im Reichsgebiet nicht enthalten: Ab 1919 der an Polen gefallene Teil der Provinz Posen; ab 1920 Memelgebiet, Freie Stadt Danzig, die an Polen (ohne Abstimmung), die Tschechoslowakei, Dänemark und Belgien gefallenen Gebiete, ab 1922 der an Polen gefallene Teil des Abstimmungsgebietes Oberschlesien; von 1922 bis 1943 beziehen sich die Angaben auf den Gebietsstand vom 31. 12. 1937. Ab 1946 Bundesgebiet.

[2] Ohne Totgeborene; 1. 9. 1939 bis 31. 12. 1943 ohne Sterbefälle von Wehrmachtsangehörigen; ab 1946 ohne nachträglich beurkundete Kriegssterbefälle und gerichtliche Todeserklärungen. — 1954: Vorläufige Ergebnisse.

Tabelle 7. *Heiratsziffern der Ledigen 1910/11, 1925, 1938, 1939* und *1950 nach Geschlecht und Alter*

(Aus Statistisches Jahrbuch 1955 des Statistischen Bundesamtes Wiesbaden, S. 56)

Alter in Jahren	Eheschließungen der Ledigen auf 1000 Personen gleichen Alters und Familienstandes										Meßzahl (1938 = 100)	
	Männer					Frauen					Männer	Frauen
	1910/11	1925	1938	1939	1950	1910/11	1925	1938	1939	1950	1950	
16 bis unter 17 . .	—	—	—	—	—	1,6	1,1	2,5	2,8	3,5	—	140
17 ,, ,, 18 . .	—	—	—	—	0,0	6,9	5,3	12,1	14,4	15,2	—	126
18 ,, ,, 19 . .	0,2	0,5	0,4	0,4	2,8	21,0	15,9	39,0	45,8	42,1	700	108
19 ,, ,, 20 . .	1,2	2,6	2,1	2,6	13,0	44,8	33,4	59,8	99,2	75,0	619	125
20 ,, ,, 21 . .	3,8	8,4	5,7	8,8	29,2	74,8	55,7	96,5	163,6	103,4	512	107
21 ,, ,, 22 . .	24,6	42,7	28,4	28,4	95,0	115,5	84,5	142,2	207,1	145,2	335	102
22 ,, ,, 23 . .	59,7	58,4	29,3	39,8	105,5	140,1	102,8	156,9	224,4	165,2	360	105
23 ,, ,, 24 . .	97,5	81,5	56,7	76,9	131,9	161,9	120,1	206,7	251,5	183,3	233	89
24 ,, ,, 25 . .	137,7	106,9	112,7	156,6	158,4	175,0	131,8	222,8	258,9	194,3	141	87
25 ,, ,, 26 . .	162,8	129,5	169,3	235,8	175,6	173,6	134,3	232,5	281,8	192,2	104	83
26 ,, ,, 27 . .	168,7	152,9	190,5	229,1	200,4	164,6	133,7	231,3	266,6	192,6	105	83
27 ,, ,, 28 . .	175,7	171,3	204,3	237,3	224,9	155,4	124,1	217,8	246,0	190,3	110	87
28 ,, ,, 29 . .	166,7	171,0	216,1	231,7	234,3	133,2	111,7	198,4	214,6	174,5	108	88
29 ,, ,, 30 . .	164,5	166,5	214,0	218,0	243,1	124,3	98,2	177,5	191,8	161,2	114	91
30 ,, ,, 31 . .	147,6	162,8	206,0	204,4	230,3	101,2	87,1	151,1	162,5	129,5	112	86
31 ,, ,, 32 . .	142,3	158,3	191,3	190,2	239,5	87,3	76,9	128,5	140,2	122,4	125	95
32 ,, ,, 33 . .	124,4	149,8	169,8	176,8	232,6	72,9	67,1	106,4	119,2	106,9	137	100
33 ,, ,, 34 . .	112,4	140,9	157,9	158,9	228,0	63,1	57,5	92,0	102,0	93,4	144	102
34 ,, ,, 35 . .	97,9	130,5	141,4	143,8	217,6	52,4	52,6	76,4	86,6	83,2	154	109
35 ,, ,, 40 . .	70,5	101,4	110,4	114,7	176,8	37,7	35,4	50,5	58,9	53,7	161	106
40 ,, ,, 45 . .	34,2	58,2	61,6	71,8	103,5	18,3	19,2	24,8	30,8	23,9	168	96
45 ,, ,, 50 . .	17,6	31,4	32,5	38,6	52,9	10,2	10,5	13,5	17,5	12,7	163	94
50 ,, ,, 55 . .	8,7	16,1	17,5	20,0	24,2	4,6	5,0	6,4	7,6	6,0	138	94
55 ,, ,, 60 . .	4,5	8,3	9,3	11,2	11,2	1,5	2,2	2,6	3,0	2,7	120	104

Tabelle 8. *Deutsches Reich und Bundesrepublik Deutschland: Bevölkerung nach Altersgruppen in Prozent der Gesamtbevölkerung*

Jahr	Geschl.	0—10	10—20	20—30	30—40	40—50	50—60	60—70	70—80	üb. 80 J.	gesamt
1880	m	25,6	20,1	15,9	12,9	10,3	7,7	5,1	2,0	0,4	100
	w	24,7	19,4	15,9	13,1	10,5	8,2	5,5	2,3	0,4	100
1900	m	24,6	19,8	16,9	13,0	11,4	7,3	4,6	2,0	0,4	100
	w	24,0	19,4	16,9	13,0	10,2	8,1	5,4	2,5	0,5	100
1925	m	16,6	21,3	18,3	13,2	12,3	9,7	5,9	2,3	0,4	100
	w	15,1	19,7	18,4	15,1	12,6	9,5	6,2	2,8	0,6	100
1939	m	16,0	17,1	15,1	17,8	12,2	10,0	üb.60J	11,8		100
	w	14,6	15,8	13,9	17,4	14,0	11,2		13,1		100
1946	m	18,8	17,4	10,7	13,0	15,5	11,0	8,4	4,4	0,8	100
	w	15,0	14,2	14,6	16,2	15,2	11,6	8,2	4,1	0,9	100
1950	m	16,1	17,8	14,7	11,7	15,6	11,1	7,7	4,4	0,9	100
	w	13,5	15,2	15,3	13,8	15,9	12,5	8,7	4,3	0,8	100
1952	m	15,1	18,3	14,8	11,3	15,2	12,1	7,6	4,6	1,0	100
	w	13,0	15,4	14,0	13,5	16,2	13,0	8,9	4,9	1,1	100
1954	m	15,2	18,0	15,3	10,9	14,5	12,9	7,7	4,5	1,0	100
	w	12,8	15,3	13,6	13,1	16,0	13,5	9,3	5,1	1,3	100

auch aus Abb. 1 zu ersehen, welche die Verteilung 1880 und 1954 wiedergibt. 1880 decken sich die Kurven für Männer und Frauen (c) noch annähernd, 1954 sind nicht unbedeutende Unterschiede festzustellen, welche bei Morbiditäts- und Mortalitätsbetrachtungen berücksichtigt werden müßten. Die Kriegsverluste der Männer lassen sich aus den Angaben der Tabelle nur roh entnehmen — sie machen sich in dem gegenüber den Frauen kleineren Anteil der Altersgruppen besonders der 30—50 jährigen bemerkbar.

Der Anteil der 20—30 jährigen betrug 1880 für Männer und Frauen einheitlich 15,9 %. Bis zum Jahre 1925 sind diese Werte für Männer und Frauen gleich, dann treten Abweichungen auf, welche 1946 ein Maximum erreichen (Männer 10,7 %, Frauen 14,6 %). Bis zum Jahre 1954 ist der Anteil der 20—30 jährigen Männer wieder auf 15,3 % angestiegen, der der gleichaltrigen Frauen auf 13,5 % gefallen. Diese Altersgruppe spielt in der

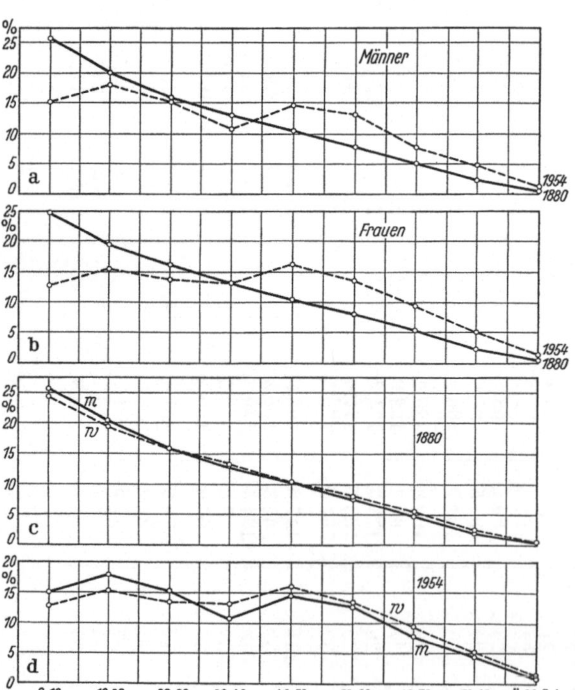

Abb. 1. Prozentuale Bevölkerungsverteilung: a) Männer 1880 und 1954; b) Frauen 1880 und 1954; c) Männer und Frauen 1880; d) Männer und Frauen 1954

Tuberkulose-Morbidität und -Mortalität eine große Rolle, denn auf diese entfiel in früheren Jahren das Maximum der Sterblichkeit, die Morbidität bildet heute noch in dieser Gruppe einen Gipfel. Die Statistik der Mortalität an Tuberkulose in den deutschen Bundesländern zeigt hier recht interessante Verhältnisse, welche an dem nachstehenden Beispiel von Bayern besprochen werden sollen (Tab. 9).

Tabelle 9. *Mortalität der Männer und Frauen an Tuberkulose in Bayern 1939-1950 auf 10 000 E.*

Alter	Männer					Frauen				
				Änderung in %					Änderung in %	
	1939	1947	1950	1947/50	1939/50	1939	1947	1950	1947/50	1939/50
15—20	3,1	3,6	1,1	—69,4	—64,5	4,2	3,0	1,3	—56,7	—69,0
20—25	3,6	13,3	2,5	—81,2	—30,2	6,4	6,0	2,6	—56,7	—59,4
25—30	6,3	12,6	3,9	—69,0	—38,1	7,2	6,1	2,6	—57,4	—63,9
30—35	7,4	8,3	5,0	—39,7	—32,4	6,3	5,2	3,1	—40,4	—50,8
35—40	9,1	10,6	4,6	—56,6	—49,5	5,8	5,6	2,8	—50,0	—51,7
40—45	9,7	10,1	4,8	—52,5	—50,5	6,3	4,8	2,6	—45,8	—58,7
45—50	11,5	12,3	7,2	—41,5	—37,4	4,9	5,5	3,0	—45,5	—38,8

Bei den *Männern* ist die *Sterblichkeit an Tuberkulose* von 1939 auf 1947 in allen Altersklassen *angestiegen*, ganz besonders bei den Altersgruppen 20—30 J.; bei den *Frauen* ist während derselben Zeit die *Sterblichkeit gefallen*, außer bei den 45—50 jährigen. Weder aus den Statistiken früherer, noch aus jenen späterer Jahre ist eine derartige Verschiedenartigkeit im Ablauf der Tuberkulosemortalität zwischen Männern und Frauen festzustellen. Aus der Änderung von 1939/50 ergibt sich, daß die Sterblichkeit der Frauen in allen Altersgruppen stärker abgenommen hat als bei den Männern. Das ist ein gewohntes Bild, wenn auch sonst die Unterschiede nicht derartig stark in Erscheinung treten. Vergleicht man aber die Änderung der Sterblichkeit der Männer mit der der Frauen für die Jahre 1947 auf 1950, dann ergeben sich die umgekehrten Verhältnisse: Die Sterblichkeit der Männer hat in allen Altersklassen — außer 30—35 und 45—50 J. — mehr abgenommen als die der Frauen. Besonders markant sind die Unterschiede für die

Tabelle 10. *Zahl der Männer und Frauen in der Bundesrepublik Deutschland in verschiedenen Altersklassen 1946 u. 1950 in Tausend und prozentuale Änderung*

Jahr	Geschl.	10—20	20—30	30—40	40—50 Jahre
1946	m	3 455,3	2 115,2	2 577,9	3 094,7
	w	3 439,3	3 526,5	3 879,6	3 674,9
1950	m	3 965,9	3 294,3	2 611,4	3 504,7
	w	3 821,2	3 830,4	3 470,0	4 041,6
Proz. Änderung 1946/50	m	+14,8	+55,7	+ 1,3	+13,3
	w	+11,1	+ 8,6	—10,5	+10,0

15—30 jährigen. Vorstehende Tabelle zeigt, daß sich die Zahl der Männer in verschiedenen Altersklassen von 1946 auf 1950 in völlig anderem Verhältnis verändert hat als die der Frauen (s. Tab. 10).

Wenn auch ein Teil der 1946 10—20, 20—30 jährigen usw. bis zum Jahre 1950 in die nächsthöhere Altersgruppe gekommen ist und dadurch die Verhältnisse

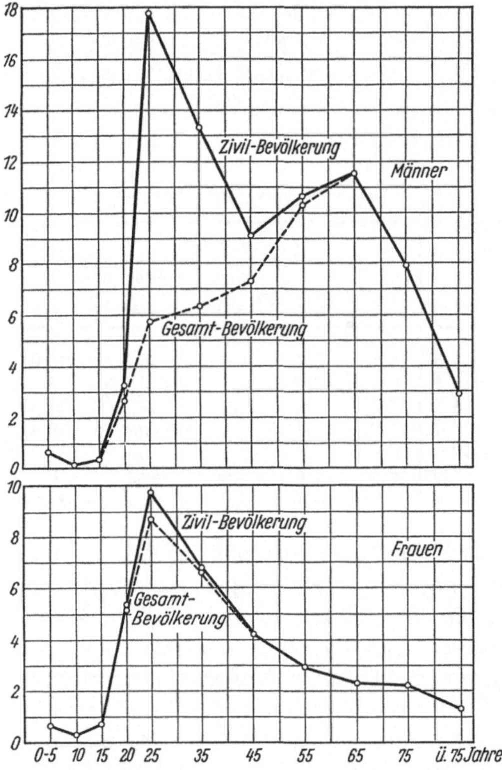

Abb. 2. England und Wales: Sterblichkeit an Tuberkulose der Atmungsorgane auf 10 000 E 1945, Zivilbevölkerung und Bevölkerung "including Armed Forces at home and abroad"

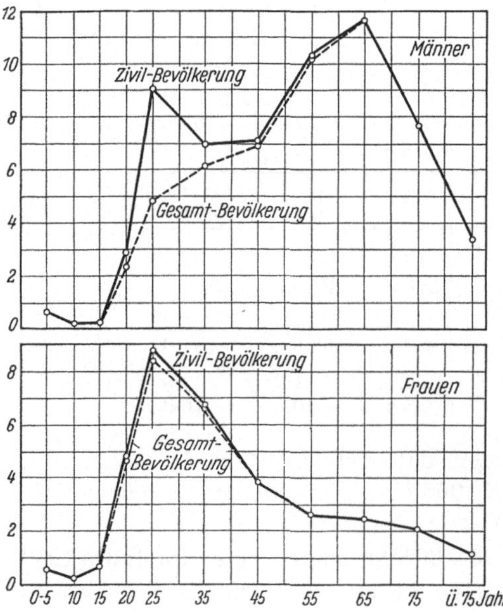

nicht eindeutig zahlenmäßig belegt werden können, so genügen die Angaben von Tab. 10 doch für die Feststellung, daß die Zahl der Männer besonders in den Altersgruppen 20—30 J. und 30—40 J. sich wesentlich anders entwickelt hat als die der Frauen. Im Jahre 1946 (Volkszählung) und zum Teil auch 1947 befand sich der größte Teil der ehemaligen Wehrmachtsangehörigen in Kriegsgefangenschaft und Internierung. Zahlenmäßig stark waren daran die Altersklassen der etwa 18—35 jährigen beteiligt. Diese wurden bei der Volkszählung natürlich nicht erfaßt. Die Zahl der verstorbenen Tuberkulösen aber wurde wie üblich auf die Zahl der durch die Volkszählung erfaßten Personen bezogen. Da sich damals wohl annähernd 35% der Männer von 20 — 30 J. in Lagern befanden, wurden die Sterbefälle auf die restliche männliche Bevölkerung bezogen, die jedoch nur etwa 65% der in Frage kommenden Altersgruppe darstellten. Die Tuberkulosesterblichkeit dieser meist auf deutschem Boden gefangen gehaltenen Männer war — zumal es sich um ausgesuchtes Menschenmaterial handelte — bei weitem nicht so hoch wie die der Zivilbevölkerung. *Die Tuberkulosesterblichkeit der Männer um 1946 würde zweifellos viel niedrigere Werte ergeben, wenn die Tuberkulosemortalität aller Männer erfaßt und auf alle Männer hätte bezogen werden können.* Die Statistiken jener Jahre konnten auf diese Verhältnisse nicht Bezug nehmen und enthalten daher für die Männer rein rechnerisch wohl richtige, für eine exakte Beurteilung

Abb. 3. England und Wales: Sterblichkeit an Tuberkulose der Atmungsorgane auf 100 000 E 1946. Zivilbevölkerung und Bevölkerung "including Armed Forces at home and abroad"

der tatsächlichen Verhältnisse jedoch völlig falsche Angaben. Berücksichtigt man darüber hinaus noch die Tatsache, daß einige Millionen Männer gefallen sind, die ebenfalls nur eine relativ geringe Tuberkulosemortalität aufzuweisen gehabt hätten, andererseits aber die Bezugsbasis erheblich erweitern würden, dann kann man annehmen, daß die Tuberkulosesterblichkeit der Männer gegen Kriegsende unter Einbeziehung dieser Umstände wohl nicht wesentlich höher gelegen haben dürfte als die der Frauen. Eine Berechnung der Letalität — Anzahl der Verstorbenen, bezogen auf die Erkrankten — dürfte hier ein wesentlich anderes Bild ergeben haben, als es die auf die Gesamtbevölkerung errechneten Sterbeziffern vermitteln. Die Angaben über die Tuberkulosesterblichkeit der letzten Kriegs- und ersten Nachkriegsjahre sind ohne Zweifel als überhöht anzusehen. Wir bringen in Abb. 2 und 3 eine Darstellung der Tuberkulosemortalität in England, aus welcher die Situation klar zu ersehen ist.

Zusammenfassung

Im Jahre 1954 hat die *Bevölkerung* der Bundesrepublik Deutschland um 485000 Personen zugenommen, wovon je etwa die Hälfte auf den Geburtenzuwachs und auf Abwanderungen aus der Ostzone zurückzuführen sind.

8,5 Millionen (= 17,2% der Gesamtbevölkerung) sind *Vertriebene*, im wesentlichen aus den deutschen Ostgebieten.

Die *Arbeitslosigkeit* hat sich seit 1950 um fast 50%, seit 1951 um rund 35% vermindert. Der Anteil der Vertriebenen an der Gesamtzahl der Arbeitslosen ist zum Teil beträchtlich höher als ihrem Anteil an der Bevölkerung entspricht.

Die Zahl der *Eheschließungen* hat seit 1950 stetig abgenommen; sie betrug 1954 8,6/1000 Einwohner. Seit 1938 zeigt sich besonders bei den jungen Männern (18—24 J.) eine erhebliche Zunahme der Heiratsfreudigkeit.

Im letzten Drittel des vergangenen Jahrhunderts betrug das Verhältnis Eheschließung zu *Lebendgeborenen* 1:4, heute etwa 1:2.

Infolge der sich stetig ändernden Zusammensetzung der Bevölkerung (Zunahme der Zahl der älteren Personen, Abnahme der Geburtenziffer) hat sich die *allgemeine Sterblichkeit* seit 1930 nur unwesentlich geändert.

In den Stadtstaaten (Hamburg, Bremen, Berlin) ist der Anteil der älteren Personen höher als in den übrigen Ländern der Bundesrepublik, wodurch sich eine *höhere Sterblichkeit in den Stadtstaaten* zum Teil erklärt.

Die Zahl der Totgeburten hat seit 1900 um etwa 30% abgenommen.

Classification of the Population, Marriages — Births — Mortality

A report is given on the change in composition of the *population* of the German Federal Republic. During 1954 there has been an augmentation of population by 485000 persons. The increase is caused by births (about 50 p. c.) and by immigration from eastern Germany.

8.5 millions, i. e. 17.2 p. c. of the total population, are *refugees* from the German eastern territories.

The number of marriages as well as the number of births show a constant decline. Because of the steadily increasing number of old persons and the decreasing number of births, the *mortality-rate* since 1930 has nearly remained unchanged.

Tabelle 11. *Personal der Fürsorgestellen* (Entnommen aus den Länderstatistiken)   [1] Außerdem 4 Schwestern

Länder	Fürsorgestellen 1954 Haupt-stellen	Fürsorgestellen 1954 Neben-stellen	Tbc.-Fürsorgeärzte 1953	Tbc.-Fürsorgeärzte 1954	1 Tbc.-Fürsorgearzt auf ..... Einwohner 1953	1 Tbc.-Fürsorgearzt auf ..... Einwohner 1954	1 Tbc.-Fürsorgearzt auf .....Ia—Id (Bestand) 1954	Zahl der Fürsorgerinnen Allgem.	Zahl der Fürsorgerinnen Tbc.-Fürsorg.	Zahl der Fürsorgerinnen zus.	1 Fürsorgerin auf ..... Einwohner 1953	1 Fürsorgerin auf ..... Einwohner 1954
Schleswig-Holstein	20	30	48	46	48848	50076	680	128	22	150	16512	15357
Hamburg	15	—	15	15	114855	116808	1787	16	63	79	22087	22179
Niedersachsen	74	64	157	160	42072	41058	367	491	36	527	12209	12465
Bremen	3	—	7	7	86844	89000	1317	82	11	93	7237	6699
Nordrhein-Westfalen	93	248	273	280	52267	52005	518	1399	30	1429	10020	10190
Hessen.	43	22	64	49	69969	92261	638	188	37	225	20925	20092
Rheinland-Pfalz.	39	25	65	53	49619	61639	564	179	7	186	18751	17564
Baden-Württemberg	65	46	69	63	99467	111240	961	299	40	339	20487	20673
Bayern	136	7	59	54	155288	169597	1133	653	31	684	13553	13389
Bundesgebiet	488	442	757	727	65096	68450	624	3435	277	3712	13442	13406
West-Berlin	12	—	32	32	68688	68508	1042	—	100[1]	100[1]	21980	21923

Tabelle 12. *Ärzte in den Fürsorgestellen in den Ländern des Bundesgebietes, im Bundesgebiet und in West-Berlin 1954*
(Entnommen aus den Länderstatistiken)   [1] nur im öffentlichen Gesundheitsdienst tätig.

Länder	Gesamtzahl der in den Fürsorge-stellen tätigen Lungen- und Nicht-lungen-fachärzte (Sp. 8 u. 15)	Lungenfachärzte: Hauptamtlich als Ärzte des öffentl. Gesundheitsdienstes tätig — ausschließl. als Tbc.-Für-sorgeärzte	Lungenfachärzte: nicht aus-schließl. als Tbc.-Für-sorgeärzte	Lungenfachärzte: zus. (Sp. 2 u. 3)	Lungenfachärzte: Nebenamtlich als Tbc.-Fürsorgeärzte tätig — hauptberuf-lich in freier Praxis	Lungenfachärzte: hauptberufl. in Heilstätt. u. Kranken-häusern	Lungenfachärzte: zus. (Sp.5 u. 6)	Lungenfachärzte insges. (Sp. 4 u. 7)	Nichtlungenfachärzte: Hauptamtlich als Ärzte des öffentl. Gesundheitsdienstes tätig — ausschließl. als Tbc.-Für-sorgeärzte	Nichtlungenfachärzte: nicht aus-schließl. als Tbc.-Für-sorgeärzte	Nichtlungenfachärzte: zus. (Sp. 9 u. 10)	Nichtlungenfachärzte: Nebenamtlich als Tbc.-Fürsorgeärzte tätig — hauptberuf-lich in freier Praxis	Nichtlungenfachärzte: hauptberufl. in Heilstätt. u. Kranken-häusern	Nichtlungenfachärzte: zus. (Sp. 12 u. 13)	Nichtlungen-fachärzte insgesamt (Sp. 11 u. 14)
	1	2	3	4	5	6	7	8	9	10	11	12	13	14	15
Schleswig-Holstein	46	9	2	11	1	3	4	15	1	28	29	2	—	2	31
Hamburg	15	14	—	14	—	—	—	14	1	—	1	—	—	—	1
Niedersachsen	160	8	6	14	26	26	52	66	2	74	76	11	7	18	94
Bremen	7	7	—	7	—	—	—	7	—	—	—	—	—	—	—
Nordrhein-Westfalen	280	15	17	32	4	12	16	48	10	211	221	4	7	11	232
Hessen.	49	9	2	11	9	14	23	34	1	10	11	—	4	4	15
Rheinland-Pfalz	53	20	3	23	2	7	9	32	1	17	18	1	2	3	21
Baden-Württemberg	63	41	7	48	2	5	7	55	2	4	6	—	2	2	8
Bayern	54	34	3	37	6	5	11	48	4	—	4	1	1	2	6
Bundesgebiet	727	157	40	197	50	72	122	319	22	344	366	19	23	42	408
West-Berlin	32	11	—	11	2	1[1]	3	14	14	—	14	2	2[1]	4	18

B. Die Tuberkulose-Fürsorgestellen,
ihr ärztliches und fürsorgerisches Personal, Betrieb der Fürsorgestellen

1. Zahl der Tuberkulosefürsorgestellen und ihr Personal

Nach Tab. 11 hat die Zahl der Tuberkulose-Fürsorgeärzte von 1953 auf 1954 um 30 abgenommen. Diese Änderung betrifft in erster Linie die Länder Hessen und Rheinland-Pfalz. Damit hat sich besonders in Hessen die Zahl der auf 1 Arzt entfallenden Einwohner wesentlich erhöht (von rund 70000 auf rund 92000). Zahlenmäßig ungünstig in bezug auf die anderen Länder liegen die Verhältnisse in Bayern, wo i. J. 1954 1 Fürsorgearzt fast 170000 Einwohner zu betreuen hatte. Das ist das $2^1/_2$fache des Bundesdurchschnitts. Mit rund 135 Fürsorgeärzten würde Bayern diesem Durchschnitt entsprechen. Bezogen auf Niedersachsen ergibt sich aus der Tabelle, daß auf einen Fürsorgearzt in Bayern 3mal soviel Tuberkulöse entfallen wie in Niedersachsen.

Weitere Angaben über die personelle Besetzung der Tuberkulosefürsorgestellen ergeben sich aus Tab. 11 und 12.

Nach Tab. 12 sind in Nordrhein-Westfalen nur etwa $^1/_6$ aller Tuberkulose-Fürsorgeärzte Lungenfachärzte.

2. Zahl der Erstuntersuchten im Verhältnis zum Personal der Fürsorgestellen

Über die in den Ländern der Bundesrepublik Deutschland i. J. 1954 durchgeführten Erstuntersuchungen und deren Verhältnis zur Zahl der Ärzte und Fürsorgerinnen unterrichtet Tab. 13.

Tabelle 13. *Erstuntersuchungen aller Art (Gruppen I—IV) absolut und auf 10000 Einwohner und im Vergleich zum Personal der Fürsorgestellen 1953 und 1954*

(Entnommen aus den Länderstatistiken)

Länder	Erstuntersuchungen	.... Erstuntersuchungen auf 10000 Einw.		.... Erstuntersuchungen auf 1 Arzt		.... Erstuntersuchungen auf 1 Fürsorgerin	
	1954	1953	1954	1953	1954	1953	1954
Schleswig-Holstein .	77720	333	337	1626	1689	549	518
Hamburg	58029	331	331	3799	3869	731	734
Niedersachsen . . .	157212	261	239	1098	982	319	289
Bremen	12764	201	205	1749	1823	146	137
Nordrhein-Westfalen	214776	173	147	903	767	173	150
Hessen	112393	231	249	1616	2294	483	499
Rheinland-Pfalz . .	58373	185	179	919	1101	347	314
Baden-Württemberg	173481	268	247	2668	2754	549	512
Bayern	176117	205	192	3177	3261	277	257
Bundesgebiet . . .	1040865	223	209	1454	1432	300	280
West-Berlin	33181	137	151	939	1037	300	332

Auch in dieser Tabelle sind zwischen den einzelnen Ländern beträchtliche Abweichungen festzustellen. So ist die Zahl der in Bayern auf einen Arzt entfallenden Erstuntersuchungen über 4mal so hoch wie in Nordrhein-Westfalen. Das Maximum liegt bei Hamburg, wo auf 1 Arzt 3869 Erstuntersuchungen kamen.

Bezieht man die von den Ländern gemeldeten Neuerkrankungen an Tuberkulose aller Formen auf die Zahl der Erstuntersuchungen, dann ergeben sich die Werte von Tab. 14. Danach befinden sich im Bundesdurchschnitt 9,2 Neuerkrankungsfälle unter 100 Erstuntersuchten. Ein besonders hohes Ergebnis verzeichnet Berlin mit fast 22 Neuerkrankungen unter 100 Erstuntersuchungen, während in Hessen nur 6,3 Neuerkrankungen bei 100 Erstuntersuchungen festgestellt wurden. *Es konnten also im Mittel unter 100 Erstuntersuchungen 10 Tuberkulosekranke ermittelt werden.*

Tabelle 14. *Auf 100 Erstuntersuchungen entfallen . . . Neuerkrankungen an aktiver Tuberkulose (Ia—Id) 1954*

Schleswig-Holstein . .	8,3	Rheinland-Pfalz. . .	10,2
Hamburg	10,4	Baden-Württemberg	7,6
Niedersachsen	8,9	Bayern	8,2
Bremen	11,1		
Nordrhein-Westfalen .	12,8	Bundesgebiet	9,2
Hessen	6,3	Berlin	21,8

3. Röntgenleistungen in den Tuberkulose-Fürsorgestellen

Die Röntgenleistungen in den Tuberkulose-Fürsorgestellen der Länder sind aus Tab. 15 zu entnehmen. Wesentliche Änderungen gegenüber 1953 sind nicht erfolgt, Die Zahl der Großaufnahmen ist besonders in Bayern und Hessen niedrig, und entsprechend ist das Verhältnis Großaufnahme: Durchleuchtung weit von der Forderung *1 Großaufnahme auf 4 Durchleuchtungen* entfernt. Die Zahl der Schichtaufnahmen hat — abgesehen von einigen Ausnahmen — zugenommen.

4. Laboratoriums-Untersuchungen in den Tuberkulose-Fürsorgestellen

Die Ergebnisse der Laboratoriums-Untersuchungen sind in Tab. 16 zusammengestellt. Auch hierbei sind keine bemerkenswerten Änderungen gegenüber dem Vorjahr festzustellen.

Auch im Berichtsjahr ist die Anzahl der Sputumuntersuchungen sehr gering.

Einem Bericht der *Gesundheitsbehörde Hamburg* sind folgende Angaben entnommen:

1. Die Zahl der Tuberkulosefürsorgestellen hat sich von 1952—1955 um eine vermehrt.

2. Die Zahl der Ärzte hat um 5 zugenommen. Bis auf einen (Internist) sind sämtliche hauptberuflichen Ärzte Lungenfachärzte.

3. Der Bestand an Schichtgeräten und an stationären Schirmbildgeräten hat sich um je 4 vergrößert.

4. Die Röntgenleistungen der Tuberkulosefürsorgestellen haben sich in den letzten 4 Jahren verschoben. Die Verwendung des einfachen Durchleuchtungsgerätes hat abgenommen zugunsten von Schirmbildaufnahmen im Mittelformat. Die Erst- und Kontrolluntersuchungen haben zahlenmäßig abgenommen, dagegen ist die Zahl der Schirmbildaufnahmen im Rahmen der Sprechstunden erheblich angestiegen. Die Zahl der gezielten Schirmbildaufnahmen außerhalb der Sprechstunden hat sich kaum geändert. Mit dem feststehenden Schirmbildgerät werden jährlich 30—35000 Aufnahmen gemacht. Das transportable Gerät des Hamburger Vereins zur Bekämpfung der Tuberkulose wird in steigendem Umfange von der Industrie in Anspruch genommen. 1955 wurden damit 30275 Aufnahmen gemacht.

5. Für eine gründlichere Untersuchung im Einzelfall spricht die Zunahme der Großaufnahmen von 30034 (1952) auf 37197 (1955).

6. Die Aufnahmezahl der Schichtgeräte ist von 4915 auf 11221 im Berichtszeitraum angestiegen.

7. Auch die Laboruntersuchungen haben eine Steigerung erfahren, und zwar wurden 1955 4676 Kehlkopfabstriche gemacht gegenüber 2715 im Jahre 1952.

Tabelle 15. *Röntgenleistungen in den Tuberkulose-Fürsorgestellen 1953 und 1954* (Entnommen aus den Länderstatistiken)

Land	Sprechstundendurch-leuchtungen (Erst- u. Kontrolluntersuch.)		Durchleuchtungen auf 10000 Einwohner		Großaufnahmen		Durchleuchtungen pro Großaufnahme		Reihendurch-leuchtungen außerh. der Sprechtage		Schichtaufnahmen	
	1953	1954	1953	1954	1953	1954	1953	1954	1953	1954	1953	1954
Schleswig-Holstein	195435	197498	833	857	24670	26741	7,9	7,4	35315	19474	2251	3139
Hamburg	135028	127659	784	728	30034	29079	4,5	4,4	13949	14592	9266	10996
Niedersachsen	422906	406666	640	619	54431	57940	7,9	7,0	67350	72240	3203	5882
Bremen	59409	61274	977	983	7480	7569	7,9	8,1	7629	6090	3809	5302
Nordrhein-Westfalen	719580	689252	504	473	137307	131582	5,2	5,2	201296	216464	6321	7830
Hessen	217553	215792	486	477	—	19436	—	11,1	29603	28288	—	878
Rheinland-Pfalz	155739	150261	483	460	26172	25764	6,0	5,8	60564	46386	1012	860
Baden-Württemberg	446476	430845	651	621	62380	63063	7,2	6,8	56933	51263	22183	26671
Bayern	496065	472086	541	515	37076	34815	13,4	13,5	78802	94190	6594	6441
Bundesgebiet	2848191	2751333	578	553	379550[1]	395989	6,9[1]	6,9	551441	548987	54639[1]	67999
West-Berlin	174891	158095	796	721	17981	18498	9,7	8,5	14443	7038	2550	1802[2]

[1] Bundesgebiet ohne Hessen. — [2] Außerdem 4101 Schichtaufnahmen veranlaßt.

Tabelle 16. *Laboratoriumsuntersuchungen in den Tuberkulose-Fürsorgestellen 1954* (Entnommen aus den Länderstatistiken)

Länder	Sputum-untersuchungen		Kehlkopf-abstriche	Magen-saftunter-suchungen	Tier-versuche	Kultur-versuche	Sputumuntersuchungen [2] bezogen auf			Blutsen-kungen	Blut-bilder	Tuberku-linproben (i. d. Fürsorge-stellen)
	abs.	auf 10000 E.[1]					Ia + Ib Bestand	Ia — Ic Bestand	Ia — Ic Neu-erkrank.			
Schleswig-Holstein	21377	91,94	633	3	12	72	2,69	0,78	3,76	39888	2517	27071
Hamburg	8783	50,57	4290	36	3	—	1,22	0,35	1,57	29073	294	8557
Niedersachsen	55992	84,98	1190	151	229	507	3,13	1,09	4,68	75393	8005	54977
Bremen	4261	68,99	540	117	20	376	1,65	0,54	3,87	5735	4446	6634
Nordrhein-Westfalen	99901	69,31	4604	303	319	3057	2,60	0,82	4,21	173769	17749	407519
Hessen	16952	37,68	780	27	18	216	1,96	0,66	3,00	24353	1007	19198
Rheinland-Pfalz	17341	53,41	684	40	2	26	1,96	0,72	3,59	39319	2405	29795
Baden-Württemberg	29336	42,31	4627	689	567	3121	1,83	0,56	2,61	52364	4425	120052
Bayern	56034	61,16	902	251	187	6696	2,67	1,04	4,49	46089	2110	85664
Bundesgebiet	309977	62,59	18250	1617	1357	14071	2,41	0,80	3,77	485983	42958	759467
dagegen 1953	319831	65,29	18309	2070	13041		2,31	0,79	3,45	502579	45653	642120
West-Berlin	36818[3]	167,93	6654	513	176	1952[4]	3,31	1,19	5,52	27795	2588	5838

[1] Bezogen auf die mittlere Bevölkerung. [2] Auf einen Kranken kamen 1954 . . . . Sputumuntersuchungen. [3] Außerdem 5765 Sputumuntersuchungen veranlaßt. [4] Außerdem 4227 Kulturversuche veranlaßt.

8. Die Überweisungen sowohl in stationäre als auch in ambulante Behandlung sind infolge des Rückganges an Neuerkrankungen zurückgegangen, erstere von 3794 auf 2944, also um 850, letztere von 5103 auf 4786, also um 317.

9. Die Wohnungsfürsorge erfuhr in diesen 4 Jahren eine wesentliche Vertiefung, nicht nur, daß die Zahl der Hausbesuche sich von 40554 auf 45362 vermehrte und dementsprechend auch die Zahl der besuchten Wohnungen, ging endlich die Zahl der ansteckenden Kranken ohne eigenes Bett von 99 auf 56 = 43,5% zurück.

Die enge Zusammenarbeit mit den Wohnungsämtern ermöglichte es den Fürsorgerinnen, in zeitraubender Kleinarbeit bessere Wohnverhältnisse für ihre Patienten zu schaffen. Besondere Erwähnung verdienen dabei die Abmachungen der LVA Hansestadt Hamburg mit Baugenossenschaften und Einzelbauherren, daß von den mit Unterstützung der LVA gebauten Wohnungen 10% für ansteckend Tuberkulosekranke zur Verfügung zu stellen seien. Das Amt für Wohnungswesen gab seine Zustimmung zu dieser Maßnahme, so daß allein auf diesem Wege vom 4. 7. 1952 bis zum 9. 10. 1956 542 ansteckend Tuberkulosekranke in Neubauwohnungen eingewiesen werden konnten. Die Sozialbehörde hat in großzügiger Weise in den Fällen, wo eigene Mittel oder Hilfsquellen nicht zur Verfügung standen, Baukostenzuschüsse oder Genossenschaftsanteile übernommen und laufend Mietbeihilfe bewilligt.

Zusammenfassung

In der Bundesrepublik Deutschland wurden 1954 rund 1074000 *Erstuntersuchungen* durchgeführt. Im Durchschnitt entfallen auf 100 Erstuntersuchungen 10 Neuerkrankungen an aktiver Tuberkulose (alle Formen). Auf 1 Tuberkulosefürsorge-Arzt kommen im Mittel pro Jahr etwa 1430 Erstuntersuchungen — in Hamburg 3869.

Die Zahl der *Sprechstundendurchleuchtungen* betrug 1954 über 2,9 Millionen = 553/10000 Einwohner. Außerhalb der Sprechtage wurden in den Fürsorgestellen rund 550000 *Reihendurchleuchtungen* durchgeführt. Die Zahl der *Großaufnahmen* betrug annähernd 400000. Es ergibt sich danach das Verhältnis Großaufnahme: Durchleuchtung mit 1:6,9; erwünscht ist 1:4.

Über die Zahl der Sputumuntersuchungen, Kehlkopfabstriche und sonstiger Laboratoriumsuntersuchungen unterrichtet Tab. 16.

Personnel and Management of the Dispensaries

During 1954 in the dispensaries of the German Federal Republik about *1074000 persons have been examined for the first time on reason of suspected* tuberculosis. About 10 p.c. of the examined persons turned out to suffer from active tuberculosis (all kinds of tuberculosis).

More than *2900000 fluoroscopic examinations* have been performed, i.e. 553 per 10000 population, nearly 400000 X-ray-fotos have been taken.

The number of sputum examinations are shown on table 16.

C. Die Tuberkulose-Morbidität 1954 im Bundesgebiet und West-Berlin

1. Allgemeines über die Anzeige- bzw. Meldepflicht der Krankheitsfälle von Tuberkulose und die Gliederung der Tuberkulose-Morbiditäts-Statistik

Um die Jahrhundertwende entfielen rund 20% aller Sterbefälle der Personen von über 1 Jahr auf die Tuberkulose. In knapp 50 Jahren wurde die Tuberkulose auf die 7.—8. Stelle verdrängt. Der Anteil der Tuberkulose an der Gesamtsterblichkeit beträgt heute nur noch etwa 2% aller Verstorbenen. Die relativ niedrigen Sterbeziffern sind heute nicht mehr geeignet, eine ausreichende Beurteilung des Tuberkulosegeschehens zu ermöglichen, wie dies seit Bestehen der Tuberkulose-Statistik üblich war. *Die Forderung nach einer umfassenden* und *zuverlässigen Morbiditäts-Statistik* wird deshalb in allen Ländern mit steigendem Nachdruck *erhoben.*

In der Bundesrepublik Deutschland sind *seit 1946 alle Formen von aktiver Tuberkulose anzeigepflichtig.* Seitens der Gesundheitsämter bzw. Tuberkulose-Fürsorgestellen erfolgt die *Meldung* der als aktiv festgestellten oder bestätigten Erkrankungsfälle an Tuberkulose an die vorgesetzten Behörden und Statistischen Landesämter.

Die Tuberkulose-Morbiditäts-Statistik gliedert sich in folgende Gruppen:

a) Fürsorgefälle

Gruppe Fa oder Ia = ansteckende Lungentuberkulose mit Bacillennachweis
Gruppe Fb oder Ib = ansteckende Lungentuberkulose ohne Bacillennachweis
Gruppe Fc oder Ic = aktive, nicht ansteckende Lungentuberkulose
Gruppe Fd oder Id = aktive Tuberkulose anderer Organe.

b) Überwachungsfälle

Gruppe Üa oder IIa = klinisch geheilte Lungentuberkulose
Gruppe Üb oder IIb = klinisch geheilte Tuberkulose anderer Organe
Gruppe Üc oder IIc = exponierte und exponiert gewesene Gesunde
Gruppe Üd oder IId = unentschiedene Diagnosen
Gruppe III   = nichttuberkulöse Erkrankung der Atmungsorgane
Gruppe IV   = Gesunde.

Von den Fürsorgestellen werden **Neuerkrankungen** und **Bestand** statistisch erfaßt und die entsprechenden Angaben von den Statistischen Landesämtern, für das Bundesgebiet vom Statistischen Bundesamt, gesammelt und veröffentlicht.

In bezug auf die Tuberkulose-Statistik hat der „Arbeitsausschuß für Tuberkulosefürsorge" des DZK Richtlinien ausgearbeitet, welche als *Erläuterungen zur Führung der Tuberkulosestatistik in den Gesundheitsämtern, Teil I* (s. Tbc.-Jb. 1950/51, S. 223) und *Teil II* (s. Tbc.-Jb. 1952/53, S. 194) veröffentlicht und durch die Länderregierungen den Gesundheitsämtern bzw. Tuberkulose-Fürsorgestellen als Arbeitsgrundlage zugeleitet worden sind. Bei sorgfältiger Beachtung dieser *Erläuterungen* müßte die Erstellung einer *zuverlässigen und vergleichbaren* Morbiditäts-Statistik der Tuberkulose möglich sein.

Die Entwicklung der Tuberkulose-Mortalität während der letzten Jahrzehnte läßt eine inzwischen allgemein bekannte Änderung in der Altersverteilung der an Tuberkulose-Verstorbenen erkennen: Der *Jugendgipfel* (Maximum der Verstorbenen um 20—30 Jahre) ist verschwunden, die Tuberkulose-Mortalitätskurve nähert sich mehr und mehr der U-Form. Eine *Morbiditäts-Statistik*, die evtl. als Grundlage für seuchenhygienische Maßnahmen Verwendung finden und zur Beurteilung der Entwicklung dienen soll, kann sich deshalb unseres Erachtens nicht auf zusammenfassende Zahlenangaben beschränken, sondern *muß nach Geschlecht und Alter gegliedert sein.* Der „Arbeitsausschuß für Tuberkulosestatistik" hat deshalb folgende Empfehlung herausgegeben:

„Im Hinblick auf die neuen Erkenntnisse, die durch die Teilerfassung in einigen Ländern sich ergeben haben, empfiehlt der AA für Tuberkulosestatistik, eine jährliche *Geschlechts- und Altersgliederung des Bestandes nach Altersgruppen*, die sich der Todesursachenstatistik anpassen, durchzuführen. Am besten läßt sich diese Erfassung der Altersgruppen an Hand der jährlich notwendigen Inventur des Gesamtbestandes einer Tuberkulose-Fürsorgestelle ermitteln."

Die vereinzelt noch etwa die Altersgruppen 25—45 J. umfassenden Morbiditätsangaben haben deshalb keinerlei Aussagewert, weil in diesen 20 Jahren ein Maximum und ein Minimum (bei den Frauen) zusammengefaßt werden. Es hat den Anschein, als wenn auch bei der Tuberkulose-Morbidität der Gipfel zwischen 20 und 30 Jahren langsam abgebaut wird. *Um die weitere Entwicklung erkennen zu können, ist daher grundsätzlich die Altersgliederung von 5 zu 5 Jahren erforderlich.*

2. Bestätigte Neuerkrankungen an aktiver Tuberkulose

In der Statistik finden die Bezeichnungen *Neuerkrankungen, Neumeldung* oder *Neuzugang* z. T. für denselben Begriff Verwendung. Dabei handelt es sich durchaus nicht immer um eine Neuerkrankung im Sinne einer Primärerkrankung; besonders ist dies bei älteren Personen der Fall, deren bewußt oder unbewußt verlaufene Ersterkrankung an Tuberkulose Jahre oder Jahrzehnte zurückliegen kann.

Die *aktiven* Tuberkulosen werden bei den Tuberkulosefürsorgestellen als *Fürsorgefälle* geführt, und es gilt für diese gemäß den *Erläuterungen* folgende Definition:

Fürsorgefälle sind klinisch gesprochen alle Fälle von aktiver Tuberkulose, d. h. alle tuberkulösen Erkrankungen, bei denen das Krankheitsgeschehen im Einzelorgan oder im Gesamtorganismus noch nachweisbare Zeichen der „Tätigkeit" aufweist. (Diese speziell für den *Bestand* geltende Charakteristik ist sinngemäß auf die *Neuerkrankungen* anzuwenden.)

Von der Mehrzahl der Länder sind die Neuerkrankungen im Jahre 1954 nach Alter und Geschlecht gegliedert gemeldet worden. Da einige Länder bereits seit 1952 derartige Angaben zur Verfügung stellen, sind wir erfreulicherweise in der Lage, die altersmäßige Entwicklung der Neuerkrankungen genauer zu beobachten. Mit Rücksicht auf das recht umfangreiche Material und im Interesse der Übersichtlichkeit werden die verschiedenen Diagnosegruppen einzeln besprochen.

a) Ansteckende Tuberkulose mit Bacillennachweis (I a-Fälle)

Entsprechend den *Erläuterungen* gehören hierher alle Fälle von klinisch oder röntgenologisch nachweisbarer Lungentuberkulose, bei denen in den letzten 12 Monaten (dies gilt für den *Bestand*, bei den Neuerkrankungen handelt es sich um den Nachweis *überhaupt*) noch Tuberkelbacillen im Auswurf nachweisbar waren. Dabei ist Voraussetzung, daß zum Nachweis alle in Betracht kommenden Verfahren angewendet werden (Untersuchungsmaterial: Sputum, Kehlkopfabstrich, Magensaft; Untersuchungsverfahren: mikroskopisch und kulturell).

Tab. 17 veranschaulicht die bestätigten Neuerkrankungen an ansteckender Lungentuberkulose mit Bacillennachweis im Jahre 1954 im Bundesgebiet und in den Ländern der Bundesrepublik Deutschland. Im Bundesgebiet ist die Zahl der Neuerkrankungen seit 1950 um rund 20% zurückgegangen. Wenn man von Berlin

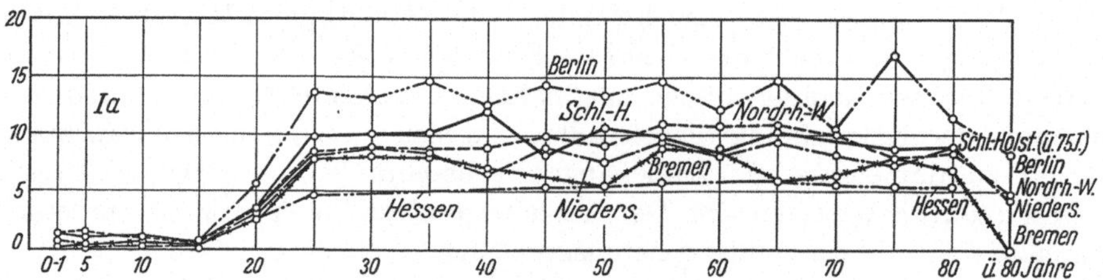

Abb. 4. Neuerkrankungen der Männer an offener Tuberkulose (Ia) in einigen Ländern der Bundesrepublik Deutschland auf 10000 M 1954

absieht, liegt das Maximum der Neuerkrankungen bei den Ländern Schleswig-Holstein, Nordrhein-Westfalen und Hamburg, das Minimum bei Hessen, Baden-Württemberg und Bremen. Die Differenz zwischen niedrigstem (Hessen) und höchstem Wert (Schleswig-Holstein) beträgt rund 50%.

In Abb. 4 sind die Neuerkrankungen der Männer an ansteckender Lungentuberkulose (I a-Fälle) nach dem Alter aufgezeichnet. Im großen und ganzen kann man aus der Abb. 4 einen Anstieg bis etwa zum 25. Lebensjahr entnehmen. Von da an hält sich die Zahl der Neuerkrankungen — von geringen Schwankungen

Tabelle 17. *Bestätigte Neuerkrankungen an ansteckender Lungentuberkulose mit Bacillennachweis (I a) im Bundesgebiet, in den Ländern der Bundesrepublik und in West-Berlin i. J. 1954 absolut und auf 10000 E[1] [Entnommen aus Wirtschaft u. Statistik 7, 285* (1955)]*

Jahr, Land	absolut	relativ	1953	1952
Bundesgebiet				
1950[2]	23227	5,0		
1951[2]	23294	4,97		
1952[3]	22275	4,71		
1953	21983	4,49		
1954[4]	19898	4,02		
Schleswig-Holstein	1092	4,70	4,93	5,24
Hamburg	800	4,61	4,68	5,54
Niedersachsen	2657	4,03	4,42	5,17
Bremen	212	3,44	4,01	3,60
Nordrhein-Westfalen	6756	4,69	5,32	5,34
Hessen.	1413	3,14	3,58	4,00
Rheinland-Pfalz.	1219	3,75	4,51	4,66
Baden-Württemberg	2330	3,36	3,80	3,79
Bayern	3419	3,73	4,08	4,13
West-Berlin				
1950	1644	7,69		
1951	1643	7,56		
1952	1569	7,23		
1953	1672	7,56		
1954	1484	6,77		

[1] Nur Neuzugänge, keine Zugänge aus anderen Gruppen.
[2] Ohne Reg.-Bez. Südwürttemberg-Hohenzollern und Lindau.
[3] Ohne Reg.-Bez. Südwürttemberg-Hohenzollern.
[4] Vorläufiges Ergebnis bei allen Relativzahlen 1954.

abgesehen — bis in das höchste Alter einigermaßen konstant. Die Charakteristik der Kurven stimmt ungefähr für alle Länder überein. Größenordnungsmäßig jedoch treten wesentliche Abweichungen auf, die in erster Linie Hessen mit den

niedrigsten und Nordrhein-Westfalen — besonders aber Berlin — mit den Höchstwerten betreffen.

In Abb. 5 haben wir die alters- und geschlechtsgegliederten Neuerkrankungsfälle an ansteckender Tuberkulose (I a) in einigen Ländern der Bundesrepublik zusammengestellt. Die Zahl der Neuerkrankungen ist danach in allen Ländern bei den Jugendlichen bis zum 15. Lebensjahr sehr niedrig und steigt dann bis zum 25. Jahr rasch an. Während die Neuerkrankungen der Männer aber nun bis zum höchsten Alter in allen

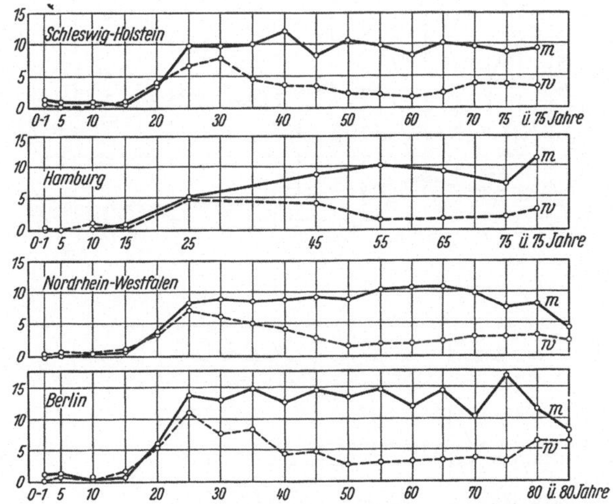

Abb. 5. Neuerkrankungen an ansteckender Tuberkulose mit Bacillennachweis (Ia) in verschiedenen Ländern der Bundesrepublik Deutschland auf 10000 E 1954

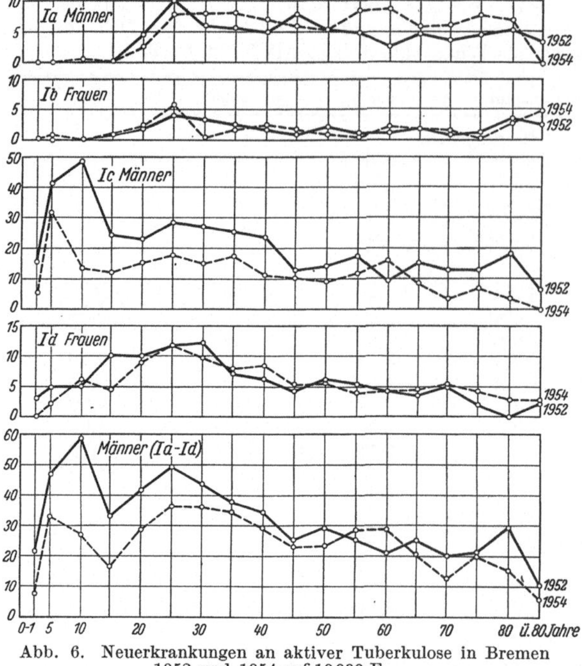

Abb. 6. Neuerkrankungen an aktiver Tuberkulose in Bremen
1952 und 1954 auf 10000 E

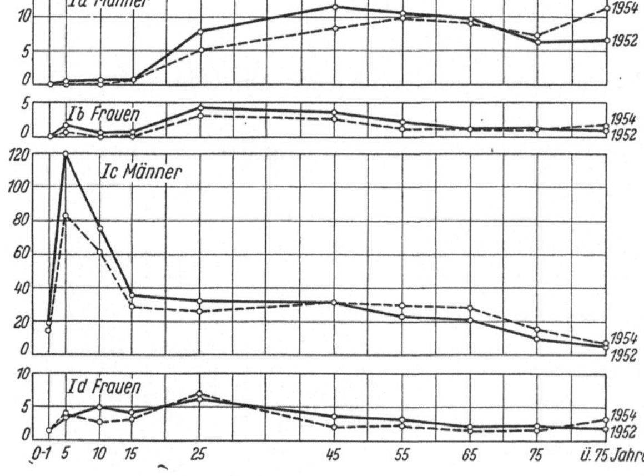

Ländern annähernd konstant bleiben, sinken sie bei den Frauen mit Erreichen des Maximums langsam aber stetig ab; die größte Diskrepanz zwischen den Neuerkrankungsziffern der Männer und Frauen wird etwa um das 50. Lebensjahr erreicht. Von da an liegen die Werte für die Männer 3—5mal so hoch wie für die Frauen. Bis etwa zum 25. Jahr sind die Neuerkrankungen der Männer und Frauen an ansteckender Tuberkulose mit Bacillennachweis gleich, vom 10. bis zum 20. Jahr etwa liegen die Werte für die Mädchen um eine Kleinigkeit höher. In diesem Geschehen machen sich wahrscheinlich Auswirkungen der Pubertät bemerkbar und deuten auf eine erhöhte Gefährdung in diesem Alter hin. Über die Änderungen von 1952 auf 1954 unterrichten die Abb. 6 und 7.

Danach hat die Zahl der *Neuerkrankungen bei den Angehörigen der jüngeren Jahrgänge etwas abgenommen,* für die mittleren und höheren

Abb. 7. Neuerkrankungen an aktiver Tuberkulose in Hamburg 1952 und 1954 auf 10000 E

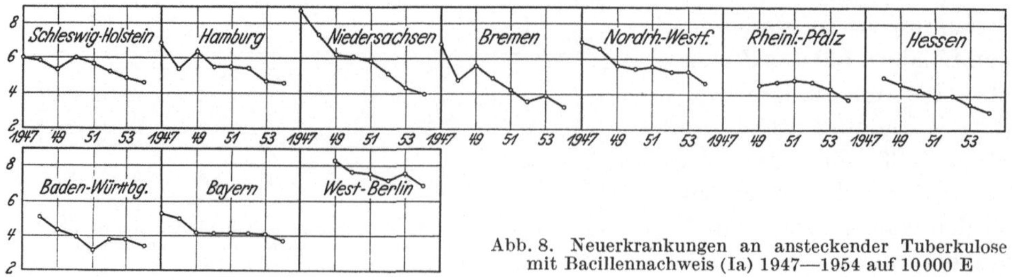

Abb. 8. Neuerkrankungen an ansteckender Tuberkulose mit Bacillennachweis (Ia) 1947—1954 auf 10000 E

Altersklassen ist der Verlauf der Kurven uneinheitlich und deutet mehr auf einen leichten Anstieg hin. Es ist möglich, daß sich hier eine ähnliche Entwicklung anbahnt, wie sie aus der Mortalität bekannt ist: Abbau des „Jugendgipfels".

Aus Abb. 8 ist die Änderung der Neuerkrankungen an ansteckender Tuberkulose (Ia) seit 1947 in den Ländern der Bundesrepublik Deutschland zu ersehen. Die 1947 noch festzustellenden Abweichungen zwischen den einzelnen Ländern gleichen sich allmählich aus. Die Abnahme geht relativ langsam vor sich, hält aber während des gesamten Zeitraumes an. Die Tendenz der Kurven läßt darauf schließen, daß mit *weiterer langsamer Abnahme der* Zahl der Neuerkrankungen gerechnet werden kann.

Ein Vergleich der alters- und geschlechtsgegliederten Angaben über die Neuerkrankungen in Niedersachsen von 1948—1954 zeigt nachstehende Verhältnisse (Tab. 18):

Tabelle 18. *Neuerkrankungen an ansteckender Lungentuberkulose mit Bacillennachweis in Niedersachsen 1948 und 1954 auf 10 000 E*

Jahr	0—5		5—15		15—25		25—40		40—60		über 60 Jahre	
	m	w	m	w	m	w	m	w	m	w	m	w
1948	0,7	0,4	0,6	1,0	15,6	9,3	17,2	7,1	12,3	4,4	9,5	5,5
1954	0,16	0,16	0,19	0,47	5,03	3,87	8,08	4,45	8,32	2,09	7,94	3,43
Proz.Änd.	—77,1	—60,0	—68,4	—53,0	—67,7	—58,4	—53,0	—37,3	—32,4	—52,5	—16,4	—37,6

Sowohl bei den Männern als auch bei den Frauen haben die Neuerkrankungen in den niedrigsten Lebensaltern prozentual am stärksten, in den höchsten am wenigsten abgenommen. Es zeigt sich außerdem, daß die Abnahme bei den Knaben und Männern bis zum 40. Jahre (wahrscheinlich bis zum 50. Jahre s. Tbc.-Jb. 1953/54 S. 72) stärker ist als bei den Frauen. Wenn auch die Altersgliederung der Neuerkrankungsfälle vom 25. Jahre ab bei den Frauen wesentlich niedrigere Werte aufweist als bei den Männern und der Kurvenverlauf eine Beeinflussung des Tuberkulosegeschehens durch Schwangerschaften und Geburten nicht ohne weiteres erkennen läßt, so deuten doch die Angaben von Tab. 18 auf derartige Einflüsse hin, welche ein stärkeres Absinken der weiblichen Tuberkulosemorbidität — etwa entsprechend dem der Männer — bis zum 40. bzw. 50 Lebensjahr (Ende des weiblichen Zyklus) verhindern. Wir werden auf diese Verhältnisse noch bei Behandlung der Letalität näher zu sprechen kommen.

b) Ansteckende Lungentuberkulose ohne Bacillennachweis (Ib-Fälle)

Nach den *Erläuterungen* gehören zu Ib alle Fälle von Lungentuberkulose, bei denen unter Anwendung der unter a) angeführten Verfahren Bacillen nicht gefunden werden, bei denen aber der sonstige Befund für eine ansteckungsfähige Tuberkulose spricht, bei denen besonders die Dichte und Qualität der Röntgenschatten oder das Vorhandensein von Kavernen und katarrhalischen Geräuschen für Infektiosität sprechen.

In den Erläuterungen wird noch darauf hingewiesen, daß die Ib-Fälle, deren Diagnose nicht auf bakteriologischer, sondern auf klinischer Grundlage beruht, besonders sorgfältiger diagnostischer Überprüfung mit allen zur Verfügung stehenden Methoden und exakter fürsorgerischer Überwachung bedürfen.

Die Auffassung, die Ib-Gruppe gänzlich fortfallen zu lassen, wird wohl ebenso häufig vertreten wie diejenige, welche ihre Wichtigkeit unterstreicht und ihre unbedingte Beibehaltung, besonders seit der Einführung der Chemotherapie, fordert.

Ob ein Erkrankungsfall, für welchen gewisse Voraussetzungen für eine Einreihung nach Ib gegeben sind, tatsächlich in diese Gruppe eingereiht werden muß, hängt nicht nur von der *subjektiven* Beurteilung des Arztes ab, sondern weitgehend davon, ob, nach welchen Methoden und wie häufig der Bacillennachweis geführt worden ist. Ein Blick in die verschiedenen — einzelne Kreise wiedergebenden — Veröffentlichungen der Länder läßt dies deutlich erkennen.

SCHRÖDER und GRIESBACH hatten schon vor Jahren die Forderung erhoben, daß die Ib-Fälle höchstens 10% der Summe der Ia + Ib-Fälle ausmachen dürfen, in der Mehrzahl der Fälle jedoch werden diese geforderten 10% weit überschritten (s. Tab. 19), und mitunter ist die

Tabelle 19. *Neuerkrankungen an offener Tuberkulose ohne Bacillennachweis (Ib) in Prozent der Ia + Ib-Fälle 1950 und 1954*

Land	1950	1954
Schleswig-Holstein	35,5	29,4
Hamburg	42,1	33,3
Niedersachsen	31,5	24,3
Bremen	34,2	38,5
Nordrhein-Westfalen	25,7	15,5
Hessen	25,4	26,8
Bayern	30,5	19,4
Baden-Württemberg	32,8	18,0
Rheinland-Pfalz	35,1	29,4
West-Berlin	51,3	34,0
Bundesgebiet	35,6	21,5

Tabelle 20. *Bestätigte Neuerkrankungen an ansteckender Lungentuberkulose ohne Bacillennachweis (Ib) im Bundesgebiet, in den Ländern der Bundesrepublik und in West-Berlin im Jahre 1954 absolut und auf 10000 E*[1] *[Entnommen aus Wirtschaft u. Statistik 7, 285* (1955)]*

Jahr, Land	absolut	relativ	1953	1952
Bundesgebiet				
1950[2]	10105	2,18		
1951[2]	9182	1,96		
1952[3]	8006	1,69		
1953	7371	1,50		
1954[4]	5435	1,10		
Schleswig-Holstein	456	1,96	2,29	2,66
Hamburg	400	2,30	2,63	3,12
Niedersachsen	847	1,29	1,92	2,48
Bremen	133	2,16	2,16	1,79
Nordrhein-Westfalen	1235	0,86	1,25	1,38
Hessen	518	1,15	1,33	1,30
Rheinland-Pfalz	506	1,56	2,09	2,31
Baden-Württemberg	512	0,74	0,98	1,02
Bayern	828	0,90	1,40	1,44
West-Berlin				
1950	1725	8,07		
1951	1615	7,43		
1952	1385	6,38		
1953	1168	5,28		
1954	762	3,48		

[1] Nur Neuzugänge, keine Zugänge aus anderen Gruppen.
[2] Ohne Reg.-Bez. Südwürttemberg-Hohenzollern und Lindau.
[3] Ohne Reg.-Bez. Südwürttemberg-Hohenzollern.
[4] Vorläufiges Ergebnis bei allen Relativzahlen 1954.

Zahl der gemeldeten I b-Fälle höher als die der I a-Fälle. Die in den Erläuterungen geforderte besonders sorgfältige diagnostische Überprüfung gerade der I b-Fälle erscheint daher unbedingt notwendig.

Bei den I a-Fällen betrug der maximale Unterschied zwischen den Extremwerten der einzelnen Länder etwa 50 %; bei den I b-Fällen liegt das Maximum (Hamburg = 2,30) rund dreimal so hoch wie das Minimum (Baden-Württemberg

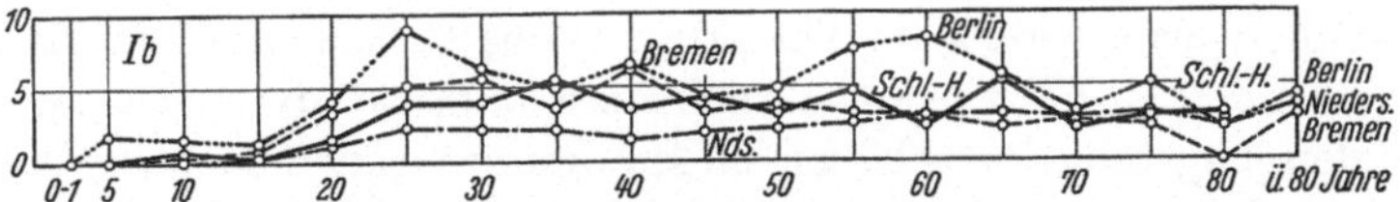

Abb. 9. Neuerkrankungen der Männer an ansteckender Tuberkulose ohne Bacillennachweis (Ib) in einigen Ländern der Bundesrepublik Deutschland auf 10000 M 1954

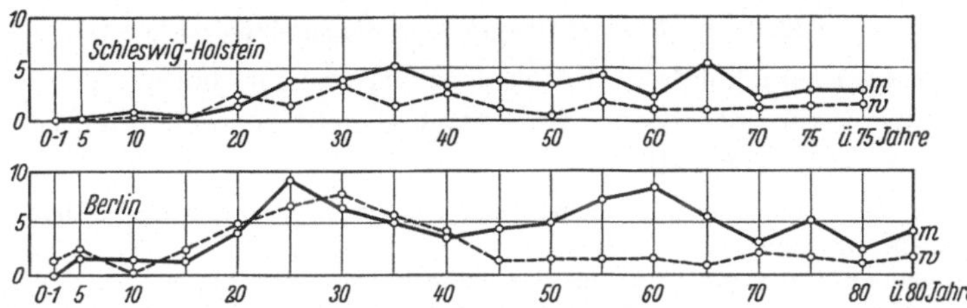

Abb. 10. Neuerkrankungen an ansteckender Tuberkulose ohne Bacillennachweis (Ib) in verschiedenen Ländern der Bundesrepublik Deutschland auf 10000 E 1954

= 0,74). In der Bundesrepublik sind die Neuerkrankungen an ansteckender Tuberkulose ohne Bacillennachweis um rund 50 % seit 1950 gesunken, in West-Berlin sogar um etwa 57 %.

Die altersmäßige Verteilung der Neuerkrankungen der Männer geht aus Abb. 9 hervor. Auch hier finden wir ein Maximum um 25 Jahre. Nur bei West-Berlin zeigt sich nach einem Absinken ein 2. Maximum um 60 Jahre. Extremwerte

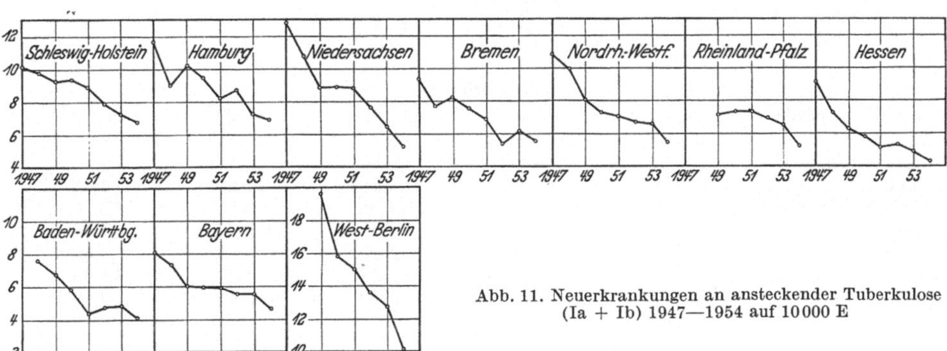

Abb. 11. Neuerkrankungen an ansteckender Tuberkulose (Ia + Ib) 1947—1954 auf 10000 E

ergeben sich für Niedersachsen und Berlin. Auch bei den I b-Fällen kann man im wesentlichen von einer gleichmäßigen Verteilung sprechen.

Nach Abb. 10 treten auch bei den I b-Fällen die Unterschiede zwischen den Geschlechtern auf, welche wir bereits bei den I a-Fällen festgestellt haben: etwas höhere Werte bei den Frauen um 15—20 Jahre und Absinken unmittelbar nach dem Maximum bei etwa 25—30 Jahre.

Gegenüber 1952 ist eine nur geringe Änderung in der Altersverteilung erfolgt, welche aus Abb. 6 und 7 (s. S. 74) zu ersehen ist.

Die Änderung der Ia + Ib-Fälle seit 1947 ist in Abb. 11 dargestellt.

Die Abnahme seit 1947 erfolgt nicht gleichmäßig, doch ist ihre Tendenz deutlich ausgeprägt, und ein weiteres Absinken der Neuerkrankungen an ansteckender Tuberkulose (Ia + Ib) ist nach dem Kurvenverlauf zu erwarten.

Über die Beteiligung der verschiedenen Altersklassen an der Entwicklung der Ia + Ib-Fälle wurde bereits im Tbc.-Jb. 1953/54 S. 72 berichtet. Es ergibt sich daraus die bei den Ia-Fällen gemachte Feststellung, daß die Abnahme der letzten Jahre bei den jüngsten Altersklassen ein Maximum, bei den höchsten ein Minimum aufweist und daß etwa bis zum 50. Lebensjahr die Frauen durch eine geringere Abnahme benachteiligt erscheinen.

c) Aktive, nicht ansteckende Lungentuberkulose (Ic)

Während die ansteckenden Tuberkulosen (Ia u. Ib) bereits vor dem Kriege anzeigepflichtig waren, ist dies bei den aktiven, nicht ansteckenden Lungentuberkulosen erst seit 1946 der Fall.

Zu den *Neuerkrankungen* an aktiver nicht ansteckender (geschlossener) Lungentuberkulose gehören gemäß *Erläuterungen*:

1. diejenigen Patienten mit beginnender Tuberkulose der Lungen, bei denen nach dem Allgemeinbefunde, dem klinischen und vor allem Röntgenbefunde (Röntgenserien) mit einer Entwicklung zur ansteckungsfähigen Lungentuberkulose zu rechnen ist,

Tabelle 21. *Bestätigte Neuerkrankungen an aktiver, nicht ansteckender Lungentuberkulose (Ic) im Bundesgebiet, in den Ländern der Bundesrepublik und in West-Berlin im Jahre 1954 absolut und auf 10000 E[1]* [Entnommen aus Wirtschaft u. Statistik **7**, 285* (1955); **6**, 334* (1954); **5**, 329* (1953)]

Jahr, Land	absolut	relativ	1953	1952
Bundesgebiet				
1950[2]	73204	15,76		
1951[2]	68824	14,69		
1952[3]	65195	13,79		
1953	63300	12,92		
1954[4]	56927	11,50		
nach Ländern				
Schleswig-Holstein	4130	17,76	19,26	25,59
Hamburg	4394	25,30	25,84	29,28
Niedersachsen	8467	12,85	14,78	16,63
Bremen	756	12,28	15,60	19,82
Nordrhein-Westfalen	15731	10,91	12,82	12,94
Hessen	3718	8,26	9,57	9,66
Rheinland-Pfalz	3110	9,58	9,87	9,67
Baden-Württemberg	8378	12,08	14,41	13,69
Bayern	8243	9,00	9,12	10,10
West-Berlin				
1950	5667	26,50		
1951	4623	21,28		
1952	4090	18,85		
1953	4675	21,14		
1954[4]	4420	20,16		

[1] Nur Neuzugänge, keine Zugänge aus anderen Gruppen.
[2] Ohne Reg.-Bez. Südwürttemberg-Hohenzollern und Lindau.
[3] Ohne Reg.-Bez. Südwürttemberg-Hohenzollern.
[4] Vorläufiges Ergebnis bei allen Relativzahlen 1954.

2. alle Fälle von intrathorakalen Lymphknotenerkrankungen, d. h. die echte Bronchialdrüsentuberkulose der Kinder und Jugendlichen und alle tumorigen Hilusdrüsenverschattungen (nicht aber die sog. verstärkte Hiluszeichnung bei tuberkulinpositiven Kindern und Jugendlichen),

3. alle Formen von *Pleuritis exsudativa*, bei denen sich ein anderer Ursprung nicht mit Sicherheit nachweisen läßt,

4. alle Fälle positiver Tuberkulinreaktion ohne klinischen Befund bis zum vollendeten zweiten Lebensjahr; Lungeninfiltrierungen bei tuberkulinpositiven Kindern, akute und subakute Miliarstreuungen.

Auch bezüglich der I c-Fälle wird in den *Erläuterungen* darauf hingewiesen, daß diese, da ihre Diagnose nicht auf bakteriologischer, sondern auf klinischer Grundlage beruht, besonders sorgfältiger diagnostischer Überprüfung mit allen zur Verfügung stehenden Mitteln und sorgfältiger fürsorgerischer Überwachung bedürfen.

Aus den Statistiken der Länder, welche nach Kreisen und Regierungsbezirken aufgegliedert sind, ergeben sich auch bei den I c-Fällen zum Teil ganz beträchtliche Abweichungen. Betrachtet man die Verhältnisse im Bundesgebiet als Mittelwert, dann entsprechen etwa 100 I a-Fälle 250—300 I c-Fällen sowohl bei den Neuerkrankungen als auch beim Bestand. Hessen weist mit 8,26/10 000 das Minimum, Hamburg mit 25,30/10 000 das Maximum der Neuerkrankungen an geschlossener Tuberkulose auf.

Bei den I a-Fällen wurde eine Differenz von etwa 50 % zwischen den Extremwerten festgestellt. Bei dieser Diagnosegruppe handelt es sich um die einzige Gruppe, bei der eine einigermaßen objektive Beurteilung möglich ist. Der Nachweis von Tuberkelbacillen führt zwangsläufig zur Einreihung der betreffenden Fälle in die Gruppe I a. Die Angaben der Länder weichen darum bei den I a-Fällen nicht entscheidend voneinander ab. Bei den I b- und I c-Fällen ist eine derartig objektive Beurteilung nicht möglich, und die Folgen sind die zur Genüge bekannten ganz erheblichen Unterschiede zwischen den Angaben der einzelnen Länder.

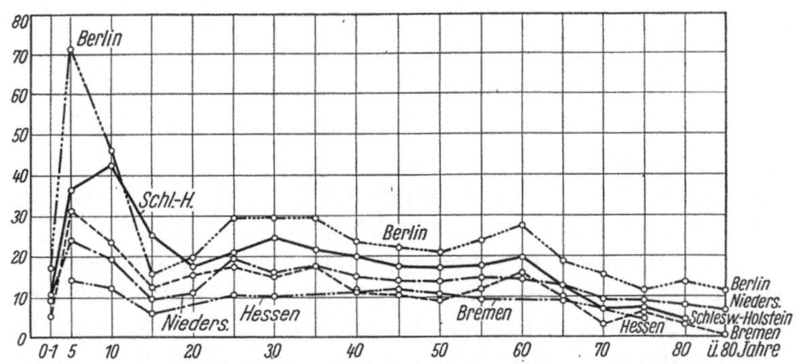

Abb. 12: Neuerkrankungen der Männer an geschlossener Tuberkulose (Ic) in einigen Ländern der Bundesrepublik Deutschland auf 10 000 M 1954

Abb. 12 zeigt die altersmäßige Verteilung der Neuerkrankungen an geschlossener Tuberkulose der Männer im Jahre 1954 in einigen Ländern der Bundesrepublik Deutschland. Die Kurven zeigen etwa ab 25 J. ähnliche Verhältnisse wie die der I a- und der I b-Fälle, allerdings ist hier ein Maximum um 25—30 Jahre und ein weiteres um 60 Jahre etwas stärker ausgeprägt als es bei den ansteckenden Tuberkulosen der Fall ist. Gänzlich anders sind jedoch die Verhältnisse für die Altersklassen der 0—15 jährigen. Die Zahl der ansteckenden Tuberkulosefälle der

Tabelle 22. *Neuerkrankungen der Kinder (0—15) an aktiver Tuberkulose 1954 auf 10 000 Kinder*

| | 0—1 | | | | | | | | 1—5 | | | | | | | |
| | m | | | | w | | | | m | | | | w | | | |
	Ia	Ib	Ic	Id	Ia	Ib	Ic	Id	Ia	Ib	Ic	Id	Ia	Ib	Ic	Id
Schlesw.-Holst.	1,23	—	10,43	1,23	0,65	—	12,42	2,61	0,89	0,15	36,46	3,87	0,16	—	33,60	3,15
Hamburg . . .	—	—	19,44	1,14	—	—	4,88	1,22	—	0,28	82,50	1,67	—	0,59	69,44	3,53
Bremen . . .	—	—	5,25	2,63	2,81	—	2,81	—	—	—	31,79	1,27	0,68	0,68	28,70	2,05
Niedersachsen .	0,39	0,19	9,18	0,98	0,21	—	7,21	0,82	0,05	0,10	24,45	2,48	0,15	0,20	22,54	3,10
Nordrh.-Westf.	0,18	0,09	7,52	1,52	—	0,09	7,18	1,89	0,05	0,07	27,01	2,25	0,20	0,20	24,31	2,45
Hessen	*0—5 Jahre:*								0,30	0,06	14,04	2,73	0,32	0,13	12,43	2,88
Berlin	1,14	—	17,04	—	—	1,22	17,07	3,66	1,28	1,79	71,87	4,35	0,54	2,42	67,74	4,03

| | 5—10 | | | | | | | | 10—15 | | | | | | | |
| | m | | | | w | | | | m | | | | w | | | |
	Ia	Ib	Ic	Id	Ia	Ib	Ic	Id	Ia	Ib	Ic	Id	Ia	Ib	Ic	Id
Schlesw.-Holst.	0,86	0,49	42,84	3,91	0,13	0,38	38,62	2,81	0,27	0,36	25,27	4,12	0,85	0,38	19,10	4,33
Hamburg . . .	0,20	—	60,37	4,73	0,83	—	53,04	2,69	0,76	0,15	27,73	2,58	0,32	—	25,23	2,86
Bremen . . .	0,49	—	23,57	2,95	0,52	—	20,11	5,67	0,40	0,79	12,26	3,56	—	0,83	16,30	4,60
Niedersachsen .	0,13	0,13	19,79	3,25	0,18	0,09	19,67	2,78	0,23	0,20	9,76	3,01	0,66	0,35	9,99	2,76
Nordrh.-Westf.	0,15	0,17	24,96	2,88	0,23	0,09	22,18	2,72	0,50	0,12	10,72	2,84	0,96	0,34	10,77	2,57
Hessen	0,07	—	12,72	3,90	0,14	0,07	11,48	3,87	0,39	0,17	6,23	3,03	0,41	0,59	4,88	4,59
Berlin	0,40	1,41	46,37	7,26	0,42	0,21	36,80	7,28	0,49	1,22	15,99	5,13	1,38	2,39	18,87	4,91

Kinder ist verschwindend gering; bei den aktiven, nicht ansteckenden Tuberkulosen entfällt auf diese Altersgruppe das absolute Maximum. In Tab. 22 sind die Neuerkrankungsfälle der Kinder an allen Tuberkuloseformen für 7 Länder zusammengestellt. Es ist daraus zu ersehen, daß besonders markante Unterschiede bei den Ic-Fällen auftreten, die besonders Hamburg und Hessen, zum Teil auch Berlin betreffen. Wenn in den Großstädten in bezug auf die Tuberkulose auch andere Verhältnisse herrschen dürften als z. B. in Bayern oder Hessen, so sind diese allein aber kaum als Erklärung für eine derartig extreme Situation anzusehen. Es ist deshalb nicht möglich, verbindliche Aussagen über die Tuberkulosesituation gerade bei den Kindern zu machen, welche für weitgehende Maßnahmen (BCG-Schutzimpfung usw.) von Bedeutung sein können.

Abb. 13 veranschaulicht die Neuerkrankungsfälle an geschlossener Tuberkulose in verschiedenen Ländern nach Alter und Geschlecht. Auch hier ergeben sich Parallelen zur Altersgliederung der Ia- und Ib-Fälle. Nach einem Höchstwert um etwa 25 Jahre sinken die Kurven der Männer vorübergehend leicht ab, um bei etwa 60 Jahren ein weiteres Maximum zu erreichen, während die Neuerkrankungen der Frauen nach dem Maximalwert um 25 Jahre stetig abfallen. Auch bei den Ic-Fällen ergeben sich um 50—60 Jahre größere Unterschiede bei Männern und Frauen, wenn diese auch nicht das Ausmaß erreichen wie bei den Ia- und Ib-Fällen. Bei den Ia- und Ib-Fällen war ein geringfügiges Überwiegen der Erkrankungsfälle der Frauen zwischen 10—15 Jahren festzustellen. Dies tritt bei den Ic-Fällen wesentlich deutlicher in Erscheinung und erstreckt sich etwa bis zum 30. Lebensjahr. Unterhalb 15 Jahren stimmen die Werte für Knaben und Mädchen weitgehend überein.

Über die Entwicklung der Neuerkrankungen an geschlossener Tuberkulose von 1952—1954 unterrichten die Abb. 6 u. 7 (S. 74). Danach haben die Neuerkrankungen an geschlossener Tuberkulose in Bremen in allen Alterklassen — besonders aber bei den Jugendlichen — nicht unwesentlich abgenommen. Für Hamburg bestehen ähnliche Verhältnisse, allerdings ist der Rückgang geringer und betrifft nur die Altersklassen bis zum 45. Lebensjahr. Darüber ist ein schwacher Anstieg erfolgt.

Wie aus Abb. 14 hervorgeht, lassen alle Länder einen mehr oder weniger starken Abfall der Neuerkrankungen an nichtansteckender Lungentuberkulose erkennen, welcher allerdings seit 1951 etwas abgebremst zu sein scheint.

Im Tbc.-Jb. 1953/54 (S. 69) wurden die Gründe für den Rückgang der Neuerkrankungen ausführlich erörtert und festgestellt, daß der Fortfall der Vorbeugungsdiagnosen dabei eine entscheidende Rolle spielt. Über 50% des Abfalls aller Neuerkrankungen (Ia—Id) seit 1948 entfallen auf das Absinken der Neuerkrankungen der 0—15-jährigen an geschlossener Tuberkulose.

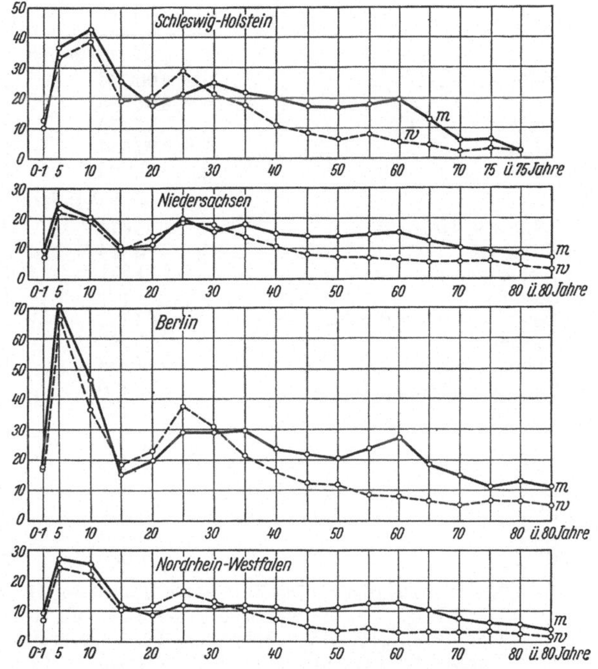

Abb. 13. Neuerkrankungen an geschlossener Tuberkulose (Ic) in verschiedenen Ländern der Bundesrepublik Deutschland nach Alter und Geschlecht auf 10 000 E 1954

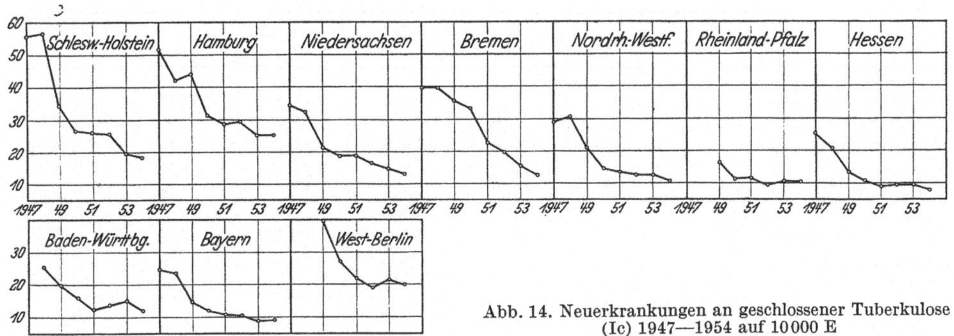

Abb. 14. Neuerkrankungen an geschlossener Tuberkulose (Ic) 1947—1954 auf 10 000 E

d) Neuerkrankungen an aktiver Lungentuberkulose (Ia—Ic)

Nach Tab. 23 wurden im Jahre 1954 im Bundesgebiet insgesamt 82 260 Neuerkrankungsfälle an aktiver Lungentuberkulose gemeldet, das sind 16,61/10 000 E.

Tabelle 23. *Bestätigte Neuerkrankungen an aktiver Lungentuberkulose (Ia—Ic) im Bundesgebiet, in den Ländern der Bundesrepublik Deutschland und in West-Berlin im Jahre 1954. Absolute und relative Zahlen a. 10000 E*[1]
[Entnommen aus Wirtschaft u. Statistik **7,** 285* (1955)]

Jahr, Land	absolut	relativ	1953	1952
Bundesgebiet				
1950[2]	106536	22,94		
1951[2]	101300	21,62		
1952[3]	95476	20,20		
1953	92654	18,92		
1954[4]	82260	16,61		
nach Ländern				
Schleswig-Holstein	5678	24,42	26,48	33,49
Hamburg	5594	32,21	33,15	37,95
Niedersachsen	11971	18,17	21,12	24,29
Bremen	1101	17,88	21,77	25,20
Nordrhein-Westfalen	23722	16,46	19,39	19,65
Hessen.	5649	12,56	14,48	14,96
Rheinland-Pfalz.	4835	14,89	16,47	16,64
Baden-Württemberg	11220	16,18	19,19	18,49
Bayern	12490	13,63	14,60	15,68
West-Berlin				
1950	9036	42,25		
1951	7881	36,28		
1952	7044	32,47		
1953	7515	33,99		
1954[4]	6666	30,40		

[1] Nur Neuzugänge, keine Zugänge aus anderen Gruppen.
[2] Ohne Reg.-Bez. Südwürttemberg-Hohenzollern und Lindau.
[3] Ohne Reg.-Bez. Südwürttemberg-Hohenzollern.
[4] Vorläufiges Ergebnis bei allen Relativzahlen 1954.

Darunter befinden sich 25333 (= 5,12/10000 E.) Fälle von ansteckender Lungentuberkulose. Rund 31% aller Neuerkrankungen an Lungentuberkulose entfallen somit auf die Gruppen Ia u. Ib, 69% auf die aktiven, nicht ansteckenden Tuberkulosen.

Gegenüber dem Jahre 1953 haben die Ziffern der Neuerkrankungen in den einzelnen Ländern prozentual wie folgt abgenommen:

Land	Ia %	Ib %	Ia + Ib %	Ic %	Ia — Ic %
Schleswig-Holstein	4,7	15,3	7,8	7,8	7,8
Hamburg	1,5	12,5	5,5	2,1	2,8
Niedersachsen	8,8	32,8	16,2	13,0	14,0
Bremen	14,2	0	11,0	21,3	17,9
Nordrhein-Westfalen	11,8	31,2	15,5	14,9	15,1
Hessen	12,3	13,5	12,8	13,7	13,2
Rheinland-Pfalz	16,8	25,3	19,6	2,9	9,6
Baden-Württemberg	11,6	24,5	14,4	16,2	15,6
Bayern	8,6	35,7	15,4	1,3	6,6
Bundesgebiet	10,5	26,7	14,5	11,0	12,2
West-Berlin	10,4	34,1	20,2	4,6	10,6

Beträchtlich ist der Abfall der Ib-Fälle; es kann daraus geschlossen werden, daß sie nach eingehender Überprüfung bei Ia oder Ic eingereiht worden sind. Im Durchschnitt ist die Abnahme der Neuerkrankungsfälle bemerkenswert hoch.

Die prozentuale Abnahme aller Neuerkrankungen an I a—I c-Fällen im Bundesgebiet von 1950—1954 beträgt:

$$1950—1951 —\ \ 5{,}75\%$$
$$1951—1952 —\ \ 6{,}56\%$$
$$1952—1953 —\ \ 6{,}34\%$$
$$1953—1954 — 12{,}21\%$$

Wir geben diese Werte, welche eine jährliche Steigerung der prozentualen
Änderung erkennen lassen, mit dem Vorbehalt wieder, daß eine *absolut* betrachtete
gleiche Änderung bei Verminderung der Ausgangswerte mit Annäherung an Null
zunehmende Prozentzahlen ergeben muß ($21 - 20 = 5\%$, $10 - 9 = 10\%$,
$5 - 4 = 20\%$, $2 - 1 = 50\%$). Allerdings hat sich von 1953 auf 1954 der absolute
Betrag der bisher gleichmäßig verlaufenden (absolut!) Änderung vergrößert, so daß
tatsächlich für die obigen Verhältnisse von einer *nicht unwesentlichen Abnahme der
Neuerkrankungsziffer*n *von 1953* auf *1954* gesprochen werden kann. Ob es sich
dabei wirklich um eine Verminderung der Zahl der Neuerkrankungen *in dem
angegebenen Ausmaß* handelt, oder ob ein schärferer Maßstab bei der Diagnose
diese Situation mitverursacht hatte, ist nicht zu ermitteln. Außerdem sind wahrscheinlich auch durch die systematischen Röntgenreihenuntersuchungen der vergangenen Jahre sehr zahlreiche inaktive Tuberkulosen und Verdachtsfälle eruiert
und registriert worden, die im Falle einer Aktivierung nicht mehr als Neuerkrankung, sondern als Übergangsfälle aus einer anderen Krankheitsgruppe geführt
werden. Allein in Bayern wurden im Jahre 1954 unter 306082 RRU 4363 inaktive
Lungentuberkulosen entdeckt = 140/10000 E. Erfahrungsgemäß erkranken

davon etwa 2,5% im Laufe eines
Jahres an einer aktiven Tuberkulose.
Im vorliegenden Falle handelt es
sich um immerhin etwa 100 Personen,
die nunmehr nicht mehr als Neuerkrankungen, sondern, da sie bei
den Fürsorgestellen bereits erfaßt
sind, als Übergangsfälle gemeldet
werden. Wenn eine größere Bevölkerungsgruppe — wie etwa in Niedersachsen, Schleswig-Holstein oder
Hamburg — mehrmals durch die
RRU erfaßt wurde, so vermindert
sich die Zahl der dabei entdeckten
und vorher unbekannten aktiven

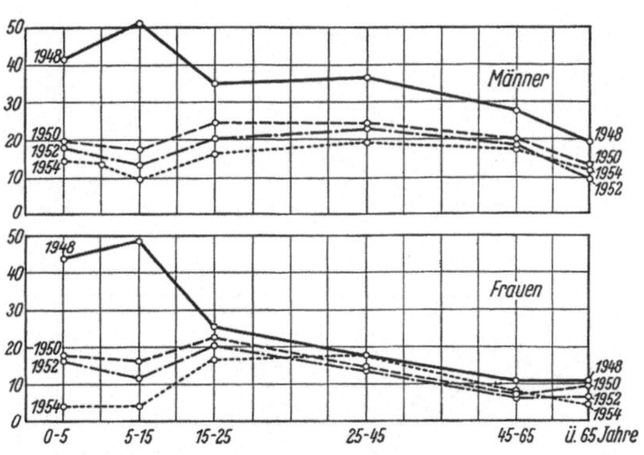

Abb. 15. Neuzugänge an aktiver Lungentuberkulose (Ia—Ic)
in Hessen 1948—1954 auf 10000 E

Tuberkulosen. Andererseits nimmt aber die Zahl der bei den Fürsorgestellen registrierten aktiven und inaktiven Fälle stetig zu. Aus letzteren stammt aber ein
nicht unerheblicher Teil von Neuerkrankungen. Diese werden nun als Übergangsfälle geführt. Dadurch wird zwangsläufig die Zahl der Neuerkrankungen verringert.

Abb. 15 zeigt die Entwicklung der Neuzugänge der Männer und Frauen an
aktiver Lungentuberkulose (Ia—Ic) für die Jahre 1948, 1950, 1952 und 1954.
Deutlich ist der erhebliche Abfall der Neuerkrankungen unterhalb 25 Jahre sowohl
bei den Männern als bei den Frauen von 1948 auf 1950. Der Fortfall der Vorbeugungsdiagnosen macht sich hier bemerkbar. Diese sind mit der Besserung der

Ernährung und der wirtschaftlichen Verhältnisse überflüssig geworden. Bei den *Männern* ist im Gegensatz zu den Frauen außerdem auch noch *oberhalb 25 Jahre* in diesem Zeitraum ein nicht unwesentlicher Rückgang der Erkrankungen an Tuberkulose erfolgt. Bei den Frauen ist besonders zwischen 1952 und 1954 in den Altersklassen 0—25 Jahre nochmals ein bemerkenswerter Abfall der Erkrankungs-

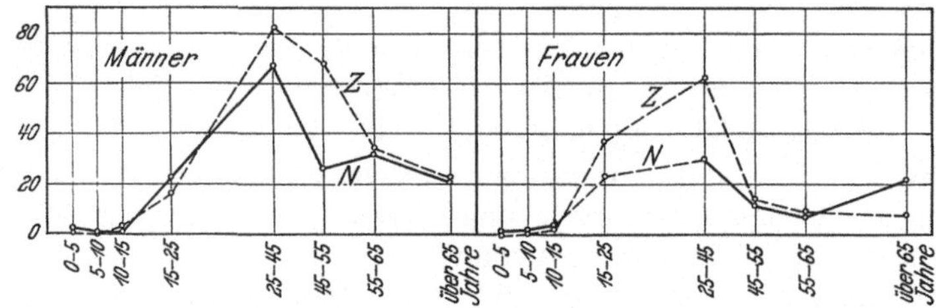

Abb. 16. Hessen: Neuzugänge (N) an bakteriologisch offener Tuberkulose (Ia) und Zugänge (Z) aus anderen Krankheitsgruppen zu Ia im 4. Vierteljahr 1955 nach Alter und Geschlecht, absolute Zahlen (nach Stat. Ber. d. Hess. Stat. Landesamtes v. 31. 3. 1956)

ziffern eingetreten. Für die älteren Jahrgänge sind die Änderungen zwischen 1950 und 1954 nicht sehr wesentlich.

Sehr interessant erscheinen uns die Verhältnisse, welche Abb. 16 wiedergibt. Danach ist die Zahl der Zugänge aus anderen Krankheitsgruppen zu Ia (Verschlechterungen) höher als die der Neuerkrankungen. Besonders trifft dies die Altersgruppen 25—55 Jahre bei den Männern und 15—55 Jahre bei den Frauen. Oberhalb 55 Jahre sind Neuerkrankungen und Verschlechterungen zahlenmäßig etwa gleich.

Nach Abb. 17 ist der Prozentsatz der Verschlechterungen an allen Zugängen zu Ia u. Ib (Neuerkrankungen + Verschlechterungen) von 1951 auf 1954 in Hessen merklich angestiegen. Allerdings kommt hierin weniger eine absolute Zunahme der Verschlechterungen zum Ausdruck, sondern die Tatsache, daß die gleiche Zahl von Verschlechterungen prozentual dann ansteigen muß, wenn die Zahl der Neuerkrankungen absinkt. Trotzdem sind diese Verhältnisse bedeutsam, da sie aufzeigen, daß der Rückgang der Neuerkrankungen

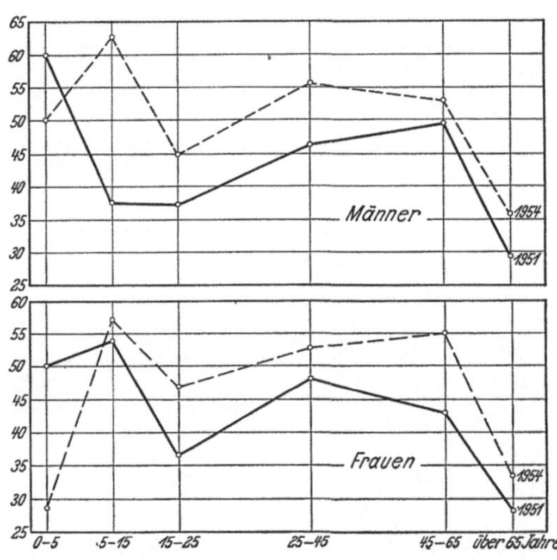

Abb. 17. Die Verschlechterungen als prozentualer Anteil der Gesamtzugänge bei Ia + Ib in Hessen 1951 und 1954

allein für die Beurteilung der weiteren Entwicklung nicht entscheidend ist, sondern daß die Übergänge aus anderen Krankheitsgruppen von großer Bedeutung sind.

Über die Neuerkrankungen an Tuberkulose im Jahre 1955 liegen bisher nur vorläufige Angaben vor. Die zur Verfügung stehenden alters- und geschlechtsgegliederten Statistiken enthalten nur absolute Zahlen, welche nur sehr bedingt

Vergleiche gestatten, so daß wir uns auf die Wiedergabe der Angaben für Niedersachsen beschränken werden.

In Tab. 24 sind die Neuerkrankungen an Tuberkulose im Jahre 1955 im Bundesgebiet und in den Ländern zusammengestellt. Im Bundesgebiet ist danach bei

Tabelle 24. *Bestätigte Neuerkrankungen an aktiver Tuberkulose im Bundesgebiet und in West-Berlin im Jahre 1955 (nach Wirtschaft u. Statistik* **1956**, *H. 6, 299*)*

| Zeit, Land | Tuberkulose der Atmungsorgane | | | | | Tuberkulose anderer Organe | Tuberkulose aller Formen insgesamt |
| | ansteckend (offen) | | | nicht ansteckend (aktiv geschlossen) | insgesamt | | |
	mit Bacillennachw.	ohneBacillennachw.	insgesamt				
Bundesgebiet							
1952[1]	22275	8006	30281	65195	95476	15321	110797
1953	21983	7371	29354	63300	92654	14884	107538
1954	19898	5435	25333	56927	82260	13843	96103
1955	18906	5488	24394	53414	77808	13847	91655
nach Ländern (1955)							
Schleswig-Holstein . .	842	453	1295	3595	4890	769	5659
Hamburg	786	377	1163	3958	5121	483	5604
Niedersachsen	2223	795	3018	7532	10550	1888	12438
Bremen	215	100	315	812	1127	206	1333
Nordrhein-Westfalen .	6219	1184	7403	14609	22012	3690	25702
Hessen	1357	421	1778	3183	4961	1406	6367
Rheinland-Pfalz . . .	1193	510	1703	2675	4378	1198	5576
Baden-Württemberg . .	2203	583	2786	8067	10853	2040	12893
Bayern	3868	1065	4933	8983	13916	2167	16083
Berlin (West)							
1952	1569	1385	2954	4090	7044	589	7633
1953	1672	1168	2840	4675	7515	560	8075
1954	1484	762	2246	4420	6666	579	7245
1955	1352	751	2103	4319	6422	566	6988
Verhältniszahlen auf 10000 der Bevölkerung							
Bundesgebiet							
1952[1]	4,7	1,7	6,4	13,8	20,2	3,2	23,4
1953	4,5	1,5	6,0	12,9	18,9	3,0	22,0
1954	4,0	1,1	5,2	11,5	16,6	2,8	19,4
1955[2]	3,8	1,1	4,9	10,7	15,6	2,8	18,3
nach Ländern (1955)[2]							
Schleswig-Holstein . .	3,7	2,0	5,7	15,7	21,4	3,4	24,7
Hamburg	4,5	2,1	6,6	22,4	29,0	2,7	31,7
Niedersachsen	3,4	1,2	4,6	11,5	16,1	2,9	19,0
Bremen	3,4	1,6	5,0	12,9	17,9	3,3	21,2
Nordrhein-Westfalen .	4,2	0,8	5,0	9,9	15,0	2,5	17,5
Hessen	3,0	0,9	3,9	7,0	10,9	3,1	14,0
Rheinland-Pfalz . . .	3,6	1,6	5,2	8,1	13,3	3,6	17,0
Baden-Württemberg . .	3,1	0,8	3,9	11,4	15,3	2,9	18,2
Bayern	4,2	1,2	5,4	9,8	15,2	2,4	17,6
Berlin(West)							
1952	7,2	6,4	13,6	18,9	32,5	2,7	35,2
1953	7,6	5,3	12,8	21,1	34,0	2,5	36,5
1954	6,8	3,5	10,2	20,2	30,4	2,6	33,0
1955[2]	6,2	3,4	9,6	19,7	29,3	2,6	31,8

[1] Ohne Reg.-Bez. Südwürttemberg-Hohenzollern.   [2] Vorläufiges Ergebnis.

den Ia- und bei den Ic-Fällen wiederum ein leichtes Absinken zu verzeichnen; die Ib- und Id-Fälle blieben gegenüber 1954 unverändert. Bei den Neuerkrankungen in Bayern machen sich die Röntgenreihenuntersuchungen in einem leichten Ansteigen der Erkrankungsfälle aller Diagnosegruppen gegenüber 1954 bemerkbar (Ia—Id: *1954*: 15,84; *1955*: 17,6/10000 E.)

Nach der vom Innenministerium des Landes Nordrhein-Westfalen für die Jahre 1948—1955 zusammengestellten Tuberkulosestatistik (Tab. 25) weichen die Angaben für die Neuerkrankungen an ansteckender Tuberkulose nur geringfügig voneinander ab, während sich bei den Ic-Fällen auch 1955 noch Unterschiede größeren Ausmaßes bemerkbar

Tabelle 25. *Neuerkrankungen an aktiver Lungentuberkulose in den Regierungsbezirken von Nordrhein-Westfalen auf 10000 E 1948—1955* (aus: „Tuberkulose-Statistik Nordrhein-Westfalen 1948—1955", herausgegeben vom Innenministerium des Landes Nordrhein-Westfalen, Abt. Gesundheit)

Reg.-Bez. Jahr	Aachen	Arns-berg	Det-mold	Düssel-dorf	Köln	Münster	Land Nordrh. Westfalen
				Ia+Ib			
1948	10,2	9,3	8,6	10,2	13,0	9,2	10,0
1950	7,4	6,7	7,4	7,5	7,9	7,8	7,4
1952	5,9	6,2	5,6	7,2	7,2	7,1	6,7
1953	5,9	6,6	5,5	6,9	6,7	6,8	6,6
1954	5,3	5,5	4,5	5,9	5,6	5,7	5,5
1955	4,7	4,8	4,4	5,2	4,9	5,7	5,0
				Ic			
1948	55,0	32,9	21,9	24,0	33,0	35,9	30,5
1950	15,7	16,5	15,1	11,7	14,8	17,1	14,6
1952	12,6	13,6	12,9	11,6	14,2	14,1	12,9
1953	11,7	14,0	12,0	10,6	14,4	15,7	12,8
1954	11,3	11,7	9,9	8,9	12,9	13,2	10,9
1955	10,4	10,6	9,0	8,2	11,4	12,2	9,9

machen. Im Mittel hat die Zahl der Neuerkrankungen an ansteckender Lungentuberkulose um 50% seit 1948 abgenommen, die der Ic-Fälle um über zwei Drittel. Dabei ist allerdings der starke Abfall der Ic-Fälle von 1948 auf 1950 zu

Tabelle 26. *Neuerkrankungen an Lungentuberkulose in Niedersachsen 1954 und 1955 (auf Grund der Wochenmeldungen) absolute Zahlen*

Alter Jahre	Ia				Ic			
	m		w		m		w	
	1954	1955	1954	1955	1954	1955	1954	1955
0—1	2	2	1	—	47	38	35	27
—5	1	5	3	2	513	467	444	420
—10	3	4	4	4	457	419	432	364
—15	7	6	19	17	292	258	286	222
—20	89	56	83	65	331	329	397	363
—25	175	118	114	77	428	371	407	381
—30	187	130	127	92	336	326	419	351
—35	156	127	110	91	338	245	353	300
—40	87	107	63	39	196	160	198	179
—45	184	157	69	54	297	286	222	204
—50	171	149	61	43	316	271	187	153
—55	200	161	34	45	319	322	164	123
—60	135	140	45	34	245	237	130	104
—65	121	103	47	42	165	165	92	70
—70	87	96	51	47	99	115	78	55
—75	61	57	48	38	72	66	61	41
—80	51	46	29	31	46	49	30	25
üb. 80	16	20	16	19	23	18	12	8
gesamt	1733	1483	924	740	4520	4142	3947	3390

berücksichtigen, der im Mittel 50% beträgt. Von 1950 bis 1955 haben sich ansteckende und nichtansteckende Fälle völlig gleichmäßig um jeweils rund 33% vermindert.

Die in Tab. 26 wiedergegebenen absoluten Zahlen der Neuerkrankungen in Niedersachsen lassen nur bedingt einen Vergleich zu. Soviel läßt sich aber mit gebotener Vorsicht sagen, daß sowohl Ia- als auch Ic-Fälle recht beträchtlich abgenommen haben, besonders trifft dies für die Ic-Fälle bei den Frauen zu. Eindrucksvoll ist auch nach dieser Tabelle wieder der Rückgang der Neuerkrankungen unterhalb etwa 40 Jahren. Diese bemerkenswerte Feststellung, die seit einigen Jahren deutlich erkennbar ist, deutet darauf hin, daß sich die Tuberkulose mehr und mehr zu einer Krankheit (und Todesursache) der mittleren und höheren Lebensalter entwickelt.

Tuberkulin-, Neuerkrankungs- und Mortalitätsziffern haben besonders bei den jüngeren Menschen stetig abgenommen (s. auch S. 190). Ob darin eine Erhöhung (oder „Normalisierung" nach den Folgen der Kriegs- und Nachkriegsjahre) der Widerstandskraft gegenüber tuberkulösen Erkrankungen zum Ausdruck kommt, ob wir diese Entwicklung eventuell als eine generelle Virulenzschwächung des Tuberkelbacteriums — nach millionenfach in allen Ländern angewandter moderner Chemotherapie — anzusehen haben, oder welche sonstigen Ursachen dieses Geschehen maßgeblich beeinflußt haben, sind Fragen, die hier nur gestellt, nicht aber beantwortet werden können.

3. Bestand der an aktiver Lungentuberkulose Erkrankten im Jahre 1954

Die Zahl aller am Jahresende vorhandenen Personen mit aktiver Tuberkulose bildet den Bestand. Er erhöht sich im Laufe eines Jahres um die Zahl der neuerkrankten Personen und die Zugänge aus den Gruppen IIa—III, welche Verschlechterungen darstellen, und vermindert sich um die Zahl der Verstorbenen, Verzogenen, aus der Beobachtung Entwichenen und um die Verbesserungen. Innerhalb des Bestandes treten darüber hinaus Verschiebungen zwischen den einzelnen Gruppen durch Verbesserungen (etwa von Ia nach Ic) oder durch Verschlechterungen (z. B. von Ic nach Ia) auf. Die Höhe des Bestandes hängt zudem ab von der Zeitdauer, während deren die einzelnen Krankheitsfälle als aktiv geführt werden. Nach den *Erläuterungen* ist z. B. bezüglich der Ia-Fälle vorgesehen, daß es der Entscheidung des Tuberkulosefürsorgearztes überlassen ist, diese *frühestens* 12, spätestens 24 Monate nach dem letzten Bacillenbefund nach Ic überzuführen. Voraussetzung dabei ist selbstverständlich, daß *mehrfache und eingehende Untersuchungen* einen negativen Befund ergeben haben. Die Höhe des Bestandes an Ia-Fällen hängt danach also weitgehend davon ab, ob diese Richtlinien großzügig oder engherzig ausgelegt werden, wobei durchaus die Möglichkeit besteht, daß der Zeitraum von 12 Monaten vereinzelt unterschritten, jener von 24 Monaten oft überschritten wird. Die beträchtlichen Unterschiede, die besonders beim Bestand in den verschiedenen Ländern festzustellen sind, rechtfertigen derartige Überlegungen.

Eine alters- und geschlechtsgegliederte Bestands-Statistik für 1954 liegt von den Ländern Bayern, Bremen, Hamburg, Hessen, Niedersachsen, Nordrhein-Westfalen, Schleswig-Holstein in 5jährigen Altersgruppen vor, die Statistik von

Berlin ist in die Gruppen 0—5, 5—15, 15—20, 20—25, 25—30, dann von 10 zu 10 Jahren bis 60 Jahre und darüber eingeteilt. Um eine Vergleichbarkeit mit den übrigen Ländern zu ermöglichen, wäre auch hier eine Unterteilung von 5 zu 5 Jahren erwünscht.

In Baden-Württemberg und Rheinland-Pfalz ist eine Altersgliederung des Bestandes bisher nicht vorgenommen worden. Baden-Württemberg hat sich aber nun bereit erklärt, sich den übrigen Ländern anzuschließen, und wir hoffen, daß dies auch beim Land Rheinland-Pfalz geschehen wird, so daß wir in wenigen Jahren in der Lage sein dürften, eine alters- und geschlechtsgegliederte Bestandsstatistik für das gesamte Gebiet der Bundesrepublik zu erstellen.

a) Ansteckende Lungentuberkulose mit Bacillennachweis (Ia)

Das Maximum des Bestandes an Ia-Fällen entfällt, wenn man von Berlin absieht, auf Hamburg, das Minimum auf Hessen (s. Tab. 27). Der Unterschied zwischen den Extremwerten beträgt wie bei den Neuerkrankungen um 40—50%. Besondere Verhältnisse weist Berlin auf, wo die Zahl der Ia-Fälle im Gegensatz zu den übrigen Ländern auch von 1953 auf 1954 noch weiter angestiegen ist.

Tabelle 27. *Bestand der an ansteckender Lungentuberkulose mit Bacillennachweis Erkrankten (Ia) im Bundesgebiet, in den Ländern der Bundesrepublik Deutschland und in West-Berlin am 31.12. 1954[2] absolute und relative Zahlen auf 10000 E[1]*
[Entnommen aus Wirtschaft u. Statistik **7**, 285* (1955); **6**, 334* (1954)]

Jahr, Land	absolut	relativ	1953	1952
Bundesgebiet				
1950	89575	18,69		
1951	94555	19,59		
1952	99061	20,34		
1953	100477	20,39		
1954[2]	97753	19,64		
nach Ländern				
Schleswig-Holstein	4936	21,43	21,38	21,06
Hamburg	4699	26,82	27,71	27,77
Niedersachsen	15378	23,41	24,38	24,75
Bremen	1377	22,10	24,49	25,40
Nordrhein-Westfalen	29291	20,12	21,21	21,23
Hessen.	7277	16,10	17,61	18,16
Rheinland-Pfalz.	5749	17,60	17,59	16,98
Baden-Württemberg	12594	17,97	18,63	18,30
Bayern	16452	17,96	18,00	17,60
West-Berlin				
1950	8382	38,90		
1951	8785	40,44		
1952	9222	42,17		
1953	9843	44,78		
1954[2]	9966	45,46		

[1] Bestand am Ende des Jahres.   [2] Vorläufiges Ergebnis.

Über die altersmäßige Verteilung des Bestandes an Ia-Fällen (Männer) in den verschiedenen Ländern unterrichtet Abb. 18. Alle Länder zeigen Übereinstimmung in der Charakteristik der Kurven: erstes Maximum um 30—35 Jahre, leichter Abfall und Wiederanstieg bis zum zweiten Maximum bei etwa 60—65 Jahren. In einigen Ländern ist das erste, in anderen das zweite höher. Größenordnungsgemäß ergeben sich allerdings recht beträchtliche Unterschiede, die sich auf Hessen auf der einen Seite und Hamburg, besonders aber West-Berlin auf der anderen konzentrieren.

Wenn für die Großstädte — und speziell für Berlin — auch besondere Verhältnisse gelten, so sind damit allein diese Diskrepanzen, wie sie Abb. 18 zeigt, nicht zu erklären. Bei Besprechung der Letalität werden wir darauf nochmals zurückkommen (s. S. 148). Es sei hier nur darauf hingewiesen, daß nach den vorliegenden Unterlagen der Bestand an I a-Fällen (Männer) im Bezirk *Tiergarten* mit 88,6/10000 E. ein Maximum und in *Zehlendorf* mit 33,4/10000 E. ein Minimum aufweist.

Nach der Alters- und Geschlechtsgliederung in Abb. 19 ist der Bestand an ansteckender Lungentuberkulose mit Bacillennachweis etwa bis zum 25. Lebensjahr bei Männern und Frauen gleich hoch. Er erreicht für die Frauen von etwa 30 Jahren ein Maximum, während das wesentlich höhere Maximum bei den Männern um 35—40 Jahre erreicht wird. Von da an verringert sich der Bestand bei den Männern bis zum 65. Jahr etwa nur wenig, bei den Frauen nimmt er nach Erreichung des Höchstalters stetig, wenn auch allmählich ab. Zwischen ungefähr 50 und 65 Jahren beträgt die Zahl der Männer mit ansteckender Lungentuberkulose (I a) das 4—5fache der Zahl der Frauen. Oberhalb von 65 Jahren nähern sich die Werte rasch.

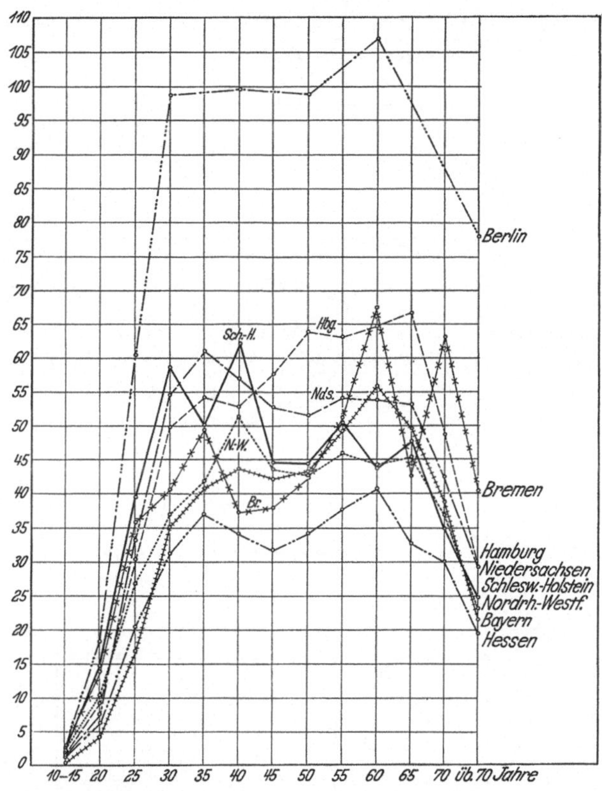

Abb. 18. Bestand an Männern mit ansteckender Tuberkulose (I a) in verschiedenen Ländern der Bundesrepublik Deutschland auf 10000 M 1954

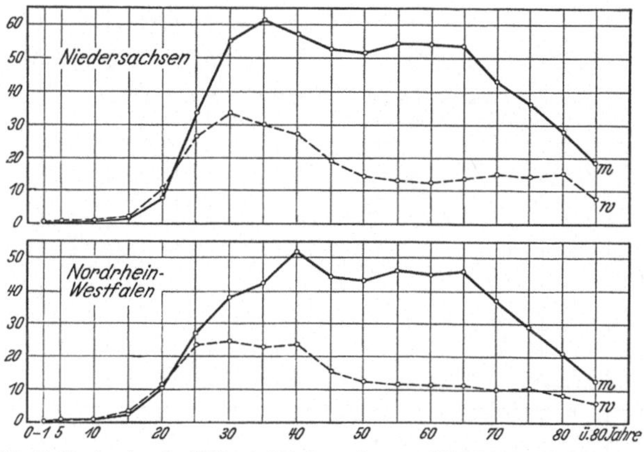

Abb. 19. Bestand an I a-Fällen in Niedersachsen und Nordrhein-Westfalen, nach Alter und Geschlecht 1954 auf 10000 E

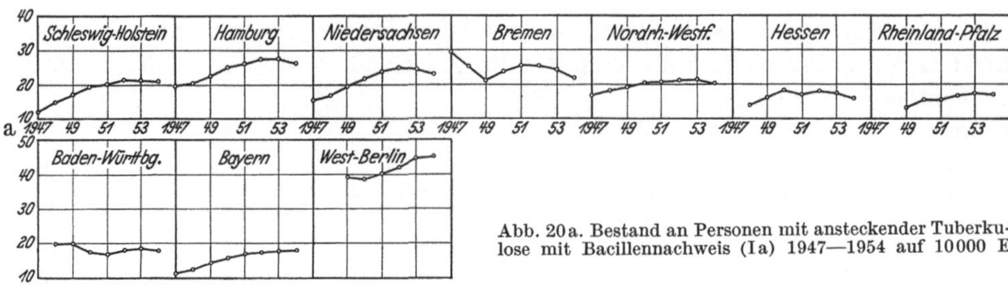

Abb. 20a. Bestand an Personen mit ansteckender Tuberkulose mit Bacillennachweis (Ia) 1947—1954 auf 10000 E

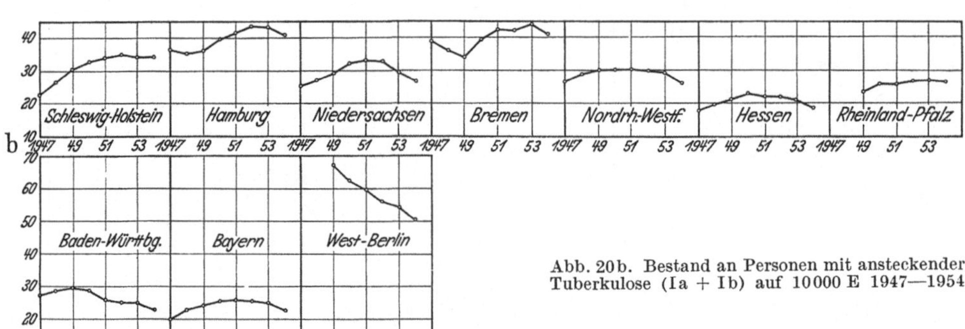

Abb. 20b. Bestand an Personen mit ansteckender Tuberkulose (Ia + Ib) auf 10000 E 1947—1954

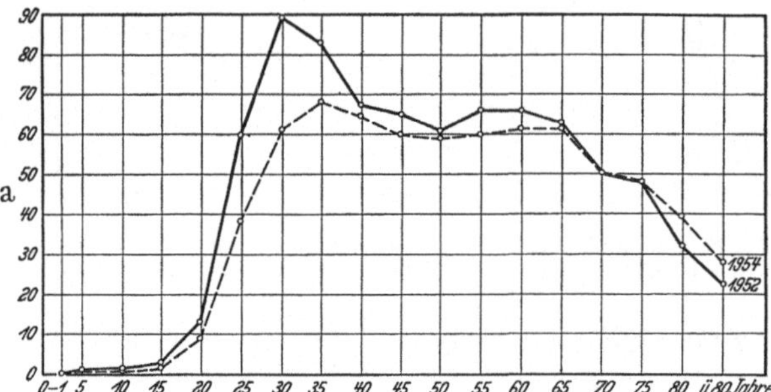

Abb. 21a. Bestand an Ia + Ib-Fällen in Niedersachsen auf 10000 M am 31. 12. 1952 und 1954

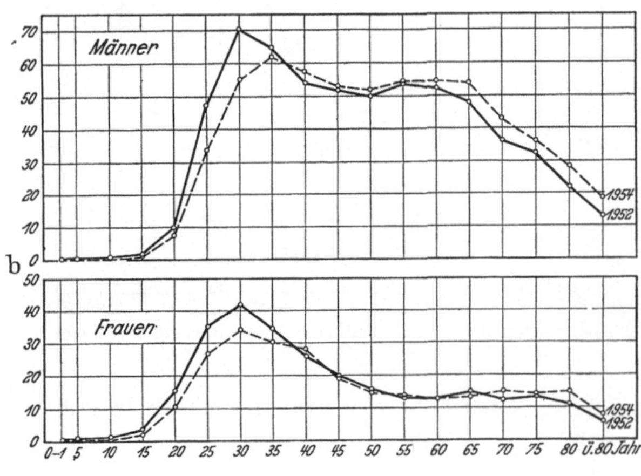

Abb. 21b. Bestand an Ia-Fällen in Niedersachsen auf 10000 E am 31. 12. 1952 und 1954

Über die Entwicklung des Bestandes an Ia-Fällen seit 1947 in den einzelnen Ländern informiert Abb. 20a. Sie zeigt bis etwa 1952 einen langsamen Anstieg, ab 1952 im allgemeinen einen leichten Rückgang.

Nach Abb. 21 hat sich der Bestand für die 15—35 jährigen etwas vermindert, darüber ist eine leichte Zunahme eingetreten. Im allgemeinen stimmt der Verlauf der Neuerkrankungen und des Bestandes an Ia-Fällen sowie die Entwicklung seit 1952 in ihren charakteristischen Merkmalen überein. Es ist anzunehmen, daß auch beim Bestand an Ia-Fällen der Rückgang überwiegend die jüngeren Jahrgänge betrifft. Altersgegliederte Angaben, die diese Verhältnisse seit 1948 nachzuprüfen gestatten, liegen für die I a-Fälle leider nicht vor. Der seit 1952 einsetzende Abbau des Bestandes an ansteckenden bacillären Tuberkulosen erlaubt noch keine weitreichenden Schlüsse in bezug auf die weitere Entwicklung, er sollte aber als Symptom nicht übersehen werden. Nach unserer Auffassung wird das Absinken stetig, wenn auch nur langsam, vor sich gehen.

Die ständige Überwachung an Hand zuverlässiger alters- und geschlechtsgegliederter Statistiken erscheint unbedingt notwendig, zumal innerhalb des Bestandes Änderungen erfolgen können (Abnahme bei den Jugendlichen, Zunahme in den höheren Altersklassen), die bei nicht aufgegliederten Zahlen verborgen bleiben.

b) Ansteckende Lungentuberkulose ohne Bacillennachweis (I b)

In der Gruppe Ib sollen nach den *Erläuterungen* jene Fälle von ansteckender Lungentuberkulose geführt werden, bei denen trotz sorgfältiger Überprüfung Bacillen nicht gefunden werden, deren sonstiger Befund aber für eine ansteckungsfähige Tuberkulose spricht (Dichte und Qualität der Röntgenschatten oder das Vorhandensein von Kavernen und katarrhalischen Geräuschen als Kriterium für Infektiosität).

Der Bestand an I b-Fällen im Bundesgebiet und in den einzelnen Ländern am 31. 12. 1954 geht aus Tab. 28 hervor.

Tabelle 28. *Bestand an Personen mit ansteckender Lungentuberkulose ohne Bacillennachweis (Ib) im Bundesgebiet, in den Ländern der Bundesrepublik Deutschland und in West-Berlin am 31. 12. 1954 — absolute und relative Zahlen auf 10000 E*[1]. *[Entnommen aus Wirtschaft und Statistik 7, 285* (1955); 6, 334* (1954)]*

Jahr, Land	absolut	relativ	1953	1952
Bundesgebiet				
1950	47683	9,95		
1951	46490	9,65		
1952	42157	8,65		
1953	38021	7,72		
1954[2]	30795	6,19		
nach Ländern				
Schleswig-Holstein	3010	13,07	12,90	13,88
Hamburg	2487	14,19	15,48	15,79
Niedersachsen	2498	3,80	5,52	8,25
Bremen	1205	19,34	19,72	16,77
Nordrhein-Westfalen	9071	6,23	8,08	9,41
Hessen.	1409	3,12	3,92	4,09
Rheinland-Pfalz.	3100	9,49	10,13	10,36 .
Baden-Württemberg	3465	4,94	6,04	6,80
Bayern	4550	4,97	7,41	7,56
West-Berlin				
1950	4996	23,19		
1951	4246	19,55		
1952	3120	14,27		
1953	2190	9,96		
1954[2]	1159	5,29		

[1] Bestand am Ende des Jahres. [2] Vorläufiges Ergebnis.

Beim Bestand an Ia-Fällen ergab sich in den Ländern der Bundesrepublik eine weitgehende Übereinstimmung, dagegen sind beim Bestand an Ib-Fällen Differenzen zu verzeichnen. Nach Abb. 22 zeigen die Ib-Fälle eine ähnliche Altersverteilung wie die Ia-Fälle mit 2 kleinen Maxima um 30—35 und 60—65 Jahre. In dieser Hinsicht sind besonders markante Abweichungen nicht festzustellen. Die Unterschiede in der Größenordnung sind beträchtlich. Wir können deutlich zwei Gruppen von Ländern unterscheiden: Schleswig-Holstein, Hamburg und Bremen mit Höchstwerten auf der einen Seite und die übrigen Länder auf der anderen Seite. Die Mittelwerte der ersten Gruppe liegen 4—5mal so hoch wie jene der

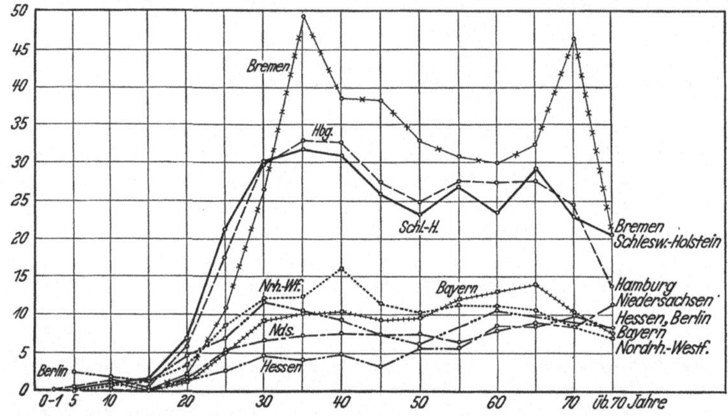

Abb. 22. Bestand an Männern mit ansteckender Lungentuberkulose ohne Bacillennachweis (Ib) in verschiedenen Ländern der Bundesrepublik Deutschland 1954 auf 10000 M

zweiten Gruppe, welche selbst noch Unterschiede von teilweise mehr als 100%. aufweist. Die Ib-Fälle in Bremen sind mehr als 6mal so hoch wie die Ib-Fälle in Hessen, während die Angaben von West-Berlin, das bei den Ia-Fällen weit von den mittleren Verhältnissen abweicht, sehr gut mit den Werten der zweiten Gruppe übereinstimmen. Es dürfte sich nach diesen Verhältnissen die Notwendigkeit ergeben, eine sorgfältige Überprüfung des Bestandes an Ib-Fällen vorzunehmen.

Nach SCHRÖDER und GRIESBACH sollen die Ib-Fälle 10% der Ia + Ib-Fälle nicht überschreiten. Für den Bestand am 31. 12. 1954 ergibt sich in den verschiedenen Ländern folgende Situation:

Tabelle 29. *Ib-Fälle in Prozent des Bestandes an Ia + Ib-Fälle am 31. 12. 1954*

Land	%	Land	%
Schleswig-Holstein	37,9	Rheinland-Pfalz	35,6
Hamburg	34,6	Baden-Württemberg	21,6
Niedersachsen	14,0	Bayern	21,7
Bremen	46,7	Bundesgebiet	24,0
Nordrhein-Westfalen	23,6	West-Berlin	10,4
Hessen	16,2		

Die obige Forderung wird in West-Berlin voll, in Niedersachsen und Hessen annähernd erfüllt, die übrigen Länder, besonders aber Bremen mit fast 50%, Schleswig-Holstein, Rheinland-Pfalz und Hamburg weisen noch sehr hohe Verhältniszahlen auf. Über den Anteil in den einzelnen Altersgruppen unterrichtet Abb. 23.

Die Verteilung des Bestandes an Ib-Fällen nach Alter und Geschlecht zeigen Abb. 24 und Abb. 25.

Die Änderung des Bestandes an Ib-Fällen in Niedersachsen von 1952 auf 1954 ist in Abb. 26 dargestellt. Der daraus ersichtliche starke Rückgang zeigt das Bestreben einer Bereinigung des Bestandes.

Um die Entwicklung der Tuberkulosemorbidität beurteilen zu können, ist besonders die Kenntnis der Zahl und Gliederung der ansteckenden Tuberkulosen von Bedeutung. Zwischen 10 und annähernd 50% dieser Fälle stellt die Gruppe Ib. Die voraufgehend mitgeteilten Zahlenangaben lassen deutlich erkennen, daß hier von einer objektiven Beurteilung nicht die Rede sein kann.

Die Tuberkulose-Statistik darf keinem Selbstzweck dienen, sondern sie stellt, korrekt bearbeitet und zuverlässig ausgewertet, ein bedeutsames Hilfsmittel im Kampfe gegen die Tuberkulose dar. Möglichst präzise Unterlagen von seiten der Tuberkulose-Fürsorgestellen —um einen den tatsächlichen

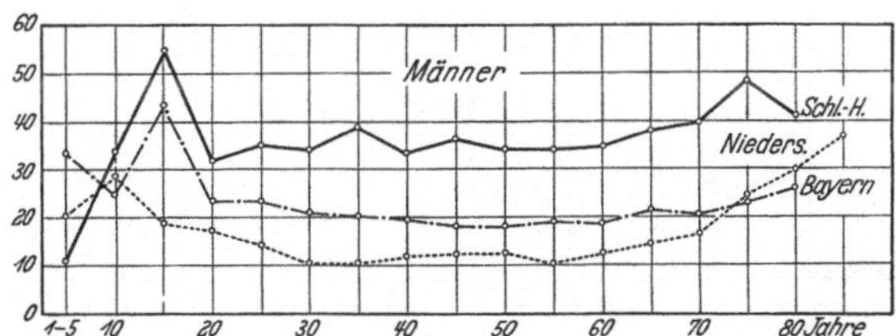

Abb. 23.   Prozentualer Anteil der Ib-Fälle an den Ia + Ib-Fällen des Bestandes in Schleswig-Holstein, Niedersachsen und Bayern 1954

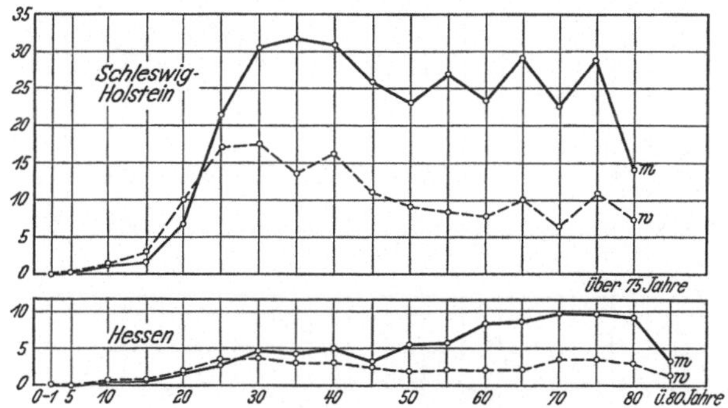

Abb. 24.   Bestand an Ib-Fällen in Schleswig-Holstein und Hessen nach Alter und Geschlecht 1954 auf 10000 E

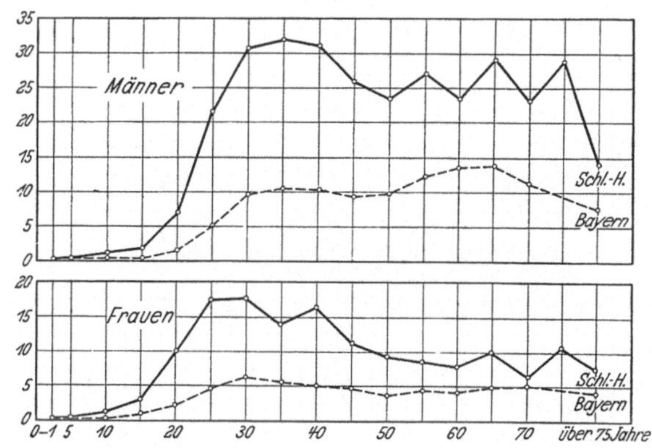

Abb. 25.   Bestand an Personen mit klinisch offener Tuberkulose (Ib) in Schleswig-Holstein und Bayern 1954 auf 10000 E

Gegebenheiten einigermaßen entsprechenden Überblick zu geben — sind daher unerläßlich, und *eine umfassende Bereinigung der Statistik erscheint dringend geboten,* wenn nicht die Statistik der Tuberkulosemorbidität selbst in ihren näherungsweisen Ergebnissen als unglaubwürdig und unzuverlässig abgetan werden soll.

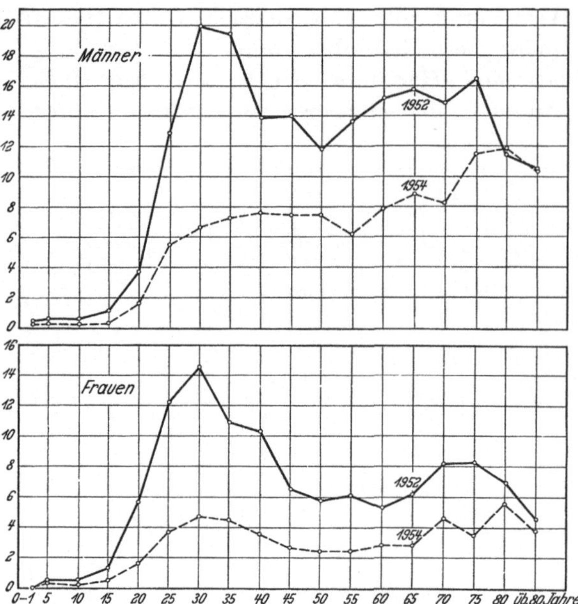

Abb. 26. Bestand an Ib-Fällen in Niedersachsen auf 10000 E am 31. 12. 1952 und 1954

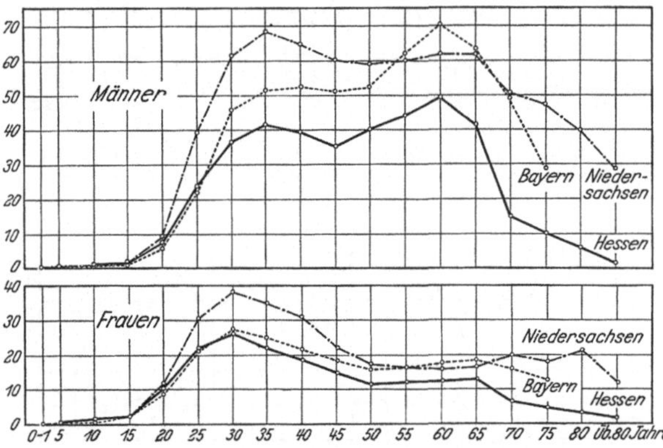

Abb. 27. Bestand an Ia + Ib-Fällen in Niedersachsen, Hessen und Bayern auf 10000 E am 31. 12. 1954

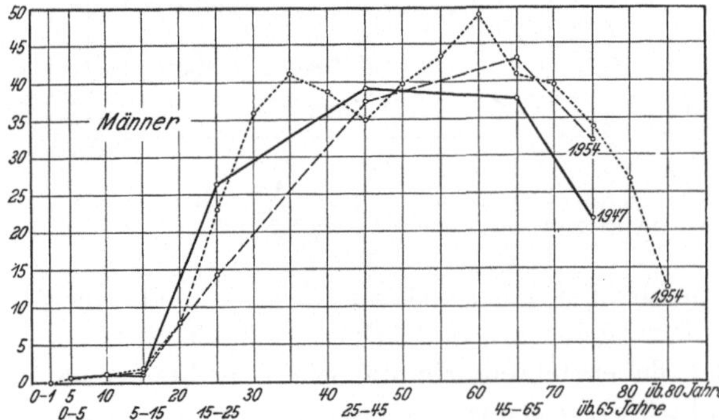

Abb. 28. Bestand an Ia + Ib-Fällen in Hessen 1947 und 1954 (nach großen und nach 5 jährigen Altersgruppen) auf 10000 E

Angaben über den Bestand an ansteckenden Tuberkulosen (Ia + Ib) in Bayern, Hessen und Niedersachsen vermittelt Abb. 27. Die Änderung dieses Bestandes seit 1947 in den einzelnen Ländern gibt Abb. 20b (s. S. 90) wieder. Im Gegensatz zu den übrigen Ländern, in welchen der Bestand etwa ab 1951/52 abzusinken beginnt, ist dies in Berlin bereits seit 1949 der Fall. Da aber der Bestand an Ia-Fällen in Berlin, wie aus Abb. 20a zu ersehen ist, auch 1954 noch leicht ansteigt, ist die Ursache nur in dem starken Abfall der Ib-Fälle zu suchen, die sich von 1950 auf 1954 von 23,19/10000 E auf 5,29/10000 E vermindert haben (Bundesgebiet 1950 9,95, 1954 6,19/10000 E). Daraus muß aber geschlossen werden, daß es sich in Berlin bei den Ib-Fällen 1950/51 weitgehend um nicht ansteckende Tuberkulosen gehandelt hat und der Abfall der Ib-Fälle eine umfassende Bereinigung der Statistik darstellt.

Nach Abb. 28 hat der Bestand an Ia + Ib-Fällen von 1947 auf 1954 in Hessen bei den 15—45 jährigen Männern abgenommen, oberhalb 45 Jahre ist er angestiegen. Die Darstellung läßt erkennen, daß durch die großen Altersgruppen der tatsächliche Kurvenverlauf, wie ihn die punktierte

Kurve für 1954 zeigt, nicht wiedergegeben wird. Das auf 30—35 Jahre entfallende Maximum geht völlig verloren. Eine korrekte Wiedergabe der wirklichen Situation ist nur bei einer Altersgliederung von 5 zu 5 Jahren möglich.

Im Bundesgebiet zeigt der Bestand an ansteckenden Tuberkulosen seit 1948 einen Anstieg bis zum Jahre 1951/52 und anschließenden Abfall (s. Tab. 30).

Es erscheint jedoch nicht ausgeschlossen, daß ein nicht unwesentlicher Teil des festzustellenden Rückgangs auf die seit etwa 1951/52 zu beobachtende Bereinigung der Ib-Fälle zurückzuführen ist. Allzu optimistische Folgerungen sollten deshalb aus diesen Verhältnissen nicht gezogen werden, wenn auch die Entwicklung der Ia-Fälle eine leicht fallende Tendenz verrät. Die immer noch vorhandenen fast 130000 Fälle von ansteckender Lungentuberkulose bedeuten nach wie vor eine latente Gefahr.

Tabelle 30. *Bestand an Ia + Ib-Fällen im Bundesgebiet 1948—1955 auf 10000 E.*

1948	25,2	1952	29,0
1949	27,8	1953	28,1
1950	28,6	1954	25,8
1951	29,2	1955	23,8

c) Aktive, nicht ansteckende Lungentuberkulose (Ic)

Auf S. 78 wurden die Gesichtspunkte aufgeführt, welche für die Beurteilung einer geschlossenen Tuberkulose maßgebend sind, sofern es sich um eine Neuerkrankung handelt.

Nach den *Erläuterungen* gilt für den Bestand an Ic-Fällen noch folgende Feststellung:
Zu Ic gehören diejenigen Patienten, die eine Erkrankung im Sinne der Ziffer 1 (Ia-Fälle) und 2 (Ib-Fälle) durchgemacht haben, aber noch Aktivitätszeichen seitens des Organismus, z. B. subfebrile Temperaturschwankungen, ausgesprochene Verschiebungen im Blutbild, Gewichtsschwankungen (mit Vorsicht) oder Veränderungen an den Lungen zeigen, z. B. ständiger Katarrh und vor allem noch Neigung zu Neuherdbildung oder unscharfen Verschattungen infiltrativer Art (bei einwandfreien Röntgenaufnahmen, nicht Schirmbild).
Es muß auch in diesem Zusammenhang darauf hingewiesen werden, daß die Diagnose der Ic-Fälle nicht auf bakteriologischer, sondern auf klinischer Grundlage beruht; deshalb bedürfen diese Fälle besonders sorgfältiger diagnostischer Überprüfung mit allen zur Verfügung stehenden Mitteln und sorgfältiger fürsorgerischer Überwachung.
Der Arbeitsausschuß für Tuberkulosefürsorge betont in den *Erläuterungen*:
„Es muß aber unter allen Umständen vermieden werden, daß diese wichtigen Gruppen (Ia—Ic) zu einem Sammelbecken ungeklärter und unklarer Fälle werden, die dann mit allen Nachteilen für den Betroffenen wie für die Tuberkulosefürsorge fälschlich unter der Diagnose „aktive Tuberkulose" laufen. Dadurch verlieren die örtlichen und die zentralen Stellen den Überblick über die tatsächliche Tuberkuloselage."

Der Bestand an Ic-Fällen am 31. 12. 1954 in der Bundesrepublik und ihren Ländern ist in Tab. 31 zusammengestellt.

Danach sind im Bundesgebiet rund 260000 Personen mit aktiver, nicht ansteckender Tuberkulose registriert, das sind etwa $1/2\%$ der gesamten Bevölkerung. Das Minimum finden wir in Bayern mit 0,36%, das Maximum in Hamburg mit 1,01%.

Die altersmäßige Verteilung der Männer mit geschlossener Lungentuberkulose in den einzelnen Ländern ist in Abb. 29 zusammengestellt.

Obwohl die Kurven für die einzelnen Länder ganz erheblich voneinander abweichen, zeigen sie doch eine Übereinstimmung in der Gliederung: erstes, zum Teil absolutes, Maximum bei der Altersgruppe 5—10 Jahre und sofortiger starker

Tabelle 31. *Bestand an Personen mit aktiver, nicht ansteckender Lungentuberkulose (Ic) im Bundesgebiet und den Ländern am 31. 12. 1954; absolute und relative Zahlen auf 10000 E.*
[Nach Wirtschaft u. Statistik **7**, 285* (1955)]

Jahr, Land	absolut	relativ	1953	1952
Bundesgebiet				
1950	286397	59,77		
1951	273345	56,51		
1952	265082	54,42		
1953	265476	53,87		
1954	260614	52,37		
nach Ländern				
Schleswig-Holstein	19459	84,48	87,55	90,23
Hamburg	17768	101,41	107,48	107,18
Niedersachsen	33317	50,72	50,10	53,16
Bremen	5310	85,23	92,61	94,85
Nordrhein-Westfalen	83782	57,54	59,39	59,21
Hessen.	16938	37,47	40,19	39,57
Rheinland-Pfalz.	15298	46,83	44,77	43,91
Baden-Württemberg	36040	51,43	55,38	54,77
Bayern	32702	35,71	35,49	36,86
West-Berlin				
1950	21296	98,84		
1951	20306	93,48		
1952	19614	89,68		
1953	19049	86,67		
1954	19811	90,37		

Abfall bis zur Gruppe 10—15 Jahre. Die Altersgruppe 5—10 Jahre umfaßt die Schulanfänger und die Jahrgänge, die sich durch ein Maximum an Kinderkrankheiten auszeichnen (Scharlach, Diphtherie, Masern, zum Teil Keuchhusten usw.). Bis etwa zum 15—20. Jahr tritt keine wesentliche Änderung in der Verteilung der Krankheitsfälle an geschlossener Tuberkulose ein. Ab 20 Jahre beginnt erneut ein steiler Anstieg, der zwischen 25 und 35 Jahren zu einem weiteren Gipfelwert führt. Dann sinken die Werte wiederum mehr oder weniger steil ab, um bei etwa 55—60 Jahre einem weiteren dritten Maximum zuzustreben; anschließend endgültiger, steiler Abfall bis zu den höchsten Altersklassen. Die Ic-Fälle zeigen, wie bereits bei den Neuerkrankungen beobachtet wurde, einen ganz charakteristischen Unterschied gegenüber den ansteckenden Tuberkulosen. Ab 20 Jahre ist der Verlauf ungefähr ähnlich, dagegen spielt die Gruppe der 5—10 jährigen bei den Ic-Fällen eine große Rolle, während in dieser Altersgruppe ansteckende Tuberkulosen nur in verschwindendem Umfange auftreten.

Die Differenzen zwischen den einzelnen Bundesländern sind unverhältnismäßig hoch und betragen in einzelnen Altersgruppen 400—500%, so daß die Zusammensetzung des Bestandes an aktiver nicht ansteckender Tuberkulose eine zuverlässige objektive Beurteilung fast unmöglich macht. In ihm findet man *Neuerkrankungen an geschlossener Tuberkulose, Verbesserungen* vorher ansteckender Tuberkulosen, deren Überführung nach IIa infolge vorhandener Aktivitätszeichen noch nicht möglich ist, *Verschlechterungen* aus den Reihen der extrapulmonalen Tuberkulösen, besonders aber aus der Gruppe der inaktiven Fälle. Darüber hinaus werden *alle Fälle positiver Tuberkulinreaktion bis zum 2. Lebensjahr* in der Gruppe Ic geführt, auch wenn ein klinischer Befund nicht erhoben werden kann.

Nach dem Tuberkulinkataster reagieren etwa 2—3% aller Kinder bis zum 2. Lebensjahr tuberkulinpositiv. Ärztliche Untersuchungen von Säuglingen und Kleinkindern auf Grund irgendwelcher Krankheitserscheinungen sind oft Anlaß, gleichzeitig eine Tuberkulinprobe vorzunehmen. In den Großstädten, in denen die Mütter häufiger als es auf dem Lande geschieht, Gebrauch von der Möglichkeit machen, den Arzt zu Rate zu ziehen, muß zwangsläufig dadurch die Zahl der kindlichen Ic-Fälle ansteigen. Dabei handelt es sich in der Mehrzahl der Fälle keineswegs um eine Erkrankung, sondern um die Registrierung solcher Kinder, deren positiver Befund Vorbeugungsmaßnahmen erforderlich macht, um eine Manifestation rechtzeitig erkennen und behandeln zu können. Bei den Ic-Fällen handelt es sich aber nach der Definition um *Träger einer aktiven Tuberkulose*.

Es kann in diesem Zusammenhang noch darauf hingewiesen werden, daß in einzelnen Ländern die tuberkulinpositiven Kinder bis zum 3. Lebensjahr als Ic-Fälle geführt werden. So verständlich diese vorbeugenden Maßnahmen im Interesse der Kinder sind, so wird hierdurch doch eine Situation vorgetäuscht, welche von den tatsächlichen Verhältnissen weit entfernt ist, zumal etwa 7% der Kinder von 3 Jahren positiv reagieren. Dadurch wird der Bestand — selbstverständlich auch die Zahl an Neuerkrankungen — bedeutend erhöht, und der mit der Erstellung der Statistik angestrebte Überblick über die wirkliche Lage geht verloren.

Ein weiteres Moment, welches zu einer Erhöhung an Ic-Fällen führen kann, ist der Zeitpunkt, zu welchem Ia-Fälle nach Ic übergeführt werden. Nach den *Erläuterungen* soll dies *frühestens 12 und spätestens 24 Monate nach dem letzten Bacillenbefund* geschehen. Eine prinzipiell frühzeitige Umschreibung von Ia nach Ic verringert den Bestand an Ia-Fällen und erhöht jenen an Ic-Fällen; eine grundsätzlich erst nach 24 Monaten vorzunehmende Überführung von Ia nach Ic verringert die Zahl der Ic-Fälle auf Kosten fragwürdiger Ia-Fälle. Andererseits ist eine weitere Einengung der Richtlinien nicht zu vertreten, da die Beurteilung des Krankheitsgeschehens subjektiv erfolgt und niemals „objektiviert" werden kann.

An Hand statistischer Erhebungen erkranken jährlich etwa 5% der Personen mit geschlossener Tuberkulose an einer offenen Tuberkulose. Es ist darum verständlich, wenn der Bestand an Ic-Fällen als Reservoir späterer Verschlechterungen besonders sorgfältiger fürsorgerischer Überwachung bedarf, damit Überraschungen, wie sie die Verschlechterung eines *zu frühzeitig* nach IIa überführten Ic-Falles darstellt, nach Möglichkeit vermieden werden.

Die Gruppe der Ic-Fälle muß unter diesen Umständen, da sie in wesentlich höherem Maße als die Gruppen Ia und Ib subjektiver Beurteilung unterliegt, mit einer gewissen Skepsis beurteilt werden, was die Größenordnung der Erkrankungsziffern anbelangt; die Abweichungen, die Abb. 29 veranschaulicht, sind aber auch damit nicht zufriedenstellend zu klären. Es erscheint notwendig, auch den Ic-Fällen bei der Zusammenstellung des Bestandes am Ende des Jahres besondere Aufmerksamkeit zu widmen. Im Bundesdurchschnitt entfallen auf einen Ia-Fall etwa 2—3 Ic-Fälle. Aus den nach Kreisen gegliederten Länderstatistiken sind recht *zahlreiche* Beispiele zu entnehmen, wo dieses Verhältnis knapp 1:1 bis etwa 1:8 beträgt.

Es wurde erwähnt, daß ein Teil der Ia-Fälle Verschlechterungen aus der Gruppe Ic darstellt. In diesem Zusammenhang erheben sich zahlreiche Fragen: 1. handelt es sich bei diesen Verschlechterungen vorwiegend um „Neuerkrankungen"? 2. welche Zeit liegt zwischen Bekanntwerden der Erkrankung und der Verschlechterung? 3. in welchem Ausmaß sind an diesen Verschlechterungen

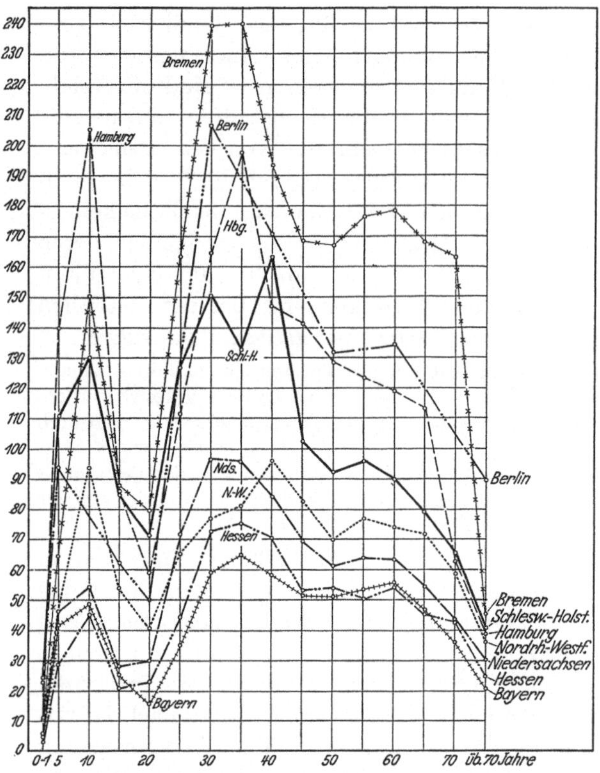

Abb. 29. Bestand an Männern mit geschlossener Tuberkulose (Ic) in verschiedenen Ländern der Bundesrepublik Deutschland 1954 auf 10 000 M

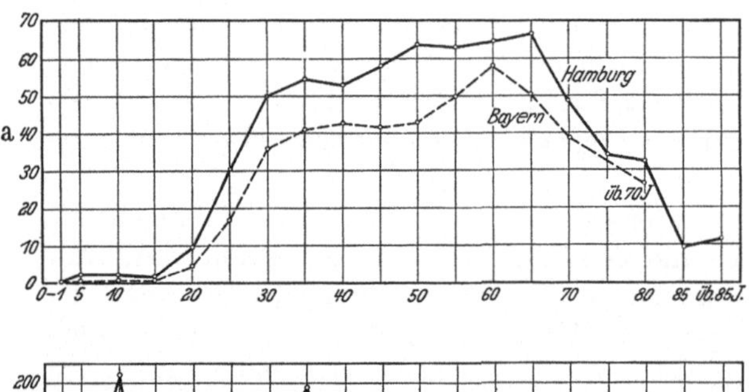

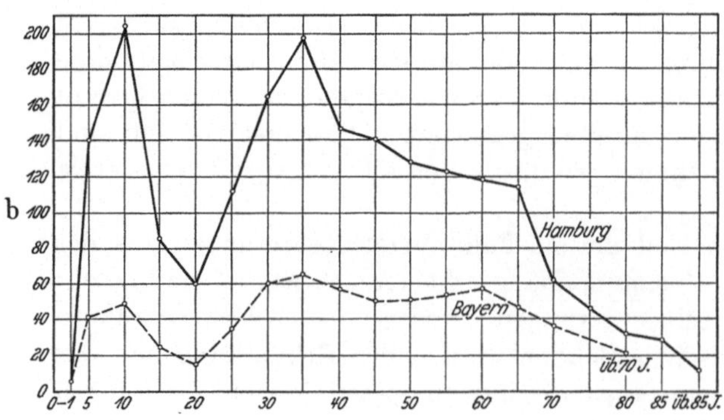

Personen beteiligt, die von I a oder I b nach I c gekommen sind? 4. in welchem Umfange sind Personen betroffen, welche bisher nur in Ic geführt wurden? 5. welcher Prozentsatz der als Ic geführten, aber nur tuberkulinpositiven Kleinkinder erkrankt tatsächlich an einer manifesten Tuberkulose? 6. wieviel dieser Kinder werden „offen" und nach welcher Zeit? usw. Leider fehlen Unterlagen, um derartige Fragen, die sich für die Beurteilung der Situation ergeben, beantworten zu können. Vielleicht ist es jedoch möglich, örtlich Untersuchungen in den angedeuteten Richtungen anzustellen.

Die Beurteilung einer Tuberkulose erfolgt im wesentlichen auf Grund klinischer und röntgenologischer Befunde. Wichtig erscheint die Frage, ob die Anwendung *aller* für den Nachweis von Tuberkelbacillen geeigneten Verfahren bei den Ic-Fällen nicht doch in nicht unbedeutendem Maße zu einem positiven Ergebnis führen wird. Auch in dieser Hinsicht dürften örtliche Untersuchungen ausreichende Ergebnisse zeitigen.

In Abb. 29 sind die Ic-Fälle der Männer in den verschiedenen Ländern der

Abb. 30 a u. b. a) Bestand an Männern mit bakteriologisch offener Tbc. (I a) in Hamburg und Bayern am 31.12.1954 auf 10 000 E; b) Bestand an Männern mit geschlossener Tbc. (I c) in Hamburg und Bayern am 31.12.1954 auf 10 000 E

Bundesrepublik nach Altersgruppen zusammengestellt. Im Interesse einer größeren Übersichtlichkeit wurde in Abb. 30 und Abb. 31 die Altersverteilung der Ic-Fälle nur in den Ländern Hamburg bzw. Schleswig-Holstein und Bayern gegenüber gestellt.

Aus Abb. 30a ergibt sich ein ungefähr gleicher Verlauf der Kurven der Ia-Fälle in Hamburg und Bayern. Die zahlenmäßigen Unterschiede, die maximal um 50% betragen, können unter Umständen damit erklärt werden, daß in Hamburg seit Jahren Röntgenreihenuntersuchungen durchgeführt worden sind, während in Bayern damit erst 1954 begonnen wurde. Die Differenzen wären danach in erster Linie der andersgearteten Erfassung zuzuschreiben. Anders verhält es sich mit den Ic-Fällen (Abb. 30b), bei welchen ebenfalls die Charakteristika der Kurven mit den verschiedenen Maxima übereinstimmen; dagegen weichen die Zahlenwerte um 4—500% von einander ab. Annähernd gleiche Werte finden sich nur bei den 0—1- und über 75-jährigen. Die verschiedenartige Erfassung allein vermag nicht als Erklärung für diese Verhältnisse zu dienen, dafür sind die Unterschiede zu groß. Voraufgehend wurde auf verschiedene Möglichkeiten hingewiesen, durch welche der Bestand an Ic-Fällen ein Maximum oder ein Minimum erreichen kann. Welche Ursachen hier eine Rolle spielen,

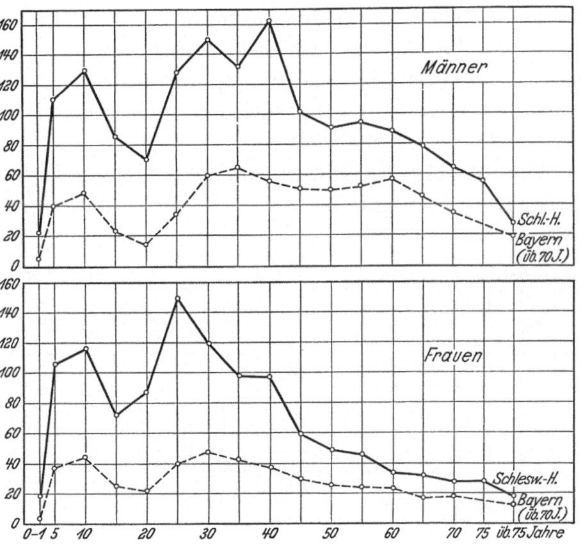

Abb. 31. Bestand an Personen mit geschlossener Tuberkulose in Schleswig-Holstein und Bayern am 31. 12. 1954 auf 10 000 E

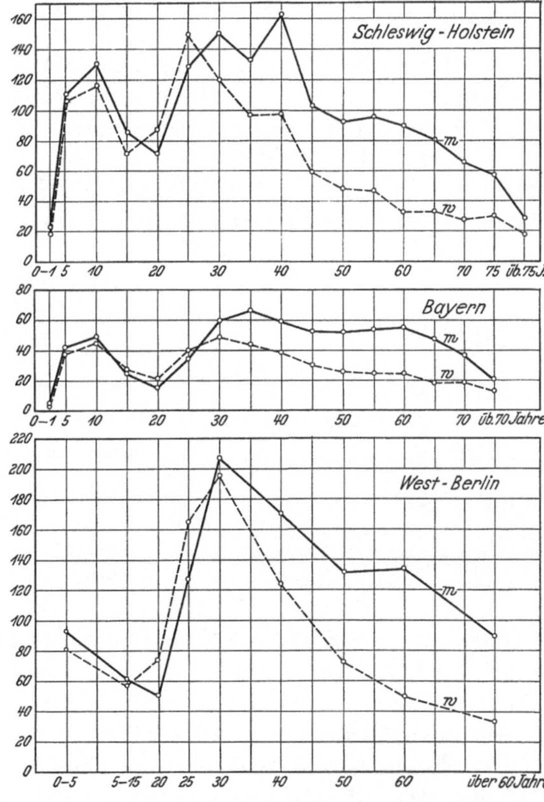

Abb. 32. Bestand an Ic-Fällen in Schleswig-Holstein, Bayern und West-Berlin nach Alter und Geschlecht auf 10 000 E 1954

7*

kann lediglich anhand der Zahlenangaben nicht geklärt werden. Zweifellos wird in Bayern der Bestand an Ic-Fällen im Rahmen der laufenden Aktion ansteigen, die einigermaßen glaubwürdigen Verhältnisse von Abb. 30a werden aber auch dadurch bei weitem nicht erreicht werden. Dasselbe gilt für die Situation, welche in Abb. 31 dargestellt wird.

Abb. 32 zeigt die Alters- und Geschlechtsgliederung der Ic-Fälle in Schleswig-Holstein, Bayern und West-Berlin. Sieht man von den zahlenmäßigen Abweichun-

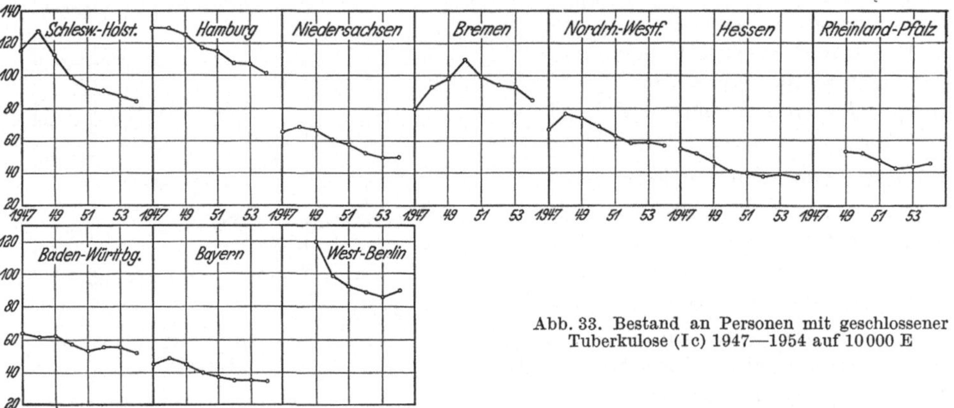

Abb. 33. Bestand an Personen mit geschlossener Tuberkulose (Ic) 1947—1954 auf 10 000 E

gen ab, dann ergibt sich eine weitgehende Übereinstimmung zwischen den einzelnen Ländern. Etwa vom 15. bis zum 25.—30. Lebensjahr liegt die Erkrankungshäufigkeit des weiblichen Geschlechts höher, vom 30. Jahre an niedriger als die der Männer. Auch das um 60 Jahre auftretende — teilweise nur angedeutete — Maximum ist ein „Privileg" der Männer. Die Kurven der weiblichen Erkrankungsfälle sinken nach Erreichung eines bei 25—30 Jahren liegenden Maximums stetig ab.

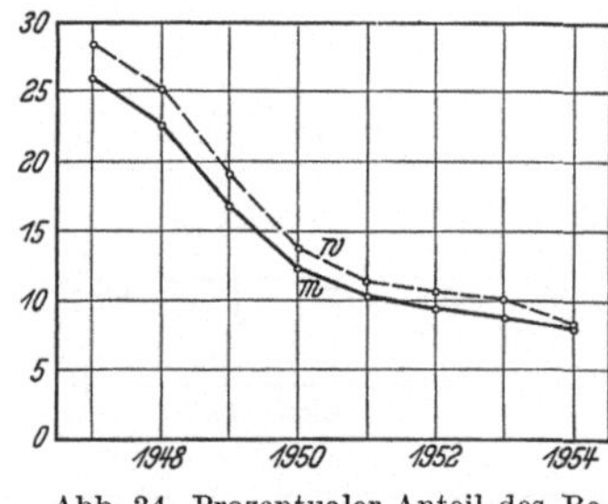

Abb. 34. Prozentualer Anteil des Bestandes an Ic-Fällen der 0—15jährigen am Gesamtbestand (Ia—Id) aller Altersklassen in Hessen. 1947—1954

Tabelle 32. *Anteil der Ic-Fälle des Bestandes der 0—15jährigen in Prozent des Gesamtbestandes an Ia—Id-Fällen aller Altersklassen in Hessen. 1947—1954*

Jahr	m	w	Jahr	m	w
1947	25,7	28,3	1951	10,0	11,4
1948	22,5	25,0	1952	9,3	10,6
1949	16,8	18,9	1953	8,9	9,8
1950	12,3	13,8	1954	8,0	8,2

Nach Abb. 33 verringert sich der Bestand an Ic-Fällen fast in allen Ländern einheitlich seit 1947. Lediglich Bremen macht eine Ausnahme. Soweit aus den Kurven Schlüsse gezogen werden können, kann festgestellt werden, daß sich das Tempo der Abnahme des Bestandes an Ic-Fällen zu verlangsamen scheint.

Von Hessen liegen Angaben über eine Altersgliederung des Bestandes seit 1947 vor. Diese Unterlagen gestatten eine Überprüfung, in welcher Weise die verschiedenen Altersgruppen an dieser Entwicklung beteiligt sind.

1947 waren danach die aktiven, nicht ansteckenden Tuberkulosen der 0 bis 15jährigen mit 25,7 (m) bzw. 28,3% (w) am Gesamtbestand (Ia—Id) in Hessen beteiligt; 1954 beträgt ihr Anteil noch 8,0 (m) bzw. 8,2% (w). (s. auch Abb. 34). Wahrscheinlich handelt es sich hier tatsächlich um eine Bereinigung von jenen Fällen kindlicher Tuberkulose, die im Sinne prophylaktischer Maßnahmen in das Register aufgenommen worden waren. Der Gesamtbestand an Ia—Id-Fällen der Männer betrug 1947 in Hessen 18679 Fälle, im Jahre 1954 17715 Ia—Id-Fälle. Die absolute Abnahme beträgt 964 Personen im Zeitraum von 8 Jahren. In demselben Zeitraum hat der Bestand an Ic-Fällen der 0—15jährigen Knaben von 4809 auf 1415 oder um rund 3400 abgenommen. Für die Neuerkrankungen ergaben sich ähnliche Verhältnisse. 1948 betrug der Anteil der Ic-Fälle der 0—15jährigen Knaben 29,0% *aller* Neuerkrankungsfälle der Männer, 1954 noch 13,6%. Diese Darstellung zeigt, daß eine *zuverlässige* Beurteilung der Entwicklung sowohl der Neuerkrankungen als auch des Bestandes schwer möglich ist, zumal angenommen werden kann, daß die Vorbeugungsdiagnosen sich — wenn auch in wesentlich geringerem Umfange — nicht nur auf die 0—15jährigen erstreckten.

Erst eine systematische Bereinigung des Bestandes wird uns Unterlagen für eine zuverlässige Beurteilung der tatsächlichen Verhältnisse garantieren. Bis dahin können unsere Statistiken nur hinsichtlich der charakteristischen Altersgliederung und deren evtl. Änderung beurteilt werden, die Zahlenangaben dagegen sind nur als Näherungswerte anzusehen. Auch aus Vergleichen der Angaben ein- und desselben Landes für verschiedene Jahre können zur Zeit Schlüsse nur mit Vorbehalt gezogen werden, da nicht ermittelt werden kann, ob in Erscheinung tretende Änderungen nicht vielleicht nur auf eine grundsätzliche Bereinigung der Statistik von nicht in die Statistik gehörenden Fällen zurückzuführen sind. Aus diesem Grunde erscheint es zweckmäßig, entsprechende Zahlenangaben mit einem Hinweis bzw. notfalls mit einem Kommentar zu versehen, um auf falschen Voraussetzungen beruhende Schlußfolgerungen anderer Stellen zu vermeiden.

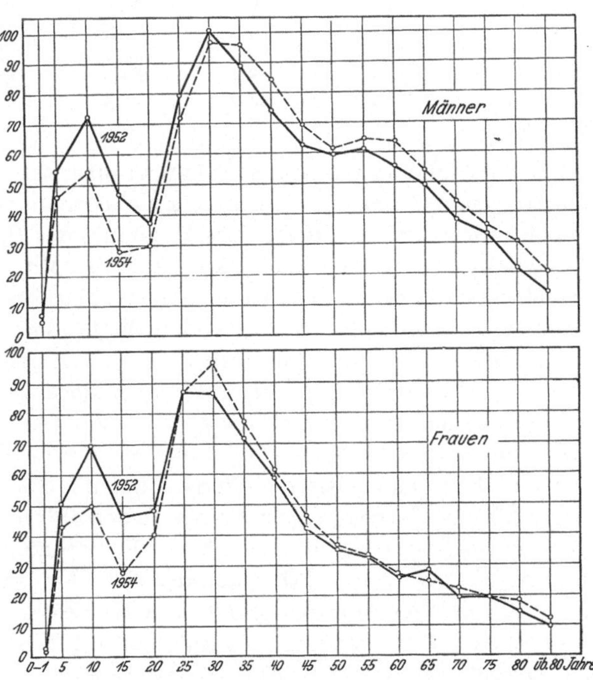

Abb. 35. Bestand an Ic-Fällen in Niedersachsen auf 10000 E 1952 und 1954

Nach Abb. 35 hat der Bestand der 1—20jährigen an geschlossener Tuberkulose von 1952 auf 1954 abgenommen; oberhalb 25 Jahre ist eine geringe Zunahme in allen Altersklassen eingetreten.

d) Bestand an Personen mit aktiver Lungentuberkulose (Ia—Ic)

Am 31. 12. 1954 waren in der Bundesrepublik Deutschland 389162 Personen mit aktiver Lungentuberkulose (Ia—Ic) registriert = 78,21/10000 E, oder rund 0,78%. Darunter befanden sich 128548 Fälle = 25,83/10000 E mit ansteckender Lungentuberkulose. Dies entspricht ungefähr einem Drittel aller Fälle mit aktiver Lungentuberkulose.

Die Entwicklung des Bestandes im Bereich der Bundesrepublik zeigt nachstehende Tabelle.

Tabelle 33. *Bestand an Personen mit aktiver Lungentuberkulose auf 10000 E. 1947—1954*

Jahr	Ia + Ib	Ic	Ia—Ic	Ia + Ib in Proz. von Ia—Ic
1947	23,9	64,8	88,7	26,9
1948	26,7	71,3	98,0	27,2
1949	28,4	65,9	94,3	30,1
1950	28,7	59,8	88,5	32,4
1951	29,2	56,5	85,7	34,1
1952	29,0	54,4	83,4	34,8
1953	28,1	53,9	82,0	34,3
1054	25,8	52,4	78,2	33,0

Der Bestand an ansteckender Lungentuberkulose ist nach dieser Tabelle stetig angestiegen und hat um 1951/52 sein Maximum erreicht. Er liegt 1954 noch etwa genau so hoch wie um 1948. Das Maximum des Bestandes an nichtansteckender Lungentuberkulose fällt auf das Jahr 1948. Mit der nach der Währungsreform einsetzenden Besserung der Ernährungsverhältnisse sinkt der Bestand bis 1950/51 rasch, dann allmählich ab. Der Gesamtbestand an Personen mit aktiver Lungentuberkulose vermindert sich seit 1948 um 19,8/10000 E; davon entfallen 18,9/ 10000 E auf die Ic-Fälle. Über 95% der Änderung, welche der Gesamtbestand an aktiven Fällen seit 1948 erfahren hat, erfolgten auf Kosten der Abnahme des Bestandes an geschlossenen Tuberkulosen. Voraufgehend wurde darauf hingewiesen, daß daran maßgebend die Bereinigung der Statistik von jenen Fällen beteiligt ist, welche als Vorbeugungsdiagnosen in den Jahren bis zur Währungsreform Eingang in das Register gefunden haben. Die Betonung dieser Tatsache ist besonders wichtig, weil der starke Rückgang der Tuberkulosemortalität seit etwa 8 Jahren, der Abfall der Neuerkrankungsfälle und des Bestandes sowohl in der Öffentlichkeit als auch zum Teil in Fachkreisen Anlaß dazu gegeben hat, das Tuberkuloseproblem zu bagatellisieren. *Sicherlich ist ein gewisser Optimismus in dieser Hinsicht berechtigt, sofern dieser nicht zu übertriebenen Erwartungen hinsichtlich des Tempos der Entwicklung und zu Folgerungen führt, die heute noch nicht gezogen werden dürfen und sich verhängnisvoll auswirken können.*

Nach Tab. 34 hält die langsame Abnahme des Bestandes auch 1955 an und macht sich nun auch etwas stärker bei den Ia-Fällen bemerkbar. Gegenüber 1954 ist bei allen Diagnosegruppen und in allen Ländern diese Entwicklung nachweisbar — mit Ausnahme von Bayern mit einem leichten Anstieg der Ia-Fälle, zweifellos eine Folge der Röntgenreihenuntersuchungen.

Tabelle 34. *Bestand der an aktiver Tuberkulose Erkrankten im Bundesgebiet und in Berlin(West)*
im Jahre 1955 (nach Wirtschaft u. Statistik **1956**, H. 6, 299*)

Bestand[1] der an aktiver Tuberkulose Erkrankten

Zeit/Land	Tuberkulose der Atmungsorgane					Tuberkul. anderer Organe	Tuberkul. aller Formen insgesamt
	ansteckend (offen)			nicht ansteckend (aktiv geschlossen)	insgesamt		
	mit Bacillennachw.	ohneBacillennachw.	insgesamt				
Bundesgebiet							
1952	99061	42157	141218	265082	406300	68405	474705
1953	100477	38021	138498	265476	403974	67539	471513
1954	97753	30795	128548	260614	389162	64600	453762
1955	92425	27576	120001	248824	368825	61736	430561
Länder (1955)							
Schleswig-Holstein . .	4459	2829	7288	18157	25445	3646	29091
Hamburg	4605	2489	7094	17615	24709	1994	26703
Niedersachsen	13863	2170	16033	32596	48629	7263	55892
Bremen	1318	1238	2556	5313	7869	1275	9144
Nordrhein-Westfalen .	27482	7902	35384	78416	113800	21429	135229
Hessen	6922	1214	8136	16121	24257	5507	29764
Rheinland-Pfalz . . .	5763	3052	8815	15692	24507	5808	30315
Baden-Württemberg .	11333	2703	14036	33110	47146	7873	55019
Bayern	16680	3979	20659	31804	52463	6941	59404
Berlin (West)							
1952	9222	3120	12342	19614	31956	3221	35177
1953	9843	2190	12033	19049	31082	2593	33675
1954	9966	1159	11125	19811	30936	2392	33328
1955	9640	1078	10718	20977	31695	2434	34129
Verhältniszahlen auf 10000 der Bevölkerung							
Bundesgebiet							
1952	20,3	8,7	29,0	54,4	83,4	14,0	97,5
1953	20,4	7,7	28,1	53,9	82,0	13,7	95,7
1954	19,6	6,2	25,8	52,4	78,2	13,0	91,2
1955	18,4	5,5	23,8	49,5	73,3	12,3	85,6
Länder (1955)							
Schleswig-Holstein . .	19,6	12,4	32,0	79,7	111,7	16,0	127,7
Hamburg	25,8	14,0	39,8	98,9	138,7	11,2	149,9
Niedersachsen	21,2	3,3	24,5	49,8	74,3	11,1	85,4
Bremen	20,6	19,4	40,0	83,1	123,0	19,9	143,0
Nordrhein-Westfalen .	18,5	5,3	23,8	52,8	76,6	14,4	91,0
Hessen	15,1	2,7	17,8	35,2	53,0	12,0	65,0
Rheinland-Pfalz . . .	17,4	9,2	26,7	47,5	74,2	17,6	91,7
Baden-Württemberg .	15,8	3,8	19,6	46,3	65,9	11,0	76,9
Bayern	18,2	4,3	22,5	34,7	57,2	7,6	64,7
Berlin (West)							
1952	42,2	14,3	56,4	89,7	146,1	14,7	160,8
1953	44,8	10,0	54,8	86,7	141,4	11,8	153,2
1954	45,5	5,3	50,8	90,7	141,1	10,9	152,0
1955	43,8	4,9	48,6	95,2	143,9	11,0	154,9

[1] Bestand am Ende des Jahres.

Nach Tab. 35 stimmen die Regierungsbezirke von Nordrhein-Westfalen — sofern man von Düsseldorf absieht — bezüglich des Bestandes an Ia + Ib-Fällen überein; die seit 1950 festzustellende Abnahme des Bestandes hat sich nach 1953 etwas beschleunigt. Bei den Ic-Fällen mit etwas hohen Werten in Arnsberg und Köln macht sich zwischen 1948 und 1952 die Bereinigung der Statistik von den Vorbeugungsfällen bemerkbar.

Als Beispiel für die Änderung des altersgegliederten Bestandes von 1954 auf 1955 bringen wir die *absoluten* Werte von Niedersachsen, die jedoch nur unter Vorbehalt einen Vergleich gestatten.

Tabelle 35. *Bestand an Personen mit aktiver Lungentuberkulose in den Regierungsbezirken in Nordrhein-Westfalen auf 10000 E 1948—1955*

Reg.-Bez. Jahr	Aachen	Arns-berg	Det-mold	Düssel-dorf	Köln	Münster	Land Nordrh. Westf.
Ia+Ib							
1948	25,3	27,9	29,5	31,8	37,2	25,6	30,0
1950	28,4	28,4	30,7	33,4	34,0	27,9	31,0
1952	26,0	27,9	28,8	34,2	30,9	30,1	30,7
1953	24,5	27,7	25,0	34,1	28,2	29,9	29,7
1954	22,4	24,3	22,0	30,8	24,6	25,6	26,3
1955	20,2	21,9	19,7	28,1	22,6	22,4	23,8
Ib							
1948	90,5	85,0	53,8	68,3	95,5	92,6	78,9
1950	81,1	75,7	62,3	57,7	76,2	76,2	68,7
1952	55,2	68,4	59,2	52,2	59,8	62,3	59,3
1953	54,1	66,8	60,9	54,3	60,9	64,6	60,2
1954	52,6	64,4	56,9	52,2	60,6	58,7	57,6
1955	49,3	61,0	46,3	49,2	56,7	50,6	52,8

Tabelle 36. *Bestand an Personen mit aktiver Lungentuberkulose in Niedersachsen 1954 und 1955 absolute Zahlen*

Alter Jahre	Ia				Ic			
	m		w		m		w	
	1954	1955	1954	1955	1954	1955	1954	1955
0— 1	—	1	2	1	24	22	9	10
— 5	12	19	4	6	945	882	825	750
—10	10	12	12	13	1247	1161	1078	1031
—15	35	30	51	40	793	644	760	598
—20	225	178	299	258	896	859	1148	1102
—25	738	529	572	420	1583	1447	1891	1740
—30	1178	945	777	626	2077	2049	2246	2073
—35	1159	990	789	700	1815	1836	2022	1998
—40	723	680	474	431	1066	1199	1080	1215
—45	1112	1004	522	452	1469	1529	1266	1254
—50	1161	1035	383	331	1396	1455	935	949
—55	1189	1159	318	288	1415	1443	779	748
—60	929	969	265	243	1088	1131	568	564
—65	703	704	234	230	719	729	441	429
—70	466	493	214	212	476	496	319	309
—75	295	324	148	147	296	297	197	198
—80	165	167	107	102	179	189	129	123
üb. 80	71	72	36	52	80	87	60	50
gesamt	10171	9311	5207	4552	17564	17455	15753	15141

Der Bestand an Ia-Fällen hat um etwa 10—12% abgenommen. Davon wurden bevorzugt die Altersklassen der Männer und Frauen vom 15. bis etwa 50. Jahre betroffen; oberhalb 50 Jahre hat sich der Bestand praktisch nicht geändert.

Bei den Ic-Fällen umfaßt die Abnahme lediglich die 1—30jährigen; insgesamt haben sich die Ic-Fälle nicht nennenswert verringert, soweit dies die absoluten Zahlen betrifft.

Bezüglich der Entwicklung des Bestandes an Ia- und Ic-Fällen in Niedersachsen von 1952 bis 1955 ergeben sich nachstehende Verhältnisse:

Der Bestand an Ia-Fällen hat sich bei den Männern in diesen 4 Jahren um rund 1200 Fälle, bei den Frauen um rund 1400 Fälle vermindert, bei den Ic-Fällen handelt es sich um 1060 Männer und um rund 1700 Frauen. Be-

Jahr	Ia		Ic	
	m	w	m	w
1952	10515	5947	18514	16838
1953	10524	5578	17256	15839
1954	10171	5207	17564	15753
1955	9311	4552	17455	15141

merkenswert erscheint dabei die Tatsache des beträchtlichen Rückganges der ansteckungsfähigen Tuberkulosen bei den Männern von 1953 auf 1954 und besonders von 1954 auf 1955, während in demselben Zeitraum die Ic-Fälle bei den Frauen eine Verringerung um nur etwa 5% aufwiesen. Auf diese Verhältnisse kann erst nach Vorliegen der relativen Zahlen ausführlicher eingegangen werden.

Über die Entwicklung des Bestandes an Ia + Ib- und an Ic-Fällen in der Bundesrepublik Deutschland und im Land Berlin in den Jahren 1954 und 1955 unterrichtet Abb. 36. Danach decken sich die Kurven für den Bestand an Ic-Fällen im Bundesgebiet und die der Ia + Ib-Fälle in Berlin völlig. Der Bestand an Ic-Fällen, der im Bundesgebiet stetig abnimmt, steigt in Berlin immer noch an. Es ist möglich, daß zu dieser Entwicklung Verhältnisse beitragen, welche der Flüchtlingsstrom aus der Zone nach Berlin mit sich bringt.

In der nachstehenden Tabelle 37 sind die Angaben über den Bestand an Personen mit aktiver Tuberkulose in 47 deutschen Großstädten am 30. 6. 1955 zusammengestellt und nach fallenden Gesamtziffern geordnet. Danach müßten 1,8% der gesamten Einwohner der Stadt Kiel als aktiv tuberkulös angesehen werden, während in Kassel nur 0,34% der Bevölkerung an Tuberkulose erkrankt sind. Die hier mitgeteilten Zahlen weichen derartig stark voneinander ab, daß viele der Zahlen nicht mehr als unrichtig, sondern ganz eindeutig als falsch angesehen werden müssen. Diese Tabelle läßt klar

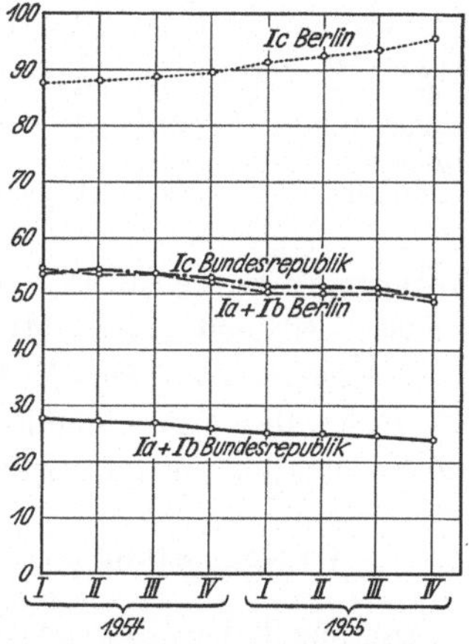

Abb. 36. Bestand an Ia + Ib-Fällen und an Ic-Fällen auf 10000 E in der Bundesrepublik Deutschland und in West-Berlin

erkennen, daß wir weit davon entfernt sind, unsere Bestandsstatistik als zuverlässig bezeichnen zu können. Wenn diese Zahlen hier überhaupt wiedergegeben werden, dann nur zu dem Zweck, um auch damit auf die dringend notwendige Bereinigung der Tuberkulose-Morbiditäts-Statistik hinzuweisen. Es ist nicht möglich, daß (wie in Kiel) die Ib-Fälle höher liegen als die Ia-Fälle, daß (wie in München) die Ia-Fälle mehr Personen umfassen als die Ic-Fälle, daß (wie in Wuppertal) mehr Id-Fälle gemeldet sind als Ia-Fälle, daß 2 Städte mit ähnlichen Arbeits- und Lebensbedingungen wie Düsseldorf und Dortmund eine Bestandsdifferenz von bald 200%

aufweisen, oder daß (wie in M. Gladbach) die Ic-Fälle bald das 10fache der Ia-Fälle ausmachen. Die Tab. 37 zeigt sehr kraß, daß alle Überlegungen bezüglich der Epidemiologie der Tuberkulose, die auf Morbiditäts-Statistiken basieren, noch auf sehr schwachen Füßen stehen. Um uns in dieser Hinsicht vor irrigen

Tabelle 37. *Bestand an Tuberkulosekranken in 47 Großstädten am 30. 6. 1955 auf 10 000 E*
[nach Vergleichende Städtestatistik, **10**, 2, 35/36 (1956)]

	ges.	Ia	Ib	Ic	Id		ges.	Ia	Ib	Ic	Id
Kiel	181	18	21	129	13	Bottrop . . .	87	37	1	43	6
Herne	177	30	7	126	14	Nürnberg . .	87	26	1	51	9
Oldenburg. . .	171	46	9	95	21	Braunschweig	86	27	1	51	7
M. Gladbach. .	169	14	12	134	9	Wiesbaden . .	85	17	1	54	13
Lübeck	154	26	18	98	12	Oberhausen .	84	24	4	46	10
West-Berlin . .	153	45	5	92	11	Stuttgart . .	83	20	2	53	8
Hamburg . . .	153	27	14	101	11	Fürth	82	15	9	53	5
Duisburg . . .	151	27	12	96	16	Bielefeld . . .	82	18	3	51	10
Dortmund. . .	148	18	8	100	2 ?	Solingen . . .	81	18	2	47	14
Mainz	147	38		83	24 ?	Gelsenkirchen	78	29	1	40	8
Bremen . . .	147	20	18	87	22	Offenbach . .	77	18	3	46	10
Bremerhaven .	134	29	19	71	15	Frankfurt . .	75	16	4	46	9
Recklinghausen	133	17	9	96	11	Essen	74	22	5	39	8
Bonn	121	21	5	80	15	Regensburg .	74	31	0	35	8
Bochum . . .	119	26	4	75	14	Darmstadt .	67	16	4	35	12
Hannover . .	116	29	4	73	10	Ludwigshafen	66	19	5	33	9
Augsburg . . .	107	31	0	65	11	Hagen	63	14	2	39	8
Münster. . . .	105	16	5	62	22	Krefeld. . . .	58	11	3	39	5
Freiburg . . .	103	18	11	64	10	München . . .	55	29	0	23	3
Wuppertal . .	103	24	7	42	30	Düsseldorf . .	54	17	4	28	5
Köln	102	19	5	66	12	Osnabrück .	54	17	4	26	7
Aachen	100	22	2	63	13	Remscheid . .	45	16	1	44	24 ?
Mülheim . . .	92	18	3	57	14	Kassel	34	9	2	18	5
Wanne-Eickel .	88	21	6	52	9						

Folgerungen zu bewahren, muß nach der unumgänglich notwendigen Bereinigung der Statistik eine solche Maßnahme eindeutig in den zu erstellenden Statistiken bekanntgegeben werden. Es kann sonst nicht festgestellt werden, ob eine Abnahme des Bestandes als epidemiologisch bedeutsame Entwicklung oder als eine Verwaltungsmaßnahme zu werten ist.

4. Übergangsfälle aus anderen statistischen Gruppen (transitive Fälle)

Um das Tuberkulosegeschehen zuverlässig beurteilen zu können, ist nicht nur die Kenntnis der Zahlen der Neuerkrankungen und des Bestandes erforderlich, sondern eine annähernd gleichwertige Bedeutung kommt den Verschiebungen zwischen den Diagnosegruppen zu, welche sich in Form von Verbesserungen oder Verschlechterungen ergeben. In unseren deutschen Statistiken werden im allgemeinen nur Neuerkrankungen (Neuzugänge) und Bestand erfaßt, nicht aber die Zugänge aus anderen Gruppen. Soweit dies jedoch der Fall ist, handelt es sich nur um absolute Zahlen, welche lediglich erkennen lassen, wieviel Personen wegen einer Besserung oder wegen einer Verschlechterung in eine andere Diagnosegruppe eingereiht wurden. Diese Feststellung allein genügt allerdings nur für eine oberflächliche Beurteilung des tatsächlichen Geschehens. Man kann daraus z. B. schließen, um welchen Prozentsatz die Zahl der eigentlichen Neuerkrankungen durch transitive Fälle vermehrt worden ist. In bezug auf die Ia-Fälle erhalten wir so beispielsweise für Bayern die nachstehenden Ergebnisse:

Tabelle 38. *Zugänge aus anderen Gruppen zur Gruppe I a in Prozent der Gesamtzugänge in Bayern 1938, 1947—1954*
(Aus: Die Tuberkulose in Bayern 1952, 1953, 1954)

Zugänge	1938	1947	1948	1949	1950	1951	1952	1953	1954
Gesamtzugänge zu I a .	2 848	9 446	7 708	7 103	7 034	7 313	7 148	7 056	6 740
Davon Zugänge aus anderen Gruppen . .	439	2 640	3 151	3 285	3 224	3 435	3 357	3 318	3 321
in % der Gesamtzugänge	15,41	27,95	40,88	46,25	45,83	46,97	46,96	47,02	49,27

Aus dieser Tabelle ist zu ersehen, daß der Anteil der Zugänge aus anderen Gruppen seit 1938 ständig angestiegen ist. Er hat im Jahre 1954 annähernd 50% erreicht.

Was besagt nun diese Zahl? Bei den Zugängen aus anderen Gruppen zur Gruppe Ia kann es sich nur um Verschlechterungen handeln. Es ist zunächst also festzustellen, daß die Zahl der Verschlechterungen bei Ia fast der Zahl der Neuerkrankungen an ansteckender Tuberkulose entspricht. Diese Tatsache ist epidemiologisch von großem Interesse, weil wir daraus ersehen, daß dem Personenkreis, aus welchem diese Verschlechterungen stammen, besondere Aufmerksamkeit gewidmet werden muß. Von besonderer Wichtigkeit ist die Frage, aus welchen Gruppen die Verschlechterungen herrühren und was ihre Ursache ist. Erst dann haben derartige Ermittlungen mehr als nur theoretische Bedeutung. Um derartige Fragen zu klären, hat BLITTERSDORF sein bekanntes Schema entwickelt, das inzwischen in der Statistik der Tuberkulosefürsorgestellen der meisten Bundesländer Eingang gefunden hat. Nach den Angaben des Landes Bayern gliedern sich diese Verschlechterungen bei Ia folgendermaßen:

aus	Ib	Ic	Id	IIa	IIb	IIc	IId	III
nach I a	776	1 575	43	741	5	65	44	68

Danach stellt die Diagnosegruppe Ic - aktive geschlossene Lungentuberkulose — das Maximum der Verschlechterungen. Diese Feststellung mag für oberflächliche Betrachtungen ausreichend sein, sie ist aber keineswegs erschöpfend. In der Gruppe Ic des Bestandes sind sowohl Neuerkrankungen solcher Personen enthalten, die *erstmalig* an einer Tuberkulose erkrankt sind, als auch solche, die schon vor Jahren oder Jahrzehnten an einer Tuberkulose erkrankt waren. Darüber hinaus enthält diese Gruppe auch jene Personen, welche erst in den letzten Jahren aus den Gruppen Ia und Ib nach Ic gekommen sind und nun wieder einen Rückfall erlitten haben. Sind nun an den Übergängen aus Ic nach Ia alle hier aufgeführten Möglichkeiten gleichmäßig beteiligt, oder tritt die eine oder die andere besonders stark in Erscheinung? Diese Frage kann an Hand des zur Verfügung stehenden Materials nicht beantwortet werden. Aber von der Klärung gerade dieser Frage hängen die Maßnahmen ab, die ergriffen werden müßten, um eventuell Einfluß auf die Verschlechterungen aus den Reihen der geschlossenen Tuberkulosen zu gewinnen, die annähernd 50% aller Verschlechterungen bei Ia darstellen. Vielleicht handelt es sich hier überwiegend um solche Personen, die als

Bacillenträger stationär behandelt oder ordnungsgemäß nach der vorgesehenen Zeit nach I c übergeführt worden sind, aber infolge zu kurz bemessener Kurzeit (aus persönlichen Gründen) nach relativ kurzer Zeit einen Rückfall erlitten; vielleicht handelt es sich auch um Träger chemotherapieresistenter Stämme usw. usw. Eine Klärung dieser Fragen, die epidemiologisch von großer Bedeutung sind, konnte bisher nicht herbeigeführt werden. Es ist nicht möglich, die Tuberkulosefürsorgestellen oder die Heilstätten generell mit der Erstellung weiterer Statistiken zu beauftragen, die geeignet wären, derartige Fragen zu beantworten. Es wäre aber sehr zu begrüßen, wenn einzelne Fürsorgestellen oder Heilstätten aus eigener Initiative durch entsprechende Untersuchungen zur Lösung derartiger Fragen beitragen würden.

Neben den I c-Fällen spielen weiter die I b-Fälle und die II a-Fälle bei den Verschlechterungen nach I a eine wesentliche Rolle. Dabei kann angenommen werden, daß es sich bei ersteren vielfach nur um eine *scheinbare* Verschlechterung handelt und die Umgruppierung deshalb erforderlich wurde, weil *systematische Untersuchungen* zu einem positiven Bacillennachweis geführt haben. Bei den aus II a stammenden Verschlechterungen handelt es sich ohne Zweifel um echte Rückfälle.

In dem hier aufgezeigten Sinne können Fragen nach dem Ursprung von Verschlechterungen und Verbesserungen nach dem Schema von BLITTERSDORF beantwortet werden. Andererseits aber handelt es sich bei den vorausgehend angegebenen Zahlen um absolute Werte, die lediglich aussagen, in welchem Umfange die einzelnen Diagnosegruppen an der Gesamtzahl der Verschlechterungen beteiligt sind. Derartige Angaben haben jedoch im großen und ganzen nur theoretischen Wert, da der absolute Betrag keinen Schluß gestattet, ob es sich bei den Verschlechterungen der einzelnen Diagnosegruppen um wesentliche oder unbedeutende Teile dieser betreffenden Gruppe handelt, ob also die Personen einzelner Diagnosegruppen besonders zu Verschlechterungen neigen oder nicht. Dazu müssen die Bestandszahlen der verschiedenen Diagnosegruppen einigermaßen zuverlässig bekannt sein; dies ist bei den Fürsorgefällen (I a—I d), aber nicht bei den II a—III-Fällen der Fall. Es ist bekannt, daß mitunter II a-Fälle schon nach etwa 2 Jahren aus der Kartei und damit aus der Überwachung ausgeschieden werden, während andere Fürsorgestellen ihre II a-Fälle lebenslänglich führen und periodisch nachuntersuchen. Wir haben in der Bundesrepublik Deutschland mit rund 5 Millionen aktiven und inaktiven Tuberkulösen zu rechnen (s. ULRICI: Ärztl. Wochenschrift 1946, Heft 15/16, 246; KEUTZER: „Über Beziehungen zwischen Lebensalter, Tuberkuloseinfektion und Morbidität", Ärztl. Mitt. 12, 1955, 369-372). Im Durchschnitt entfallen danach auf jede Tuberkulosefürsorgestelle rund 5000 aktive und inaktive Tuberkulöse. Deren laufende Betreuung und Überwachung ist schon aus personellen Gründen kaum möglich.

Es sei in diesem Zusammenhang auf die *„Erläuterungen zur Führung der Tuberkulosestatistik in den Gesundheitsämtern", Teil 2, II. Überwachungsfälle,* des DZK (s. Tbc.-Jb. 1952/53, S. 194/195) hingewiesen, nach welchen nachstehende Bestimmungen bestehen:

II a klinisch geheilte Tuberkulose der Atmungsorgane.

1. Nach *sicher aktiver Erkrankung im Kleinkindesalter* kann das Kind in der Regel 2 Jahre nach Feststellung der Inaktivität aus der Überwachung entlassen und der Schulgesundheitsfürsorge übergeben werden.

2. Nach Erkrankung *in* und *nach der Pubertät:* Überwachung nach Abheilung etwa 5 Jahre lang bis zum 25. Lebensjahr.

3. *Bei späteren Krankheitsfällen:* In der Regel 5 Jahre unter Berücksichtigung des Ausgangsbefundes. Nachuntersuchungen bei dieser Gruppe in den ersten Jahren in Abständen von 6—12 Monaten, später 1 Jahr. Für die Röntgenkontrolle werden Schirmbilduntersuchungen — möglichst im Mittelformat — empfohlen.

Um Klarheit über die oben angeschnittene Frage zu erhalten, genügt es also nicht, nur die im BLITTERSDORF-Schema zusammengefaßten absoluten Zahlen (s. Tab. 39) zu beurteilen, sondern diese müssen auf die Gesamtzahl der Personen in den verschiedenen Diagnosegruppen bezogen werden. Da hierfür nicht von allen Ländern Material zur Verfügung steht, beschränken wir uns auf eine Betrachtung der Verhältnisse in Niedersachsen und Bayern (s. Tab. 40, S. 110).

Tabelle 39. *Diagnosenübergänge nach dem Schema von* BLITTERSDORF *1954*

von / nach	Ia	Ib	Ic	Id	IIa	IIb	IIc	IId	III	Summe
Ia		3492	8114	114	2911	57	238	163	222	15311
Ib	5301		2468	34	842	49	108	68	50	8920
Ic	15004	11083		276	7712	126	3209	1167	822	39399
Id	69	49	412		593	665	171	147	80	2186
IIa	1593	1533	54417	457		194	3166	2225	1891	65476
IIb	7	11	92	7314	175		52	70	83	7804
IIc	23	31	1706	93	2106	55		369	548	4931
IId	28	22	194	167	374	24	239		132	1180
III	111	96	967	128	1121	80	561	1555		4619
Summe	22136	16317	68370	8583	15834	1250	7744	5764	3828	149826

Mittlere Gesamtbevölkerung folgender Länder: Schleswig-Holstein, Hamburg, Niedersachsen, Bremen, Nordrhein-Westfalen (ohne die Kreise Krefeld, Neuß und Unna), Baden-Württemberg, Bayern: 41307419.

Der größte Teil der Verschlechterungen stammt danach aus Ib. Es wurde bereits darauf hingewiesen, daß es sich dabei vielfach um eine *scheinbare* Verschlechterung handelt und überwiegend um eine Umgruppierung von Ib nach Ia nach positivem Bacillenbefund auf Grund systematischer Untersuchungen. Weiter ergibt sich, daß für einen Ic-Fall eine Wahrscheinlichkeit von 4—5% bestand, daß die Tuberkulose bacillär wurde. Besonders wesentlich dürfte jedoch die Tatsache sein, daß über 2,5% der IIa- und IIb-Fälle an einer aktiven Tuberkulose wieder erkranken. Bei den IIc-Fällen liegt die Wahrscheinlichkeit, an aktiver Tuberkulose zu erkranken, bei etwa 0,6%.

Tabelle 40. *Von je 10000 Fällen des Bestandes (Ib—IIc) erlitten im Laufe des Jahres 1954 ... Personen eine Verschlechterung* (obere Reihe: Niedersachsen; untere Reihe: Bayern)

Von	Ia	Ib	Ic	Id	IIa	IIb	IIc
nach Ia	—	2370	457	18	67	13	3
	—	1705	482	57	63	11	6
Ib	—	—	93	8	18	2	2
	—	—	123	9	18	7	3
Ic	—	—	—	33	156	25	40
	—	—	—	105	154	81	58
Id	—	—	—	—	15	235	3
	—	—	—	—	18	221	4
Ia—Id	—	2370	550	59	256	275	48
	—	1705	605	171	253	320	71

Von Interesse scheint in diesem Zusammenhang noch der Vergleich mit den Risiken der Gesamtbevölkerung, an Tuberkulose zu erkranken. Die entsprechenden Angaben sind in der Tab. 41 zusammengestellt:

Tabelle 41. *Die Wahrscheinlichkeit, an einer Tuberkulose zu erkranken (Ia—Id), beträgt für die Gesamtbevölkerung und für die IIa—IIc-Fälle ...% (1954)*

	Ia %	Ib %	Ic %	Id %	Ia—Id %
Niedersachsen					
Gesamtbevölkerung ...	0,044	0,019	0,148	0,028	0,239
für IIa-Fälle	0,66	0,18	1,56	0,15	2,55
für IIb-Fälle	0,13	0,02	0,25	2,35	2,75
für IIc-Fälle	0,03	0,02	0,40	0,03	0,48
Bayern					
Gesamtbevölkerung ...	0,037	0,009	0,09	0,022	0,158
für IIa-Fälle	0,63	0,18	1,54	0,18	2,53
für IIb-Fälle	0,11	0,07	0,81	2,21	3,20
für IIc-Fälle	0,06	0,03	0,58	0,04	0,71

Nach Tab. 41 beträgt die Wahrscheinlichkeit eines IIa- oder IIb-Falles, einen Rückfall an aktiver Tuberkulose zu erleiden, das 10—20fache der Wahrscheinlichkeit der Gesamtbevölkerung, überhaupt an irgendeiner Form von Tuberkulose zu erkranken. Die Gruppe der Exponierten ist 2 (Niedersachsen) bis 4mal (Bayern) so sehr gefährdet wie die Gesamtbevölkerung. Die gerade bei IIc zutage tretenden Abweichungen zwischen Niedersachsen und Bayern dürften darauf zurückzuführen sein, daß in Niedersachsen seit 1950 systematische Röntgenreihenuntersuchungen durchgeführt worden sind, durch welche zahlreiche unerkannte Tuberkulöse entdeckt wurden, während in Bayern noch nicht ganz 10% durch die seit 2 Jahren laufende Aktion erfaßt wurden. Es erscheint möglich, daß sich deshalb bei Umgebungs-Untersuchungen in Bayern aktive Fälle in größerem Umfange finden als in Niedersachsen.

Aus den vorstehenden Darlegungen ist zu entnehmen, daß jährlich mit 2—3% Rückfällen aus den Gruppen IIa und IIb zu rechnen ist. Allein daraus geht hervor, daß deren nicht zu kurz befristete Überwachung und periodische Überprüfung eine wesentliche Aufgabe der Tuberkulosebekämpfung bedeutet. — In Bayern wurden bei den 1954 durchgeführten RRU fast 4400 IIa-Fälle entdeckt, von welchen $^2/_3$ unbekannt waren = rund 3000. Nach unseren Berechnungen dürften davon inzwischen rund 150 (in 2 Jahren) an einer aktiven Tuberkulose erkrankt sein, darunter etwa 50 mit ansteckender Tuberkulose.

Im Tbc.-Jb. 1953/54 wurde bereits darauf hingewiesen, daß das Schema von BLITTERSDORF einen guten Einblick in das Tuberkulosegeschehen gestattet. Da die Ausfüllung des Schemas aber oft unterschiedlich gehandhabt wird, ist die Vergleichsmöglichkeit sehr in Frage gestellt, z. B. beim Übergang von Ia nach Ib. Es konnte auch festgestellt werden, daß Personen der Gruppe IIc—III, bei denen es sich nicht um Tuberkulöse handelt, nach Ic überschrieben wurden. Für den *internen* Betrieb der Fürsorgestelle ist eventuell dieser Übergang möglich, darüber hinaus handelt es sich aber um eine *Neuerkrankung*, die als solche zu melden ist; in vielen Fällen wird aber anders verfahren.

Die Angaben der einzelnen Länder für die *Diagnosenübergänge* weichen z. T. sehr beträchtlich voneinander ab und sind praktisch nicht vergleichbar. Es sei deshalb auf einen ausführlichen Kommentar zu Tab. 39 verzichtet. Es wird Aufgabe des „Arbeitsausschusses für Tuberkulosestatistik" sein, die Voraussetzungen für eine zuverlässige Statistik der Übergangsfälle zu schaffen.

5. Inaktive Tuberkulose der Lunge (IIa)

Für die inaktiven Tuberkulosen bzw. Überwachungsfälle gelten nach den *Erläuterungen* die S..282 abgedruckten Richtlinien:

Es ergibt sich danach, daß klinisch geheilte Tuberkulosen der Atmungsorgane noch etwa 5 Jahre in Überwachung durch die Fürsorgestellen stehen sollen, um eventuell eintretende Verschlechterungen möglichst frühzeitig erkennen und behandeln zu können.

Über den Bestand an IIa-Fällen liegen nur spärliche Unterlagen vor, so daß wir uns auf die Wiedergabe der Verhältnisse in Niedersachsen und Bayern beschränken müssen.

In Niedersachsen waren 1954 86945 IIa-Fälle = 132,4/10000, in Bayern 118165 = 129,0/10000 in Überwachung. Auf das Bundesgebiet bezogen, bedeutet dies rund 650000 Fälle von inaktiver Lungentuberkulose, die von den Fürsorgestellen betreut und 1—2mal pro Jahr untersucht werden müssen. *Die Zahl der Personen mit aktiver und inaktiver Lungentuberkulose beträgt danach im Bereich der Bundesrepublik Deutschland mindestens rund 1 Million = 2% der gesamten Bevölkerung.*

Von den IIa-Fällen in Niedersachsen erkrankten 1954:

```
 579 Personen an aktiver Tbc.  mit Bacillennachweis = 0,66%
 152    „      „      „      „   ohne        „        = 0,17%
1358    „      „      „   nicht ansteckender Tbc.     = 1,56%
─────────────────────────────────────────────────────────────
2089 Personen an einer aktiven Lungentuberkulose     = 2,4%
```

Allein aus den Reihen der errechneten 650000 IIa-Fälle erfolgen somit pro Jahr etwa 15000—16000 Erkrankungen an aktiver Lungentuberkulose. Für sie ist das

Risiko der Wiedererkrankung etwa 15 mal so hoch wie das der Gesamtbevölkerung, überhaupt an Lungentuberkulose zu erkranken. Aus diesen Zahlen geht hervor, wie wesentlich die statistische Erfassung der II a-Fälle und deren Überwachung durch die Fürsorgestellen ist. Sie stellen ein Reservoir dar, aus welchem jährlich im Bundesgebiet 5000—6000 Infektionsquellen neu hervorgehen.

6. Verhältnis der Neuerkrankungen zum Bestand
(Verschlechterungen und Verbesserungen)

Der Bestand an Personen mit aktiver Lungentuberkulose setzt sich zusammen aus

1. Altem Bestand.
2. Neuerkrankungen.
3. Zugängen aus anderen Gruppen im Sinne von *Verschlechterungen*.
4. Zugängen aus anderen Gruppen im Sinne von *Verbesserungen*.

Bei den I a-Fällen entfallen die Verbesserungen ganz, bei den I b-Fällen zum Teil, da ein Freiwerden von Bacillen bei Vorhandensein von Kavernen eventuell nur bedeutet, daß mit den üblichen Methoden Bacillen nicht gefunden werden konnten. Der nach Möglichkeit zu vermeidende Übergang von I a nach I b stellt somit nur bedingt eine Verbesserung dar.

Im Tbc.-Jb. 1953/54 (Tab. 34, S. 81) wurde gezeigt, daß die Neuerkrankungen im Jahre 1948 im Mittel 40% des Bestandes ausmachten und daß ihr Anteil am Bestand bis 1954 auf rund 20% gefallen ist. Dies gilt besonders für die I a-Fälle; der Anteil der Neuerkrankungen an geschlossener Tuberkulose beträgt 1954 zwischen 20 und 25% des Bestandes. Dies besagt, daß rund 80% des Bestandes an Ia-Fällen sich aus altem Bestand und Verschlechterungen zusammensetzen; bei den I c-Fällen bestehen etwa 75% aus altem Bestand + Verschlechterungen + Verbesserungen (aus I a und I b).

Leider liegen nur wenige Unterlagen vor, die eine Gliederung des Bestandes im Sinne der oben angegebenen Einteilung ermöglichen. Wir können jedoch für Bayern eine Berechnung an Hand der Veröffentlichungen des

Tabelle 42. *Neuzugänge, Verschlechterungen, Verbesserungen und „alte" Fälle in Prozent des Bestandes in Bayern. 1952—1954*

	1952	1953	1954
I a-Fälle			
Neuzugänge	23,5	22,7	20,8
Verschlechterungen .	20,7	20,1	20,1
alter Bestand . . .	55,8	57,2	59,1
	100	100	100
I b-Fälle			
Neuzugänge	19,1	18,9	18,2
Verschlechterungen .	15,0	15,7	15,2
Verbesserungen . . .	22,2	24,7	20,9
alter Bestand . . .	43,7	40,7	45,7
	100	100	100
I c-Fälle			
Neuzugänge	27,4	25,7	25,2
Verschlechterungen .	9,3	9,1	9,3
Verbesserungen . . .	14,0	13,7	16,7
alter Bestand . . .	49,3	51,5	48,8
	100	100	100

Bayerischen Statistischen Landesamtes (Die Tuberkulose in Bayern 1954) vornehmen, da hier sowohl Verbesserungen als Verschlechterungen bei den einzelnen Diagnosegruppen angegeben sind.

Bei den Ia-Fällen beträgt der Anteil der Neuerkrankungen am Bestand im Jahre 1954 noch 20,8%, der der Verschlechterungen 20,1%; auf alten Bestand = chronische Fälle entfallen 1954 somit 59,1%. Der Anteil der Verschlechterungen hat sich seit 1952 geringfügig geändert, jener der Neuerkrankungen ist leicht gefallen. Der alte Bestand steigt langsam aber stetig an. Bei den Ib-Fällen finden wir ähnliche Verhältnisse; auch da steigt der alte Bestand leicht an. Die Ic-Fälle zeigen Abnahme des Anteils der Neuerkrankungen, Ansteigen der aus Ia und Ib stammenden Verbesserungen und geringe Schwankungen des Bestandes an älteren Erkrankungsfällen, welche etwa 50% des Gesamtbestandes betragen. Betrachten wir Neuerkrankungen + Verschlechterungen insgesamt als Verschlechterungen, dann setzt sich der Bestand an Ia-Fällen zu rund 40% aus diesen, der Bestand an Ib-Fällen und jener an Ic-Fällen zu etwa einem Drittel aus Verschlechterungen zusammen.

Aus einer hessischen Statistik (s. Tbc.-Jb. 1953/54 S. 83) ist zu entnehmen, daß der Anteil der Verschlechterungen an allen Zugängen zu Ia nach Alter und Geschlecht gegliedert in fast allen Altersgruppen über 50% beträgt. Sonst liegen hierüber leider keine spezifizierten Unterlagen vor.

In Niedersachsen sind am Gesamtbestand an Ia-Fällen Verschlechterungen aus Ic folgendermaßen beteiligt:

1951	8,5%	1953	10,7%
1952	9,6%	1954	9,9%

Diese aus Ic stammenden Verschlechterungen bilden

1952 = 48,8%, 1953 = 53,6%, 1954 = 54,5%

der Verschlechterungen bei Ia.

Rund 10% des Bestandes an Ia-Fällen stellen im Laufe des jeweils angegebenen Jahres erfolgte Verschlechterungen aus der Gruppe der nicht ansteckenden Lungentuberkulosen dar. Auf den am Ende des Jahres registrierten Bestand an Ic-Fällen bezogen, ergibt sich, daß

1951	3,4%	1953	5,2%
1952	4,5%	1954	4,6%

der ehemaligen Ic-Fälle an einer ansteckenden Lungentuberkulose mit Bacillennachweis erkrankt sind. Da in der Gesamtbevölkerung *4,4 Neuerkrankungen* an ansteckender Lungentuberkulose (Ia) *auf 10 000 Einwohner* erfolgt sind, aber *4,6%* der Ic-Fälle eine Verschlechterung im Sinne einer offenen Tuberkulose erlebt haben, so ergibt sich daraus, daß für den einzelnen Ic-Fall die Wahrscheinlichkeit, an einer ansteckenden Lungentuberkulose (Ia) zu erkranken, rund 100mal so hoch ist wie für die Gesamtbevölkerung. Theoretisch müßte danach jeder Fall von geschlossener Lungentuberkulose im Laufe von etwa 20 Jahren mindestens einmal offen werden.

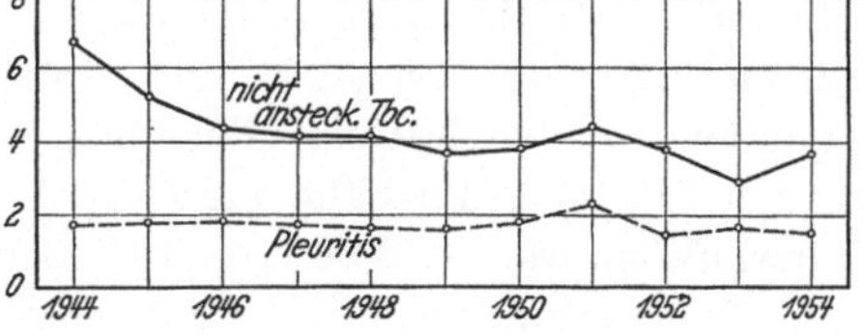

Abb. 37. Von 100 Personen des Bestandes an Personen mit nichtansteckender Tuberkulose und des Bestandes an Personen mit Pleuritis wurden ... ansteckend (Norwegen) 1944—1954 (nach Dr. GALTUNG-HANSEN, Oslo, WHO)

Nach Abb. 37 sind in Norwegen zwischen 1944 und 1954 im Mittel etwa 4% der Personen mit nichtansteckender Tuberkulose jährlich an einer ansteckenden Tuberkulose erkrankt. Bei den Pleuritiden handelt es sich um etwa 1,6%.

7. Das Nord-Süd-Gefälle der Tuberkulose-Morbidität

Schon im Jahre 1949 wurde darauf hingewiesen, daß die Neuerkrankungen an Tuberkulose und der Bestand in den nördlichen Ländern der heutigen Bundesrepublik Deutschland ein Maximum, in den südlichen dagegen ein Minimum aufweisen. Im Prinzip hat sich seit 1948 in dieser Beziehung nichts geändert, wie aus Tab. 43 zu ersehen ist.

Tabelle 43. *Neuerkrankungen und Bestand (Ia + Ib und Ic) in den Ländern der Bundesrepublik auf 10000 E 1948 und 1954*

Land	Neuerkrankungen				Bestand			
	Ia + Ib		Ic		Ia + Ib		Ic	
	1948	1954	1948	1954	1948	1954	1948	1954
Schleswig-Holstein	9,7	6,7	58,8	17,8	26,3	34,5	126,7	84,5
Hamburg	9,0	6,9	42,0	25,3	35,4	41,0	128,7	101,4
Bremen	7,7	5,6	39,7	12,3	36,7	41,4	93,8	85,2
Niedersachsen	10,8	5,3	32,4	12,9	27,6	27,2	69,9	50,7
Nordrhein-Westfalen	10,0	5,5	30,4	10,9	29,5	26,4	77,4	57,5
Rheinland-Pfalz	7,3[1]	5,3	16,5[1]	9,6	24,0[1]	27,1	54,2[1]	46,8
Hessen	7,3	4,3	21,0	8,3	19,8	19,2	52,5	37,5
Baden-Württemberg	7,6	4,1	25,7	12,1	28,7	22,9	61,9	51,4
Bayern	7,4	4,6	23,8	9,0	22,6	22,9	49,7	35,7

[1] 1949

In den Abschnitten, welche die Neuerkrankungen und den Bestand behandelten, wurde auf die Möglichkeiten hingewiesen, welche zu einer Erhöhung oder einer Verringerung des Bestandes führen können und welche zum Teil auch Unterschiede in den Neuerkrankungsziffern zur Folge haben können. Das Vorhandensein des Gefälles mit Höchstwerten im Norden und Minimalwerten im Süden ist eine Tatsache. In den nördlichen Ländern sind seit einer Reihe von Jahren systematische Röntgenreihenuntersuchungen durchgeführt worden, welche zu einer Erhöhung der Zahl der Neuerkrankungen und des Bestandes führen müssen. In Hessen und Bayern, den Ländern mit den niedrigsten Werten, ist dies nicht geschehen, bzw. erst seit 1954 im Anlaufen. Hinsichtlich der Stadtstaaten gelten besondere Verhältnisse: erhöhte Infektionsgefährdung durch engeren Kontakt der Bevölkerung untereinander, bessere Erfassung durch kürzere Wege zum Arzt usw. machen höhere Morbiditätsziffern verständlich. In Bayern wurde auf Grund des Röntgenschirmbildgesetzes 1954 mit den systematischen Röntgenreihenuntersuchungen begonnen. Unter 306082 Personen — 304693 verwertbaren Aufnahmen — wurden 217 Ia + Ib-Fälle und 740 Ic-Fälle entdeckt. Von den ansteckenden Tuberkulösen waren 76,96% = 167, von den geschlossenen 75,68% = 560 vorher nicht als tuberkulös bekannt. 1954 wurden von Bayern 4247 Neuerkrankungsfälle an ansteckender Tuberkulose gemeldet = 4,64 auf 10000 E und 8243 Fälle von geschlossener Tuberkulose = 9,0 auf 10000 E. Auf 9,16 Millionen übertragen, bedeuten diese Ergebnisse das Vorhandensein von rund 4700 unbekannten Fällen mit ansteckender und von etwa 17000 Fällen mit geschlossener Tuberkulose. Die kurzfristige Auffindung dieser etwa 22000 bisher nicht bekannten Tuberkulösen würde den Bestand an Personen mit aktiver Lungentuberkulose so anwachsen lassen, daß er ungefähr jenem von Nordrhein-Westfalen entsprechen würde.

Ähnliche Verhältnisse werden sich für Hessen ergeben. Man kann deshalb annehmen, daß es sich bei der Diskrepanz, die in den Morbiditätszahlen der einzelnen Länder der Bundesrepublik Deutschland zum Ausdruck kommt, nicht um ein epidemiologisches Problem, sondern in erster Linie um eine Frage der Erfassung und um verschiedenartige Handhabung der *Erläuterungen* handelt.

8. Unterschiede der Morbidität zwischen Männern und Frauen

Sowohl bei den Neuerkrankungen als auch beim Bestand bestehen zum Teil beträchtliche Differenzen zwischen den Erkrankungsziffern der Männer und Frauen. Die Verhältnisse gelten für alle Länder und lassen sich bereits in den ersten Tuberkulose-Morbiditäts-Statistiken (Dänemark, Oslo 1925) nachweisen. Dabei ergibt sich, daß im allgemeinen die Kurven der Morbidität der Frauen nach Erreichung des absoluten Maximums um 25 bis 30 Jahre mehr oder weniger steil abfallen, während die der Männer oberhalb etwa 30 Jahre zunächst leicht absinken, um bei etwa 60 Jahren ein zweites, im allgemeinen niedrigeres Maximum zu erreichen. Der größte Unterschied zwischen der Morbidität der Männer und Frauen wird um das 60. Lebensjahr erreicht. Bis zum 30. Jahre sind die Morbiditätsverhältnisse für Männer und Frauen ungefähr identisch; zwischen 15 und 30 Jahren liegen die Werte für die Frauen im allgemeinen *etwas* höher als die der Männer. Es wurde bereits im Tbc.-Jb. 1953/54 (siehe S. 81) die Vermutung ausgesprochen, daß

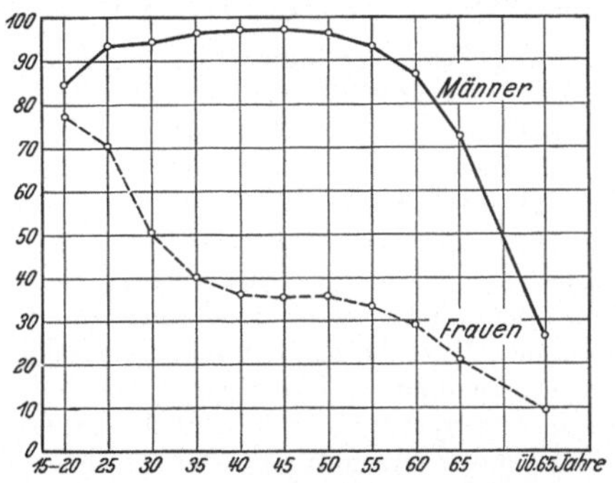

Abb. 38. Von 100 Personen der einzelnen Altersklassen der Männer und Frauen sind .. berufstätig (Bundesrepublik Deutschland 1950)

die Männer, die oberhalb 30 Jahre in weit höherem Umfange berufstätig sind als die Frauen, einer höheren Infektionsgefahr durch häufigeren und engeren Kontakt ausgesetzt sind als die Frauen. Die Tatsache, daß neuere Unterlagen über den Ausfall von Tuberkulinproben (s. S. 190) bei den Männern mehr positive Ergebnisse zeigen als bei den Frauen, rechtfertigt diese Vermutung (s. a. Abb. 38).

Die Morbiditätsstatistiken der Krankenkassen (s. Tbc.-Jb. 1953/54 S. 81) und die Mortalitätsstatistiken zeigen, daß sehr ähnliche Verhältnisse für viele andere Krankheiten gelten und daß speziell bei Krankheiten der Atmungsorgane eine ganz erhebliche Diskrepanz zwischen Männern und Frauen besteht. Die geringere Infektionsgefährdung der Frauen vermag wohl als eine Erklärung dafür zu dienen, warum bei der *Tuberkulose* diese Unterschiede zwischen den Geschlechtern bestehen. Es ist bekannt, daß die Gesamt-Mortalität der Männer um 18—20% höher liegt als die der Frauen. Ohne die nichtnatürlichen Ursachen (Unfälle, Mord, Selbstmord) reduziert sich dieser Betrag auf etwa 12,5%. Bei Nichtberücksichtigung der 0—1 jährigen sinkt er auf etwa 10% ab, da die 0—1 jährigen Knaben eine höhere Sterblichkeit aufweisen als die gleichaltrigen Mädchen. Gliedert man die Todesursachen auf und errechnet, mit welchem Anteil die verschiedenen Haupttodesursachengruppen an der höheren Sterblichkeit der Männer beteiligt sind, dann ergibt sich, daß *fast 60% des Betrages der „Übersterblichkeit" der Männer auf die Krankheiten der Atmungsorgane* entfallen, sofern man Lungentuberkulose und bösartige Neubildungen der Atmungsorgane dieser Gruppe hinzurechnet. Diese (erweiterten) Todesursachen an Krankheiten der Atmungsorgane umfassen nur rund 17,6% aller „natürlichen" Sterbefälle der Männer und 12,5% der Sterbefälle der Frauen, auf sie entfallen aber annähernd 60% des Betrages der Höhersterblichkeit der Männer. (1953: Sterblichkeit der

Männer an natürlichen Ursachen 109,22 a. 10000 M, der Frauen 97,08 a. 10000 F, absolute
Differenz der Relativzahlen 109,22 — 97,08 = 12,14. Mortalität der Männer an Krankheiten
der Atmungsorgane + Lungentuberkulose + Krebs der Atmungsorgane = 19,21, der Frauen
= 12,15 auf 10000; absolute Differenz = 7,06 = 58% der gesamten absoluten Differenz von
12,14.) Man kann vermuten, daß ähnliche Verhältnisse, wie sie sich bei der Mortalität ergeben,
auch bezüglich der Morbidität anzutreffen sind. Diese Situation tritt bei der Morbidität erst
etwa ab 30 Jahren ein. In höheren Lebensaltern nähern sich die Morbiditäts- und Mortalitäts-
werte der Männer und Frauen wieder stärker.

In allen Morbiditätskurven der Männer zeigt sich mehr oder weniger deutlich
ausgeprägt ein Abfall der Erkrankungsziffern (nach dem Maximum um etwa
30 Jahre) bis etwa zur Altersgruppe um 40—45 Jahre. Von hier aus steigen die
Werte wieder an, um bei etwa 60 Jahren ein zweites Maximum zu erreichen. Man
könnte aus diesem Kurvenverlauf schließen, daß in dieser Altersgruppe etwas
günstigere Verhältnisse bezüglich einer Erkrankung an Tuberkulose herrschen
als in den Altersgruppen unterhalb 40 Jahren und oberhalb etwa 45 Jahren.

Hinsichtlich der Tuberkulose der Frauen sei auf einige Gesichtspunkte hingewiesen, welche
M. FARQUHARSON in einem Aufsatz (Pulmonary Tuberculosis and pregnancy, NAPT Bulletin,
April 1956, S. 54/55) behandelt:
Die Beziehung zwischen Lungentuberkulose und Schwangerschaft ist eine Frage von großer
Bedeutung, welcher nicht immer die erforderliche Beachtung zuteil wird.
Die Tuberkulose spielt besonders im Leben der Frauen zwischen 16 und 45 Jahren eine
Rolle. Diese Situation unterscheidet sich wesentlich von den Verhältnissen bei den Männern,
da es sich um die anstrengendsten Jahre im Leben der Frauen handelt. Schon allein aus diesem
Grunde sollten die Frauen dieser Altersklassen periodisch geröntgt werden.
Die beginnende Tuberkulose, welche allein erfolgreich behandelt werden kann, tritt prak-
tisch ohne Symptome auf. Aus diesem Grunde ist sie so schwierig festzustellen. Der Zustand
einer Schwangerschaft gestaltet die Diagnose einer Tuberkulose noch schwieriger, weil manche
Frauen sich in diesem Zustand wohler fühlen als gewöhnlich und frei von irgendwelchen Symptomen sind, während andere, bei welchen Symptome auftreten, diese der Schwangerschaft
zuschreiben. Der einzig sichere Weg ist hier die Röntgenaufnahme.
Die Zeit der größten Belastung fällt häufig in die ersten Monate nach der Niederkunft, und
zwar nicht nur wegen der Entwicklung, welche der Körper nach dem Zustand der Schwangerschaft bis zur Normalisierung durchmacht. Diese Umstellung vollzieht sich nicht plötzlich,
sondern allmählich; sie stellt einen normalen natürlichen Prozeß dar und bedeutet für eine
gesunde Mutter keine besondere Beanspruchung. Häufig wird angenommen, daß sich eine
Tuberkulose nach der Geburt eines Kindes entwickele. Tatsächlich jedoch hat die Tuberkulose
wahrscheinlich bereits während der Schwangerschaft bestanden und hat sich durch die allgemeine Belastung in den 1—2 Monaten nach der Niederkunft verschlechtert und dadurch
erst die Aufmerksamkeit auf sich gezogen. Diese Gefahr der Verschlechterung kann durch
rechtzeitige Röntgenuntersuchung während der Schwangerschaft vermieden werden.
Besonders tragisch sind jene Fälle, wo die Tuberkulose eines Säuglings der Mutter die
Erkenntnis vermittelt, daß sie unwissentlich die Quelle dieser Erkrankung ist. Leider ist es
Tatsache, daß das Neugeborene bzw. der Säugling infolge seiner noch geringen Widerstandskraft im allgemeinen eine sehr schwere Krankheitsform zeigt. Die meisten solcher Tragödien
könnten durch Röntgenuntersuchungen vor der Geburt vermieden werden.
Nach JENTGENS (Tuberkulose u. Schwangerschaft, Schweiz. Ztschr. f. Tub. Vol. 13, 1,
1956) wurden 1932 im Deutschen Reich rund 44000 Anträge auf Schwangerschaftsunterbrechung aus medizinischer Indikation gestellt, von welchen etwa 35000 genehmigt wurden. Um
1930 bildete die Tuberkulose mit 58% den Hauptanteil der Unterbrechungen. Leider läßt sich
nicht ersehen, ob es sich bei den erwähnten 35000 genehmigten Fällen bereits um die tuberkulösen Schwangeren handelte, oder ob 58% dieser 35000 auf Tuberkulose zurückzuführen
sind. Nimmt man letztere Version an, dann wären 1932 auf rund 993000 Lebendgeborene etwa
21000 Unterbrechungen wegen Tuberkulose erfolgt. Darin sind auch Mehrlingsgeburten ein-
begriffen, so daß die Zahl der Gebärenden niedriger als 993000 liegt. Andererseits erhöht sich
die Zahl der Schwangeren noch um Fehlgeburten und Totgeburten, so daß — hoch geschätzt —

bei etwa 1,4 Millionen schwangerer Frauen eine Unterbrechung wegen Tuberkulose in 21 000 Fällen vorgenommen worden ist. Danach mußten mindestens 150/10 000 = 1,5% aller Schwangeren an einer aktiven Tuberkulose gelitten haben. Andererseits ist als sicher anzunehmen, daß keineswegs bei allen tuberkulösen Schwangeren Antrag auf Unterbrechung eingereicht wurde, so daß der Anteil der Frauen, welche 1932 gleichzeitig eine Schwangerschaft und eine aktive Tuberkulose durchgemacht haben, wesentlich höher liegen wird; vielleicht wird man annehmen können, daß 2,5—3% aller schwangeren Frauen im Jahre 1932 an einer aktiven Tuberkulose gelitten haben. Wie die Verhältnisse heute liegen, kann nicht übersehen werden, da zahlenmäßige Angaben über Schwangerschaften tuberkulöser Frauen nicht vorliegen. Nach der niedersächsischen Bestandsstatistik betrug die Zahl der an aktiver Lungentuberkulose erkrankten Frauen zwischen 15 und 50 Jahren im Jahre 1954 ungefähr 90/10 000 F = 0,9% *aller* Frauen. Obwohl nach den Statistiken die Tuberkulosemorbidität im Laufe der in Frage stehenden etwa 20 Jahre abgesunken ist, kann aber doch wohl damit gerechnet werden, daß etwa 2% der Schwangeren von einer Tuberkulose betroffen sind. Durch die RRU werden z. Z. etwa 0,1—0,2% Tuberkulöse unter den Untersuchten entdeckt. Bei den Schwangeren, von denen allerdings ein Teil als tuberkulös bekannt ist, liegt der Anteil der Tuberkulose-Erkrankungen mindestens 10—15mal so hoch. Diese Tatsache rechtfertigt damit sowohl unsere Forderung, als die der hier zitierten englischen Ärztin nach periodischen Röntgenuntersuchungen der Schwangeren im Zeitraum von 6—7 Monaten vor bis etwa 3 Monate nach der Niederkunft. Eine Beeinträchtigung des Kindes durch Strahlenschäden ist bei Beachtung der Vorschriften (s. S. 286) nicht anzunehmen.

Die Unterschiede in der Tuberkulosemorbidität der Männer und Frauen weichen in den verschiedenen Diagnosegruppen stark voneinander ab. Nach Tab. 44 liegen die Erkrankungsfälle der Männer an ansteckender Lungentuberkulose mit Bacillennachweis (Ia) im Mittel aller Länder um etwa 140% höher als die der Frauen, während jene an nicht ansteckender Lungentuberkulose (Ic) 50% nur vereinzelt überschreiten. Auf 100 Ia-Fälle der Frauen kommen also etwa 240 Ia-Fälle der Männer, auf 100 Ic-Fälle der Frauen aber nur etwa 130—140 Ic-

Tabelle 44. *Prozentuale und absolute Unterschiede der Erkrankungsziffern der Männer und Frauen an Tuberkulose 1954* (bezogen auf 10 000 E)

Land	Neuerkrankungen				Bestand			
	in Prozent		absolut		in Prozent		absolut	
	Ia	Ic	Ia	Ic	Ia	Ic	Ia	Ic
Schleswig-Holstein	125	37,6	3,7	5,7	135	36,3	17,8	26,2
Hamburg	148	54,8	4,0	11,0	149	39,9	23,6	34,1
Niedersachsen	112	29,3	3,0	3,3	120	25,9	18,0	11,7
Bremen	177	29,7	3,4	3,2	169	26,0	20,7	19,7
Nordrhein-Westfalen	125	32,5	3,7	3,1	120	36,9	15,4	18,0
Hessen	91	42,1	2,0	2,9	117	49,4	12,0	15,0
Rheinland-Pfalz	156	56,2	4,4	3,2	151	56,1	20,1	19,7
Baden-Württemberg	133	28,5	2,8	3,0	122	30,5	13,9	13,7
Bayern	125	44,7	3,0	3,3	143	42,1	15,5	12,6
West-Berlin	148	50,5	6,2	8,4	148	53,3	41,3	39,3

Fälle bei den Männern. Dagegen stimmen die *absoluten* Differenzen bei den Ia-Fällen mit jenen bei den Ic-Fällen — abgesehen von einigen Ausnahmen — gut überein. Dies bedeutet, daß von 10 000 Männern annähernd die gleiche Zahl mehr an ansteckender Tuberkulose erkrankt (als von 10 000 Frauen), wie von 10 000 Männern *mehr* an nichtansteckender Tuberkulose erkranken als Frauen. Geht man von der Fiktion aus, daß alle Neuerkrankungen an geschlossener Tuberkulose tatsächlich Neuerkrankungen sind und daß die ansteckenden Tuberkulosen (Ia) sämtlich solche Fälle darstellen, die in demselben Jahre zunächst als geschlossene Tuberkulose bei den Fürsorgestellen gemeldet worden waren, dann bedeutet dies an einem Beispiel (Nordrhein-Westfalen, Neuerkrankungen), daß

in der Altersgruppe 15—20 Jahre von 8,97/10000 Männern mit geschloss. Tbc. 3,31/10000 offen wurden
von 11,98/10000 Frauen   mit geschloss. Tbc. 3,30/10000 offen wurden
in der Altersgruppe 30—35 Jahre von 11,39/10000 Männern mit geschloss. Tbc. 8,61/10000
von 10,55/10000 Frauen   mit geschloss. Tbc. 5,03/10000 offen wurden
in der Altersgruppe 45—50 Jahre von 11,17/10000 Männern mit geschloss. Tbc. 8,85/10000 offen wurden
von 3,93/10000 Frauen   mit geschloss. Tbc. 1,61/10000 offen wurden.

Das würde besagen, daß der Prozentsatz der Fälle, in welchen aus einer nicht-ansteckenden Tuberkulose eine offene Tuberkulose entstanden ist, bei den Männern wesentlich höher liegt als bei den Frauen, mit anderen Worten, daß *bei den Frauen eine gegenüber den Männern nur wenig verminderte Bereitschaft zur Entstehung einer geschlossenen Tuberkulose* besteht, daß aber die *Frauen eine erhöhte Widerstandskraft gegenüber der Verschlechterung einer nicht ansteckenden Tuberkulose besitzen als die Männer.* Diese hier entwickelten Gedankengänge entsprechen nicht den tatsächlichen Verhältnissen, sie sollten lediglich aufzeigen, daß zwischen Männern und Frauen bei den geschlossenen und den ansteckenden Tuberkulosen Unterschiede bestehen. Bis etwa zum 35. Lebensjahr weichen die Zahlen der Erkrankungsfälle an *geschlossener* Tuberkulose der Frauen nicht wesentlich von jenen der Männer ab, sie sind teilweise erhöht; oberhalb 20 Jahre aber liegen die Erkrankungsziffern der Frauen an *ansteckender* Lungentuberkulose schon beträchtlich niedriger als die der Männer.

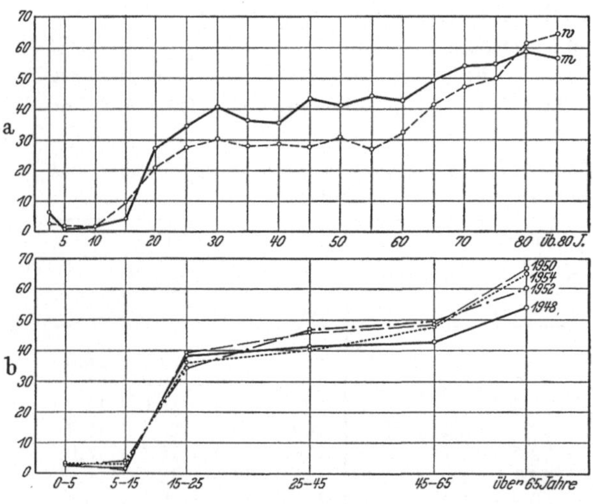

Abb. 39a u. b. a) Von 100 Neuerkrankungen an aktiver Lungentuberkulose (Ia—Ic) waren ansteckend (Ia + Ib) Niedersachsen 1954; b) von 100 an aktiver Lungentuberkulose (Ia—Ic) neuerkrankten Männern in Hessen waren ansteckend (Ia + Ib) 1948—1954

Aus Abb. 39a ist zu entnehmen, daß rund 40% aller Neuerkrankungsfälle der Männer zwischen 30 und 60 Jahre an Lungentuberkulose eine offene Tuberkulose darstellen, bei den Frauen etwa 30%. Oberhalb 60 Jahre steigt der Anteil bei den Geschlechtern rasch auf über 50% an. In dieser Hinsicht hat sich, wie Abb. 39b zeigt, seit 1948 keine wesentliche Änderung ergeben. Auch da ist der stärkere Anstieg oberhalb 65 Jahre deutlich zu erkennen. Der Kurvenverlauf besagt zunächst einmal, daß man bei jedem Manne von über 25 Jahren, der an Tuberkulose erkrankt, mit rund 40% Wahrscheinlichkeit das Vorliegen einer anstek-

kenden Tuberkulose erwarten muß, bei den Frauen beträgt die Wahrscheinlichkeit
30%. Andererseits erhebt sich die Frage, warum die Kurven zwischen 25 und 60 Jahren
annähernd geradlinig verlaufen, warum also für diese Altersspanne die Zahl der geschlossenen Tuberkulosen zu der der offenen Tuberkulosen in einem fast konstanten
Verhältnis steht, während sich dieses Verhältnis oberhalb 60 Jahre zunehmend vergrößert. Der sich daraus ergebende Schluß besagt entweder, 1. daß „Neuerkrankungen" in höherem Alter schneller zu einer Verschlechterung im Sinne der Entwicklung einer offenen Tuberkulose führen, 2. daß es sich nicht um Neuerkrankungen,
sondern eventuell um eine Reinfektion handelt, oder 3. daß bei Personen in höherem
Lebensalter Neuerkrankungen an nicht ansteckender Tuberkulose relativ selten
zur Kenntnis der Fürsorgestellen gelangen, weil sie entweder kaum mit Symptomen einhergehen oder auftretende Symptome bagatellisiert werden (Raucherhusten usw.). Einige Ergebnisse von Röntgenreihenuntersuchungen mit höheren
Erkrankungsziffern älterer Leute lassen vermuten, daß in erster Linie der unter 3.
aufgeführte Grund die Ursache für diese Verhältnisse ist. Wir werden bei Besprechung der RRU (s. S. 196) näher auf diese Dinge eingehen.

9. Die Tuberkulose in der sozialen Rentenversicherung und Kriegsopferversorgung

Das Statistische Bundesamt, Wiesbaden berichtet in „Gesundheitswesen,
Statistische Ergebnisse 1954" (Verlag Kohlhammer, Stuttgart) erstmalig über
Zugänge von Krankheits-Invalidenrenten und Krankheits-Ruhegeldern im
Bundesgebiet 1953.

Danach wurden 1953 wegen Invalidität bzw. Berufsunfähigkeit insgesamt
185373 Renten bewilligt, davon 16208 = 8,74% wegen Tuberkulose. Auf die
Invalidenversicherung entfielen 8,3%, auf die Angestelltenversicherung 10,2%.
In der Invalidenversicherung waren die Männer mit Tuberkulose mit 12,9%, die
Frauen mit 4,3%; in der Angestelltenversicherung die Männer mit 10,6%, die
Frauen mit 9,6% beteiligt. Der Anteil der für tuberkulosekranke Männer neu
bewilligten Renten stimmt also in beiden Sozialversicherungen ungefähr überein,
während sich bei den Frauen recht beachtliche Unterschiede (I. V. 4,3% — A. V.
9,6%) ergeben.

Nach Alter und Geschlecht verteilen sich die neu bewilligten Renten entsprechend Abb. 40. Leider liegen keine Angaben über die Altersgliederung der
Versicherten vor, so daß wir uns auf die Wiedergabe der prozentualen Verteilung
beschränken müssen. Es zeigt sich jedoch, daß die Altersverteilung im großen und
ganzen die aus den Länderstatistiken bekannten Verhältnisse bestätigt.

Interessant dürfte die Tatsache sein, daß bis zum 30. Lebensjahr über 50%
der Renten auf die Tuberkulose entfallen (s. Abb. 41). Aus den Unterlagen geht
hervor, daß bis zum 50. Jahr die Tuberkulose bei Männern und Frauen die Hauptursache für Invalidität bzw. Berufsunfähigkeit darstellt. Die Zahl der wegen
Unfällen usw. neu bewilligten Renten liegt wesentlich niedriger. *Von allen Renten,
die im Jahre 1953 wegen Invalidität bzw. Berufsunfähigkeit bis zum 50. Lebensjahr
bewilligt worden sind, entfallen 26,2% auf die Tuberkulose* (11732 von 44854), auf
Verunglückungen dagegen nur 7,8%.

Am 31. 5. 1955 wurden 1505294 nach dem Bundesversorgungsgesetz anerkannte
Versorgungsberechtigte in der Bundesrepublik Deutschland gezählt. Darunter

befanden sich 76 926 Fälle, die wegen Tuberkulose anerkannt waren = 5,1% aller rentenberechtigten Beschädigten. Ihre prozentuale Verteilung nach dem Grad der Erwerbsminderung ist aus Abb. 42 zu ersehen.

Nach Abb. 42a entfallen annähernd 40% aller Fälle auf die Beschädigten mit einer EM von 30%. Hier liegt der Anteil der Tuberkulösen mit etwa 2% am niedrigsten und steigt dann stetig an, um bei den Fällen mit 100% ein Maximum

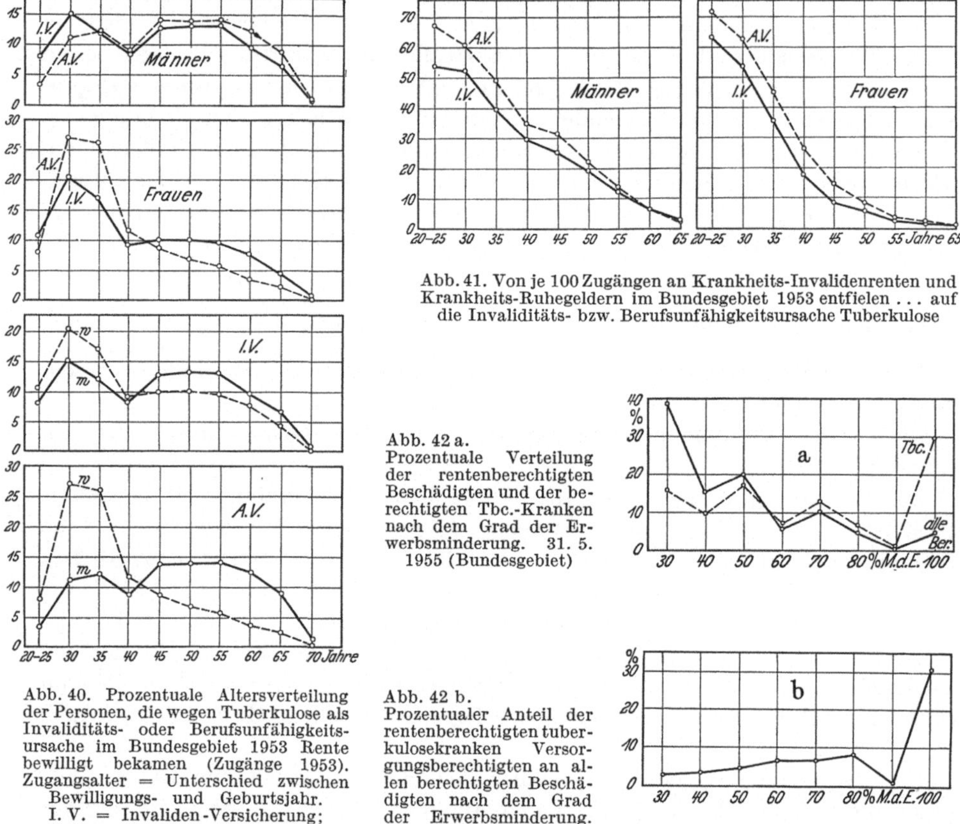

Abb. 41. Von je 100 Zugängen an Krankheits-Invalidenrenten und Krankheits-Ruhegeldern im Bundesgebiet 1953 entfielen ... auf die Invaliditäts- bzw. Berufsunfähigkeitsursache Tuberkulose

Abb. 42 a.
Prozentuale Verteilung der rentenberechtigten Beschädigten und der berechtigten Tbc.-Kranken nach dem Grad der Erwerbsminderung. 31. 5. 1955 (Bundesgebiet)

Abb. 40. Prozentuale Altersverteilung der Personen, die wegen Tuberkulose als Invaliditäts- oder Berufsunfähigkeitsursache im Bundesgebiet 1953 Rente bewilligt bekamen (Zugänge 1953). Zugangsalter = Unterschied zwischen Bewilligungs- und Geburtsjahr.
I. V. = Invaliden-Versicherung;
A.V. = Angestellten-Versicherung

Abb. 42 b.
Prozentualer Anteil der rentenberechtigten tuberkulosekranken Versorgungsberechtigten an allen berechtigten Beschädigten nach dem Grad der Erwerbsminderung. 31. 5. 1955

Abb. 42a u. b.

mit über 30% zu erreichen. Auf die Leichtbeschädigten (bis 50% EM) kommen 53,8% aller Beschädigten und 25,4% aller Tuberkulösen, auf die Schwerbeschädigten (50—100%) 46,2% aller Beschädigten und 74,6% aller Tuberkulösen.

Da die Versorgungsbezüge mit dem Grad der Erwerbsminderung steigen, besagen diese Angaben, daß die Tuberkulose, welche 2,4% der Leichtbeschädigten, aber 8,3% der Schwerbeschädigten umfaßt, mit Recht als ein Invaliditätsproblem zu betrachten ist.

In den „Veröffentlichungen der Akademie für Staatsmedizin Düsseldorf (Jahrbuch 1955)" berichtet ZEUGNER über „Die Berufserkrankungen beim Krankenpflegepersonal". Wir halten die Ausführungen für so wesentlich, daß wir die sich auf die Tuberkulose beziehenden Betrachtungen mit freundlicher Genehmigung des Verfassers nachstehend im Wortlaut wiedergeben:

„Als Berufskrankheiten im Sinne der Verordnung über Ausdehnung der Unfallversicherung auf Berufskrankheiten kommen beim Krankenpflegepersonal die Infektionskrankheiten, Röntgen- und Radiumschädigungen und schwere oder wiederholt rückfällige Hauterkrankungen, die zum Wechsel des Berufs oder zur Aufgabe jeder Erwerbstätigkeit zwingen, in Frage.

Die Infektionskrankheiten stehen zahlen- und bedeutungsmäßig weitaus an erster Stelle, da das Pflegepersonal durch seine Tätigkeit in einem viel größeren Umfange der Gefahr einer Ansteckung ausgesetzt ist als die übrige Bevölkerung.

Unter den Infektionskrankheiten hat die Tuberkulose die größte Bedeutung. Die ersten Untersuchungen über die Gefährdung des Pflegepersonals wurden um 1870 durch CORNET in Klöstern durchgeführt. Er stellte eine starke Übersterblichkeit an Tuberkulose fest, die in den Klöstern neunmal mehr Opfer hinraffte als in der übrigen Bevölkerung. Diese Feststellungen wurden später von zahlreichen Autoren immer wieder bestätigt.

Die fortschreitende Entwicklung der Krankenhaustechnik und die Verbesserung hygienischer Maßnahmen führten zu wesentlich günstigeren Arbeitsbedingungen und zu einem entsprechenden Rückgang der Tuberkuloseinfektion beim Pflegepersonal. So kam HAMEL 1913 auf Grund einer großen Umfrage zu der Feststellung, daß auf eine berufliche Ansteckung etwa die Hälfte der in den allgemeinen Krankenhäusern, etwa $^1/_3$ bis ziemlich die Hälfte der in den medizinischen Universitätskliniken und $^6/_7$ der in den Spezialanstalten für Tuberkulose festgestellten Erkrankungen zurückzuführen waren. Der Krieg 1914/18 und die Inflationsjahre brachten dann — wie HARMSEN erwähnt — wieder einen starken Anstieg der Erkrankungen beim Pflegepersonal.

Die 1929 gegründete Berufsgenossenschaft für Gesundheitsdienst und Wohlfahrtspflege gab erstmalig die Gelegenheit, einen umfassenden Einblick in die Entwicklung und Bedeutung der Tuberkulose als Berufskrankheit (BK) zu gewinnen. Nach HARMSEN gingen bei der Berufsgenossenschaft in den Jahren

1930 bis 1934 pro Jahr 155
1935 177
1936 194
und 1937 230

Meldungen über Tuberkulose-Erkrankungen ein. Es muß jedoch die Einschränkung gemacht werden, daß nicht alle Tuberkulosen als BK anerkannt wurden. In der Mehrzahl der Fälle mußte die berufliche Infektion verneint werden.

Nach PENSCHUK gingen

1947 303
1948 380
1949 590
und 1950 635

Meldungen über Tbc. bei der Berufsgenossenschaft ein. (In den Jahren 1947 und 1948 wurde nur ein Teil der Bundesrepublik von der Berufsgenossenschaft erfaßt.)

Aus den aufgeführten Zahlen ergibt sich zweifellos eine Zunahme der Meldungen über Tbc. Leider sind keine Angaben zu erhalten, wieviele der gemeldeten Erkrankungen anerkannt wurden, und zum anderen ist die Anzahl der bei der Berufsgenossenschaft versicherten Personen nicht bekannt, so daß keine entsprechenden Beziehungen hergestellt werden konnten. Verschiedene Veröffentlichungen sprechen jedoch dafür, daß die Tbc. unter den Pflegepersonen nicht wesentlich abgenommen hat. So berichtet GULLBRING, daß in den Jahren 1918 bis 1928 1,8% und in den Jahren 1929 bis 1935 2,6% der in Krankenhäusern Angestellten eine Tuberkulose bekamen. HARMSEN konnte bei den Schwestern der Innern Mission 1938 gegenüber 1937 eine Zunahme der Erkrankungen feststellen. Besonders waren junge und unerfahrene Schülerinnen betroffen.

Um zu einem einheitlichen Material zu gelangen, wurden die Unterlagen beim staatlichen Gewerbeamt von Nordrhein in Düsseldorf, dessen Aufsichtsbezirk die Regierungsbezirke Düsseldorf, Köln und Aachen umfaßt, zu den nachfolgenden Untersuchungen herangezogen. Danach wurden in den Jahren 1948—1952 585 Tuberkulosen als BK anerkannt. Das entspricht etwa dem gleichen Prozentsatz der bei der Berufsgenossenschaft von 1947—1950 anerkannten Tuberkulosen.

79% aller Tuberkulosefälle des Bezirks Nordrhein traten in Krankenhäusern, 7% in Heilstätten, je 4% in pathologischen Instituten und im Gesundheitsdienst und je 3% in Heilanstalten und ärztlichen Praxen auf. 43% der Erkrankten waren Schwestern, 20% Ärzte, 10% Schülerinnen, 8% Hauspersonal, 7% Rö.- und Laborpersonal, 6% Sprechstundenhilfen, 5% Pfleger und 1% Desinfektoren.

HARMSEN stellte aus dem Material der Berufsgenossenschaft der Jahre 1929—1937 fest, daß 7% der Erkrankten Ärzte, 65% Schwestern und Schülerinnen, 5% Pfleger, 3% Rö.- und Laborpersonal, 7% Sprechstundenhilfen und 13% Hauspersonal waren.

Eine weitere Aufschlüsselung der tuberkulösen Berufsinfektionen unter Berücksichtigung der Arbeitsstätten und der verschiedenen Tätigkeiten mit Gegenüberstellung des Materials von HARMSEN der Jahre 1929—1937 und des unsrigen der Jahre 1948 (s. Tabelle) bis 1952 läßt erkennen, daß sich der Schwerpunkt der Erkrankungen ganz offensichtlich auf die Krankenhäuser und pathologischen Institute verlagert hat, während die Abnahme der Erkrankungen in den Heilstätten nicht zu übersehen ist. Genau gleich liegen die Verhältnisse bei den Schwestern und beim Hauspersonal.

Arbeitsstätten	Ärzte		Schwestern		Hauspersonal	
	1929-37 %	1948-52 %	1929-37 %	1948-52 %	1929-37 %	1948-52 %
Krankenhaus .	66	75	69	90	27	82
Heilstätten . .	31	2	17	8	73	18
Path. Inst. . .	—	14	—	—	—	—
Heilanstalten .	—	2	—	2	—	—
Praxen	—	4	—	—	—	—
Ges. Dienst . .	3	3	14	—	—	—

Auch DORNEDDEN, POHLEN und MAES stellten in den früheren Jahren in den Heilstätten eine überaus große Infektionshäufigkeit fest. Im Laufe der letzten Jahre ist hier aber ein großer Wandel eingetreten. Die Ursache der günstigeren jetzigen Verhältnisse mag ihre Gründe in der besonderen Auswahl, der gründlichen Überwachung und der Disziplinierung des Pflegepersonals in den Heilstätten haben. So berichtet WOLF, daß in 8 Jahren unter der Belegschaft von 75 Personen einer Heilstätte nur 2 Berufsinfektionen vorkamen.

Der Anteil von 4% bei den in pathologischen Instituten beschäftigten Personen an den Infektionen erscheint im Hinblick auf die niedrige Zahl der dort Beschäftigten sehr hoch. Auf die Häufigkeit der Tuberkulose bei Angehörigen pathologischer Institute, und zwar ganz überwiegend bei den im Sektionssaal beschäftigten Personen wurde öfters hingewiesen. ROER berichtet, daß sich in den Jahren 1940—1947 in Hamburger Prosekturen jeder 4. — 5. Arzt und jeder 4.—5. vom Hilfspersonal eine Tuberkulose zuzog, wenn er länger als 4 Monate in der Pathologie tätig war. Die Häufigkeit der Erkrankung war bei den Pathologen sechsmal größer als bei den Internisten und vierzigmal größer als bei den Chirurgen. Von den 170 erkrankten Ärzten unseres Materials waren 15,4% Pathologen. KEMNA kam für Westberlin auf einen Anteil von 23%.

Für ein großes Krankenhaus ließ sich mit Sicherheit die Morbidität an Tbc. errechnen. Danach erkrankten von den Ärzten in 5 Jahren 2,59%, von den Schwestern 3,33% und von den Schülerinnen 3,84%. Die Schülerinnen wiesen somit den größten Anteil an den Erkrankungen auf. Die hier getroffenen Feststellungen bestätigen die von zahlreichen Autoren immer wieder gemachte Beobachtung, daß die jugendlichen Pflegekräfte besonders gefährdet sind. Auf die Jahrgänge unter 21 Jahren entfielen nach unserem Material $^1/_3$ aller Infektionen. Bei 82% dieser Erkrankten konnte einwandfrei eine Primärinfektion nachgewiesen werden. In der Mehrzahl der Fälle waren die Erkrankungen sehr schwer.

Die hohe Erkrankungshäufigkeit des jugendlichen Personals fand Berücksichtigung in den Unfallverhütungsvorschriften der Berufsgenossenschaft. 1948 wurde in den neuen Richtlinien das Schutzalter abgeschafft und empfohlen, bei allen tuberkulinnegativen Personen die BCG-Impfung durchzuführen. Diese Richtlinien wurden durch die staatlichen Gewerbeärzte einer erheblichen Kritik unterworfen. Sie forderten die Beibehaltung des Schutzalters und empfahlen die Schutzimpfung ohne Rücksicht auf das Alter bei allen tuberkulin-negativen Pflegepersonen. Wie berechtigt diese Forderungen waren, ergibt sich aus den Untersuchungen unseres Materials, die sich ja auf die Jahre des abgeschafften Schutzalters erstrecken. Die Erkrankungshäufigkeit gerade der jüngeren Personen ist noch immer erschreckend hoch, und die Erkrankungen verlaufen in der Mehrzahl der Fälle schwer. Leider waren die Angaben über eventuell erfolgte BCG-Impfungen sehr lückenhaft, so daß über die Frage, ob die Impfung einen Einfluß auf Erkrankungshäufigkeit und Krankheitsverlauf hatte, nichts ausgesagt werden kann. Eine grundlegende Wendung darf jedoch von der Impfung nicht erwartet werden. Sie kann lediglich eine der vielen Maßnahmen in der Verhütung tuberkulöser Erkrankungen sein.

Daß es trotz der Fortschritte hinsichtlich Prophylaxe und Therapie der Tuberkulose bisher nicht gelungen ist, die Berufsinfektionen beim Pflegepersonal auf ein Mindestmaß herabzusetzen, muß sehr bedenklich stimmen. Berufsgenossenschaft und Gesetzgeber haben zwar Vorschriften und Richtlinien zur Verhütung von BK herausgegeben, sie werden jedoch in vielen Fällen nicht oder nur zum Teil beachtet. So ergibt sich, daß von den 585 an Tuberkulose erkrankten Personen in Nordrhein 30 bei ihrer Einstellung überhaupt nicht untersucht bzw. in den letzten 2 Jahren nicht durchleuchtet wurden. In 12 Fällen lag die letzte Rö.-Kontrolle über 1 Jahr zurück. Nuck berichtet aus Niedersachsen, daß von den 156 Tbc.-Erkrankungen nur bei 35 einwandfreie Filmunterlagen vorhanden waren, bei 88 war bei der Einstellung nur eine Durchleuchtung durchgeführt worden, und 33 waren überhaupt nicht untersucht.

Wenn sich auch durch regelmäßige Kontrollen eine Erkrankung nicht verhindern läßt, so kann sie doch so frühzeitig festgestellt werden, daß die Heilungsaussichten auch hinsichtlich der Zeit günstig sind. Bei dem nachgewiesenen Mangel an Pflegepersonal und der damit verbundenen Arbeitsüberlastung führt der längere Ausfall auch nur einer Schwester zwangsläufig zu einer stärkeren Belastung der anderen. Die Erkrankung des einzelnen ist nicht nur eine persönliche Angelegenheit, sondern von großer Bedeutung für die Allgemeinheit, die zudem noch die Kosten der Behandlung und eventuell Rente tragen muß. Die Beachtung der Vorschriften zur Verhütung von Infektionen muß daher mit Nachdruck gefordert werden. Wichtig ist u. a. eine Verbesserung der Lebens- und Arbeitsbedingungen."

Tabelle 45. Die häufigsten Krankheitsursachen für Rentenanträge

Invalidenversicherung (I. V.)			Angestelltenversicherung (A. V.)		
Krankheitsursachengruppen	Anzahl der Renten von 1000 Rentenanträgen		Krankheitsursachengruppen	Anzahl der Renten von 1000 Rentenanträgen	
	1952	1953		1952	1953
a) bei Männern					
Tuberkulose	131	119	Arteriosklerose . . .	129	128
Herzmuskelerkrankung	109	112	Tuberkulose	123	106
Arteriosklerose . . .	101	112	Herzmuskelerkrankung	120	131
Bronchitis usw. . . .	95	103	Kreislauforgane . . .	76	157
Bew. Organe	85	89	and. Herzerkrankung.	73	
Unfälle	63	59	Bronchitis usw. . . .	70	76
Kreislauforgane . . .	59	111	Bew. Organe	63	61
and. Herzerkrankung.	51	111	Unfälle	41	39
Altersschwäche . . .	49	41	Altersschwäche . . .	40	36
Geschwülste	31	—	Geschwülste	30	—
b) bei Frauen					
Kreislauforgane . . .	174	245[1]	Kreislauforgane . . .	133	223[1]
Herzmuskelerkrankung.	173	167	Herzmuskelerkrankung	133	138
Bew. Organe	100	106	Tuberkulose	104	96
Arteriosklerose . . .	82	90	Bew. Organe	97	97
and. Herzerkrankung.	78	[1]	Arteriosklerose . . .	84	81
Altersschwäche . . .	52	41	and. Herzerkrankung.	80	[1]
Tuberkulose	44	37	Altersschwäche . . .	29	29
Bronchitis	32	35	Geschwülste	28	—
Geschwülste	29	—	Bronchitis	26	25
Unfälle	8	10	Unfälle	11	11

[1]) in der Anzahl für „Kreislauforgane" enthalten

In diesem Zusammenhang erscheinen uns noch einige Angaben von Interesse, welche wir einem Aufsatz von JUSATZ, Heidelberg („Welche Folgerungen lassen sich für die vorbeugende Gesundheitsfürsorge aus den Ergebnissen der Rentenstatistik ablesen?", Gesundheitsfürsorge - Gesundheitspolitik, Thieme Verlag, Stuttgart, 6. Jhrg. H. 1, April 1956) entnommen haben.

Bei den invalidenversicherten Männern entfällt der Hauptanteil der Anträge mit 11,9% auf die Tuberkulose, in der AV. stehen Herzerkrankungen und Arteriosklerosen an erster Stelle, aber auch da ist der Anteil der Tuberkulose mit 10,6% noch recht hoch.

Tabelle 46. *Durchschnittsalter der Rentenzugänge im Jahre 1952 nach Krankheitsursachen*

Krankheitsursachengruppe	Männer		Frauen	
	Inv. R.	Ang. R.	Inv. R.	Ang. R.
Tuberkulose	42,1	46,6	42,2	39,1
Unfälle	46,3	48,2	50,1	47,0
Geschwülste	51,4	53,3	50,7	48,2
Bew. Organe	54,3	56,2	55,1	54,8
And. Herzerkrankungen. . .	55,2	57,0	54,7	53,5
Kreislauforgane	56,4	58,5	56,1	56,0
Bronchitis	57,0	58,4	55,7	54,0
Herzmuskelerkrankungen . .	57,1	59,1	56,6	56,5
Arteriosklerose	61,6	61,9	60,2	59,6
Altersschwäche	62,7	63,3	61,1	61,2
Durchschnittsalter für diese Krankheiten	54,4	56,2	54,2	52,9
Durchschnittsalter aller Rentenzugänge	52,1	54,3	54,2	52,1

Bei den Frauen überwiegen ganz erheblich die Herz- und Kreislauferkrankungen, auf welche 35—40% der Rentenanträge entfallen. Bei der I. V. verursacht die Tuberkulose 3,7%, bei der A. V. 9,6% aller Rentenanträge. Diese große Verschiedenartigkeit bei den Frauen mag ihre Ursache haben in einer voneinander abweichenden Altersgliederung der in der I. V. und in der A. V. versicherten Frauen. Beachtlich dürfte jedenfalls die Tatsache sein, daß — außer den invalidenversicherten Frauen — *rund 10% aller Rentenanträge auf die Tuberkulose* entfallen, welche etwa 2% aller Sterbefälle verursacht.

Nach Tab. 46 entfällt auf die Tuberkulose bei Männern und Frauen in der I. V. und in der A. V. das niedrigste Durchschnittsalter der aufgeführten 10 häufigsten Krankheitsgruppen. Setzt man den durchschnittlichen Erwerbsbeginn heute mit etwa 16—17 Jahren an und betrachtet die Erwerbstätigkeit im allgemeinen mit 65 Jahren als beendet, dann ergibt sich, daß über 40% der gesamten möglichen Erwerbsdauer bei den tuberkulösen Rentnern auf die Invalidität entfallen. 1954 lag das mittlere Tuberkulose-Sterbealter der über 15 Jahre alten Männer bei etwa 57 Jahren, das der Frauen um 55 Jahre. Das 65. Lebensjahr wird also von einem großen Teil der Tuberkulösen nicht erreicht. Man kann aber nach den hier wiedergegebenen Zahlen annehmen, daß die Dauer der Rentenzahlungen wegen Tuberkulose im Mittel etwa 12 Jahre betragen wird.

Auch hier zeigt sich die Bedeutung der Tuberkulose als Invaliditätsproblem.

10. Über die Tuberkulose-Morbidität im Ausland

Im Tbc.-Jb. 1953/54 wurde auf die Schwierigkeiten bezüglich einer Vergleichbarkeit internationaler Morbiditäts-Statistiken hingewiesen. In manchen Ländern besteht keine Meldepflicht für tuberkulöse Erkrankungen, die Altersklassen sind sehr verschieden gegliedert, und in erster Linie sind stark von einander abweichende Definitionen für den Begriff *Aktivität* in Gebrauch. Auch im Hinblick auf die Registrierung ansteckungsfähiger Tuberkulosen herrscht keine Einheitlichkeit. Zum Teil werden aber in einigen Ländern schon seit vielen Jahren Morbiditäts-Statistiken geführt, so daß die Entwicklungstendenz über 20—30 Jahre hinweg deutlicher sichtbar wird, als es nach den deutschen Statistiken möglich ist. Trotz fehlender Vergleichbarkeit soll über einige statistische Ergebnisse berichtet werden.

1. Dänemark: In Abb. 43 sind die Neuerkrankungen an Lungentuberkulose nach Alter und Geschlecht in den Jahren 1935—38 und 1950—53 dargestellt. Deutlich sichtbar ist das Maximum um 25—30 Jahre bei Männern und Frauen und der Rückgang, der besonders die Altersgruppen von etwa 15—40 Jahre betrifft. In höherem Alter sind ähnlich wie in Deutschland die Erkrankungsziffern der Männer gegenüber den Frauen leicht erhöht. Zwischen 15 und 30 Jahren macht sich auch in Dänemark eine höhere Morbidität der Frauen bemerkbar.

2. Holland: Nach Abb. 44 lag die Zahl der Neuerkrankungen um 1935/38 wesentlich niedriger als heute. Der Grund dafür ist darin zu suchen, daß zu jenem Zeitpunkt noch keine systematischen Röntgenreihen-Untersuchungen durchgeführt worden waren. Gegenüber 1946/49 haben — wie auch in Deutschland — die Neuerkrankungen, besonders der jüngeren Altersklassen abgenommen. Nach Abb. 45 liegt auch in Holland die Zahl der Neuerkrankungen der Männer in höherem Alter nicht unwesentlich höher als die der Frauen.

Einen Vergleich der Neuerkrankungsfälle der Männer

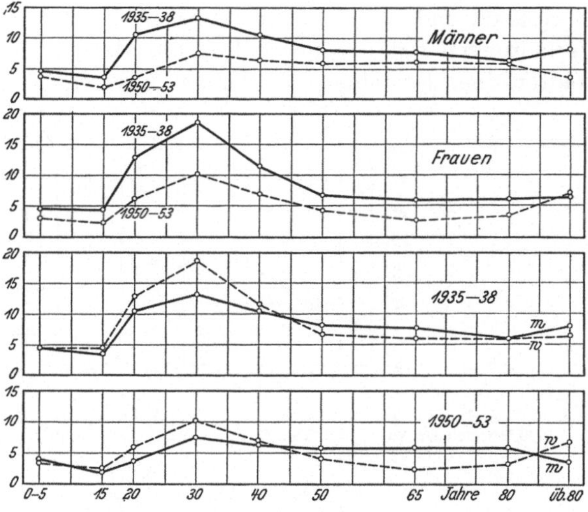

Abb. 43. Neuerkrankungen an pulmonaler Tuberkulose nach Alter und Geschlecht in Dänemark auf 10 000 E 1935—1938 und 1950 bis 1953 (nach M. LINDHARDT/Kopenhagen — WHO, 1955)

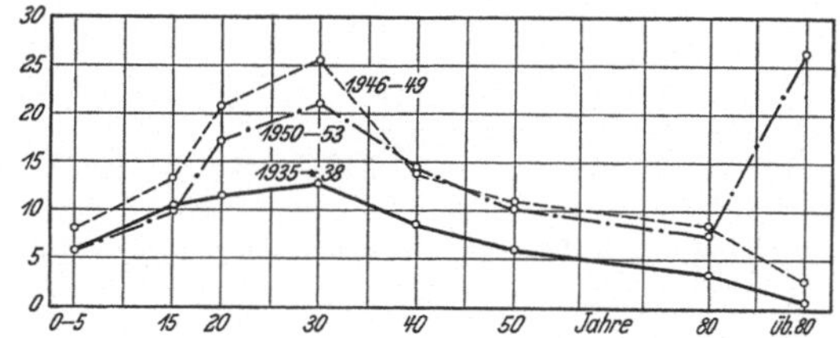

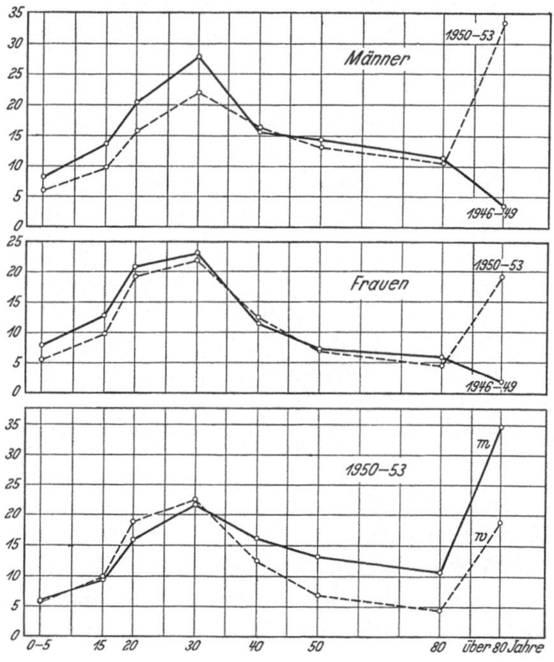

Abb. 44. Neuerkrankungen an Lungentuberkulose nach Alter (M + F) auf 10 000 E in Holland 1935—1938 und 1950—1953 (nach Dr. VAN JOOST/Den Haag — WHO-Euro-84/7, 1955)

Abb. 45. Neuerkrankungen an Lungentuberkulose nach Alter und Geschlecht in Holland 1946/49 und 1950/53 auf 10 000 E (nach Dr. VAN JOOST/Den Haag — WHO-Euro-84/7, 1955)

in Holland und in Amsterdam zeigt Abb. 46. Im Gegensatz zu den deutschen Verhältnissen mit wesentlich höheren Werten in den Stadtstaaten bzw. Großstädten sind hier keine wesentlichen Unterschiede festzustellen.

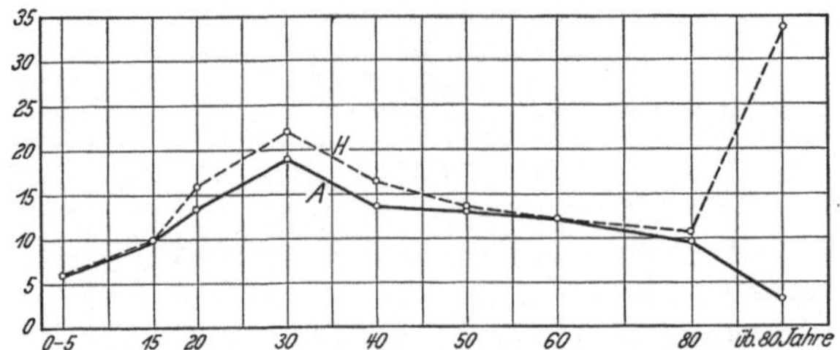

Abb. 46. Neuerkrankungen der Männer an Lungentuberkulose in Holland (H) und in Amsterdam (A) 1950/53 auf 10 000 M (nach Dr. VAN JOOST/Den Haag — WHO, 1955, und Dr. VAN VLIET/Amsterdam — WHO, 1955)

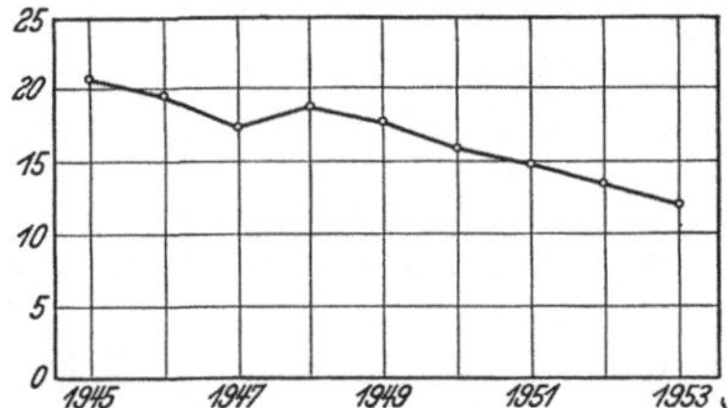

Abb. 47. Neuerkrankungen an Tuberkulose (alle Formen) in Holland 1945—1953 auf 10 000 E (nach Dr. VAN JOOST — WHO, 1955)

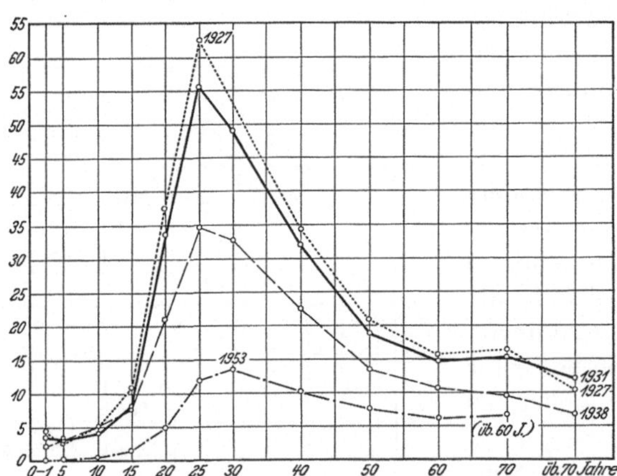

Abb. 48. Neuerkrankungen an ansteckender Tuberkulose (alle Formen) M + F in Norwegen auf 10 000 E 1927—1953 (nach Dr. OTTO GALTUNG-HANSEN, Oslo — WHO, 1955)

Der stetige Abfall der Neuerkrankungsziffern seit 1948 in Holland ist aus Abb. 47 zu ersehen.

3. Norwegen: Die Altersgliederung der Neuerkrankungsfälle an ansteckender Tuberkulose (alle Formen) der Männer und Frauen in dem rund 25 Jahre umfassenden Zeitraum von 1927—1953 veranschaulicht Abb. 48. Das Maximum entfiel danach bereits 1927 auf die Altersklassen um 25 Jahre. Der starke Rückgang der Erkrankungsziffern der 20—40jährigen ist sehr eindrucksvoll (s. auch

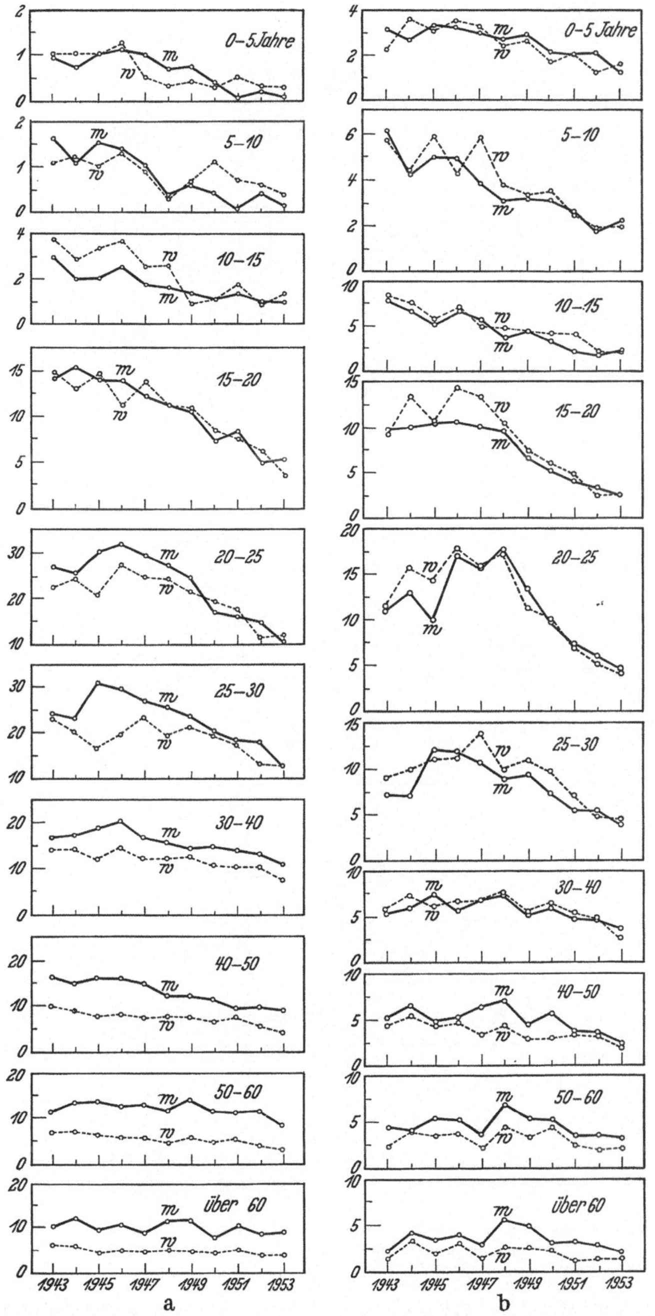

Abb. 49. Neuerkrankungen an ansteckender (a) und an nicht ansteckender Lungentuberkulose (b) der einzelnen Altersklassen der Männer und Frauen in Norwegen auf 10000 Einwohner 1943—1953 (nach Dr. O. GALTUNG-HANSEN, Oslo, WHO, 1955)

Abb. 49). Diese Verhältnisse entsprechen ungefähr jenen, welche aus der Entwicklung der Mortalität an Tuberkulose bekannt sind.

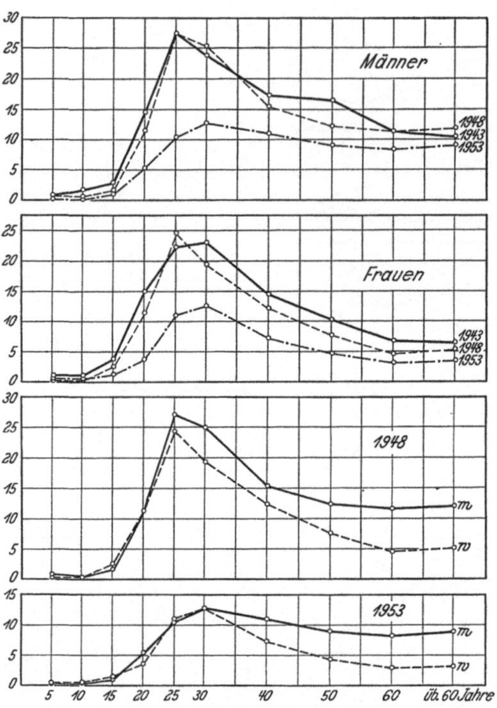

Abb. 50. Neuerkrankungen an ansteckender Lungentuberkulose in Norwegen nach Alter und Geschlecht 1943, 1948 und 1953 auf 10000 E

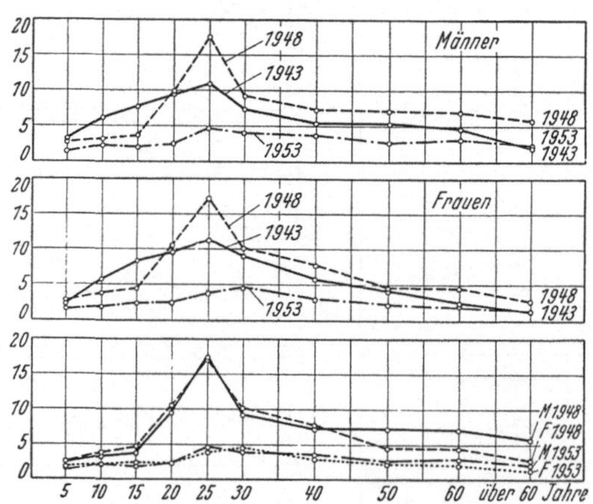

Abb. 51. Neuerkrankungen an aktiver nichtansteckender Lungentuberkulose in Norwegen nach Alter und Geschlecht 1943, 1948 und 1953 auf 10000 E

Die Änderungen der Neuerkrankungsziffern für die ansteckende Lungentuberkulose sind aus Abb. 50, für die nicht ansteckende Lungentuberkulose aus Abb. 51 zu ersehen.

Das wesentliche Merkmal sämtlicher Darstellungen ist ein beträchtlicher Abfall seit 1948, der in erster Linie den jungen Altersklassen zugute kommt.

In Abb. 52 wurden die Neuerkrankungen an ansteckender und an nicht ansteckender Lungentuberkulose in Niedersachsen und Norwegen miteinander

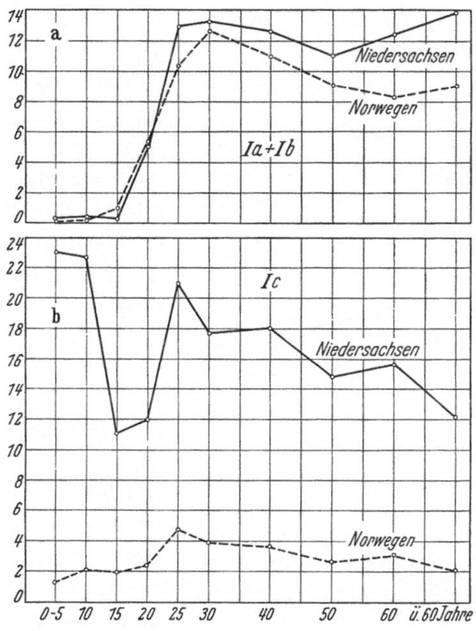

Abb. 52. Neuerkrankungen der Männer an a) ansteckender (I a + I b) Lungentuberkulose und b) nicht ansteckender (I c) Lungentuberkulose in Niedersachsen und Norwegen auf 10000 E 1953 (nach Die Tuberkulose in Niedersachsen, 1953 und nach Dr. Otto Galtung-Hansen/Oslo — WHO, 1955)

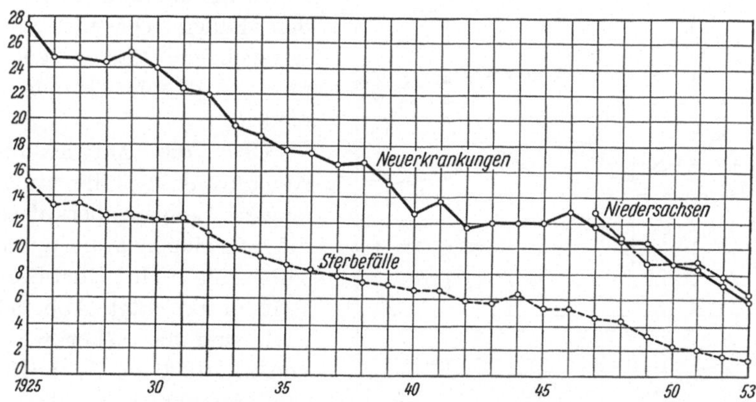

Abb. 53. Neuerkrankungen an ansteckender Lungentuberkulose und Sterbefälle an pulmonaler Tuberkulose in Norwegen 1925—1953 auf 10000 E (nach Dr. Otto Galtung-Hansen/Oslo — WHO, 1955)

verglichen. Dabei ergibt sich Übereinstimmung bei der ansteckenden Lungentuberkulose, während die Angaben für die nicht ansteckende Lungentuberkulose ganz erheblich von einander abweichen. Die Kurven der I c-Fälle stimmen für die Altersklassen ab 10—15 Jahre in ihren charakteristischen Merkmalen überein,

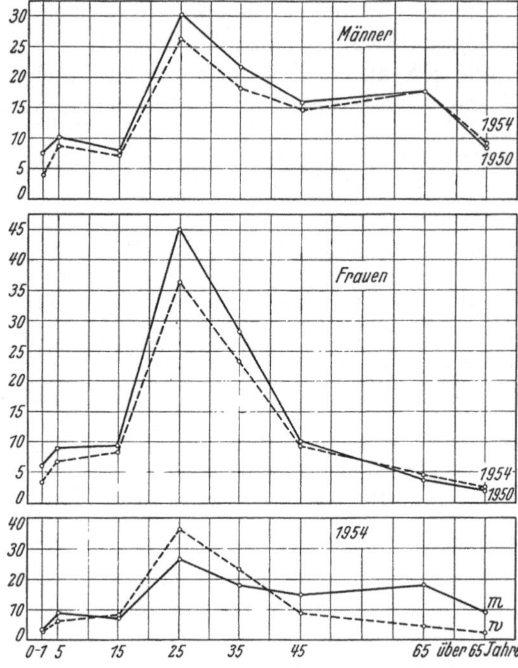

Abb. 54. Neuerkrankungen an pulmonaler Tuberkulose nach Alter und Geschlecht in Schottland 1950 und 1954 auf 10000 E (nach Rep. of the Departm. of Health f. Scotland 1955, Cmd 9742)

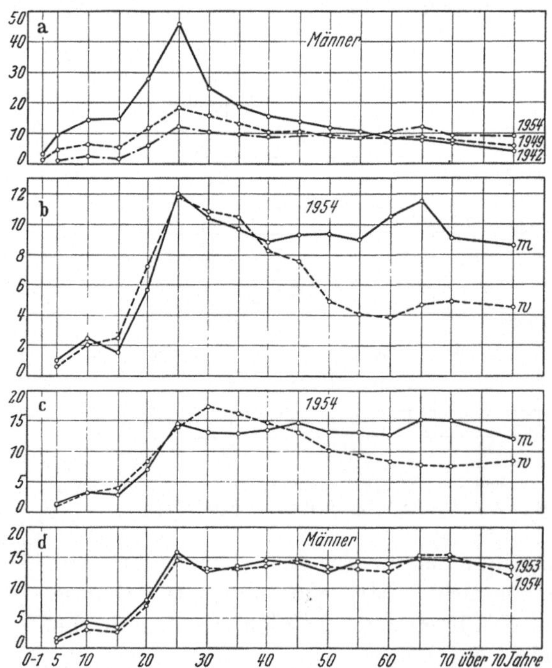

Abb. 55. Alters- und Geschlechtsgliederung der Patienten, welche in Schweden erstmalig wegen Tuberkulose behandelt worden sind: a) Männer 1942—1954; b) Männer und Frauen 1954 auf 10000 E; c) Männer und Frauen: Neuerkrankungen an Tuberkulose (alle Formen) auf 10000 E im Jahre 1954; d) Neuerkrankungen an Tuberkulose (alle Formen) der Männer 1953 und 1954 auf 10000 Männer

sie unterscheiden sich jedoch beträchtlich hinsichtlich der Größenordnung und außerdem im Verlauf der Erkrankungsfälle der 0—15jährigen. Insgesamt liegen die Zahlen für die Neuerkrankungen an geschlossener Tuberkulose in Niedersachsen ungefähr 5mal so hoch wie in Norwegen. Die Ursache für diese Abweichungen ist zweifellos nicht allein in der Erfassung und in einer eventuellen verschiedenartigen Auslegung des Begriffes der *Aktivität* zu suchen. In Norwegen liegen die Neuerkrankungsfälle an nicht ansteckender Lungentuberkulose wesentlich niedriger als die an ansteckender. Da aber die ansteckende Tuberkulose sich aus der nicht ansteckenden entwickelt und manche nicht ansteckenden Tuberkulosen niemals in eine bacilläre Form übergehen, muß an sich die Zahl der Erkrankungsfälle an nicht ansteckender Lungentuberkulose höher liegen als die Zahl an ansteckenden Fällen. Die für Norwegen angegebenen Zahlen erscheinen uns aus diesem Grunde als zu niedrig.

Über die Entwicklung der Neuerkrankungsfälle an ansteckender Lungentuberkulose und die Sterblichkeit an pulmonaler Tuberkulose in Norwegen seit 1952 unterrichtet Abb. 53. Danach sind die Neuerkrankungen von 27/10000 im Jahre 1952 auf rund 6/10000 E im Jahre 1953 abgefallen. Sie müßten, sofern diese Tendenz anhält, theoretisch gegen Ende des 20. Jahrhunderts praktisch den Wert 0 erreichen.

4. Schottland: Auch in Schottland finden wir nach Abb. 54 ähnliche Verhältnisse wie in den anderen europäischen Ländern. Der Rückgang der Neuerkran-

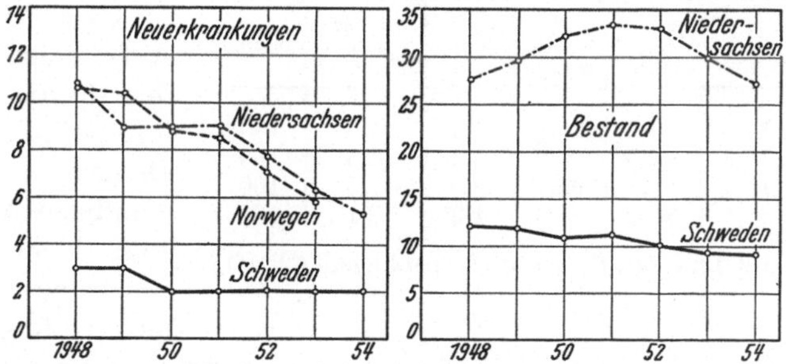

Abb. 56. Neuerkrankungen und Bestand an ansteckender Lungentuberkulose in Niedersachsen, Norwegen und Schweden 1948—1954 auf 10000 E

kungsziffern von 1950 auf 1954 ist geringfügig und betrifft auch hier überwiegend die jungen Altersklassen. Auch Abb. 54 läßt den Abbau des bei etwa 25 Jahren liegenden Maximums erkennen.

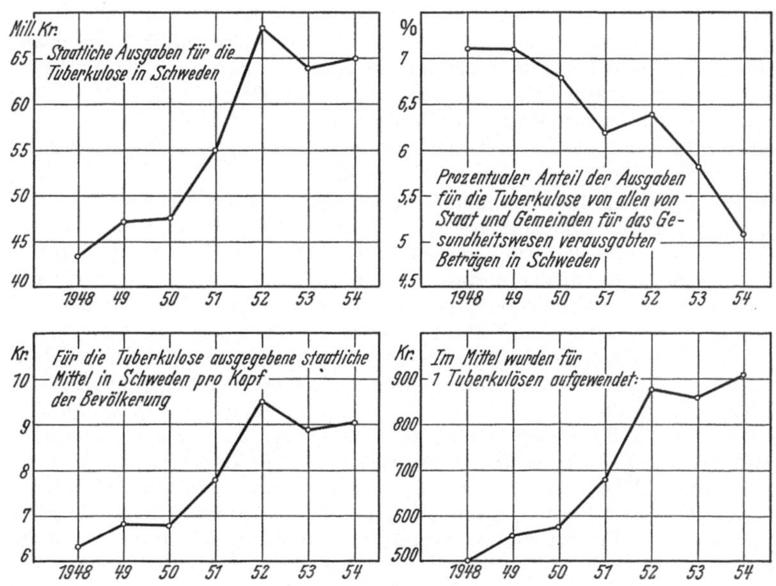

Abb. 57. Staatliche Ausgaben für die Tuberkulose in Schweden, nach Allmán Hálso-och Sjukrárd 1954, Kungl. Medicinalstyrelsen 1956, errechnet

5. Schweden: Abb. 55 bestätigt die geschilderte Entwicklung der Morbidität an Tuberkulose während der letzten Jahre. Während die Zahl der Neuerkrankungen an ansteckender Lungentuberkulose in Norwegen und Niedersachsen seit 1948 praktisch übereinstimmt, liegen die Angaben von Schweden ganz beträchtlich niedriger. Dasselbe gilt auch für den Bestand (s. Abb. 56). Nach Tab. 47 liegt der Prozentsatz der aus dem Magensaft nachgewiesenen Bakterienvorkommen ungefähr so hoch wie der aus dem Sputum ermittelte.

Über die staatlichen Aufwendungen in Schweden für die Tuberkulose unterrichtet Abb. 57. Danach ist nach einem ständigen Ansteigen bis 1952 keine wesentliche Änderung der Ausgaben mehr erfolgt. Bezogen auf die für das Gesundheitswesen überhaupt angegebenen Beträge sind die Mittel für die Tuberkulose seit 1949 anteilmäßig ständig geringer geworden.

Tabelle 47. *Kopenhagen 1951—1954: Von 100 neuerkrankten Personen hatten:*

Jahr	TB im				keine TB	war. nicht auf TB unters.	gesamt
	Sputum	Kultur	Magens.	gesamt			
1951	34,2	14,8	40,2	89,2	3,3	7,5	100
1952	34,2	15,7	45,3	95,2	1,3	3,5	100
1953	35,0	15,4	45,1	95,5	2,9	1,6	100
1954	39,3	18,5	35,8	93,6	4,3	2,1	100

Nach Dr. K. WINGE und Dr. S. HOLM, Kopenhagen (WHO, Euro 84/4 1955)

Zusammenfassung

In der Bundesrepublik Deutschland sind seit 1946 alle Formen von Tuberkulose anzeigepflichtig.

In der *Morbiditäts-Statistik*, die von den meisten Ländern nach Alter und Geschlecht geführt wird, werden *Neuerkrankungen* und *Bestand* registriert.

1. *Neuerkrankungen.* Im Jahre 1954 waren in der Bundesrepublik Deutschland 82 260 Neuerkrankungen = 16,61/10 000 E an aktiver Lungentuberkulose gemeldet worden (in Berlin weitere 6 666 = 30,40/10 000 E). Darunter befanden sich 25 333 (= 5,12/10 000 E) Neuerkrankungen an *ansteckender Lungentuberkulose* (Berlin 2 246 = 10,24/10 000 E).

Gegenüber 1953 hat die Zahl der Neuerkrankungen um 12,21% abgenommen. In erster Linie werden dadurch die jüngeren Jahrgänge betroffen.

2. *Bestand.* Am 31. 12. 1954 waren in der Bundesrepublik Deutschland 389 162 Personen mit aktiver Lungentuberkulose registriert = 78,21/10 000 E (Berlin 30 936 = 141,11/10 000 E). Die Zahl der ansteckenden Tuberkulösen betrug 128 548 = 25,83/10 000 E (Berlin 11 125 = 50,75/10 000 E). Seit 1948 hat der Bestand um 19,8/10 000 E abgenommen, davon entfallen 18,9/10 000 E auf die nichtansteckende Tuberkulose. In erster Linie sind auch hier die jüngeren Altersklassen betroffen. *Diese Entwicklung berechtigt zu einem gewissen Optimismus, sie darf jedoch hinsichtlich ihres Tempos nicht zu übertriebenen Erwartungen oder Folgerungen Anlaß geben.*

Außer den *Fürsorgefällen* (*aktive* Tuberkulose) werden bei den Tuberkulosefürsorgestellen noch die *Überwachungsfälle* (*inaktive* Tuberkulose, Exponierte, unklare Diagnosen) registriert. Im Jahre 1954 lag die *Wahrscheinlichkeit*, an einer *aktiven* Tuberkulose zu erkranken, *für Personen mit inaktiver Tuberkulose 10—20 mal so hoch wie für die Gesamtbevölkerung.* Die für 5 Jahre vorgesehene Überwachung und periodische Untersuchung dieses Personenkreises bildet deshalb eine wesentliche Aufgabe der Tuberkulosefürsorgestellen. Die Morbiditätsziffern der Männer und Frauen weichen — besonders oberhalb 30 Jahre — wesentlich voneinander ab; in erster Linie macht sich dies bei den *ansteckenden Tuberkulosen bemerkbar.* Ähnliche Verhältnisse lassen sich bei der Mortalität (und damit wohl auch bei der Morbidität) an anderen Krankheiten der Atmungsorgane (z. B. Lungenkrebs, Bronchitis, Pneumonie) nachweisen.

Wegen der besonderen Gefährdung, welche die *Tuberkulose der Schwangeren* für Mutter und Kind bedeutet, erscheinen periodische Röntgenuntersuchungen der Schwangeren erforderlich.

Im Jahre 1953 entfielen im Bundesgebiet 8,3% aller Anträge auf Renten wegen Invalidität bzw. Berufsunfähigkeit auf Tuberkulose. Dies stellt bei den *Personen bis 50 Jahre* mit 26,2% *aller Fälle* die Hauptursache für Invalidität bzw. Berufserkrankung dar.

Ausländische Angaben über Neuerkrankungen an Tuberkulose stimmen in der Alters- und Geschlechtsgliederung mit den deutschen Verhältnissen überein. Auch im Ausland ist der hauptsächlich die 15—40jährigen betreffende Abfall der Neuerkrankungen festzustellen.

Die Beurteilung des Tuberkulosegeschehens gründete sich in früheren Jahren auf die Mortalitätsangaben. Mit dem starken Absinken der Tuberkulose-Sterblichkeit führt deren Berücksichtigung jedoch leicht zu einer Bagatellisierung des Problems. Mit Nachdruck muß deshalb die Erstellung bzw. Verbesserung einer *international vergleichbaren alters- und geschlechtsgegliederten Morbiditäts-Statistik* gefordert werden, die die notwendige Kontrolle der weiteren Entwicklung gestattet.

Tuberculosis-morbidity in the Federal-Republic of Germany and West-Berlin

In the German Federal Republic since 1946 notification is compulsory for all kinds of tuberculosis.

In most of the federal countries the records of *morbidity statistics* are subdivided on the bases of age and sex. They include *"new cases"* and the *"total of registered cases"*.

1. *New cases.* During 1954 in the German Federal Republic 82260 cases of active pulmonary tuberculosis have been registered, i.e. 16.61 per 10000 population, among those cases have been 25333, i.e. 5.12 per 10000 population, of *infectious pulmonary tuberculosis.*

Since 1953 the number of new cases has diminished by 12,21 p.c. concerning mainly the younger groups of age.

2. *Total registered cases.* In the German Federal Republic on 31. 12. 1954 389162 persons have been registered on reason of active pulmonary tuberculosis, i.e. 78,21 per 10000 population. The number of infectious cases amounted to 128548, i.e. 25.83 per 10000 population.

Since 1948 the number of registered cases has declined by 19.8 per 10000 population (18.9 per 10000 being non infectious cases). *This development gives reason for a moderate optimisme.*

An obvious difference between the morbidity-rate of men and women in particular among the age groups over 30 years is apparent.

As tuberculosis means a particular danger for mother and child periodical X-ray-examinations of *pregnant women* seem to be necessary.

In the German Federal Republic tuberculosis is the main source of invalidity among *persons up to 50 years of age (26.2 p.c. of all cases).*

Reports from foreign countries show the same general trend among the new cases of tuberculosis as in Germany. There also a decline of new cases becomes evident in particular among the age-groups between 15 and 40 years.

As the considerable decrease of the mortality-rate may induce a too optimistic view of the tuberculosis problem, *statistical records of tuberculosis morbidity,* subdivided on the base of sex and age, *suitable for international comparisons, are proposed.*

D. Tuberkulose-Mortalität

1. Tuberkulosesterbefälle und -sterbeziffern

Die Sterbefälle an Tuberkulose und mit Verdacht auf Tuberkulose werden in der Bundesrepublik Deutschland von den Ärzten und Krankenanstalten den

Gesundheitsämtern direkt angezeigt; dies sind die *sanitätspolizeilich* gemeldeten Tuberkulose-Sterbefälle. Die *standesamtlich* registrierten Tuberkulose-Sterbefälle sind aus den Zählkarten ersichtlich, welche den Gesundheitsämtern durch die Standesämter zugestellt werden.

Im Mittel sind 85—90% der an Tuberkulose verstorbenen Personen den Tuberkulosefürsorgestellen bekannt. Um 1940 betrug der Anteil der nicht bekannten an Tuberkulose verstorbenen Personen 15—20%. In Dänemark waren 1946 rund 66% und 1950 etwa 72% der verstorbenen Tuberkulösen den Fürsorgestellen bekannt. Danach ist ein beträchtlicher Teil der Tuberkulosekranken noch 1950 in den Registern nicht erfaßt gewesen. Daraus folgt, daß auch die Angaben der Tuberkulosemorbidität in Dänemark größenordnungsmäßig den tatsächlichen Verhältnissen nicht entsprechen und nur Näherungswerte darstellen können. Für die Niederlande ergibt sich eine ähnliche Situation: 1950 waren 33,4% der an Lungentuberkulose Verstorbenen nicht registriert.

Von Wichtigkeit erscheint uns die Frage nach der Altersverteilung der nicht bekannten an Tuberkulose verstorbenen Personen; es wird vermutet, daß es sich dabei

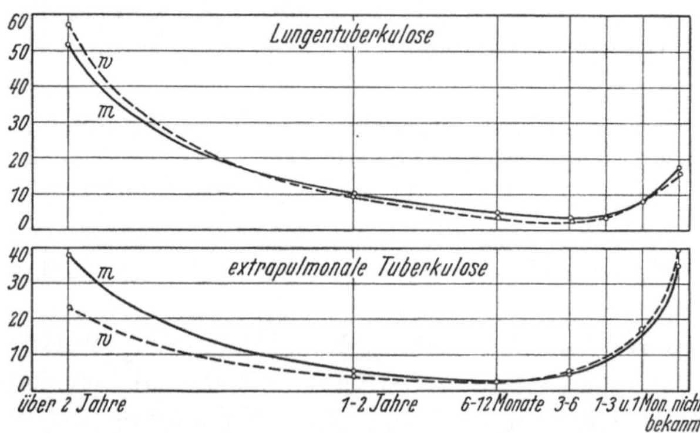

Abb. 58. Von den 1953 in Schottland an Tuberkulose Verstorbenen waren ... % vor dem Tode bekannt (nach Rep. of the Department of Health for Scotland 1954, Cmd 9417)

überwiegend um Angehörige höherer Altersklassen handelt, die irgendwelche eventuell auf eine Tuberkulose hindeutende Symptome als Alterserscheinungen usw. bagatellisieren. Da diese unbekannten Tuberkulösen eine Gefahrenquelle darstellen, dürften Erhebungen in dieser Richtung von Bedeutung sein. Vielleicht sind einige größere Tuberkulosefürsorgestellen in der Lage, die hier angeschnittene Frage zu bearbeiten und zu beantworten.

Nach Abb. 58 waren 1953 in Schottland etwa 50—60% der an Lungentuberkulose Verstorbenen länger als 2 Jahre vor dem Tode bekannt, etwa 30% weniger als ein halbes Jahr bzw. überhaupt nicht. Von den an extrapulmonaler Tuberkulose Verstorbenen wurden 35—40% erst mit ihrem Tod als an Tuberkulose erkrankt bekannt. Auch in dieser Hinsicht dürften entsprechende Untersuchungen wichtig sein.

Die Zahl der Sterbefälle an Tuberkulose (alle Formen) betrug in der Bundesrepublik Deutschland

1950   18806 Pers. = 3,94/10000 E
1951   17849 Pers. = 3,71/10000 E
1952   13281 Pers. = 2,72/10000 E
1953   10594 Pers. = 2,16/10000 E
1954   10110 Pers. = 2,10/10000 E

Diese Sterbefälle verteilen sich auf Männer und Frauen:

Jahr	Männer	Frauen
1950	11547 M = 5,17/10000 M	7259 F = 2,87/10000 F
1951	11035 M = 4,89/10000 M	6814 F = 2,67/10000 F
1952	8297 M = 3,65/10000 M	4984 F = 1,94/10000 F
1953	6904 M = 3,00/10000 M	3690 F = 1,42/10000 F
1954	6706 M = 2,90/10000 M	3404 F = 1,30/10000 F

Die Tuberkulose-Sterblichkeit der Männer hat somit seit 1950 um 43,9%, die der Frauen um 54,7% abgenommen; absolut betrachtet sind 1954 rund 4850 Männer und 3850 Frauen weniger gestorben als 1950. Die Sterbeziffer der Männer hat sich während dieses Zeitraums um 2,27/10000 M, die der Frauen um 1,57/ 10000 F vermindert. Der stärkste Abfall der Sterblichkeit fällt auf 1951/52 — Beginn der INH-Therapie — ; von 1953 auf 1954 sind die Änderungen der Mortalität nur noch unwesentlich, sie kommen 1955 zum Stillstand.

Sterblichkeit an Tuberkulose (alle Formen)

	1954				1955			
	I.	II.	III.	IV.	I.	II.	III.	IV. Quartal
Bundesrepubl.	2,4	2,0	1,7	2,0	2,4	2,0	1,7	2,0/10000 E
West-Berlin	3,7	2,8	2,6	3,4	3,9	3,3	3,1	3,5/10000 E

In West-Berlin macht sich bereits ein leichter Anstieg der Sterbeziffern von 1954 auf 1955 bemerkbar. Wir haben 1954 mit dieser Entwicklung gerechnet [s. ICKERT-KEUTZER: Beitr. Klin. Tbk. 114, 210 (1955)], welche wahrscheinlich ein langsames Nachholen solcher Fälle bedeutet, die durch die moderne Therapie zunächst vor dem Tode bewahrt blieben.

Die Tuberkulosemortalität in den Ländern der Bundesrepublik Deutschland im Jahre 1954 ist aus Tab. 48 zu ersehen. Danach weisen Hessen und Baden-Württemberg das Minimum, Bayern das Maximum auf. Die andersgeartete Bevölkerungsverteilung von Berlin mit relativ hohem Anteil an älteren Menschen macht sich auch in der um 50% (gegenüber dem Bundesgebiet) höheren Tuberkulosemortalität bemerkbar. Für die Sterblichkeitsunterschiede zwischen Hessen bzw. Baden-Württemberg und Bayern müssen andere Gründe maßgebend sein.

Tabelle 48. *Sterblichkeit an Tuberkulose auf 10000 Einwohner in den Ländern der Bundesrepublik Deutschland 1954*

Land	Tuberkulose		
	d. Atmungsorgane	anderer Organe	Gesamt
Schleswig-Holstein . .	1,97	0,30	2,27
Hamburg	1,99	0,25	2,24
Niedersachsen	1,63	0,26	1,89
Bremen	1,90	0,26	2,16
Nordrhein-Westfalen .	1,91	0,22	2,13
Hessen	1,41	0,22	1,63
Rheinland-Pfalz . . .	1,73	0,23	1,96
Baden-Württemberg . .	1,43	0,28	1,71
Bayern	2,09	0,30	2,39
Bundesgebiet	1,78	0,26	2,04
West-Berlin	2,92	0,21	3,13

Von den einzelnen Regierungsbezirken wurden für 1954 nachfolgende Tuberkulosemortalitätsziffern (auf 10000 E) gemeldet (s. S. 136).

Oberbayern . . .	2,03	Niederbayern . . .	2,57	Oberpfalz	2,80
Oberfranken . . .	3,32	Mittelfranken . . .	2,28	Unterfranken . . .	2,11
Schwaben	2,23	Kr. Lindau	1,78		

Sieht man von Lindau (mit rund 62 000 E) ab, so weisen Oberbayern mit 2,03 bzw. Unterfranken mit 2,11/10 000 E die niedrigsten, Oberfranken mit 3,32/10 000E den höchsten Wert auf. Innerhalb der eng benachbarten Bezirke Unterfranken und Oberfranken differiert danach die Sterblichkeit an Tuberkulose um rund 60 %. Da Oberfranken auch schon in früheren Jahren innerhalb der bayerischen Regierungsbezirke die höchste Tuberkulosemortalität aufweist, scheinen dort Verhältnisse vorzuliegen, die noch einer Klärung bedürfen.

2. Tuberkulosemortalität nach Alter und Geschlecht

Die Statistiken über die Sterblichkeit an Tuberkulose in den Ländern der Bundesrepublik Deutschland im Jahre 1954 sind im Anhang (Tab. XLV ff.) abgedruckt. Mit Rücksicht auf die durchweg sehr niedrigen Werte der Mortalität an Tuberkulose der verschiedenen Organe haben wir uns auf die Wiedergabe der Ziffern für

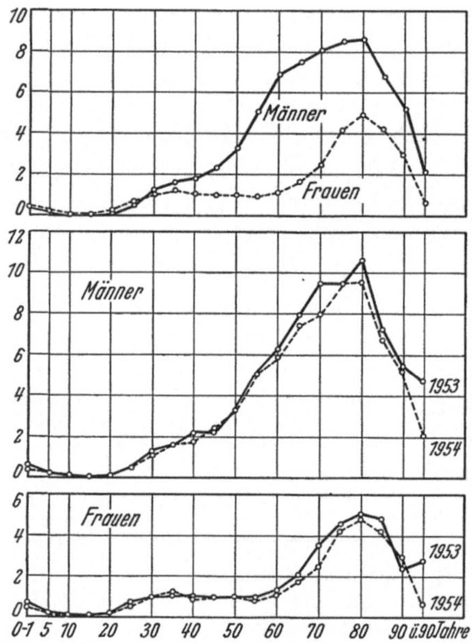

Abb. 59. Sterblichkeit an Lungentuberkulose in der Bundesrepublik Deutschland 1953 und 1954 auf 10 000 E

die Tuberkulose der Atmungsorgane, der Hirnhäute und des ZNS und der gesamten Tuberkulose beschränkt.

Aus Abb. 59 ist zu ersehen, daß sich die Sterblichkeit an Tuberkulose von 1953 auf 1954 nicht nennenswert verändert hat. Ihr Maximum fällt auf die Altersgruppen 70—80 Jahre, eine leicht erhöhte Sterblichkeit zwischen etwa 20 und 40 Jahren erscheint gerade noch angedeutet. Die Tuberkulose, welche nach Abb. 60 noch vor kaum 20 Jahren beträchtliche Opfer in den jüngeren und mittleren Altersklassen gefordert hat, ist heute nur noch als Todesursache der älteren Menschen von einiger Bedeutung.

In Abb. 61 ist die Sterblichkeit der Männer an Tuberkulose (alle Formen) in den Ländern Schleswig-Holstein, Hessen, Bayern und West-Berlin dargestellt. Bis etwa zum 40. Lebensjahr fallen die Werte annähernd zusammen, oberhalb 40 Jahre divergieren die Kurven beträchtlich; um 70 Jahre liegt die Sterblichkeit

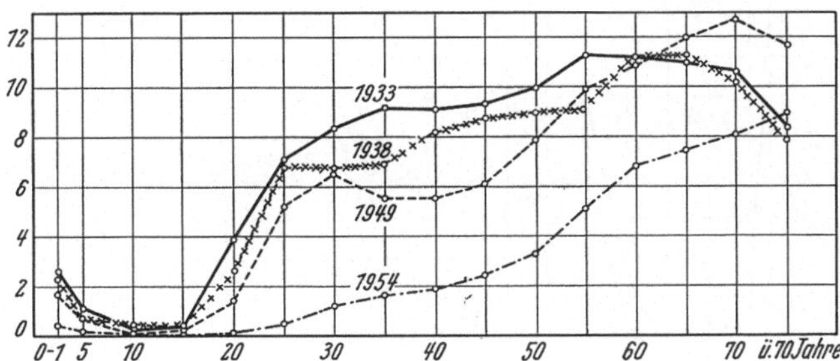

Abb. 60. Sterblichkeit der Männer an Lungentuberkulose in Deutschland 1933, 1938, 1949 und 1954 auf 10 000 M

der Männer an Tuberkulose in Berlin um über 100% höher als in Hessen, das oberhalb 40 Jahre in allen Altersklassen die niedrigsten Werte aufweist. Wir treffen danach bei der Mortalität ähnliche Verhältnisse an, wie sie sich bereits bei der Morbidität ergeben haben.

In Abb. 62 haben wir die Sterblichkeit an Tuberkulose in Niedersachsen und Bayern miteinander verglichen. Es zeigt sich, daß etwa bis zum 35.—40. Jahre

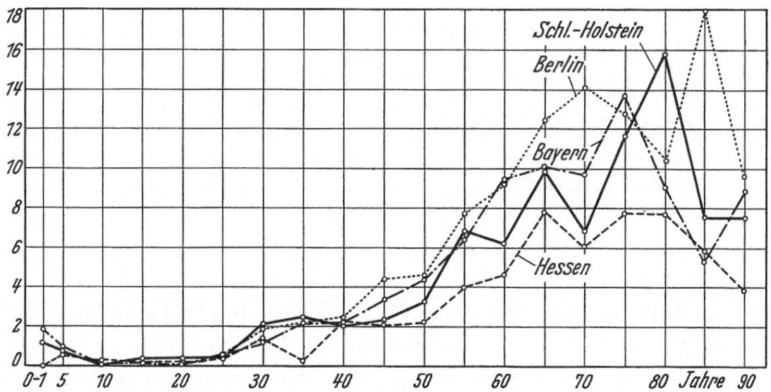

Abb. 61. Sterblichkeit der Männer an Tuberkulose (alle Formen) in Schleswig-Holstein, Hessen, Bayern und West-Berlin 1954 auf 10 000 M

die Sterblichkeit in Niedersachsen höher ist als in Bayern, oberhalb 35—40 Jahre ergibt sich die umgekehrte Situation. 1954 ergeben sich bis 40 Jahre keine wesentlichen Unterschiede mehr, während die höhere Sterblichkeit der über 40jährigen in Bayern auch jetzt noch festzustellen ist. Ähnliche Verhältnisse finden sich auch bei der allgemeinen Mortalität: Bayern weist neben Nordrhein-Westfalen und zum Teil Rheinland-Pfalz in den jüngsten und besonders in den mittleren und höheren Altersklassen eine um 10—20% höhere Mortalität auf als die übrigen Bundesländer.

Die Tuberkulosemortalität war bis vor wenigen Jahren *das* Kriterium für die Beurteilung des Tuberkulosegeschehens. Mit ihrem Absinken bis zu dem heutigen Stand ist in dieser Hinsicht ein Wandel eingetreten, welcher vielfach von einer Überbewertung zu einer Unterschätzung geführt hat. Es darf nicht übersehen

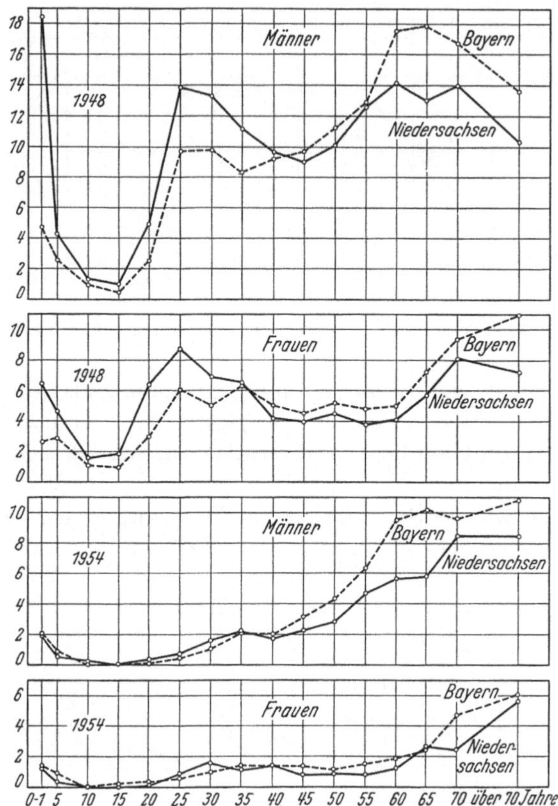

Abb. 62. Sterblichkeit der Männer und Frauen an Tuberkulose auf 10000 E in Niedersachsen und Bayern 1948 u. 1954

werden, daß zur Zeit immer noch etwa 10000 Menschen in Deutschland Jahr für Jahr an Tuberkulose sterben; wir vermuten, daß diese Zahl in den nächsten Jahren sogar wieder leicht ansteigen wird. 15—20% aller natürlichen Sterbefälle der Männer zwischen 25 und 40 Jahren gehen zu Lasten der Tuberkulose. Wir halten uns deshalb für verpflichtet, nachdrücklich vor einer Bagatellisierung des Tuberkuloseproblems zu warnen und darauf hinzuweisen, daß noch erhebliche Anstrengungen gemacht werden müssen, bis von einem endgültigen Sieg über die Tuberkulose die Rede sein kann.

3. Höhersterblichkeit der Männer an Tuberkulose

1954 betrug die Sterblichkeit der Männer an Lungentuberkulose 2,6/10000 M, die der Frauen 1,1/10000 F. Daraus ergibt sich eine höhere Sterblichkeit der

Männer von 136,3%. Der größte Unterschied entfällt nach Abb. 59 auf die Altersklassen um 55—65 Jahre, er beträgt dort zum Teil über 600%. Ähnliche Verhältnisse weisen alle Länder auf, wobei grundsätzlich das Maximum auf dieselben Altersklassen entfällt. Im Tbc.-Jb. 1953/54 S. 94 wurde nachgewiesen, daß auch schon die ältesten deutschen Tuberkulosestatistiken eine höhere Sterblichkeit der Männer aufweisen, wenn auch die prozentualen Unterschiede wesentlich niedriger liegen. Nach der ältesten uns überhaupt bekannten Statistik von Schweden lag die Sterblichkeit der Männer an Lungentuberkulose in den Jahren 1776/1800 höher bzw. niedriger als die der Frauen um:

Land	Jahr	0—5	10	15	20	25	30	35	40	45
Schweden	1776/1800	13,7	6,6	—15,4	—17,4	16,8	31,6	23,0	24,1	19,8
Deutschland	1900		—25,5	—44,2	— 9,5	21,0	1,2		11,6	
Deutschland	1950		2,8	—18,0	—41,0	7,1	44,4		63,8	

Land	Jahr	50	55	60	65	70	75	80	85	ü.85Jahre
Schweden	1776/1800	36,3	38,9	36,5	32,4	27,3	26,6	19,3	16,7	—1,3%
Deutschland	1900	60,2		72,2		55,9		42,9		10,9%
Deutschland	1950	164,0		231,0		145,0		63,5		13,3%

Im Prinzip hat sich also in diesen über 150 Jahren nicht viel geändert; das Maximum der „Höhersterblichkeit" liegt *immer* um 55 Jahre. Der Änderungsbetrag ist allerdings ganz beträchtlich angestiegen. Dies gilt aber nur dann, wenn der Unterschied der Sterbeziffern der Männer und Frauen in Prozenten ausgedrückt wird. In diesem Falle *muß* der prozentuale Unterschied ansteigen, je mehr sich die Ziffern dem Nullwert nähern (z. B.: *50, 55*; absolute Differenz 5, prozentuale Differenz 10%; *10, 15*; absol. D. 5, proz. D. 50%; *1, 6*; absol. D. 5, proz. D. 500%). 1776/1800 starben in Schweden in der Altersgruppe 50—55 Jahre 51,8/10000 M und 37,3/10000 F an Lungentuberkulose; die Mortalität der Männer lag um 38,9% höher als die der Frauen. 1954 starben in der Bundesrepublik in dieser Altersgruppe 5,1/10000 M und 0,9/10000 F an Lungentuberkulose; der Unterschied beträgt hier 467%. Können diese Zahlen dazu berechtigen, von einer „Höhersterblichkeit" der Männer zu sprechen und den Schluß zu ziehen, daß sich die Tuberkulosesituation für die Männer gegenüber den Frauen im Verhältnis zu früheren Jahrzehnten oder Jahrhunderten verschlechtert hat ? Eine Berücksichtigung nur der prozentualen Unterschiede, wie sie im allgemeinen in der Statistik üblich ist, führt zu einer Bejahung dieser Frage. Andererseits aber starben von je 10000 Personen in den Jahren 1776/1800 rund 15 Männer mehr an Lungentuberkulose als Frauen, 1954 hat sich dieser Unterschied auf 4 verringert. Wenn in einer Altersgruppe von 10000 Personen 15 Männer *mehr* sterben als Frauen, dann ist dies epidemiologisch und bevölkerungspolitisch von ganz anderer Bedeutung, als wenn in derselben Altersklasse nur 4 Männer von 10000 mehr sterben als Frauen, auch wenn der prozentuale Unterschied von 38,9 auf 467,0% angestiegen ist. 1876 starben in Preußen insgesamt 34,4/10000 Männer und 27,4/10000 Frauen an Tuberkulose. Obwohl der prozentuale Unterschied damals nur 25,5% betrug und heute bei über 130% liegt, ist nach unserer Auffassung die Tatsache, daß damals von *100 000* Personen 70 Männer und 1954 15 Männer mehr gestorben sind als Frauen, ein Beweis dafür, daß sich die *Tuberkulosesituation für die Männer gegenüber der der Frauen nicht verschlechtert hat, sondern günstiger geworden ist.* Trotzdem kann eine höhere Sterblichkeit der Männer an Lungentuberkulose nicht bestritten werden. In diesem Zusammenhang fällt aber auf, daß diese Verhältnisse *ausschließlich für die Tuberkulose der Atmungsorgane,* nicht aber für die Tuberkulose anderer Organe gelten.

Tabelle 49. *Sterblichkeit an Tuberkulose anderer Organe in Bayern auf 10 000 E*

Jahr		1—5	10	15	20	30	40	50	60	70	80	über 80 Jahre
1895	M	5,9	2,8	1,7	1,6	1,5	2,1	2,1	3,0	4,0	2,0	0,8
	F	6,8	2,9	1,9	1,7	1,4	1,3	1,1	1,4	2,6	1,9	0,7
1910	M	5,8	3,4	1.9	2,3	2,0	2,0	2,5	3,4	5,0	3,6	2,2
	F	6,1	3,0	2,4	2,4	2,2	2,4	2,0	3,4	4,2	4,7	2,2
1939	M	1,6	0,7	0,2	0,8	0,4	0,5	0,6	0,9	1,0	1,4	0,9
	F	1,6	0,7	0,2	0,6	0,5	0,5	0,5	0,6	1,3	3,2	2,5

Nach Tab. 49 sind 1895 zwischen 40 und 70 Jahren noch größere Unterschiede zwischen Männern und Frauen festzustellen, 1910 und 1939 sind die Werte für Männer und Frauen fast gleich. Daran hat sich auch bis heute grundsätzlich nichts mehr geändert. *Eine Höhersterblichkeit der Männer besteht also nur bei der Tuberkulose der Atmungsorgane.*

Soweit Mortalitätsstatistiken vorliegen, läßt sich eine höhere Sterblichkeit der Männer nachweisen, deren Maximum auf die Altersklassen um 50—65 Jahre fällt, sofern man den Unterschied zwischen den Sterbeziffern der Männer und Frauen *prozentual* ausdrückt. Dies gilt für alle Zeiten und für alle Länder. Im Jahre 1953 z. B. starben in der Bundesrepublik Deutschland insgesamt 120,09/10 000 Männer und 101,18/10 000 Frauen an allen Ursachen. Der prozentuale Unterschied beträgt 18,7%. Auf die nichtnatürlichen Todesursachen (Unfälle, Mord, Selbstmord) entfallen bei den Männern rund 9,1%, bei den Frauen dagegen nur 4,05% aller Ursachen. Berücksichtigt man nur die Sterbefälle an natürlichen Ursachen, dann vermindert sich die Höhersterblichkeit der Männer von 18,7 auf 12,5%.

Tabelle 50. *Sterblichkeit der Männer und Frauen auf 10 000 E an verschiedenen Ursachen in der Bundesrepublik Deutschland 1953*

Nr.	Todesursachen	M	F	Diff. %	abs. Diff.
0—1	Infektionskrankheiten	3,97	2,23	78,0	1,74
2	Neubildungen	19,79	19,06	3,8	0,73
3	Allerg., Stoffwechsel- und Ernährungs-Krankheiten usw.	19,58	20,58	—4,9	—1,00
4	Krkh. d. Kreislaufapparates	25,19	22,39	12,5	2,80
5	Krkh. d. Atmungsorgane	13,20	10,38	27,2	2,82
6	Krkh. d. Verdauungsorgane	6,29	5,05	24,5	1,24
7	Krkh. d. Harn- u. Geschlechts-Organe Kompl. d. Schwangerschaft	4,38	2,22	97,3	2,16
8	Krkh. d. Knochen u. Bew. Organe usw. . .	16,80	15,18	10,7	1,62
9	Unfälle, Vergiftungen u. Verletzungen . . .	10,87	4,10	165,1	6,77
0—9	alle Todesursachen	120,09	101,18	18,7	18,91

Nach Tab. 50 entfällt der größte prozentuale Unterschied der Sterbeziffern auf die Gruppen 9, 7 und 0—1; die größten absoluten Differenzen finden sich bei Gruppe 9, 5 und 4. An der Sterblichkeit an natürlichen Ursachen (ohne Unfälle usw.) sind die verschiedenen Haupttodesursachengruppen folgendermaßen beteiligt (siehe linke Tabelle):

Gruppe	M %	F %
0—1	3,6	2,3
2	18,1	19,6
3	17,9	21,2
4	23,1	23,1
5	12,1	10,7
6	5,8	5,2
7	4,0	2,3
8	15,4	15,6
0—8	100	100

Gruppe	%
0—1	14,3
2	6,0
3	—8,2
4	23,1
5	23,3
6	10,3
7	17,8
8	13,4
0—8	100

Die Haupttodesursache bei den Männern bilden also Herzkrankheiten und Krebs, bei den Frauen Herzkrankheiten, allergische Krankheiten usw. und Krebs. Die Infektionskrankheiten (mit Tuberkulose) stellen den kleinsten Anteil sämtlicher Todesursachen. Für diese 8 Gruppen ergibt sich eine Höhersterblichkeit der Männer von 12,5%. Der auf die einzelnen Krankheitsgruppen entfallende Anteil am Gesamtbetrag der Höhersterblichkeit der Männer, welcher nach Tab. 50 18,91/10000—6,77/10000 (Unfälle usw.) = 12,14/10000 beträgt, gliedert sich prozentual wie vorstehend auf (siehe rechte Tabelle).

An der Höhersterblichkeit der Männer sind danach zu 23,3% die Krankheiten der Atmungsorgane und zu *23,1% die Krankheiten des Kreislaufapparates beteiligt.* Die Todesursache „Krankheiten der Atmungsorgane", auf welche das Maximum der Höhersterblichkeit der Männer entfällt, stellt aber nur 12,1% aller Sterbefälle an natürlichen Ursachen. Faßt man Lungentuberkulose und Lungenkrebs im erweiterten Sinne als Krankheiten der Atmungsorgane auf, so verursacht diese Gruppe 17,6% aller Sterbefälle der Männer und 12,5% aller Sterbefälle der Frauen an natürlichen Ursachen. Es starben 1953 an *allen* Krankheiten der Atmungsorgane 19,21/10000 Männer und 12,15/10000 Frauen. Insgesamt betrug die absolute Differenz zwischen Sterblichkeit der Männer und der der Frauen 12,14/10000; davon gehen 7,06 = 58,1% des Gesamtbetrages der Höhersterblichkeit zu Lasten der Todesursache „Krankheiten der Atmungsorgane" einschließlich Lungentuberkulose und Lungenkrebs. Wir stellen damit fest, daß, obwohl 23,1% aller Todesursachen der Männer auf Krankheiten des Kreislaufapparates und nur 17,6% auf die (erweiterte) Todesursache Krankheiten der Atmungsorgane entfallen, nur 23,1% der Höhersterblichkeit der Männer von den Herzkrankheiten, dagegen 58,1% von den Krankheiten der Atmungsorgane getragen werden. Ohne diese letztere Todesursache beträgt die Höhersterblichkeit aller Männer nur noch 6,0%. 22,2% der an natürlichen Ursachen verstorbenen 45—50jährigen Männer sind 1953 an allen Krankheiten der Atmungsorgane gestorben. Ihre Sterblichkeit lag um 24,4% höher als die der Frauen. Ohne die Gruppe Krankheiten der Atmungsorgane reduziert sich der Betrag der Höhersterblichkeit auf 5,5%; 79,2% des Unterschiedes der Sterbeziffern der Männer und Frauen entfallen auf die Krankheiten der Atmungsorgane, bei den 50—55jährigen handelt es sich um 51,1%, bei den 55—60jährigen um 48,9% und bei den 60—65jährigen um 40,3%.

Tabelle 51. *Die Sterblichkeit der Männer an Krankheiten der Atmungsorgane (einschl. Lungentuberkulose und Lungenkrebs) liegt um …% bzw. um …/10000 höher oder niedriger als die der Frauen in der Bundesrepublik 1953*

	0—1	5	10	15	20	25	30	35	40	45
%	. 14,0	10,2	—18,4	—36,6	—30,2	—5,0	21,6	32,4	77,7	128,0
auf 10000	7,7	0,3	— 0,1	— 0,1	— 0,2	—0,1	0,3	0,5	1,5	2,7

	50	55	60	65	70	75	80	85	90	über 90 Jahre
%	233,8	344,0	319,0	205,3	112,7	50,6	28,4	27,3	25,4	16,2
auf 10000	7,3	15,5	24,7	30,8	33,9	33,3	37,0	57,0	82,8	72,8

Nach Tab. 51 liegt der prozentual höchste Unterschied der Sterbeziffern bei etwa 50 bis 60 Jahren. Das entspricht in vollem Umfange den Verhältnissen bei der allgemeinen Mortalität, und zwar auch in früheren Jahren und in allen Ländern. Zwischen 5 und 25 Jahren ist die Sterblichkeit des weiblichen Geschlechts etwas höher. Bei der absoluten Differenz der Sterbeziffern, welche bis etwa zum 45. Jahr geringfügig ist, wird das Maximum in den höchsten Altersklassen erreicht. Auch das deckt sich mit den Verhältnissen bei der allgemeinen Mortalität. Diese Feststellung besagt, daß *prozentual zwischen* 50 und 60 Jahren wesentlich mehr Männer sterben als Frauen, daß aber der *absolut* größte Unterschied zwischen den Sterbeziffern der Männer die höchsten Altersklassen betrifft.

Nach den voraufgehenden Erläuterungen dürfte aber ein Sterblichkeitsunterschied von etwa 80 Personen auf 10000 von größerer Bedeutung sein, auch wenn es sich *prozentual* um nur 25,4% handelt, als ein solcher von etwa 15/10000, auch wenn dieser 34,4% beträgt. Es ergibt sich daraus die Folgerung, daß bei der Sterblichkeit an Krankheiten der Atmungsorgane bis etwa zum 45. oder 50. Jahr keine ins Gewicht fallenden Unterschiede auftreten, sondern daß diese sich erst mit diesem Alter beginnend und bis zum höchsten Alter ansteigend bemerkbar machen.

4. Andere Todesursachen der Tuberkulosekranken

Je mehr die Sterblichkeit an Tuberkulose absinkt, umso höher muß der Anteil jener Tuberkulösen an der Zahl der verstorbenen Tuberkulösen ansteigen, welche nicht mehr an Tuberkulose, sondern an anderen Todesursachen sterben. Aus Abb. 63a ist zu ersehen, daß in Norwegen im Jahre 1944 knapp 9% der Ansteckend-Tuberkulösen an allen Ursachen gestorben sind, knapp 1% der Tuberkulösen starben damals an anderen Ursachen als Tuberkulose. Im Jahre 1954 sind etwa 2,5% der Ansteckend-Tuberkulösen an allen Ursachen und etwa 0,7% nicht an Tuberkulose gestorben. Nach Abb. 63b betrug der Anteil der nicht an Tuberkulose Verstorbenen etwa 8,5% der überhaupt verstorbenen Tuberkulösen; 1954 ist dieser Anteil auf 29% angestiegen. Die Sterblichkeit der Tuberkulösen an Tuberkulose lag um 1944 etwa 6mal so hoch wie deren Sterblichkeit an anderen Ursachen, 1954 ist dieses Verhältnis etwa 1:2,5. Die Sterblichkeit der Tuberkulösen an allen Ursachen *ohne Tuberkulose* dürfte ungefähr der allgemeinen Sterblichkeit der Gesamtbevölkerung entsprechen, die heute etwa 1% beträgt. Bei den nichtansteckenden Tuberkulosekranken betrug die Sterblichkeit an Tuberkulose 1954 0,05%, die an anderen Ursachen lag mit 0,49% fast 10mal so hoch, aber immer noch niedriger als die Sterblichkeit der Ansteckend-Tuberkulösen an allen Ursachen ohne Tuberkulose (etwa 0,7%). Mit einiger Vorsicht könnte daraus geschlossen werden, daß die ansteckende Lungentuberkulose in einem gewissen Umfange den Tod der Tuberkulösen an nichttuberkulösen Ursachen begünstigt (s. Abb. 63c).

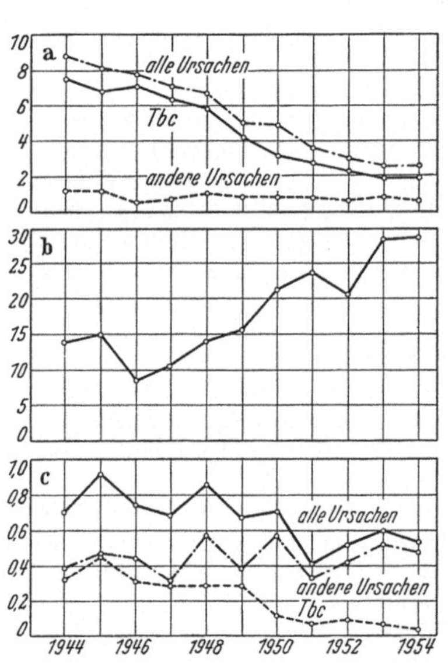

Abb. 63. a) Norwegen: Aus dem Bestand an Ansteckend-Tuberkulösen schieden . . . % durch Tod an allen Ursachen, an Tuberkulose und an anderen Ursachen (außer Tbc.) aus; b) von 100 verstorbenen Tuberkulösen (Bestand an Personen mit ansteckender Tuberkulose) sind . . . nicht an Tuberkulose gestorben; c) aus dem Bestand an Personen mit nichtansteckender Tuberkulose schieden . . . % durch Tod an allen Ursachen, an Tuberkulose und an anderen Ursachen (außer Tbc.) aus

Tabelle 52. *Sterblichkeit der Tuberkulösen an Tuberkulose und anderen Ursachen. 1954*

Land	Bestand Ia—Id	Verstorbene insgesamt	in %	davon an Tbc.	in %	nicht an Tbc.	in %
Schleswig-Holstein . .	31270	—		528		—	
Hamburg	26800	754	2,81	471	62,5	283	37,5
Niedersachsen	58678	1833	3,12	1246	67,9	587	32,1
Bremen	9222	276	2,99	131	47,5	145	52,5
Nordrhein-Westfalen .	144904	3983	2,75	2925	73,5	1058	26,5
Hessen	31264	1038	3,32	688	66,2	350	33,8
Rheinland-Pfalz . . .	29898	992	3,32	602	60,7	390	39,3
Baden-Württemberg . .	60519	2252	3,73	1166	51,7	1086	48,3
Bayern	61207	3869	6,32	1936	50,0	1933	50,0
Berlin	33328	1057	3,17	578	54,7	479	45,3
Gesamt . . . . (ohne Schlesw.-Holstein)	455820	16054	3,52	9743	60,7	6311	39,3

Nach Tab. 52 sind im Jahre 1954 im Mittel 3,5% des Bestandes an Personen mit aktiver Tuberkulose an allen Ursachen gestorben. Dieser Betrag wird in Baden-Württemberg gering, in Bayern aber ganz beträchtlich überschritten. Wir haben gesehen, daß die Tuberkulosesterblichkeit in Bayern etwas höher liegt als in den übrigen Bundesländern, können aber darin keine Begründung für diese extremen Verhältnisse erblicken.

Abgesehen von Bremen, Baden-Württemberg, Bayern und Berlin mit etwa 50% entfallen rund $^2/_3$ der Sterbefälle der Tuberkulösen auf die Todesursache Tuberkulose.

Von 1953 auf 1954 hat sich der Bestand an Ia—Id-Fällen in allen Ländern einschließlich Berlin — und ohne Schleswig-Holstein — um rund 16800 Personen vermindert. Nach den Angaben der Länder sind 16054 Tuberkulöse an allen Ursachen gestorben. Wenn sich auch bei den einzelnen Ländern teilweise ganz andere Verhältnisse ergeben und am Bestand zahlreiche Komponenten beteiligt sind, so läßt sich für 1954 feststellen, daß die absolute Abnahme des Bestandes zu annähernd 100% zahlenmäßig die Verminderung um die verstorbenen Tuberkulösen darstellt.

5. Tuberkulosemortalität in außerdeutschen Ländern

Wir haben im Tbc.-Jb. 1953/54 ausführliche Statistiken über die Tuberkulosemortalität im Ausland veröffentlicht (s. S. 222—231).

Abb. 64 gibt die Mortalität an Tuberkulose in Schweden im Zeitraum 1776 bis 1800 wieder. Der Höchstwert entfällt bei Männern und Frauen auf die Altersgruppen um 70 Jahre. Dies entspricht den Verhältnissen in Deutschland, die im Tbc.-Jb. 1951/52 S. 91 (Abb. 18) wiedergegeben wurden. Danach lag die Sterblichkeit der Männer von 60—70 Jahre in Preußen im Jahre 1876 bei etwa 108/ 10000 M und damit noch fast 20% höher als in Schweden 100 Jahre vorher. Davon weichen aber die Verhältnisse in Norwegen nach Abb. 65 erheblich ab. Dort findet sich in dem Zeitraum zwischen 1871 und etwa 1936 eindeutig ein absolutes Maximum um 20—30 Jahre. Die Sterblichkeit der 70jährigen Männer beträgt ungefähr $27/100000\ M = ^1/_4$ der damaligen Tbc.-Mortalität der gleichaltrigen Männer in Deutschland. Selbst wenn man geneigt ist, die damaligen Diagnosen der Todesursachen besonders der älteren Personen etwas skeptisch zu beurteilen, so dürften damit diese Unterschiede nicht zu erklären sein.

Abb. 65 zeigt außerdem, daß in Norwegen bis etwa 1925 die Sterblichkeit der Frauen an Tuberkulose etwas höher lag als die der Männer. Erst ab 1921/25 entwickelt sich die heutige Situation mit höheren Sterbeziffern der Männer besonders im höheren Lebensalter.

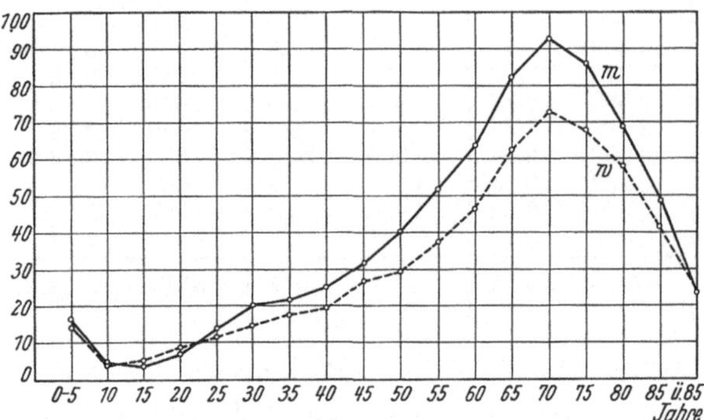

Abb. 64. Mittlere Sterblichkeit an Lungentuberkulose in Schweden 1776—1800, nach Alter und Geschlecht auf 10000 E (nach SUNDBÄRG: Bevölkerungsstatistik Schwedens 1750—1900)

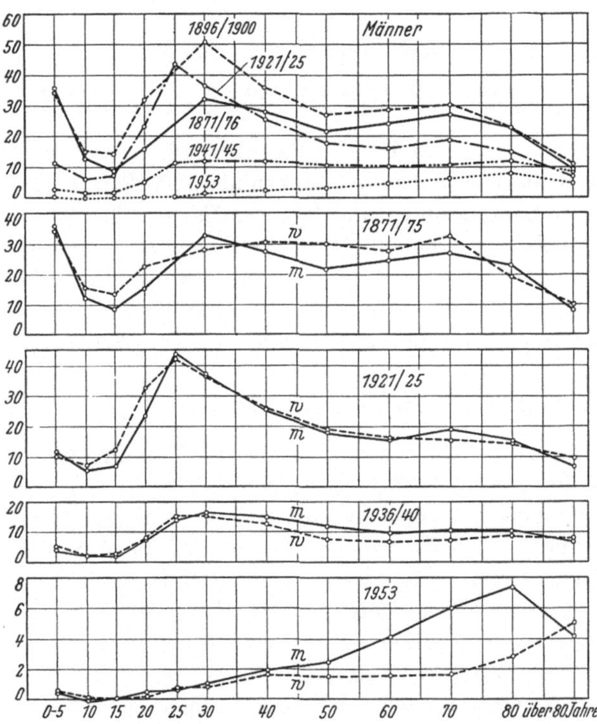

Abb. 65. Sterblichkeit an Tuberkulose (alle Formen) 1871—1953 nach Alter und Geschlecht in Norwegen auf 10000 E (nach Dr. GALTUNG-HANSEN/Oslo — WHO, — 1955)

In Abb. 66 ist die Entwicklung der Tuberkulosesterblichkeit der verschiedenen Altersklassen der Männer und Frauen in Norwegen seit 1871 dargestellt.

Bis etwa 1930 lag danach die Sterblichkeit *aller* Frauen an Tuberkulose höher als die der Männer. Dies gilt besonders für die Altersgruppen 5 — 10, 10 — 15, 30—40 und 40—50 Jahre. Bei den 20 — 30 jährigen finden wir bis 1921/25 eine höhere Sterblichkeit der Männer, dann decken sich die Kurven für Männer und Frauen.

In dieser Hinsicht finden wir in Norwegen eine ähnliche Entwicklung, wie sie nach 1871 auch in Deutschland stattgefunden hat, und über welche im Tbc.-Jb. 1953/54 S. 95ff. ausführlich berichtet wurde. Es zeigt sich, daß der Abfall der Sterbeziffern für die einzelnen Altersklassen zu verschiedenen Zeiten begonnen und daß sich um 1921/25 eine wesentliche Änderung vollzogen hat, die nicht nur bestimmend war für das Tempo der Abnahme der Sterbeziffern, sondern auch für eine Änderung des Verhältnisses der Sterblichkeit der Männer an Tuberkulose zu jener der Frauen. Nach Abb. 66 verringert sich das Ausmaß der Abnahme der Sterblichkeit mit steigendem Alter; bei den über 80 jährigen ist praktisch keine Änderung der Mortalität erfolgt.

In Tab. 53 sind die Sterbeziffern an Lungentuberkulose im Jahre 1953 für einige europäische und außereuropäische Länder zusammengestellt. Danach liegt

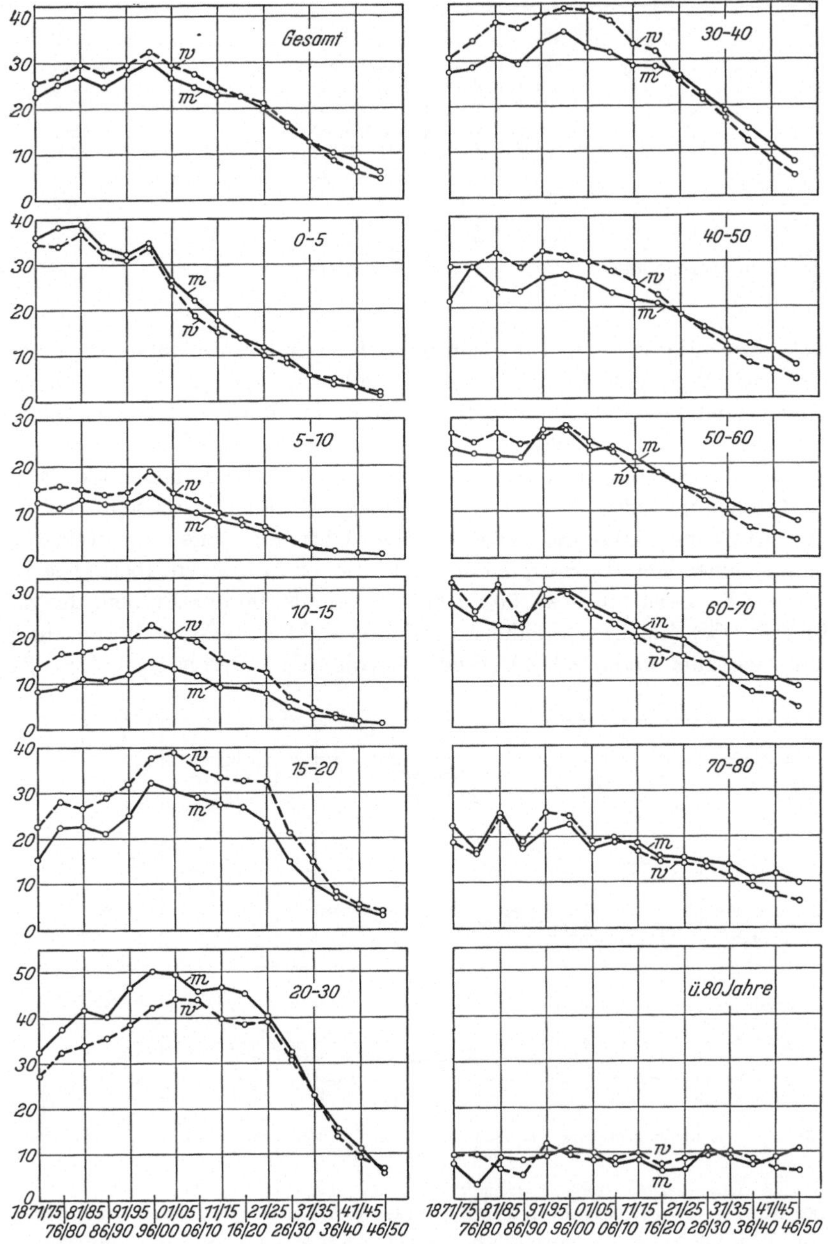

Abb. 66. Tuberkulose-Mortalität der einzelnen Altersklassen der Männer und Frauen in Norwegen 1871/75, 1946/50 auf 10000 E (nach Dr. GALTUNG-HANSEN/Oslo — WHO, 1955)

die Mortalität an Lungentuberkulose in Portugal immer noch etwa 8 mal so hoch wie in den Niederlanden. Eine Standardisierung, die bei derartigen Vergleichen

Tabelle 53. *Mortalität an Lungentuberkulose in der Bundesrepublik Deutschland, West-Berlin und im Ausland im Jahre 1953 auf 100000 E*

Land	Männer	Frauen	Land	Männer	Frauen
Portugal	66,5	35,5	Schweiz	23,6	14,1
Japan	63,9	46,7	Nordirland	21,3	15,9
Finnland	55,9	26,7	Norwegen	17,9	9,2
West-Berlin	47,0	16,2	Schweden	15,4	10,0
Frankreich	44,2	19,2	Australien	15,1	4,7
Österreich	41,2	19,4	USA (Weiße)	13,8	5,1
USA (Farbige)	36,2	18,7	Neu-Seeland (ohne Maori) .	12,4	6,6
Saar	35,3	12,0	Canada	12,3	7,5
Schottland	29,6	16,3	Israel	10,8	6,2
Ceylon	28,6	25,2	Dänemark	9,5	6,0
Bundesrepublik Deutschland	26,8	11,4	Niederlande	8,5	5,8
England	25,7	10,8			

eigentlich notwendig wäre, würde insofern noch zu anderen Ergebnissen kommen, als Länder wie Portugal, Japan, Ceylon, Israel usw. eine wesentlich andere Bevölkerungsverteilung aufweisen als die meisten der übrigen Länder. Wodurch die Unterschiede der Sterblichkeit in den einzelnen Ländern verursacht werden, kann bei der Vielzahl der die Tuberkulose-Sterblichkeit beeinflussenden Faktoren (wirtschaftliche und soziale Verhältnisse, Hygiene, Ernährungsweise, Rasse, Klima usw.) nur auf Grund umfangreicher sorgfältiger Untersuchungen ermittelt werden.

Im allgemeinen liegt die Sterblichkeit der Männer an Lungentuberkulose in den aufgeführten Ländern um etwa 50—100% höher als die der Frauen, die Ziffern sind für beide Geschlechter annähernd gleich in Ceylon; in West-Berlin, im Saargebiet, in Australien und den USA (Weiße) beträgt die Differenz sogar 150—220%.

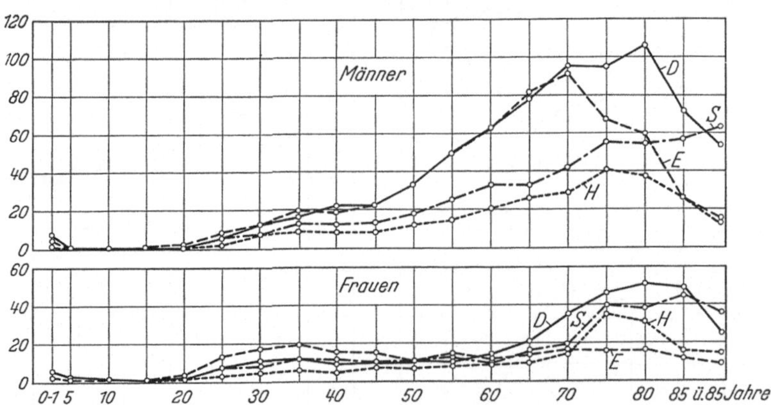

Abb. 67. Sterblichkeit an Lungentuberkulose 1953 auf 100000 E in Deutschland (D), England (E), Holland (H) und Schweden (S)

Eine alters- und geschlechtsgegliederte Mortalitäts-Statistik der hier aufgeführten Länder ist im Anhang (Tab. LVIII) abgedruckt. Sie zeigt ein Maximum im allgemeinen um 70—80 Jahre; in Österreich (Männer), Finnland (Frauen), Norwegen (Frauen), Schweden (Männer) und Schweiz (Männer) entfällt das Maximum auf die höchsten Altersklassen von über 85 Jahren. Wahrscheinlich ist die Sterblichkeit besonders der höheren Altersklassen in Wirklichkeit höher.

Die Sterblichkeitsverhältnisse in 4 europäischen Ländern veranschaulicht Abb. 67. Danach macht sich die wesentlich niedrigere Sterblichkeit der Männer in Holland (8,5) gegenüber Deutschland (26,8) besonders in der sehr niedrigen Mortalität der über 60jährigen bemerkbar. Vielleicht können wir deshalb damit rechnen, daß ein eventuell weiteres Absinken der Mortalität, das allerdings nach 1953 bei uns bisher nicht eingetreten ist, ebenfalls besonders den höheren Altersklassen zugute kommen wird. In England liegt die Sterblichkeit der Frauen von über 70 Jahren am niedrigsten, auch bei den Männern findet mit 70 Jahren ein plötzlicher Abfall statt. Diese Situation steht im Gegensatz zu den Verhältnissen in den anderen Ländern. Ob in der in England wesentlich höheren Sterblichkeit der Männer und Frauen an Bronchitis (s. Tab. 54) dafür eine Erklärung liegt?

Tabelle 54. *Sterblichkeit an Bronchitis im Jahre 1953 auf 100 000 E*

Land		50—55	—60	—65	—70	—75	—80	—85	üb. 85 J.	ges.
England . .	m	72,2	144,6	272,7	435,2	587,0	798,2	1 167,0	1 751,5	92,0
	w	12,3	29,2	59,0	109,2	201,0	388,8	656,6	1 217,1	47,5
Deutschland	m	13,3	21,1	38,0	57,9	115,6	219,7	428,7	853,2	19,4
	w	2,0	4,5	10,0	20,7	66,9	152,3	312,1	636,9	12,0
Schweden .	m	0,4	2,6	6,8	11,0	15,9	39,7	69,2	127,5	4,0
	w	0,9	3,4	2,2	9,2	21,8	30,8	76,5	148,5	4,5
Holland . .	m	12,7	16,6	27,9	39,6	78,6	136,4	279,2	515,4	11,9
	w	3,5	4,0	9,7	19,4	57,6	93,9	208,7	361,6	7,8

In einzelnen Altersklassen liegen die Sterbeziffern an Bronchitis in England 5—8 mal so hoch wie in Deutschland und 20—40 mal so hoch (!) wie in Schweden. Aus der Tabelle geht hervor, daß in Schweden die Sterblichkeit der Frauen an Bronchitis fast in allen Altersgruppen höher ist als die der Männer und daß die weitaus größten Unterschiede in England festzustellen sind, wo sie teilweise 300—400% betragen. Es sei in diesem Zusammenhang darauf hingewiesen, daß Lungentuberkulose, Lungenkrebs, Bronchitis und einige andere Krankheiten der Atmungsorgane — wenn auch mit verschiedener Größenordnung — in den verschiedenen Altersklassen zum Teil ganz erhebliche Unterschiede in der Sterblichkeit zwischen Männern und Frauen aufweisen, wie sie in diesem Ausmaß bei keiner anderen natürlichen Todesursache auftreten (s. auch S. 141).

Interessant sind die Angaben, welche SCHNEIDER und FRANK über die Tuberkulose-Mortalität der Veteranen des 2. Weltkrieges in den USA in den Jahren 1953 und 1954 machen ("Further report on Tuberculosis Mortality rates among World War II Veterans for the years 1953 and 1954", Amer. Rev. Tub. **73**, 6, 966 (1956)].

Danach war schon die Tuberkulosemortalität dieser Veteranen während der Jahre 1948 bis 1952 beträchtlich niedriger als jene vergleichbarer Altersgruppen der Zivilbevölkerung.

Für die in Frage stehenden Jahre ergaben sich folgende Tuberkulose-Sterbeziffern:

1953 — 5,9 auf 100 000

1954 — 4,5 auf 100 000

Die Angaben beziehen sich auf 15 440 000 Personen 1953 und 15 425 000 im Jahre 1954.

Seitens der Verfasser wird für diese ungewöhnlich niedrige Sterberate der Veteranen des II. Weltkrieges einmal verantwortlich gemacht die chemotherapeutische Behandlung seit 1946 und die intensive Suche nach Tuberkulosefällen durch das "case-finding program", dann aber die Tatsache, daß es sich bei den Weltkriegs-Veteranen um eine Personengruppe handele, welche den Status besonders ausgesuchten Menschenmaterials aufrecht erhalte.

Leider liegen Vergleichszahlen für die USA nicht vor; wenn wir jedoch die Tuberkulosesterblichkeit der deutschen Männer zwischen 25 und 70 Jahren heranziehen, welche 1945 zwischen 15 und 60 Jahre alt waren, dann weisen diese im Jahre 1954 eine Tuberkulosesterblichkeit von ungefähr 39,0/100000 auf. Die Werte in den USA liegen wahrscheinlich niedriger, wir können aber wohl schätzen, daß die Tuberkulosemortalität der amerikanischen Weltkriegsveteranen nur etwa $^1/_6$—$^1/_7$ jener der vergleichbaren Altersklassen beträgt.

Zusammenfassung

Im Jahre 1954 sind in der Bundesrepublik Deutschland *10110 Personen = 2,10/10000 E an Tuberkulose* (alle Formen) *gestorben*. Gegenüber 1953 ist keine Änderung der Sterbeziffer erfolgt.

Etwa *85—90%* *der Verstorbenen* waren den Tuberkulosefürsorgestellen als Tuberkulöse *bekannt* und registriert. Es wird vermutet, daß es sich bei den *nicht bekannten* Sterbefällen *überwiegend* um *ältere Leute* handelt, die eventuell Krankheitssymptome als Alterserscheinungen bagatellisieren, als unbekannte Tuberkulöse aber eine besondere Gefahrenquelle bedeuten.

Das *Maximum der Tuberkulose-Sterblichkeit fällt auf die Altersklassen 70—80 Jahre,* der früher vorhandene Jugendgipfel ist völlig verschwunden.

Auch bei der *Tuberkulose-Mortalität* bestehen *größere Differenzen zwischen Männern und Frauen.* Diese können jedoch nicht nach Verhältniswerten beurteilt werden, da die Relativzahlen (auf 10000) bereits Verhältniswerte darstellen. Die absolute Differenz zwischen den *Sterbeziffern* läßt erkennen, daß sich der Unterschied in der Tuberkulosesterblichkeit zwischen Männern und Frauen stetig verringert.

Von den *Sterbefällen der Tuberkulösen an allen Ursachen* im Jahre 1954 entfielen rund 60% auf die Tuberkulose und 40% auf andere Ursachen.

Nach den internationalen Statistiken liegt das Maximum der *Tuberkulose-Sterblichkeit* auch *im Ausland* meist um 70—80 Jahre. Da aber einige Länder ein *Maximum* bei den *höchsten Altersklassen* aufweisen, darf angenommen werden, daß sich auch in anderen Ländern bei sorgfältigerer Diagnose andere Verhältnissse ergeben werden.

Aus amerikanischen Untersuchungen über die *Tuberkulosemortalität der Weltkriegs-Veteranen* (1954 = 4,5 auf 100000) ist zu entnehmen, daß diese ganz *wesentlich niedriger* liegt als die vergleichbarer Altersgruppen.

Tuberculosis-Mortality

During 1954 in the German Federal Republic *10110 persons, i.e. 2.1 per 10000 population, have died of tuberculosis* (all kinds of tuberculosis). There has been no change of the mortality since 1953.

About *85 to 90 p.c. of the deceased* have been *known* to the dispensaries and have been registered by them.

The maximum of the tuberculosis mortality occurs in the age-group between 70 and 80 years of age.

The former summit of tuberculosis mortality among juvenils has disappeared. There are *differences between men and women* also in *tuberculosis mortality,* but the dissimiliarity lessens more and more.

During 1954 in 60 p.c. of the tuberculosis patients who died, tuberculosis was the reason of their death; in 40 p.c. death was caused by other reasons.

E. Verhältnis der Mortalität zur Morbidität (Letalität)

1. Allgemeines

Die *Mortalität* sagt aus, wieviel Personen — bezogen auf eine vereinbarte Zahl von Lebenden (1000, 10000, 100000) — an einzelnen oder allen Ursachen gestorben sind; die *Letalität (L)* gibt die Sterbeintensität der an einer bestimmten

Krankheit leidenden Personen an dieser Krankheit an. Sie stellt somit die Beziehung her zwischen Morbidität und Mortalität:

$$L = \frac{\text{Verstorbene} \times 100}{\text{Erkrankte}}$$

Eine hohe Mortalitätsziffer kann ebenso wie eine niedrige in Zusammenhang stehen mit einer hohen oder niedrigen Morbiditätsziffer. Sie läßt deshalb nicht erkennen, ob die in Frage stehende Krankheit besonders häufig oder nur selten letal endet. Diese Kenntnis erscheint jedoch besonders wichtig, da hiervon letzten Endes Umfang und Art zu ergreifender Maßnahmen abhängig sein können. Dies gilt besonders für epidemieartig auftretende und verlaufende Krankheitsformen. Jedoch auch für Krankheiten, die wie die Tuberkulose mehr chronisch verlaufen und sich über Jahre und Jahrzehnte erstrecken können, ist die Kenntnis der Letalität von Bedeutung, da sie den Erfolg therapeutischer Maßnahmen widerspiegelt, der in den Mortalitätsziffern, die mit hohen oder niedrigen Erkrankungsziffern in Zusammenhang stehen können, nicht zum Ausdruck kommt. Bei sich über größere Zeitabschnitte erstreckenden chronischen Krankheiten kann eine exakte Aussage über ihre Letalität nur dann gemacht werden, wenn die von dieser Krankheit betroffenen Personen über einen möglichst langen Zeitraum statistisch erfaßt werden. Dies ist nur bei einer „ortsfesten", wenig fluktuierenden Bevölkerung — und damit in Deutschland nicht — möglich. Andererseits können wir aber annehmen, daß die an Lungentuberkulose gestorbenen Personen nur aus dem Bestand an ansteckenden Tuberkulösen (Ia + Ib) stammen können. Auch wenn nicht in allen Fällen eine plötzliche zum Tode führende Verschlechterung in der Morbiditätsstatistik (Übergang etwa von IIa oder Ic nach Ia + Ib) erfaßt ist, ein Teil der Verstorbenen erst mit dem Tod den Fürsorgestellen bekannt wird und die Statistik der Morbiditätsfälle nur eine untere Begrenzung darstellt, so dürfte doch die Ermittlung der Beziehung zwischen Erkrankten und an Tuberkulose Verstorbenen nicht nur rechnerisch von Bedeutung sein. Die in der Behandlung der Tuberkulose in den einzelnen Ländern der Bundesrepublik Deutschland angewandten Methoden sind praktisch überall dieselben. Es ist deshalb auch die Annahme berechtigt, daß der Erfolg der Therapie in den verschiedenen Ländern der Bundesrepublik gleich ist; annähernd gleiche Sterbeziffern müßten also bei derselben Letalität zu ähnlichen Morbiditätsverhältnissen führen und umgekehrt, sofern nicht eine verschiedenartige Letalität auf der Wirkung klimatischer oder sonstiger Faktoren beruht. Die hier zu ermittelnde *Sterblichkeit* der *Tuberkulösen an Tuberkulose* als eine Art *jährlicher Letalität* gestattet somit nicht nur eine Beurteilung der Wirksamkeit der Therapie in einem gewissen Umfange und von Änderungen, die sich durch neue Methoden ergeben, sondern auch eine Kritik an der Zuverlässigkeit der Morbiditätsstatistiken.

Da uns der mittlere Bestand nicht bekannt ist, sondern nur der Bestand am Ende eines Vierteljahres, errechnen wir die Sterbequote (St) der an Tuberkulose verstorbenen Tuberkulösen als das Verhältnis der Verstorbenen zum Bestand am Ende eines Jahres einschließlich der Verstorbenen:

$$St = \frac{\text{Verstorbene} \times 100}{\text{Bestand (Ia + Ib) + Verstorbene}}$$

In den folgenden Abschnitten werden wir diese Rechnung sowohl für einzelne Jahre als auch für die verschiedenen Altersklassen der Männer und Frauen durchführen.

2. Jährliche Sterbequote der Tuberkulösen an Tuberkulose 1947—1954

In Abb. 68 ist die *jährliche Letalität* der Offentuberkulösen in den Ländern der Bundesrepublik Deutschland dargestellt. Übereinstimmend zeigt sich ein Abfall, der 1950—1951 und nach 1953 abgebremst wird. Innerhalb der in Frage kommenden 7 Jahre ist die „Letalität" von im Mittel 17% auf etwa 6% abgesunken.

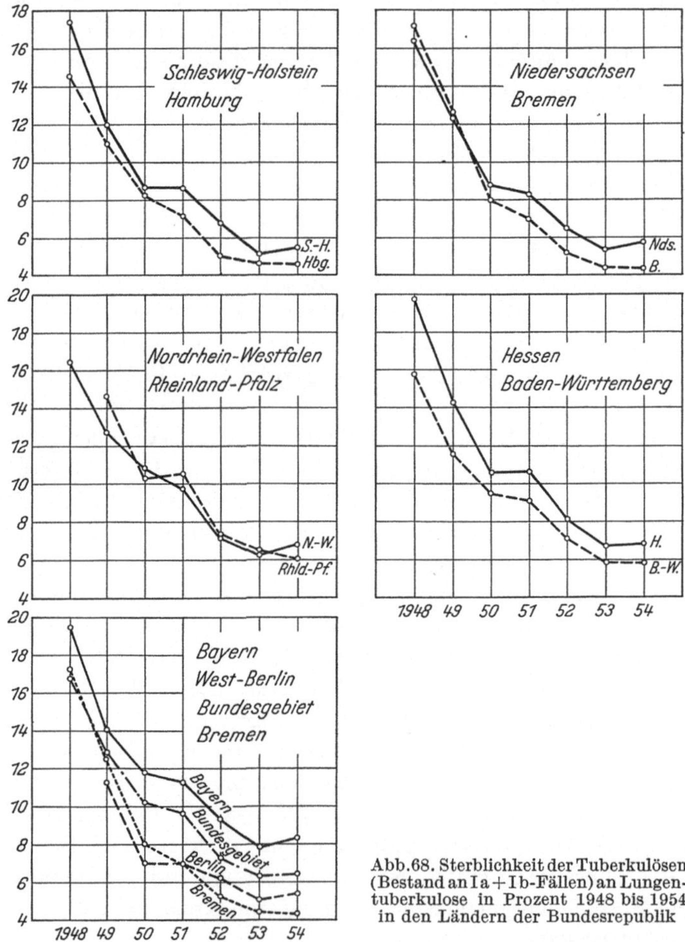

Abb. 68. Sterblichkeit der Tuberkulösen (Bestand an I a + I b-Fällen) an Lungentuberkulose in Prozent 1948 bis 1954 in den Ländern der Bundesrepublik

Zwischen den für die einzelnen Länder errechneten Werten bestehen Unterschiede, welche für Bayern und Bremen ein Optimum aufweisen. Im Jahre 1954 betrug die „Letalität" in Bremen 4,3%, in Bayern 8,3%. Danach wären 1954 in Bremen von 100 Offentuberkulösen 4,3, in Bayern aber 8,3 gestorben. Für das Bundesgebiet ergibt sich für 1954 eine Sterblichkeit der Offentuberkulösen an Lungentuberkulose von 6,4%. Wenn wir von der Auffassung ausgehen, daß die

Sterblichkeit der Tuberkulösen an Tuberkulose (Letalität) innerhalb der Länder ungefähr gleich sein dürfte und die Mortalität ebenfalls befriedigend übereinstimmt, dann bleibt als einzige Schlußfolgerung bestehen, daß der Bestand an Ia + Ib-Fällen in Bremen zu hoch oder in Bayern zu niedrig ist. Für 1954 ergibt sich in den Ländern folgende (oben definierte) Letalität (in %):

Die niedrigste Letalität weisen die 3 Stadtstaaten Bremen, Hamburg und Berlin auf; das ist infolge der durch die Verhältnisse bedingten besseren Erfassung einleuchtend. Trotzdem er-

Land	%	Land	%
Bremen	4,3	Rheinland-Pfalz .	6,0
Hamburg	4,6	Bundesgebiet . . .	6,4
Berlin	5,4	Nordrhein-Westfalen	6,7
Schleswig-Holstein	5,5	Hessen	6,8
Niedersachsen . .	5,7	Bayern	8,3
Baden-Württembg.	5,8		

scheinen die Morbiditätsangaben von Bremen und Hamburg *etwas* überhöht. Berlin stimmt mit der Mehrzahl der übrigen Länder gut überein. Die in Abb. 18 aufgezeigte ganz erhebliche Abweichung des Bestandes an Ia-Fällen in Berlin dürfte danach im wesentlichen reell sein. Dagegen sind die Morbiditätsangaben besonders in *Bayern*, z. Teil aber auch in *Nordrhein-Westfalen* und *Hessen* ohne Zweifel zu niedrig. In diesen 3 Ländern sind bisher *systematische* Röntgenreihendurchleuchtungen in großem Umfang nicht durchgeführt worden bzw. gerade angelaufen. Es ist anzunehmen, daß infolgedessen ein bestimmter Teil der Offentuberkulösen noch nicht erfaßt wurde. Wahrscheinlich lag die Letalität im Jahre 1954 zwischen 5 und 6%. Damit wäre die Sterblichkeit der Offentuberkulösen an Tuberkulose damals etwa 5—6 mal so hoch gewesen wie die Sterblichkeit der Gesamtbevölkerung an allen Ursachen.

Aus den Tuberkulosestatistiken des Deutschen Reiches läßt sich für die Zeit zwischen 1936 und 1942 eine jährliche Letalität der Offentuberkulösen von etwa 20% errechnen. Wahrscheinlich hat sich diese bis zur Anwendung der modernen Chemotherapeutica um 1946/47 nicht wesentlich geändert. Damit setzt ein Abfall der Letalität ein, der bis etwa 1950/51 anhält. Der dann bei allen Ländern zu beobachtende Kurvenknick, der eine verlangsamte Abnahme oder sogar ein Gleichbleiben der Letalität anzeigt, dürfte wahrscheinlich darauf hindeuten, daß nach 3—4 Jahren erfolgreicher Chemotherapie Sterbefälle solcher Personen eingetreten sind, deren Tod durch die moderne Behandlung um einige Jahre verzögert wurde. Die 1952 beginnende Verwendung der INH-Präparate hat einen neuen Abfall der Letalität zur Folge, der jetzt bereits nach 2 Jahren zum Stillstand kommt, teilweise sogar in einen leichten Anstieg übergeht. Die wenigen für 1955 vorliegenden Statistiken lassen vermuten, daß dieser Anstieg—wenn auch schwach— anhält. In gewissem Sinne ist in dieser Entwicklung eine Verschlechterung der Tuberkulosesituation zu erblicken, der jedoch keine entscheidende Bedeutung zukommt: die Neuerkrankungen an Tuberkulose nehmen seit Jahren stetig ab, der Bestand vermindert sich ebenfalls seit einigen Jahren allmählich, die Mortalität an Tuberkulose dagegen verändert sich seit 2 Jahren praktisch nicht mehr. Damit muß die jährliche Letalität ansteigen. Die Statistik der Tuberkulosemorbidität sowohl wie die der Mortalität zeigt während der letzten Jahre ein Absinken besonders in den jüngeren Altersklassen, während in den höheren Lebensaltern keine bedeutenden Änderungen erfolgt sind. Da es sich bei diesem Personenkreis aber überwiegend um chronische Erkrankungen handelt, welche eine *endgültige* Heilung kaum erwarten lassen, kann vermutet werden, daß es besonders diese Fälle sind, die nach einem vorübergehenden Ansprechen auf die modernen Chemotherapeutika schließlich doch der Tuberkulose erliegen. Damit spricht diese Entwicklung nicht gegen den Erfolg der modernen Therapie, sondern ist nur ein Beweis dafür, daß die langjährige Tuberkulose älterer Leute trotz modernster Behandlungsmethoden wahrscheinlich nur ihren schicksalsmäßigen Verlauf nimmt.

3. Sterblichkeit der Tuberkulösen an Lungentuberkulose nach Alter und Geschlecht

Im Jahre 1954 starben in der Bundesrepublik Deutschland 2,1/10000 E an Tuberkulose, 1,8/10000 an Lungentuberkulose; d. h. von je 10000 lebenden *Tuberkulösen und Nichttuberkulösen* sind 1,8 an Lungentuberkulose gestorben. Bezogen auf die uns bekannten Offentuberkulösen (Ia + Ib-Fälle) betrug die Sterblichkeit an Lungentuberkulose in der Bundesrepublik 1954 6,4%. Wahrscheinlich beträgt die tatsächliche Sterblichkeit der Tuberkulösen um 5—6% = 500—600/10000 Tuberkulöse. Die Gesamtsterblichkeit aller Männer und Frauen 1954 ist vom Statistischen Bundesamt mit 104,1/10000 ermittelt worden. Danach kann die Sterblichkeit der Offentuberkulösen auf das 5—6fache der Sterblichkeit der Gesamtbevölkerung geschätzt werden.

Da aus früheren Jahren für die Bundesrepublik keine alters- und geschlechtsgegliederten Morbiditätsstatistiken vorliegen, ist eine Aussage über die Sterblichkeit der Tuberkulösen nach Alter und Geschlecht erst für die letzten Jahre, und auch nur für einige Länder, möglich. In den bayerischen Statistiken sind seit 1947 Angaben gemacht worden über den Bestand an Tuberkulosekranken nach folgender Gliederung: Kinder bis 15 Jahre, Männer über 15 Jahre und Frauen über 15 Jahre. In Abb. 69a haben wir die Sterblichkeit an Lungentuberkulose der über 15 Jahre alten an ansteckender Lungentuberkulose erkrankten Männer und Frauen

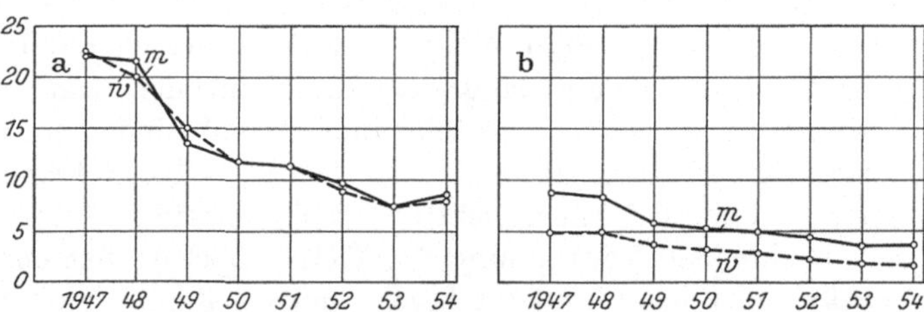

Abb. 69. a) Sterblichkeit der tuberkulösen Männer und Frauen (Bestand Ia + Ib) an Lungentuberkulose in Bayern 1947—1954 in Prozent; b) Sterblichkeit der Männer und Frauen an Tuberkulose (alle Formen) auf 10000 E in Bayern 1947—1954

in Bayern für die Zeit von 1947—1954 dargestellt. Es kommt bei dieser Abbildung nicht auf die Größenordnung der Werte an, die ja vom Bestand abhängig ist, sondern ausschließlich auf die Unterschiede zwischen Männern und Frauen. Nach Abb. 69b ist die Sterblichkeit der Männer an Tuberkulose, bezogen auf die *Gesamtbevölkerung*, in allen Jahren erheblich höher als die der Frauen; nach Abb. 69a stimmen aber die Werte für die „Letalität" bei Männern und Frauen fast völlig überein. Eine Betrachtung von Abb. 69b beweist, daß mehr Männer an Tuberkulose sterben als Frauen, sofern die *Gesamtbevölkerung* als Bezugsbasis zugrunde gelegt wird; nach Abb. 69a dagegen ist zu ersehen, daß die *Sterblichkeit der offentuberkulösen Männer und Frauen an Lungentuberkulose praktisch identisch* ist. Bei Behandlung der Morbidität (s. S. 74) war darauf hingewiesen worden, daß die Erkrankungsziffern der Männer besonders an ansteckender Lungentuberkulose ganz erheblich höher liegen als die der Frauen. In dieser Tatsache ist die Ursache für die Diskrepanz zu sehen, welche sich aus Abb. 69 ergibt. Die Sterbefälle an Lungentuberkulose können nur aus den Reihen der an Lungentuberkulose erkrankten Personen stammen. Wenn aber — bezogen auf die Gesamtbevölkerung — weniger Frauen an Lungentuberkulose erkrankt sind als Männer, dann können, sofern nicht irgendwelche Faktoren eine wesentlich höhere Letalität der Frauen als der Männer verursachen, auch nur weniger Frauen — ebenfalls bezogen auf die Gesamtbevölkerung — an Lungentuberkulose sterben. Abb. 69a besagt, daß die *Wahrscheinlichkeit der an ansteckender Lungentuberkulose erkrankten Frauen, an Lungentuberkulose zu sterben, praktisch genau so groß ist wie die der an ansteckender Lungentuberkulose erkrankten Männer.*

Tabelle 55. *„Letalität" an Lungentuberkulose 1954 in verschiedenen Ländern der Bundesrepublik Deutschland in Prozent*

Alter, Jahre	Bayern[2]		Bremen		Nieder-sachsen		Nordrh.-Westf.		Hessen		7 Länder [1,2]	
	M	F	M	F	M	F	M	F	M	F	M	F
0— 1	83,3	80,0	—	—	80,0	50,0	40,0	66,7	—	—	58,3	61,9
1— 5	40,0	50,0	—	—	6,3	—	12,2	18,0	25,0	—	14,7	16,8
5—10	—	6,7	—	—	12,5	—	1,3	3,2	—	—	2,5	1,7
10—15	5,9	2,4	—	—	—	1,5	1,1	1,2	3,6	—	2,3	1,7
15—20	1,8	1,6	—	1,9	1,5	2,0	0,9	1,3	—	1,1	1,1	1,5
20—25	2,1	2,1	0,8	—	1,4	2,0	1,4	2,1	1,4	3,6	1,4	2,0
25—30	2,5	3,2	2,1	2,2	2,3	3,8	2,1	2,9	2,8	1,6	2,2	2,9
30—35	3,7	5,4	2,8	0,8	2,5	3,1	2,6	4,1	2,9	4,1	2,7	3,8
35—40	3,7	5,9	3,7	0,4	2,4	3,8	2,5	3,0	5,2	2,6	2,9	3,4
40—45	5,4	6,5	4,1	6,1	3,7	3,7	4,2	5,0	5,4	5,8	4,3	5,0
45—50	7,3	6,0	2,7	4,0	4,3	4,9	6,9	6,4	4,4	5,8	5,8	5,7
50—55	8,9	6,8	5,2	4,3	6,7	4,3	8,8	6,0	7,7	6,4	8,0	5,6
55—60	11,5	9,0	4,0	9,6	7,7	5,8	11,7	6,5	7,9	6,6	9,9	6,7
60—65	12,6	10,5	2,4	7,3	8,5	13,6	13,3	10,3	14,9	12,0	11,5	10,6
65—70	15,3	20,4	6,8	12,8	13,0	9,9	17,9	14,8	11,1	10,2	14,2	14,4
70—75	25,3	28,7	10,5	22,2	12,8	21,3	21,6	19,8	16,5	27,3	21,6	24,7
75—80	—	—	10,6	26,3	19,8	19,1	28,9	32,2	19,3	29,2		
über 80	—	—	13,0	25,0	18,8	28,6	30,3	30,4	27,3	37,8		
ges.	5,8	8,0	3,9	5,3	5,6	5,7	7,3	5,6	7,0	6,8	6,8	6,0

[1] Schlesw.-Holstein, Hamburg, Niedersachsen, Bremen, Nordrh.-Westf., Hessen u. Bayern
[2] letzte Gruppe über 70 Jahre.

Nach Tab. 55 weichen die Letalitätsangaben der Länder z. T. erheblich voneinander ab; die Letalität der Geschlechter ist in Bayern, Niedersachsen und Hessen praktisch identisch. Bremen zeigt eine um rund 35% höhere Letalität der Frauen, Nordrhein-Westfalen eine um etwa 30% höhere der Männer. Oberhalb 60 Jahre streuen die Angaben beträchtlich, ebenfalls unter 10 Jahre. Eventuell ist in den höheren Altersklassen vielleicht noch mancher Sterbefall an Tuberkulose unter Altersschwäche verborgen. Die im Verhältnis zu den anderen Ländern erhöhte Letalität der Männer oberhalb 50 Jahren in Nordrhein-Westfalen läßt auf zahlreiche unbekannte Offentuberkulöse in diesen Altersklassen schließen.

Abb. 70 zeigt die in der letzten Spalte von Tab. 55 für 7 Länder mit rund 38 Millionen Einwohnern errechneten Verhältnisse. Zwischen 15 und 50 Jahren ist die Letalität der Frauen höher als die der Männer, von 50—70 Jahren beträgt der Unterschied der Letalität rund 30% zu ungunsten der Männer. Ein Teil dieser Differenz geht zu Lasten der Morbiditätsangaben der Männer in Nordrhein-Westfalen.

Über die Entwicklung der „Letalität" in Niedersachsen seit 1952 unterrichtet Abb. 71.

Von 1952 auf 1953 ist danach besonders oberhalb 50 Jahren ein stärkerer Abfall erfolgt. Von 1953 auf 1954 ist bei den Männern keine nennenswerte Änderung eingetreten, bei den Frauen ist die Letalität oberhalb 55 Jahre leicht angestiegen. Wie Abb. 71 erkennen läßt, bestehen sowohl 1952 als auch 1954 in der Letalität der Männer und Frauen keine wesentlichen Unterschiede.

Nach Abb. 72 ist die Sterblichkeit der Offentuberkulösen an Lungentuberkulose in den Altersklassen 1—5 Jahre weit über 100 mal so hoch wie die Sterblichkeit der Gleichaltrigen an allen natürlichen Ursachen. Bei der Altersklasse 10—15 Jahre wird die oberhalb 5 Jahre stark, dann langsam abfallende Kurve durch einen kurzen Anstieg unterbrochen. Oberhalb 70 Jahre beträgt die Letalität der Offentuberkulösen noch etwa das 2—3fache der allgemeinen Mortalität. Obwohl es sich bei der allgemeinen Sterblichkeit um die auf die in der Masse *gesunde* Gesamtbevölkerung bezogenen Sterbefälle, bei der Letalität der Offentuberkulösen dagegen um die Sterblichkeit *kranker* Personen handelt, haben wir den in Abb. 72 dargestellten Vergleich gebracht, der deutlicher als

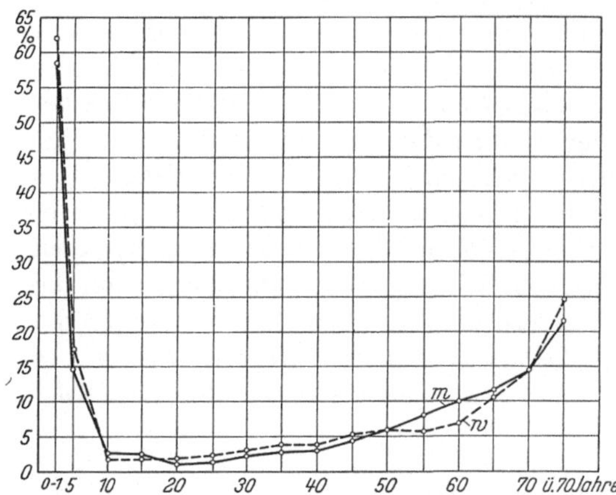

Abb. 70. „Letalität" an Lungentuberkulose 1954 in den Ländern Schleswig-Holstein + Hamburg + Niedersachsen + Bremen + Nordrhein-Westfalen + Hessen + Bayern (von 100 Personen des Bestandes an Ia+Ib-Fällen sind ... an Lungentuberkulose gestorben)

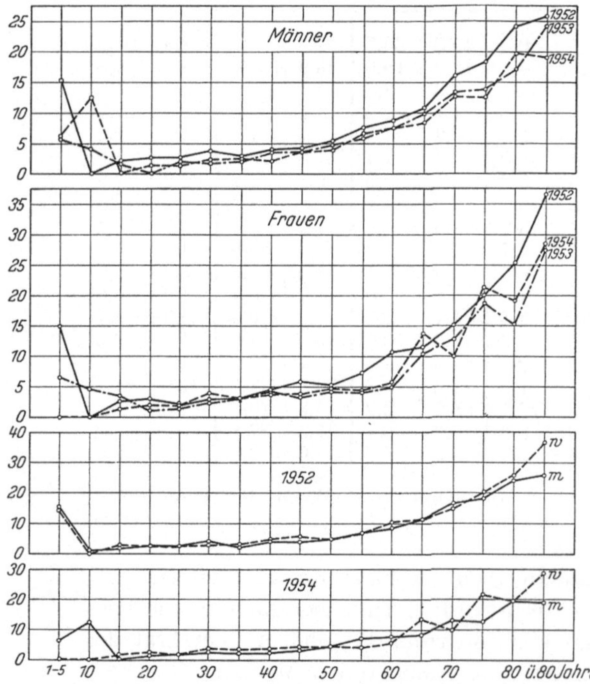

Abb. 71. „Letalität" an pulmonaler Tuberkulose in Niedersachsen 1952 und 1954 (Sterbefälle bezogen auf den Bestand an Ia + Ib-Fällen)

sonstige Darstellungen die Bedeutung der Tuberkulose als Sterbeursache der Kinder und Jugendlichen wiedergibt und außerdem die im Verhältnis zu den Männern ungünstigere Prognose der 15—50 jährigen offentuberkulosen Frauen offenbart. Für *alle* offentuberkulösen Männer läßt sich eine 6,7 mal, für alle Frauen eine 6,6 mal höhere Letalität an Lungentuberkulose ermitteln als für die Gesamtbevölkerung an allen natürlichen Ursachen.

Wir haben unter III/3 festgestellt, daß eine „Höhersterblichkeit" der Männer an Tuberkulose besteht; in Zusammenhang mit den im vorstehenden Abschnitt dargelegten Ergebnissen konnte jedoch festgestellt werden, daß zwischen der *Sterblichkeit* der *offentuberkulösen Männer und Frauen* keine einschneidenden Unterschiede bestehen; die

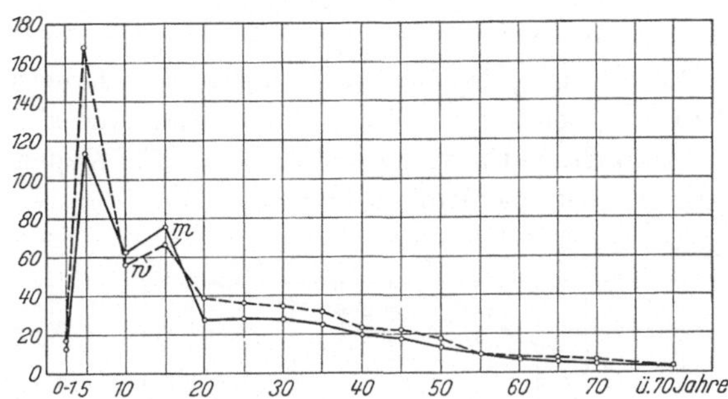

Abb. 72. Die Sterblichkeit der Offentuberkulösen an Lungentuberkulose ist . . . mal so hoch wie die Sterblichkeit der Gesamtbevölkerung an allen natürlichen Ursachen (7 Länder 1954)

Frage nach dem Grund der „Höhersterblichkeit" wird damit zur Frage nach der Ursache der höheren Morbidität der Männer. Darauf soll bei Besprechung des Tuberkulinkatasters näher eingegangen werden.

4. Die Letalität in einigen außerdeutschen Ländern

Eine korrekte Letalitätsstatistik erfordert die Beobachtung einer größeren Zahl an Tuberkulose erkrankter Personen vom Beginn der Erkrankung (Zeitpunkt des

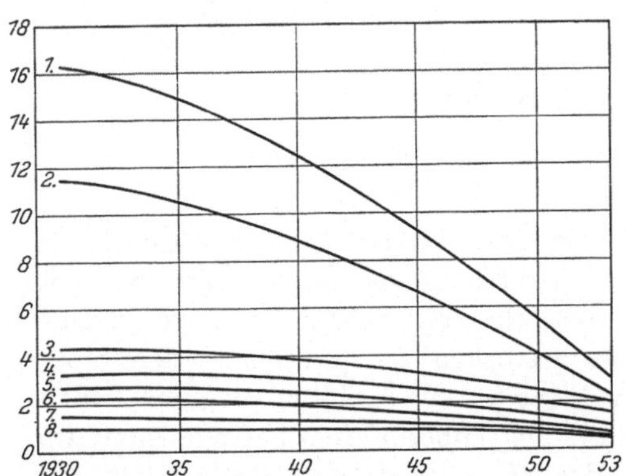

Abb. 73. Oslo: Von 100 an ansteckender Lungentuberkulose erkrankten Personen starben im 1., 2., 3. usw. Jahr nach dem Bekanntwerden der Erkrankung 1930—1953 (nach Dr. GALTUNG-HANSEN — WHO, 1955)

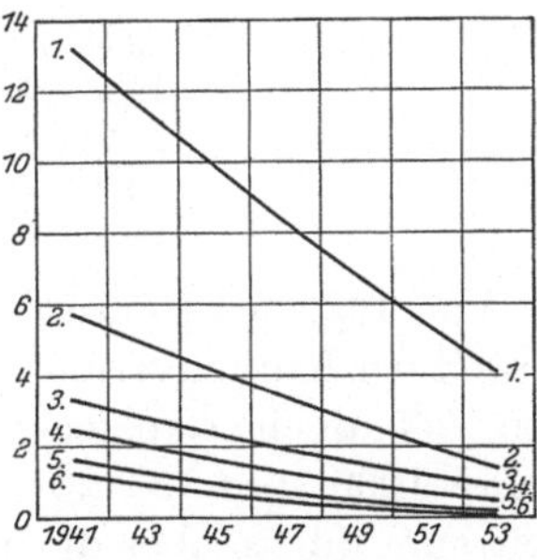

Abb. 74. Kopenhagen: Von 100 Personen starben jeweils . . . im 1., 2.—6. Jahr nach der Neuerkrankung (notification) 1941 bis 1953 (nach Dr. K. WINGE und Dr. S. HOLM, Kopenhagen — WHO, 1955)

Bekanntwerdens) über einen längeren Zeitraum hinweg. In Deutschland sind derartige Untersuchungen schon wegen der Bevölkerungsfluktuationen schwer durchführbar. In einigen anderen Ländern liegen darüber Untersuchungsergebnisse für z. T. 25 Jahre vor. Auch wenn ein Vergleich mit deutschen Verhältnissen nicht möglich ist und wir uns mit der Berechnung einer jährlichen Letalität (bezogen auf den Bestand an Offentuberkulösen) behelfen müssen, dürfte die Darstellung dieser Ergebnisse interessant sein.

In Oslo sind nach Abb. 73 im Jahre 1930 16% der Offentuberkulösen im ersten Jahre des Bekanntwerdens ihrer Krankheit gestorben. 1953 war die Letalität im ersten Jahr auf etwa 3% gefallen. Im 2. Jahre sind von den 1930 Erkrankten noch etwa 11,5% gestorben; von den 1953 Erkrankten nur noch etwa 2%. Nach Abb.73 fiel das Maximum der Sterblichkeit bis etwa 1952 auf die beiden ersten Jahre. Im 6. Jahre nach dem Bekanntwerden der Tuberkulose lag die Sterblichkeit der Tuberkulösen kaum höher als die allgemeine Mortalität.

Ähnliche Verhältnisse zeigt Abb. 74 für Kopenhagen, auch wenn in der Größenordnung Unterschiede auftreten.

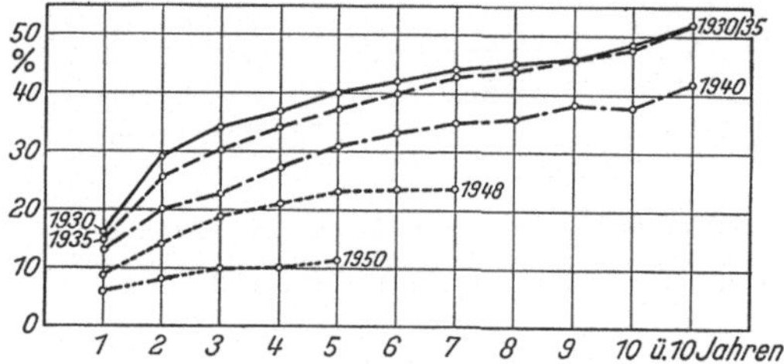

Abb. 75. Von 100 an ansteckender Lungentuberkulose neuerkrankten Personen waren nach 1, 2, 3 usw. Jahren ... Personen an Tuberkulose verstorben. Oslo 1930—1954 (nach Dr. GALTUNG-HANSEN/Oslo — WHO, 1955)

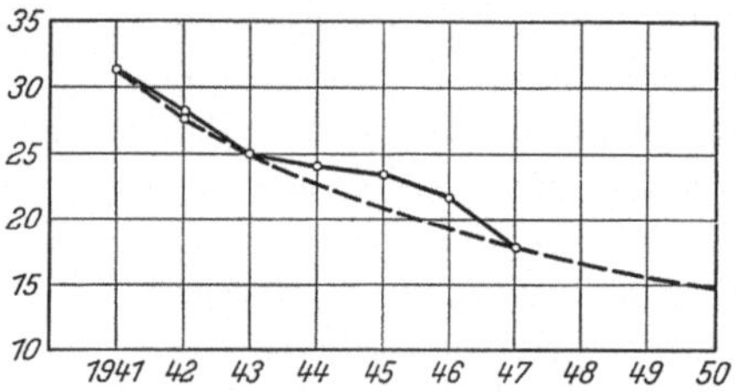

Abb. 76. Kopenhagen: Von 100 neuerkrankten Personen waren ... nach 8 Jahren an Tuberkulose gestorben (nach Dr. K. WINGE und Dr. S. HOLM — WHO, 1955)

Nach Abb. 75 waren von den 1930 in Oslo an ansteckender Lungentuberkulose erkrankten Personen nach über 10 Jahren insgesamt 52% an Lungentuberkulose verstorben, von den 1940 Erkrankten 42% nach über 10 Jahren. Für die 1930 bis 1950 Erkrankten ergab sich nach 5 Jahren eine Letalität an Tuberkulose

1930 erkrankt und bis 1935 verstorben: 40,0%
1935 erkrankt und bis 1940 verstorben: 36,5%
1940 erkrankt und bis 1945 verstorben: 31,0%
1948 erkrankt und bis 1953 verstorben: 23,0%
1950 erkrankt und bis 1955 verstorben: 11,0%

Von 1935 bis 1955 ist damit die 5jährige Letalität auf etwa $^1/_4$ abgesunken. Soweit der Kurvenverlauf eine Prognose gestattet, kann vermutet werden, daß von den 1950 an einer ansteckender Lungentuberkulose erkrankten Personen bis zum Jahre 1960 *etwa* 15—20% an Tuberkulose gestorben sein werden. In demselben Zeitraum dürfte aber die allgemeine Mortalität (etwa 1%/Jahr) 10% der Tuberkulösen hinweggerafft haben. Die Letalität der Tuberkulösen betrüge somit für die Dekade 1950—1960 noch ungefähr das $2^1/_2$—3fache der Sterblichkeit der Gesamtbevölkerung.

Abb. 76 zeigt ähnliche Verhältnisse für Kopenhagen bei einer Beobachtungszeit von 8 Jahren.

Nach der norwegischen Statistik (WHO 1955) sind vom Bestand an ansteckenden Lungentuberkulösen an Tuberkulose gestorben

1944 7,6%   1950 3,1%
1946 7,1%   1952 2,3%
1948 5,8%   1954 1,8%

In Deutschland sind 1954 von 128 548 (25,83/10 000) Offentuberkulösen 8 843 Personen an Lungentuberkulose gestorben = 6,9 %. Dieser Wert liegt fast 4 mal so hoch wie der für Norwegen. Der Bestand umfaßt in Norwegen 20 957 = 61,8/10 000 Personen mit ansteckender Lungentuberkulose und beträgt damit fast das 2½ fache des deutschen Bestandes. Allerdings werden in Norwegen auch alle jene Personen als ansteckend geführt, bei denen Tuberkelbacillen im *Magensaft* nachgewiesen werden. Dies führt zu einem hohen Bestand und erklärt zum Teil die zwischen Norwegen und Deutschland bestehenden Unterschiede in der Letalität.

Andererseits betrug die Sterblichkeit an Tuberkulose der Atmungsorgane 1953

in Deutschland   2,68/10 000 M und 1,14/10 000 F,
in Norwegen aber nur   1,80/10 000 M und 0,90/10 000 F.

Es erscheint danach nicht ausgeschlossen, daß auch die Letalität der Offentuberkulösen in Deutschland *etwas* höher ist als in Norwegen.

Nach Abb. 73 starben in Oslo 1930 rund 16 % der ansteckenden Tuberkulösen im ersten Jahr nach dem Bekanntwerden ihrer Tuberkulose; in Holland dagegen 67,2 %! (Dr. van Joost: "Changing aspects in the Epidemiology of Tuberculosis in relation to estimation of Tuberculosis Prevelance in the Netherlands", WHO, Euro-84/7, Okt. 1955). Das ist mehr als das 4 fache. 1950 betrug die Letalität im ersten Jahr in Holland noch fast 10 % und 1953 6,93 %. Allerdings wird in Holland nur jede behandlungsbedürftige Tuberkulose als aktive Tuberkulose bezeichnet.

Aus diesen erheblich variierenden Angaben ist zu ersehen, daß außer der Mortalität an Tuberkulose (bezogen auf die Gesamtbevölkerung) zur Zeit noch keine Möglichkeiten zu Vergleichen auf internationaler Basis gegeben sind. Und auch da muß die Einschränkung gemacht werden, daß nach den Prinzipien der Statistik nur Gleiches verglichen werden kann, so daß vielfach erst eine Standardisierung vorgenommen werden müßte, wenn man zu wirklich zuverlässigen und vergleichbaren Werten gelangen will. Da aber die Tuberkulose auch in den sog. hochentwickelten Ländern im Durchschnitt 1 % der Bevölkerung zu Krankheit und langjähriger Invalidität verurteilt, muß schon aus hygienischen, epidemiologischen und schließlich aus materiellen Gründen eine vergleichbare Morbiditätsstatistik angestrebt werden, zumal die Statistik der Tuberkulosemortalität nicht mehr als Kriterium für die Entwicklung der Tuberkulose angesehen werden kann. Es ist deshalb besonders zu begrüßen, daß die *Weltgesundheitsorganisation* (WHO) sich dazu entschlossen hat, geeignete Maßnahmen zu ergreifen (s. S. 4).

Zusammenfassung

Für Umfang und Art zu ergreifender Maßnahmen ist die Kenntnis wichtig, in welchem Ausmaß eine Krankheit letal endet, wie hoch also ihre *Letalität* ist. Für die Lungen-Tbc. als eine chronische sich über Jahre und Jahrzehnte erstreckende Krankheit ist die Ermittlung der Letalität praktisch nicht möglich. Da jedoch der an Tuberkulose Verstorbene nur aus den Reihen der an offener Tuberkulose leidenden Personen stammen kann, gewinnt man durch Berechnung der *jährlichen Letalität* (Verhältnis der während eines Jahres an Tuberkulose Verstorbenen zum Bestand an Personen mit offener Tuberkulose) einen Faktor von befriedigendem Aussagewert. In Deutschland betrug die jährliche Letalität um 1936 etwa 20 %, sie ist bis 1954 auf etwa 6,4 % abgesunken, d. h.: von 1 000 Offentuberkulösen starben im Jahre 1954 64 an Tuberkulose.

Bezieht man die in den einzelnen Altersklassen der Männer und Frauen an Lungentuberkulose Verstorbenen auf die ebenfalls bekannten an offener Tuberkulose erkrankten Personen, dann ergibt sich eine *für Männer und Frauen annähernd gleiche Letalität.* Danach ist die *Wahrscheinlichkeit der an ansteckender Tuberkulose erkrankten Frauen, an Lungentuberkulose zu sterben, praktisch genau so groß wie die der an ansteckender Lungentuberkulose erkrankten Männer.*

Die Letalität an Tuberkulose der 1—5jährigen ist weit über 100mal, die der über 70jährigen etwa 2—3mal so hoch wie die Sterblichkeit der nichttuberkulösen Gleichaltrigen an allen Ursachen.

Aus dem Ausland liegen vereinzelt — besonders von Norwegen und Dänemark — ausführliche Letalitäts-Statistiken vor, nach welchen vermutet werden kann, daß die Sterblichkeit an allen Ursachen der um 1950 an Tuberkulose erkrankten Personen von 1950 —1960 etwa das 2,5—3fache der Sterblichkeit der Gesamtbevölkerung betragen wird.

Relation of Morbidity to Mortality (Lethality)

The knowledge of *lethality* of a disease is most important for the planning of measures against the disease. As tuberculosis is a chronic disease, which may last for years and years, only the calculation of the *yearly lethality* is of value (i. e. the relation between persons who died from tuberculosis within a year and persons with open pulmonary tuberculosis who had been registered.

In Germany during 1936 the yearly lethality amounted to about 20 p. c., in 1954 to about 6.4 p. c., that means:

During 1954 out of 1000 persons with an infectious pulmonary tuberculosis 64 died of tuberculosis.

There is no significant difference between the tuberculosis-lethality of men and women.

The tuberculosis lethality-rate of children aged between 1 and 5 years is more than 100 times higher, that of old persons aged over 70 years 2 to 3 times higher than the mortality from all other causes of death of non-tuberculous persons of the same group of age.

F. Extrapulmonale Tuberkulose

1. Morbidität

Nach den „Erläuterungen" sind unter I d alle Erkrankungen an Tuberkulose außerhalb der Atmungsorgane, d. h. alle extrapulmonalen bzw. extrathorakalen Formen zu zählen.

A. Neuerkrankungen

Tab. 56 enthält die Angaben über die Neuerkrankungen an extrapulmonaler Tuberkulose in den einzelnen Ländern und in der Bundesrepublik Deutschland im Jahre 1954.

Im Bundesgebiet ist danach ein stetiger Abfall der Neuerkrankungen an extrapulmonaler Tuberkulose erfolgt. Wie bei der pulmonalen Tuberkulose liegt auch hier das Maximum bei Bremen, das Minimum bei Bayern.

Nach Abb. 77 sinken die Neuerkrankungen an extrapulmonaler Tuberkulose in allen Ländern etwa seit 1948 ab; seit 1949/50 ist eine Verlangsamung dieser Tendenz zu erkennen. Es zeigt sich außerdem, daß Bremen während des gesamten Zeitraums die höchsten Werte aufweist.

Die Statistiken der nach Alter und Geschlecht gegliederten Neuerkrankungen an extrapulmonaler Tuberkulose sind im Anhang (Tab. IV bis XXI) abgedruckt.

Nach den befallenen Organen gliedern sich die Neuerkrankungen 1954 entsprechend Tab. 57.

Tabelle 56. *Neuerkrankungen an extrapulmonaler Tuberkulose in der Bundesrepublik Deutschland und den Ländern 1952, 1953 und 1954, absolut und auf 10 000 E*
nach Angaben des Statistischen Bundesamtes

| | Bundesrepublik | | West-Berlin | |
Jahr	abs.	rel.	abs.	rel.
1950	16 392	3,53	675	3,16
1951	16 246	3,47	625	2,88
1952	15 321	3,24	589	2,71
1953	14 884	3,04	560	2,53
1954	13 843	2,80	579	2,64

nach Ländern

Land	abs.	1954 rel.	1953	1952
Schleswig-Holstein	751	3,23	4,13	4,07
Hamburg	443	2,55	2,77	3,14
Niedersachsen	1 960	2,97	2,86	3,30
Bremen	315	5,12	5,24	6,41
Nordrhein-Westfalen	3 797	2,63	2,94	3,22
Hessen.	1 436	3,19	3,49	3,36
Rheinland-Pfalz.	1 111	3,42	3,85	4,03
Baden-Württemberg	2 011	2,90	3,05	3,20
Bayern	2 019	2,20	2,42	2,53

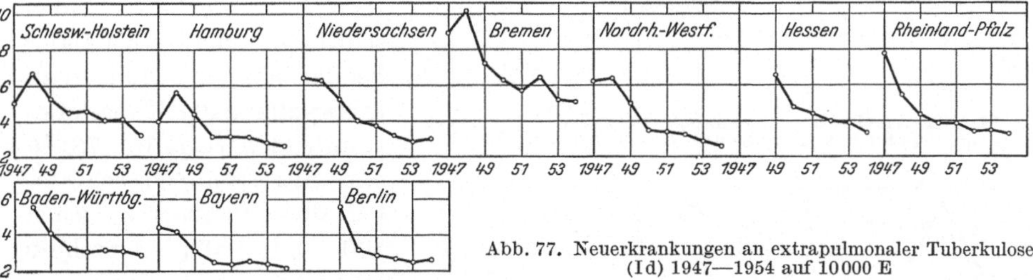

Abb. 77. Neuerkrankungen an extrapulmonaler Tuberkulose
(I d) 1947—1954 auf 10 000 E

Tabelle 57. *Verteilung der Neuerkrankungen an extrapulmonaler Tuberkulose in den Ländern der Bundesrepublik 1954 auf 10 000 E und in Prozent*

| Land | Knochen u. Gelenke | | Drüsen | | Haut | | Meningitis | | Sonstige | | Id ges. | |
	rel.	%	rel.	%	rel.	%	rel.	%	rel.	%	rel.	%
Schlesw.-Holst.	0,79	24,5	0,99	30,6	0,22	6,8	0,21	6,5	1,02	31,6	3,23	100
Hamburg . . .	0,67	26,4	0,70	27,6	0,33	13,0	0,07	2,7	0,77	30,3	2,55	100
Niedersachsen .	0,71	23,8	0,73	24,5	0,31	10,4	0,28	9,4	0,95	31,9	2,97	100
Bremen . . .	1,07	20,6	1,44	27,7	0,34	6,6	0,18	3,5	2,16	41,6	5,20	100
Nordrh.-Westf	0,63	24,0	0,59	22,4	0,27	10,3	0,17	6,5	0,97	36,8	2,63	100
Hessen	0,76	23,9	0,83	26,2	0,30	9,4	0,18	5,6	1,11	34,9	3,19	100
Rheinland-Pfalz	0,88	25,7	1,01	29,5				alle sonstigen rel. 1,53			3,42	100
Bad.-Württemb.	0,69	23,8	0,79	27,2	0,17	5,8	0,17	5,8	1,08	37,4	2,90	100
Bayern	0,64	29,1	0,59	26,8	0,27	12,3	0,17	7,7	0,53	24,1	2,20	100
Berlin	0,75	28,4	0,51	19,3	0,37	14,0	0,13	5,0	0,88	33,3	2,64	100
Mittel	0,75	24,5	0,80	26,1	0,27	8,8	0,17	5,6	1,07	35,0	3,06	100

Im Mittel sind „sonstige Formen" an den Neuerkrankungen mit 35% beteiligt; sie stellen also den höchsten Anteil. Die Tuberkulose der Drüsen folgt mit 26,1%, die Tuberkulose der Knochen und Gelenke mit 24,5%. Auf Tuberkulose der Haut entfallen 8,8%, auf die tuberkuläre Meningitis 5,6%. Im allgemeinen sind die Abweichungen zwischen den einzelnen Ländern nicht erheblich; der Anteil der „Sonstigen" liegt in Bayern etwas niedrig, in Bremen etwas hoch, der der Erkrankungen der Knochen und Gelenke in Bayern über, in Bremen unter dem Mittel. Es wurde bereits im Tbc.-Jb. 1953/54 darauf hingewiesen, daß sich unter den „Sonstigen" in erster Linie wohl Urogenital-Tuberkulosen verbergen werden, die — als ansteckende Tuberkulosen — besonderer Beobachtung bedürfen. Die vom Arbeitsausschuß Tuberkulosefürsorge ausgearbeitete Empfehlung, wonach diese Tuberkuloseform gesondert registriert werden soll, ist den Länderregierungen zugegangen. Ab 1.1.1956 wird entsprechend dieser Empfehlung verfahren werden.

Welche erheblichen Unterschiede innerhalb der Länder bei den Neuerkrankungen an extrapulmonaler Tuberkulose auftreten, zeigt Abb. 78. In den Altersgruppen schwanken diese Angaben zwischen 100 und 400%! Oberhalb 20 Jahren weist Berlin die niedrigsten Werte auf; sein hohes Maximum fällt auf die 5—10jährigen, während es bei den anderen Ländern um 20—30 Jahre liegt.

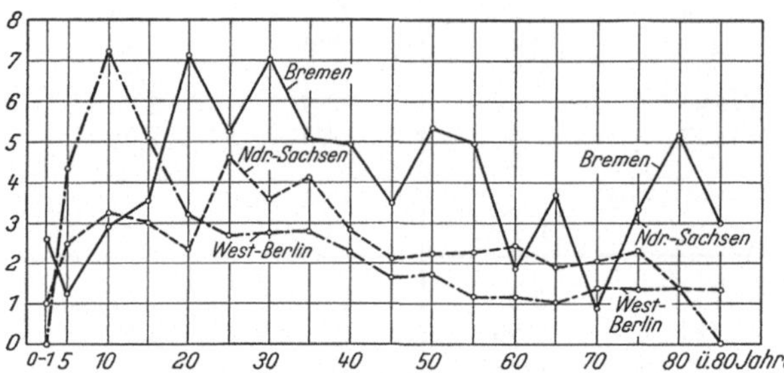

Abb. 78. Neuerkrankungen der Männer an extrapulmonaler Tuberkulose in Bremen, Niedersachsen und Berlin, 1954 auf 10 000 E

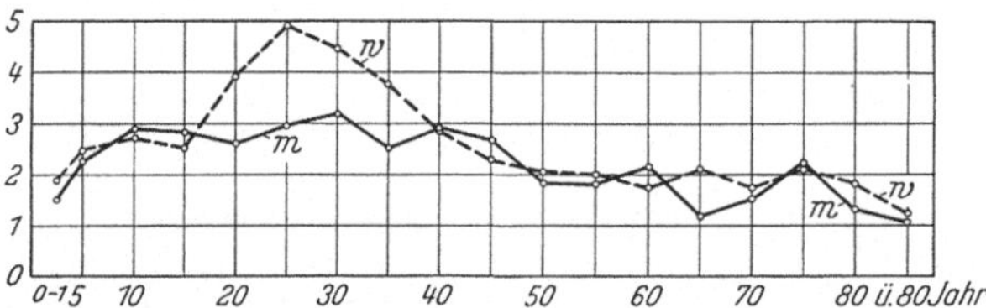

Abb. 79. Neuerkrankungen an extrapulmonaler Tuberkulose nach Alter und Geschlecht in Nordrhein-Westfalen, 1954 auf 10 000 E

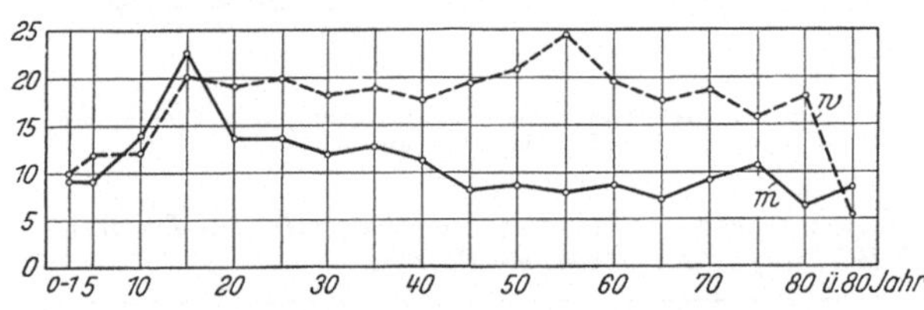

Abb. 80. Von 100 Neuerkrankungen (Ia—Id) sind ... Id-Fälle. Niedersachsen 1954

Über die Verteilung der Neuerkrankungen nach Alter und Geschlecht unterrichtet Abb. 79. Die Erkrankungen der Frauen liegen bei der extrapulmonalen Tuberkulose zwischen 15 und 40 Jahren höher als die der Männer mit einem Gipfel um 25 Jahre. Die Kurven zeigen aber gegenüber denjenigen der Lungentuberkulose einen grundsätzlichen Unterschied: das zweite Maximum in den Erkran-

Tabelle 58. *Neuerkrankungen der Männer und Frauen an extrapulmonaler Tuberkulose 1954 auf 10 000 E*

Land	M	F	Land	M	F
Schleswig-Holstein . .	3,12	3,32	Hessen	2,90	3,45
Hamburg	2,33	2,74	Rheinland-Pfalz . . .	3,02	3,56 (üb. 15 J.)
Niedersachsen	2,76	3,17	Baden-Württemberg .	2,83	2,96
Bremen	4,27	6,03	Bayern	2,17	2,23
Nordrhein-Westfalen .	2,41	2,84	Berlin	2,52	2,73

kungen der Männer, welches um 55 Jahre liegt und gerade in diesem Alter stark von den Erkrankungsfällen der Frauen abweicht, entfällt. Bei der extrapulmonalen Tuberkulose gibt es *keine* erhöhte Morbidität der Männer (s. Tab. 58); in

Tabelle 59. *Prozentualer Anteil der verschiedenen Organtuberkulosen an allen Neuerkrankungen an extrapulmonaler Tuberkulose nach Alter und Geschlecht. Niedersachsen 1954*

Alter Jahre	Geschlecht	Knochen u. Gelenke	Drüsen	Haut	Meningitis	Sonstige	Id ges.
0— 1	m	—	—		79,6	20,4	100,0
	w	—	—	—	75,6	24,4	100,0
1— 5	m	13,3	25,0	—	50,0	11,7	100,0
	w	14,8	36,1	1,6	42,6	4,9	100,0
5—10	m	16,0	49,2	—	22,8	12,0	100,0
	w	18,0	46,0	6,5	9,7	19,8	100,0
10—15	m	33,2	31,2	5,7	12,3	17,6	100,0
	w	15,2	49,3	5,1	12,7	17,7	100,0
15—20	m	33,6	29,4	4,6	7,2	25,2	100,0
	w	19,6	32,6	7,6	7,6	32,6	100,0
20—25	m	31,6	27,7	3,0	7,0	30,7	100,0
	w	15,1	29,5	7,2	7,8	40,4	100,0
25—30	m	36,3	16,9	1,4	6,4	39,0	100,0
	w	13,7	23,5	5,2	6,1	51,5	100,0
30—35	m	29,9	18,1	5,2	3,9	42,9	100,0
	w	19,6	15,8	12,4	7,0	45,2	100,0
35—40	m	31,7	13,3	5,2	—	49,8	100,0
	w	20,0	21,9	13,2	4,9	40,0	100,0
40—45	m	30,5	10,8	17,4	4,2	37,1	100,0
	w	24,2	16,3	25,7	2,7	31,1	100,0
45—50	m	31,3	15,6	15,6	4,0	33,5	100,0
	w	15,1	13,0	33,6	—	38,3	100,0
50—55	m	25,8	10,0	20,1	7,9	36,2	100,0
	w	20,8	12,4	26,4	1,3	39,1	100,0
55—60	m	53,7	4,9	7,4	4,9	29,1	100,0
	w	23,4	17,0	27,5	2,3	29,8	100,0
60—65	m	28,1	15,8	15,8	—	40,3	100,0
	w	11,9	36,5	27,3	—	24,3	100,0
65—70	m	27,2	8,9	13,9	8,9	41,1	100,0
	w	29,4	23,4	26,4	5,9	14,9	100,0
70—75	m	26,3	26,3	5,2	10,4	31,8	100,0
	w	43,3	8,7	26,3	—	21,7	100,0
75—80	m	49,6	—	25,2	—	25,2	100,0
	w	53,2	17,6	11,6	—	17,6	100,0
80 u. mehr	m	59,9	—	—	—	40,1	100,0
	w	50,0	50,0	—	—	—	100,0
Insgesamt	m	30,3	22,1	6,5	10,8	30,3	100,0
	w	19,2	26,2	13,3	8,2	33,1	100,0

allen Ländern zeigt sich eine *höhere Morbidität der Frauen.* Wenn die Entwicklung einer extrapulmonalen Tuberkulose überwiegend nach einer tuberkulösen Erkrankung der Lunge durch hämatogene oder lymphogene Streuung erfolgt, dann muß aus der Tatsache der wesentlich niedrigeren Morbidität der Frauen an pulmonaler Tuberkulose und ihrer gegenüber den Männern erhöhten Morbidität an extrapulmonaler Tuberkulose gefolgert werden, daß die *Lungentuberkulose bei den Frauen weit häufiger eine tuberkulöse Erkrankung anderer Organe im Gefolge hat als es bei den Männern* der Fall ist (s. Abb. 80).

17,5% aller Neuerkrankungsfälle (I a—I d) der Frauen sind Neuerkrankungen an extrapulmonaler Tuberkulose, bei den Männern 11,2%. Bei der Tuberkulose anderer Organe ergeben sich danach in bezug auf die Geschlechter ganz andere Verhältnisse als bei der Lungentuberkulose.

Tab. 59, Abb. 81 und Abb. 82 zeigen die prozentuale Verteilung der einzelnen Organtuberkulosen nach Alter und Geschlecht in Niedersachsen.

Bei beiden Geschlechtern entfällt bis zum 5. Lebensjahr der Hauptanteil der Neuerkrankungen an extrapulmonaler Tuberkulose auf die tuberkulöse Meningitis, dann folgt die Drüsentuberkulose mit einem Höchstwert bei den Knaben um 5—10 Jahre, bei den Mädchen und jungen Frauen bis zum 20. Jahr. Bei den Männern spielen vom 10. Jahr an die Tuberkulosen der Knochen und Gelenke und der „sonstigen" Organe mit je etwa 30% die entscheidende Rolle, bei den Frauen sind es zwischen 20 und 60 Jahren die „Sonstigen", dazu treten ab etwa 50 Jahre die Tuberkulosen

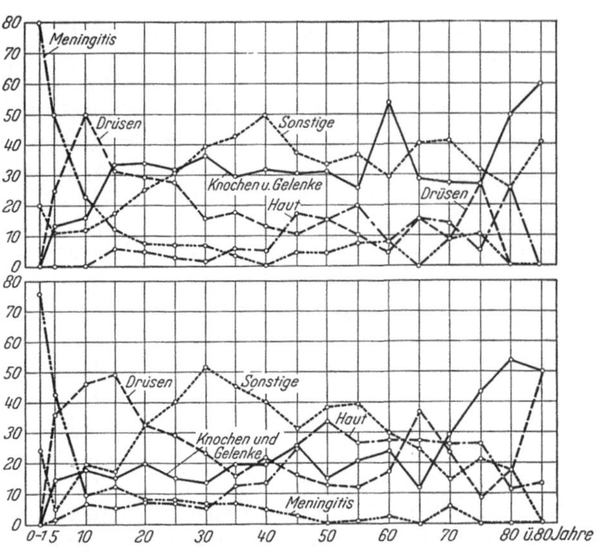

Abb. 81. Prozentuale Verteilung der Neuerkrankungen an Tuberkulose verschiedener Organe, Niedersachsen 1954

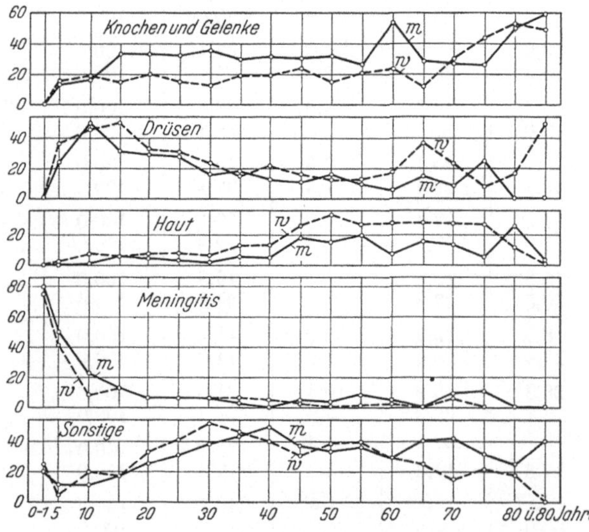

Abb. 82. Von je 100 Neuerkrankungen an extrapulmonaler Tuberkulose entfallen ... auf die verschiedenen Organe. Niedersachsen 1954, nach Alter und Geschlecht

der Haut, und erst oberhalb 70 Jahre nehmen die Tuberkulosen der Knochen und Gelenke stark an Bedeutung zu. Aus Abb. 82 sind die Verhältnisse zu ersehen, welche sich bezüglich des Anteils der verschiedenen Organtuberkulosen nach

Alter und Geschlecht ergeben. Danach kommt die Tuberkulose der Knochen und Gelenke besonders bei den Männern vor, während die Tuberkulose der Haut ein Privileg der Frauen zu sein scheint. Die Drüsentuberkulose und die tuberkulöse Meningitis weisen für Männer und Frauen nur geringfügige Unterschiede auf. Der Anteil der „Sonstigen“, unter welchen sich voraussichtlich im wesentlichen die Urogenitaltuberkulosen verbergen, ist zwischen 15 und 35 Jahren bei den Frauen, oberhalb 60 Jahre bei den Männern erhöht.

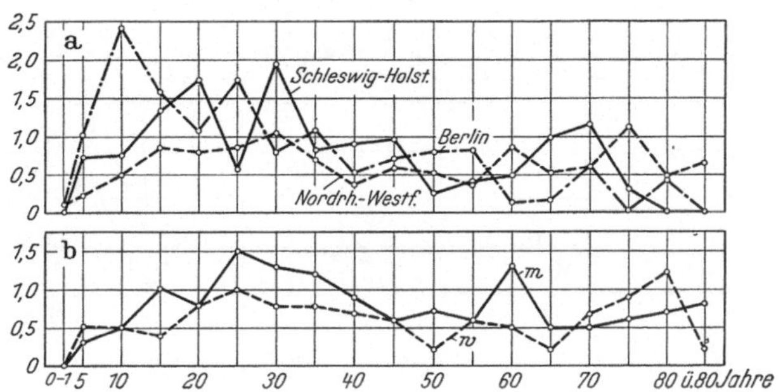

Abb. 83. a) Neuerkrankungen der Männer an Tuberkulose der Knochen und Gelenke in Schleswig-Holstein, Nordrhein-Westfalen und Berlin auf 10 000 M 1954; b) Neuerkrankungen an Tuberkulose der Knochen und Gelenke nach Alter und Geschlecht, Niedersachsen 1954

a) Neuerkrankungen an Tuberkulose der Knochen und Gelenke. Abb. 83 gibt die Neuerkrankungen an Tuberkulose der Knochen und Gelenke in einigen Ländern und für Männer und Frauen wieder. Merkwürdigerweise zeigt sich bei Berlin ein Maximum bereits bei den 5—10 jährigen, während dies bei den anderen Ländern auf etwa 25 Jahre fällt. Bis etwa zum 50. Jahr sind die Erkrankungsziffern der Männer gegenüber den Frauen beträchtlich erhöht.

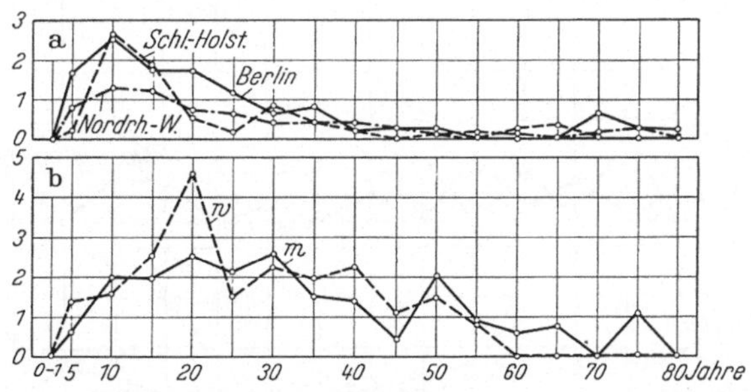

Abb. 84. a) Neuerkrankungen der Männer an Tuberkulose der Drüsen in Schleswig-Holstein, Nordrhein-Westfalen und Berlin auf 10 000 M 1954; b) Neuerkrankungen an Tuberkulose der Drüsen in Bremen nach Alter und Geschlecht auf 10 000 E 1954

b) Neuerkrankungen an Drüsentuberkulose. Nach Abb. 84 verlaufen die Kurven in den 3 Ländern oberhalb etwa 30 Jahre annähernd gleich.

Auch das auf die 5—15 jährigen entfallende Maximum zeigt sich in den 3 verschiedenen Ländern. Wesentlich weicht Bremen (Abb. 84 b) von diesen Verhältnissen ab: die Zahl der Neuerkrankungen ist beträchtlich höher als in den anderen Ländern, das Maximum liegt zwischen 20 und 30 Jahren, bei den Frauen um 15—20 Jahre.

c) Neuerkrankungen an Tuberkulose der Haut. Auch bei der Hauttuberkulose weicht Bremen von den Angaben der anderen Länder ab (s. Abb. 85). Wahrscheinlich wird dieser Unterschied verursacht durch die relativ niedrige Einwohnerzahl von Bremen und die im allgemeinen niedrigeren Erkrankungsziffern an Hauttuberkulose, welche in fast allen Altersklassen um 0,5/10000 E liegen. Eine Erkrankung mehr oder weniger hat hier erhebliche Kurvenschwankungen zur Folge.

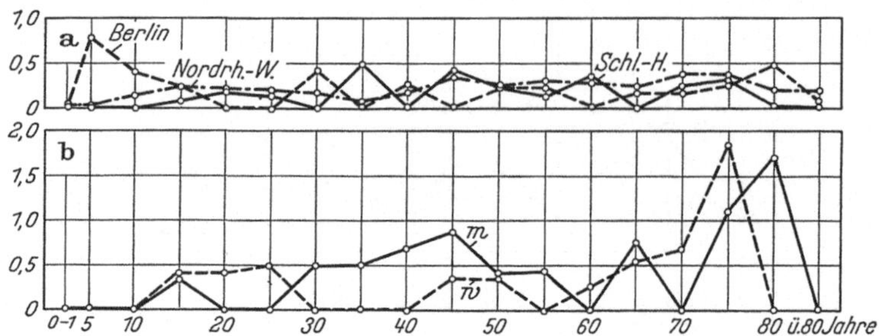

Abb. 85. a) Neuerkrankungen der Männer an Tuberkulose der Haut in Schleswig-Holstein, Nordrhein-Westfalen und Berlin auf 10000 M 1954; b) Neuerkrankungen an Tuberkulose der Haut in Bremen nach Alter und Geschlecht auf 10000 E 1954

Bei den extrapulmonalen Tuberkulosen ergeben sich zwischen den einzelnen Ländern beträchtliche Unterschiede. Wir können annehmen, daß hier noch mehr als bei der Lungentuberkulose die bekannt werdenden Erkrankungsfälle eine unterste Grenze der tatsächlich erfolgenden Erkrankungen darstellen, und daß gerade die Hauttuberkulose einen beträchtlichen Anteil an den nicht bekannten, aber vorhandenen Erkrankungsfällen stellt.

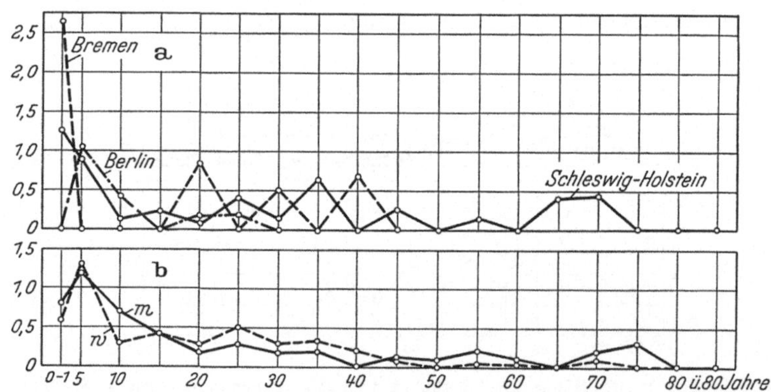

Abb. 86. a) Neuerkrankungen der Männer an tuberkulöser Meningitis in Schleswig-Holstein, Bremen und Berlin auf 10000 M 1954; b) Neuerkrankungen an tuberkulöser Meningitis in Niedersachsen nach Alter und Geschlecht auf 10000 E 1954

d) Neuerkrankungen an tuberkulöser Meningitis. Nach Tab. 59 und Abb. 81 und 82 entfallen annähernd 80% der Neuerkrankungen der 0—1 jährigen und 50% der Neuerkrankungen der 1—5 jährigen auf die tuberkulöse Meningitis. An den Neuerkrankungen *aller* Altersklassen an extrapulmonaler Tuberkulose ist die Meningitis bei den Männern mit 10,8%, bei den Frauen mit 8,2% beteiligt. Die Gliederung der Erkrankungsfälle 1954 geht aus Abb. 86 hervor. Oberhalb etwa

35 Jahre treten Erkrankungen an tuberkulöser Meningitis praktisch nicht mehr auf.

Seit 1948 sind in Niedersachsen folgende Neuerkrankungsfälle an tuberkulöser Meningitis gemeldet worden:

Jahr	Meningitis				Id ges.			
	M		F		M		F	
	abs.	rel.	abs.	rel.	abs.	rel.	abs.	rel.
1948	192	0,6	195	0,5	2052	6,5	2240	6,1
1949	204	0,6	185	0,5	1739	5,4	1907	5,2
1950	172	0,5	140	0,4	1212	3,8	1539	4,3
1951	134	0,4	136	0,4	1111	3,5	1411	3,9
1952	110	0,3	100	0,3	925	2,9	1276	3,5
1953	77	0,25	83	0,24	783	2,5	1116	3,2
1954	92	0,3	90	0,26	853	2,8	1107	3,2

Seit 1948 hat die Zahl der Neuerkrankungen an tuberkulöser Meningitis um die Hälfte abgenommen. Ihr Anteil an der Gesamtzahl der Erkrankungsfälle an extrapulmonaler Tuberkulose ist in dieser Zeit praktisch unverändert geblieben (Siehe auch Anhang, Tab. LVII).

e) Neuerkrankungen an Tuberkulose sonstiger Organe. Nach Abb. 87 liegt das Maximum der Neuerkrankungen an Tuberkulose sonstiger Organe (Urogenital-, Augen-, Ohren- und Nebennierentuberkulose usw.) um 20—40 Jahre und ist in diesen Altersklassen bei den Frauen z. T. nicht unerheblich erhöht. Oberhalb 40 Jahre stimmen die Kurven der Männer und Frauen ungefähr überein. Bremen weicht auch hier wieder größenordnungsmäßig von den Angaben der übrigen Länder ab, während Berlin bereits bei den 5—20 jährigen Männern und Frauen absolute Maxima aufweist.

Die Neuerkrankungen an „sonstiger" Tuberkulose betrugen 1948 in Niedersachsen 1,2/10000 M und 1,2/10000 F; im Jahre 1954 0,83/10000 M und 1,05/10000 F. Diese Abnahme ist im Verhältnis zur Änderung der Gesamtzahl an

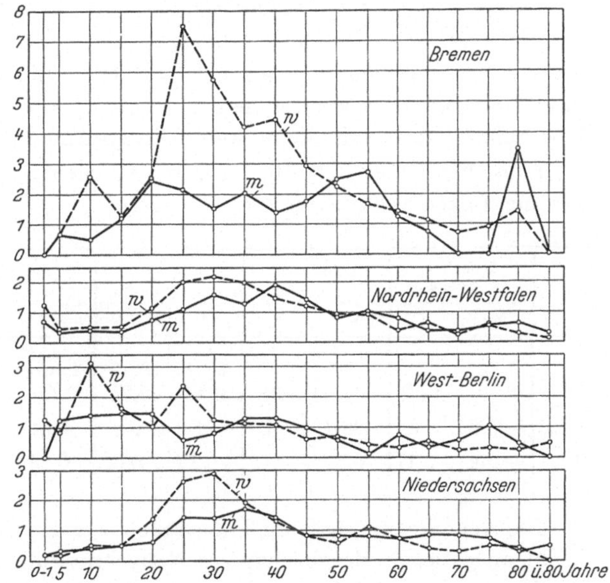

Abb. 87. Neuerkrankungen an Tuberkulose sonstiger Organe (Urogenital-, Augen-, Ohren- und Nebennierentbc. usw.) in verschiedenen Ländern der Bundesrepublik Deutschland nach Alter und Geschlecht auf 10000 E 1954

extrapulmonalen Erkrankungen gering und bedeutet sogar eine relative Zunahme. Der prozentuale Anteil der „Sonstigen" betrug nämlich 1948 bei den Männern

18,4%, 1954 30,1%, bei den Frauen 1948 19,7%, 1954 33,1%. Ob in diesen Zahlen eine Verbesserung der Diagnostik besonders in Hinsicht auf die Urogenitaltuberkulose zum Ausdruck kommt, kann nicht ermittelt werden; doch ist dies als wahrscheinlich anzunehmen.

Die Zahl der Neuerkrankungen an extrapulmonaler Tuberkulose hat, wie Abb. 88 für Bremen zeigt, in ähnlicher Weise wie bei der Lungentuberkulose ab-

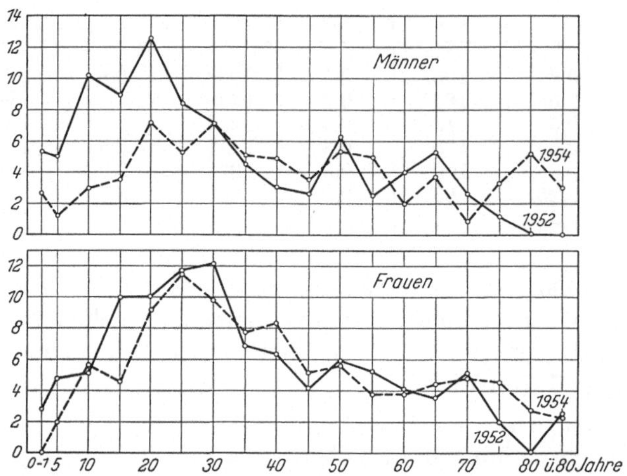

Abb. 88. Neuerkrankungen an extrapulmonaler Tuberkulose in Bremen 1952 und 1954 auf 10 000 E

genommen, und zwar wurden in erster Linie die Jahrgänge unterhalb 30 Jahre davon betroffen; besonders deutlich tritt dies bei den Männern in Erscheinung. Oberhalb 30 Jahre sind keine wesentlichen Änderungen erfolgt.

Hinsichtlich der betroffenen Organe liegen für die Jahre 1952 und 1954 von Bremen folgende Angaben vor:

Jahr	Knochen u. Gelenke		Drüsen		Haut		Meningitis		Sonstige		Id ges.	
	M	F	M	F	M	F	M	F	M	F	M	F
1952	1,18	1,18	1,96	1,60	0,21	0,29	0,39	0,23	2,10	3,25	5,84	6,55/10 000
1954	0,76	1,35	1,41	1,48	0,38	0,31	0,17	0,18	1,55	2,71	4,27	6,03/10 000
Änd. in %	—35,6	+14,4	—28,1	—7,5	+81,0	+6,9	—56,4	—21,7	—26,2	—16,6	—26,9	—7,9
Änd. abs.	—0,42	+0,17	—0,55	—0,12	+0,17	+0,02	—0,22	—0,05	—0,55	—0,54	—1,57	—0,52/10 000

Die Neuerkrankungen an Tuberkulose der Haut sind bei Männern und Frauen leicht angestiegen, desgleichen die Neuerkrankungen der Frauen an Tuberkulose der Knochen und Gelenke. Die besonders bei den Männern recht beträchtliche Abnahme gegenüber 1952 betrifft besonders die „Sonstigen" und die Tuberkulose der Drüsen, in geringerem Maße die Tuberkulose der Knochen und Gelenke und schließlich die tuberkulöse Meningitis; deren an sich schon relativ niedrige Erkrankungsziffern sich in diesen 2 Jahren noch um über 50% vermindert haben.

B. Bestand

Der Bestand an extrapulmonalen Tuberkulosen gliedert sich wie die Neuerkrankungen nach der *Neufassung* der *Erläuterungen* in

1. *Knochen-* und *Gelenktuberkulose.* Hier sind nur die Fälle zu zählen, die noch Zeichen aktiver Erkrankung tragen. Abgeschlossene, auch mit Verkrüppelung geheilte Fälle, die nur orthopädischer Nachbehandlung bedürfen, gehören zu den Überwachungsfällen II b.

2. *Tuberkulose der peripheren Lymphknoten,* z. B. Halslymphdrüsentuberkulose. Hier sind nur die Erkrankungen an einwandfreier Tuberkulose zu zählen, nicht aber Drüsennarben (diese unter „Überwachungsfälle" — „II b-Fälle"), auch wenn es sich um tuberkulinpositive Kinder handelt.

3. *Hauttuberkulose.* Hier gilt sinngemäß, daß nur aktive Erkrankungen zu zählen sind, nicht Lupusnarben. In Zweifelsfällen empfiehlt es sich, die Entscheidung des Hautarztes bzw. des Beauftragten für Hauttuberkulose (Lupus) herbeizuführen.

4. *Hirnhauttuberkulose.* Hier ist zu bemerken, daß gemäß der jetzt geübten Therapie die Zahlen der Erkrankungs- und der Todesfälle nicht mehr gleich zu sein brauchen.

5. *Urogenitaltuberkulose.*

6. *Sonstige Organtuberkulosen* (z. B. Mesenterial-Tuberkulosen, Augentuberkulosen).

Über den Bestand am 31. 12. 1954 unterrichtet Tab. 60.

Tabelle 60. *Bestand an Personen mit extrapulmonaler Tuberkulose in der Bundesrepublik Deutschland und den Ländern 1952, 1953 und 1954 absolut und auf 10000 E* nach Angaben des Statistischen Bundesamtes

Jahr	Bundesrepublik		West-Berlin	
	abs.	rel.	abs.	rel.
1950	74518	15,55	4512	20,94
1951	73157	15,10	3693	17,00
1952	68405	14,04	3221	14,73
1953	67539	13,71	2593	11,80
1954	64600	12,99	2392	10,91

Land	abs. 1954	rel.	1953	1952
Schleswig-Holstein	3865	16,78	17,01	16,93
Hamburg	1846	10,54	13,79	13,93
Niedersachsen	7485	11,39	11,76	13,47
Bremen	1330	21,35	22,83	21,55
Nordrhein-Westfalen	22760	15,63	16,68	17,13
Hessen.	5640	12,48	13,62	13,36
Rheinland-Pfalz.	5751	17,60	17,38	17,46
Baden-Württemberg	8420	12,01	12,62	12,82
Bayern	7503	8,19	8,57	8,60

Bremen, Rheinland-Pfalz, Schleswig-Holstein und Nordrhein-Westfalen liegen z. T. weit über, Bayern weit unter dem Mittelwert. Seit 1950 hat sich der Bestand in der Bundesrepublik um rund 10000 Personen verringert, in den einzelnen Ländern sind seit 1952 z. T. größere, teilweise keine Änderungen erfolgt. Maximale Unterschiede weisen wiederum Bremen und Bayern auf.

In allen Ländern umfaßt der Bestand an extrapulmonaler Tuberkulose mehr Frauen als Männer. Weiterhin zeigt Tab. 61, daß grundsätzlich in ebenfalls allen Ländern der Bestand an Knochen- und Gelenktuberkulose und tuberkulöser Meningitis bei den Männern höher liegt als bei den Frauen. Bei allen anderen

Tuberkuloseformen treten die umgekehrten Verhältnisse auf. Auffällig ist der besonders hohe Bestand an Tuberkulosen sonstiger Organe in Bremen, der bei den Frauen über 8 mal so hoch liegt wie in Bayern, welches allerdings gerade bei dieser Tuberkuloseform ungewöhnlich niedrige Werte aufweist. Die tuberkulöse Menin-

Tabelle 61. *Bestand an Personen mit extrapulmonaler Tuberkulose in den Ländern der Bundesrepublik Deutschland nach Tuberkuloseformen und Geschlecht am 31. 12. 1954 auf 10 000 E*

Land	Knochen u. Gelenke		Drüsen		Haut		Meningitis		Sonstige		Id ges.	
	M	F	M	F	M	F	M	F	M	F	M	F
Schlesw.-Holst.	6,41	4,99	3,88	4,76	1,72	2,77	0,74	0,55	3,61	4,08	16,35	17,15
Hamburg . . .	2,72	2,10	1,62	2,15	2,74	4,15	0,17	0,15	2,24	2,88	9,50	11,43
Niedersachsen .	4,52	3,51	1,90	2,31	1,19	2,25	0,38	0,40	2,74	3,51	10,73	11,98
Bremen . . .	6,63	5,50	3,61	4,53	1,19	2,88	1,12	1,03	6,87	10,12	19,43	24,06[1]
Nordrh.-Westf.	5,31	4,85	3,09	3,98	1,98	3,07	0,35	0,34	3,72	4,46	14,46	16,70
Hessen	4,21	3,28	2,05	3,02	1,34	2,33	0,38	0,32	3,56	4,15	11,54	13,11
Rheinland-Pfalz	6,24	4,74	2,79	4,10	sonstige M 7,04, F 9,17						16,07	18,02
Bad.-Württemb.	4,18	3,41	2,49	3,41	0,99	1,58	0,36	0,31	3,41	3,81	11,43	12,52
Bayern	3,71	2,90	1,77	2,14	1,16	1,72	0,25	0,24	1,23	1,25	8,12	8,25
Berlin	4,36	3,48	1,42	2,16	1,01	2,29	0,27	0,24	2,93	3,42	9,99	11,59

[1] Nur Personen über 15 Jahre.

gitis, welche noch vor wenigen Jahren zu fast 100% letal endete, ist 1954 mit 3—5% am Gesamtbestand an Personen mit extrapulmonaler Tuberkulose beteiligt.

Die Entwicklung des Bestandes an Personen mit extrapulmonaler Tuberkulose in den Ländern der Bundesrepublik von 1947—1954 ist aus Abb. 89 zu ersehen.

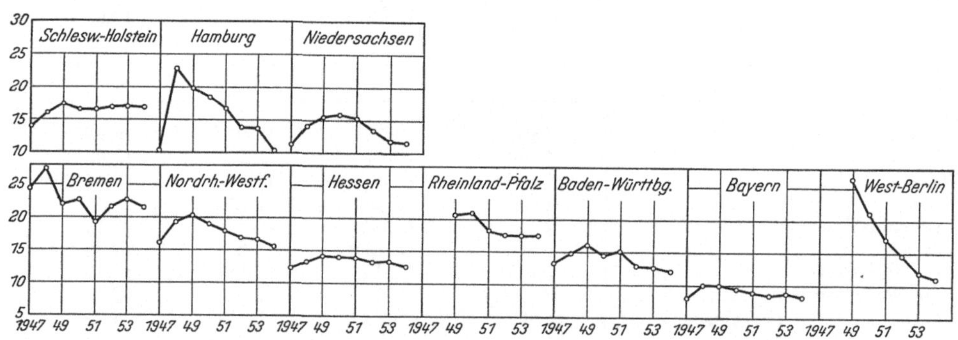

Abb. 89. Bestand an Personen mit extrapulmonaler Tuberkulose (Id) auf 10 000 E 1947—1954

In Abb. 90 ist der Bestand an Männern mit extrapulmonaler Tuberkulose in den einzelnen Ländern — nach dem Alter gegliedert — dargestellt. Diese sehr unübersichtliche Darstellung zeigt deutlich die besonders zwischen 5 und etwa 50 Jahren auftretenden Differenzen. Abweichungen von 300 und 400% sind festzustellen. Die Altersverteilung der Erkrankungsfälle der Männer an den verschiedenen Tuberkuloseformen in den einzelnen Ländern ist aus den Abb. 91—93 zu ersehen.

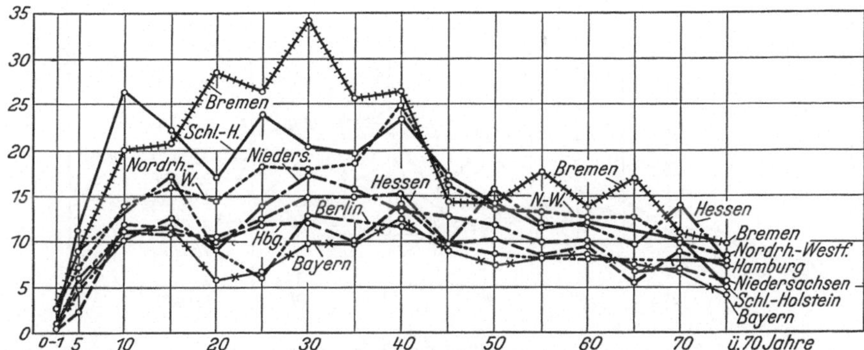

Abb. 90. Bestand an Männern mit extrapulmonaler Tuberkulose (I d) in verschiedenen Ländern der Bundesrepublik Deutschland 1954 auf 10 000 M

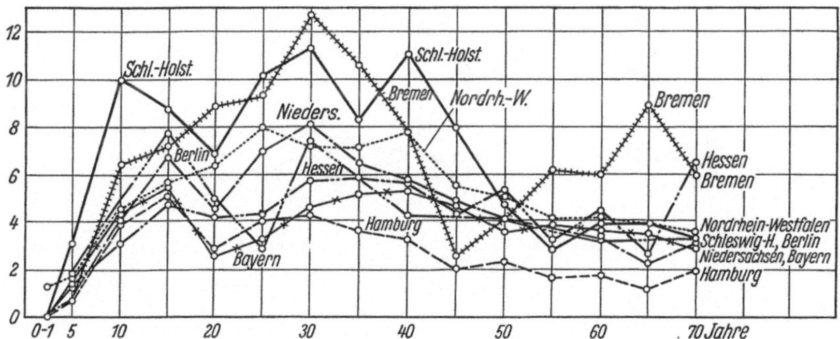

Abb. 91a. Bestand an Männern mit Tuberkulose der Knochen und Gelenke in verschiedenen Ländern der Bundesrepublik Deutschland 1954 auf 10 000 M

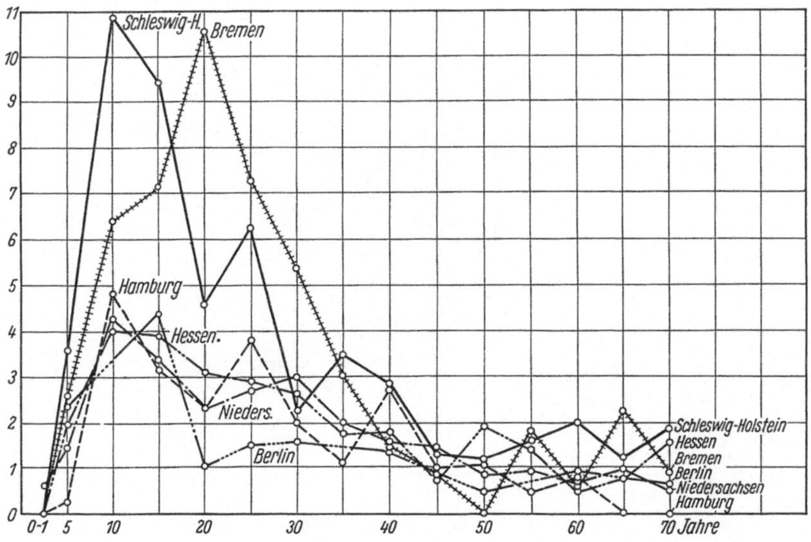

Abb. 91 b. Bestand an Männern mit Tuberkulose der Drüsen in einigen Ländern der Bundesrepublik Deutschland 1954 auf 10 000 M

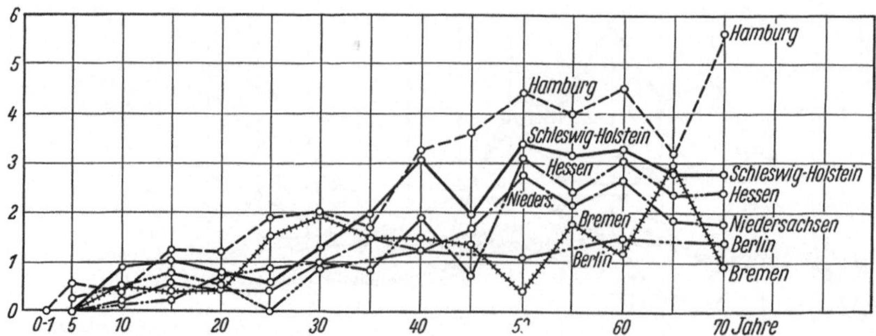

Abb. 92a. Bestand an Männern mit Tuberkulose der Haut in einigen Ländern der Bundesrepublik Deutschland 1954 auf 10 000 M

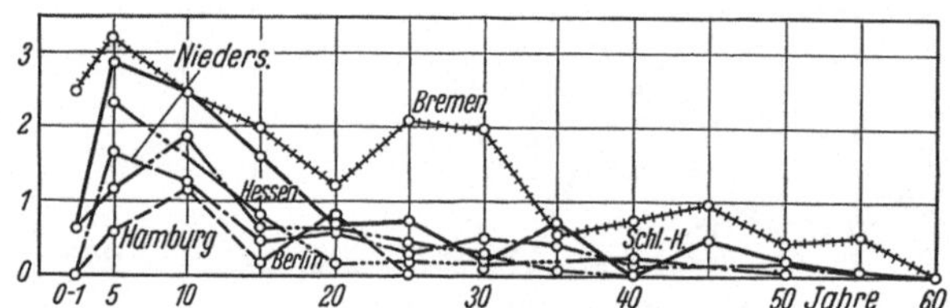

Abb. 92b. Bestand an Männern mit tuberkulöser Meningitis in einigen Ländern der Bundesrepublik Deutschland 1954 auf 10 000 M

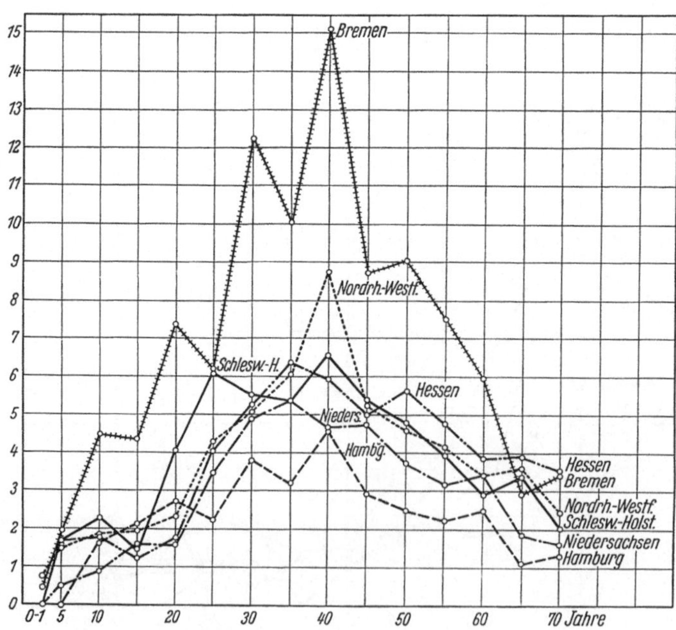

Abb. 93. Bestand an Männern mit Tuberkulose „sonstiger Organe" in einigen Ländern der Bundesrepublik Deutschand 1954 auf 10 000 M

Über die Alters- und Geschlechtsgliederung des Bestandes an den einzelnen
Formen der extrapulmonalen Tuberkulose unterrichten die Abb. 94 und 95.

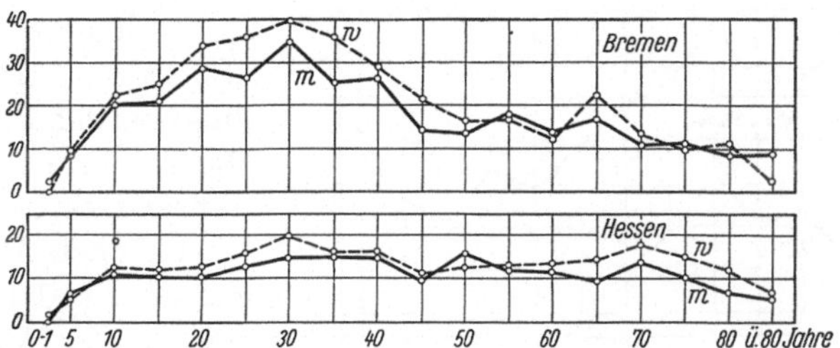

Abb. 94. Bestand an Id-Fällen in Bremen und Hessen nach Alter und Geschlecht auf 10000 E 1954

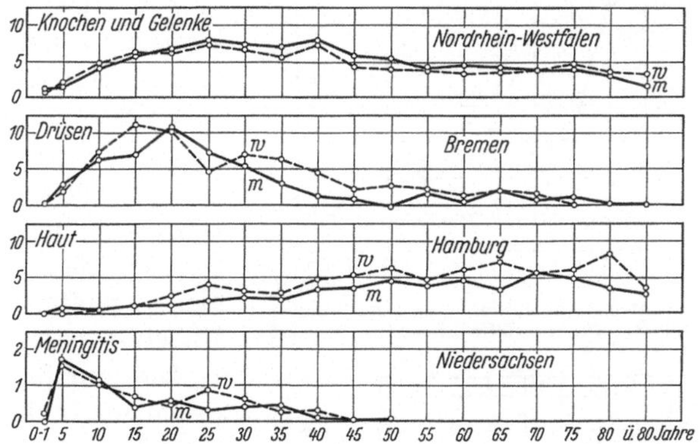

Abb. 95a. Bestand an Personen mit Tuberkulose der Knochen und Gelenke (Nordrhein-Westfalen), der Drüsen
(Bremen), der Haut (Hamburg) und mit tuberkulöser Meningitis (Niedersachsen) nach Alter und Geschlecht auf
10000 E am 31. 12. 1954

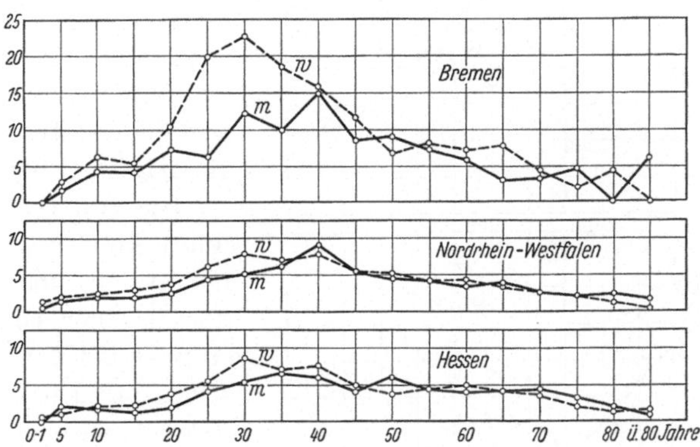

Abb. 95 b. Bestand an Personen mit Tuberkulose „sonstiger Organe" in Bremen, Nordrhein-Westfalen und Hessen
nach Alter und Geschlecht auf 10000 E am 31. 12. 1954

Das Maximum des Bestandes an Id-Fällen liegt wie bei der pulmonalen Tuberkulose um etwa 25—30 Jahre, es verschiebt sich bei der Drüsentuberkulose auf die
10—15jährigen, bei der tuberkulösen Meningitis auf die 1—5jährigen, umfaßt bei

der Knochen- und Gelenktuberkulose die Altersklassen zwischen 20 und 40 Jahren — jedoch ohne extreme Unterschiede — und wandert bei den „Sonstigen" und der Hauttuberkulose immer weiter in das höhere Alter. Bei den „Sonstigen" zeigt sich allerdings bei den Frauen ein klares Maximum um 25—30 Jahre, während es bei den Männern — wie auch Abb. 96 zeigt — um etwa 40 Jahre liegt. In den meisten Fällen handelt es sich jedoch bei den Maximalwerten um gegenüber den Werten der anderen Altersklassen nur wenig erhöhte Ziffern — eine Ausnahme findet sich z. B. bei den Tuberkulosen sonstiger Organe in Schleswig-Holstein entsprechend Abb. 96. Das Maximum bei den Frauen von 20—30 Jahren beträgt hier ungefähr das 4fache des Mittelwertes.

Die ungewöhnlichen Diskrepanzen in den Angaben der Länder bezüglich der extrapulmonalen Tuberkulose berechtigen nicht zu irgendwelchen Schlußfolgerungen. Nach einer allgemeinen Bereinigung der Statistik wird sich in einigen Jahren die tatsächliche Situation vielleicht zuverlässiger beurteilen lassen.

Die von 1952 auf 1954 erfolgte Änderung des Bestandes macht sich nach Abb. 97 besonders in einer Abnahme des Bestandes bei den Männern zwischen 5 und 40 Jahren, bei den Frauen zwischen 5 und 20 Jahren bemerkbar. Außerhalb dieser Altersklassen sind wesentliche Änderungen in diesen 2 Jahren nicht eingetreten.

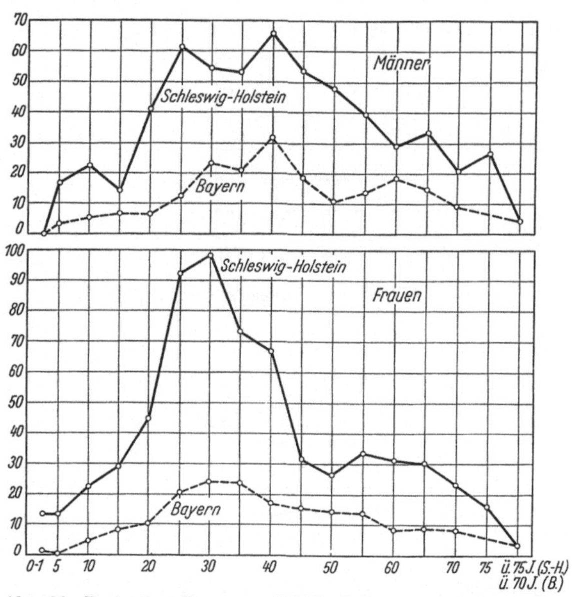

Abb. 96. Bestand an Personen mit Tuberkulose „sonstiger Organe" in Schleswig-Holstein und Bayern auf 100 000 E am 31. 12. 1954

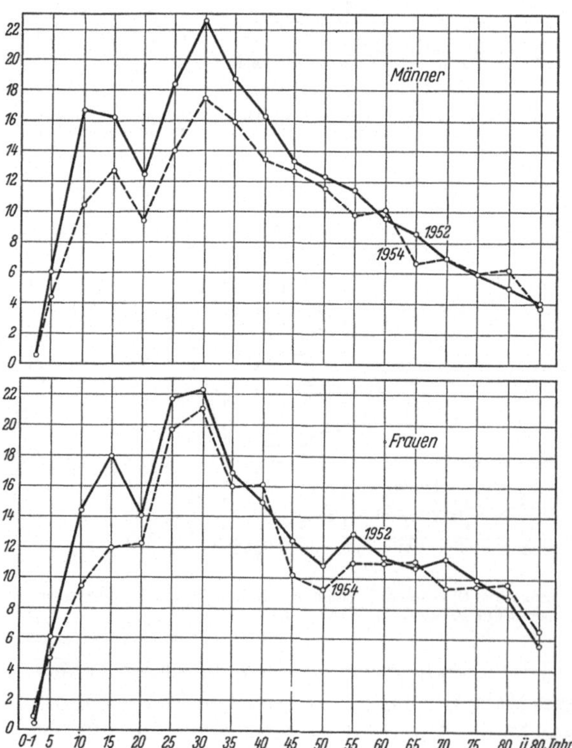

Abb. 97. Bestand an Id-Fällen in Niedersachsen auf 10 000 E am 31. 12. 1952 u. 1954

Bezüglich der Zusammensetzung des Bestandes an extrapulmonalen Tuberkulosen 1951 und 1954 in Niedersachsen ergibt sich folgendes Bild:

Jahr	Knochen u. Gelenke	Drüsen	Haut	Meningitis	Sonst.	Gesamt
1951	37,0	27,2	12,6	2,0	21,2	100
1954	34,9	18,5	15,5	3,4	27,7	100

Wesentlich verringert hat sich der Anteil der Drüsentuberkulosen, gering-
fügig der der Knochen- und Gelenktuberkulosen; dafür ist angestiegen der
Anteil der Hauttuberkulosen, der Meningitis und besonders der der sonstigen
Tuberkulosen.

Am 31. 12. 1951 waren in Niedersachsen insgesamt 10331 Personen mit extrapulmonaler Tuberkulose bei den Tuberkulosefürsorgestellen registriert; am 31. 12.
1954 noch 7485 Personen. Der Bestand hat um 2846 Personen abgenommen
$= 27,5\%$ des Bestandes vom 31. 12. 1951. An dieser Bestandsverringerung waren
die Kinder (bis 15 Jahre) mit 1289 Fällen $= 45,3\%$, die Männer mit $29,4\%$ und die
Frauen mit $25,3\%$ beteiligt. Der Bestand an Knochen- und Gelenktuberkulosen
hat sich um $31,4\%$ vermindert, die zu je etwa $^1/_3$ auf Kinder, Männer und Frauen
entfallen. Die Drüsentuberkulose zählt 1954 um 1411 Fälle weniger als 1951, was
einem Rückgang von $50,4\%$ entspricht. Rund 50% des Gesamtbetrages, um
welchen der Bestand an extrapulmonalen Tuberkulosen überhaupt kleiner geworden ist, werden von der Drüsentuberkulose beansprucht; und da sind es
$52,6\%$, welche davon auf die $0-15$jährigen entfallen; die Drüsentuberkulose der
Kinder ist um 742 Fälle seit 1951 geringer geworden: diese stellen rund 26% des
Betrages dar, um welchen der Bestand an extrapulmonalen Tuberkulosen überhaupt (für Kinder, Männer und Frauen) abgenommen hat.

Die Hauttuberkulose hat um 152 Fälle gegenüber 1951 abgenommen $= 11,6\%$,
der Bestand an Personen mit tuberkulöser Meningitis ist von 1951 auf 1954 um
39 Fälle $= 17,8\%$ angestiegen, wovon 25 Fälle $= 64,1\%$ des Gesamtbetrages von
39 Fällen auf die Frauen entfallen. Der Bestand an Tuberkulosen sonstiger Organe
hat in Niedersachsen nur um $5,6\%$ abgenommen: um 126 Personen bei den
Kindern, um 54 bei den Männern; bei den Frauen ist eine Zunahme um 58 Personen zu verzeichnen. Nach dieser Entwicklung in Niedersachsen kann angenommen werden, daß *die Abnahme des Bestandes an extrapulmonalen Tuberkulosen
— wie bei der Lungentuberkulose — zu einem wesentlichen Prozentsatz durch den
Rückgang des Bestandes an kindlichen Organtuberkulosen verursacht wird, wobei die
Drüsentuberkulose maßgeblichen Anteil hat.*

Nach den *Erläuterungen* darf jeder Kranke in der Tuberkulosestatistik nur einmal aufgeführt werden. Trifft aktive Tuberkulose der Atmungsorgane mit einer aktiven extrapulmonalen Tuberkulose zusammen, so ist es dem Ermessen des Arztes anheimgestellt, in
welcher Rubrik der Kranke geführt wird. Ist eine der Erkrankungen aktiv, die andere klinisch
geheilt, so ist er in der Gruppe der aktiven Erkrankung zu führen. Dr. Böhning („Beziehungen
zwischen Menschen und Rindertuberkulose", Georg Thieme-Verlag, Stuttgart 1956) weist auf
die Schwierigkeiten hin, die sich durch diese Bestimmung zwangsläufig in der Statistik ergeben
müssen, zumal die extrapulmonale Tuberkulose sich selbst in mehreren Organsystemen mani-
festieren kann. Im Kreis Wangen wurden unter dem Krankengut der Jahre 1942—1951
546 Kranke mit extrapulmonaler Tuberkulose gezählt. Bei $11,9\%$ dieser Personen bestand
sowohl eine aktive pulmonale als auch eine aktive extrapulmonale Tuberkulose. Diese wurden

unter Lungentuberkulose geführt, so daß 11,9% der extrapulmonalen Tuberkulosen nicht unter Id erschienen. Da bei 4,2% der extrapulmonalen Erkrankungsfälle mehrere Organsysteme betroffen waren, ergaben sich im vorliegenden Fall in 16,1% der Fälle mit extrapulmonaler Tuberkulose Schwierigkeiten bezüglich der statistischen Einordnung. Diese Ermittlungen zeigen, daß der Morbiditätsstatistik der Tuberkulose Mängel anhaften, die nur schwer zu beheben sind.

Für unsere Arbeiten wäre es von Bedeutung, wenn auch andere Fürsorgestellen zu dieser Frage zahlenmäßig belegte Angaben machen könnten.

Die Tabellen betr. Bestand an Personen mit extrapulmonaler Tuberkulose in den verschiedenen Ländern sind im Anhang (Tab. XXIII bis Tab. XLIII) abgedruckt.

2. Mortalität

Im Jahre 1954 starben in der Bundesrepublik Deutschland 635 Männer = 0,3/10000 M und 632 Frauen = 0,2/10000 F an extrapulmonaler Tuberkulose; die Sterblichkeit hat gegen 1953 nur sehr wenig abgenommen. In den einzelnen Altersklassen bestehen — ebenfalls im Gegensatz zur pulmonalen Tuberkulose — keine nennenswerten Unterschiede (s. Abb. 98).

Zwischen 5 und 45 Jahren liegen die Mortalitätsziffern um 0,2/10000 Personen der jeweiligen Altersklasse, darüber steigen sie langsam an und erreichen im höchsten Lebensalter

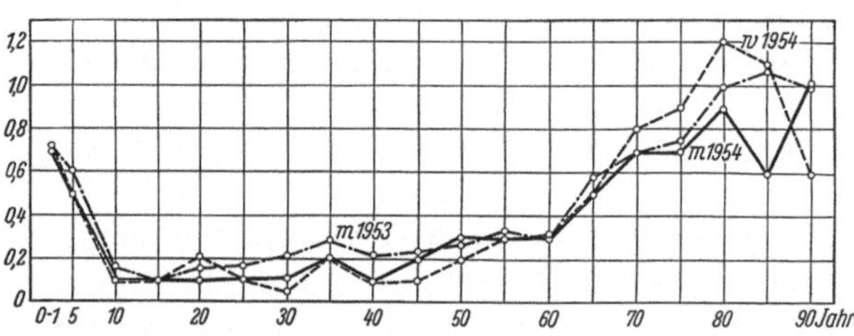

Abb. 98. Sterblichkeit an extrapulmonaler Tuberkulose in der Bundesrepublik Deutschland nach Alter und Geschlecht 1954 und 1953 (Männer) auf 10000 E

Höchstwerte mit etwa 1/10000. Relativ hoch ist noch die Sterblichkeit der 0—5-jährigen, welche um 0,6/10000 beträgt und überwiegend zu Lasten der tuberkulösen Meningitis geht. Die auf die Tuberkulose der Hirnhäute und des Zentralnervensystems entfallenden 492 Sterbefälle (aller Altersklassen) in der Bundesrepublik Deutschland stellen 38,8% aller Sterbefälle an extrapulmonaler Tuberkulose und 4,9% *aller* Sterbefälle an Tuberkulose dar. Von insgesamt 274 Sterbefällen der 0—5-jährigen an Tuberkulose sind 178 = 65,0% durch Tuberkulose der Hirnhäute und des Zentralnervensystems verursacht.

In den Ländern sind 1954 nebenstehende Sterbefälle an extrapulmonaler Tuberkulose festgestellt worden (auf 10000 E).

Land	M	F
Schleswig-Holstein . .	0,34	0,26
Hamburg	0,26	0,25
Niedersachsen	0,32	0,21
Bremen	0,31	0,22
Nordrhein-Westfalen .	0,20	0,25
Hessen	0,26	0,18
Rheinland-Pfalz . . .	0,27	0,19
Baden-Württemberg . .	0,30	0,25
Bayern	0,33	0,28
Berlin	0,26	0,17

Abgesehen von der etwas niedrig erscheinenden Mortalitätsziffer der Männer in Nordrhein-Westfalen bestehen keine entscheidenden Unterschiede. Auch die großen Unterschiede zwischen den Geschlechtern, die bei der Lungentuberkulose festzustellen sind, treten bei der extrapulmonalen Tuberkulose nicht auf.

Die Tabellen über die Sterblichkeit an extrapulmonaler Tuberkulose in den verschiedenen Ländern der Bundesrepublik sind im Anhang (Tab. XLIV bis Tab. LIVa) abgedruckt.

Mit Rücksicht darauf, daß die alters- und geschlechtsgegliederten Sterbeziffern für die Tuberkulose der verschiedenen Organe außerordentlich niedrig sind und vielfach in einzelnen Altersklassen keine derartigen Sterbefälle auftraten, haben wir auf die Wiedergabe dieser Angaben verzichtet.

3. Letalität

Während die an Lungentuberkulose verstorbenen Personen nur aus dem Bestand an Personen stammen können, welche an Lungentuberkulose erkrankt sind — sofern man von den erst mit dem Tode bekannt werdenden Fällen absieht —, ist dies bei der extrapulmonalen Tuberkulose nicht in diesem Umfang der Fall. Aus schottischen Statistiken ist zu entnehmen, daß ein recht beträchtlicher Prozentsatz der an extrapulmonaler Tuberkulose Verstorbenen den Fürsorgestellen erst mit dem Tod bekannt wird. Wie hier die Verhältnisse bei uns in Deutschland liegen, konnte bisher nicht ermittelt werden. Da aber um 1940 etwa 40% der in Deutschland an extrapulmonaler Tuberkulose Verstorbenen bis zu ihrem Ableben nicht registriert waren, dürfte auch heute noch deren Anteil trotz der nunmehr bestehenden Meldepflicht auch für diese Tuberkulose nicht unbeträchtlich sein. Die Zahl der nicht erfaßten Erkrankungsfälle dürfte damit wohl einen höheren Prozentsatz der Zahl der bekannten Fälle darstellen als es bei der pulmonalen Tuberkulose der Fall ist. Dazu kommt noch, daß — wenn man das Ergebnis von

Tabelle 62. *Letalität an extrapulmonaler Tuberkulose 1954 in den Ländern der Bundesrepublik Deutschland und West-Berlin*

Land		Knochen u. Gelenke	Drüsen	Haut	Meningitis	Sonstige	Id ges.
Schleswig-Holstein	m	1,58	1,42	0,54	15,96	1,02	2,07
	w	2,07	0,51	0,58	10,53	1,18	1,49
Hamburg	m	0,45	0,75	—	48,15	3,19	2,65
	w	1,99	1,46	0,25	39,13	2,17	2,10
Niedersachsen . .	m	1,90	1,35	—	25,95	2,65	2,90
	w	1,53	0,98	0,51	17,06	1,21	1,76
Bremen	m	1,01	1,85	—	—	2,41	1,55
	w	1,63	—	—	5,55	0,60	0,91
Nordrh.-Westfalen	m	0,91	0,74	0,14	17,51	1,18	1,32
	w	1,44	0,66	0,21	21,49	1,08	1,46
Hessen.	m	1,54	0,46	—	25,00	1,56	2,19
	w	2,24	0,14	—	18,75	0,60	1,35
Bad.-Württemberg	m	1,72	0,61	—	25,62	2,44	2,55
	w	2,30	0,93	0,50	21,77	1,18	1,97
Bayern	m	1,93	2,09	0,40	35,71	5,59	3,90
	w	2,33	1,31	0,82	28,22	5,55	3,37
West-Berlin . . .	m	1,46	2,94	1,05	21,87	2,15	2,51
	w	1,57	0,73	0,34	20,51	0,69	1,42
Gesamt	m	1,42	1,07	0,18	23,77	2,08	2,23
	w	1,82	0,77	0,37	20,64	1,37	1,78

Wangen (s. S. 173) verallgemeinert — über 10% der an extrapulmonaler Tuberkulose erkrankten Personen infolge gleichzeitiger aktiver Lungentuberkulose in den Diagnosegruppen I a—I c geführt werden. Wenn trotz dieser Einschränkungen von uns eine Berechnung der Letalität an extrapulmonaler Tuberkulose durchgeführt wurde, dann geschah dies zu dem Zweck, um *Anhaltspunkte* über diese Frage zu gewinnen, die gleichzeitig dazu dienen können, die Morbiditätsangaben auf ihre Zuverlässigkeit hin zu beurteilen.

Die für 1954 für die verschiedenen Formen der extrapulmonalen Tuberkulose in den einzelnen Ländern errechneten Werte sind in Tab. 62 zusammengestellt.

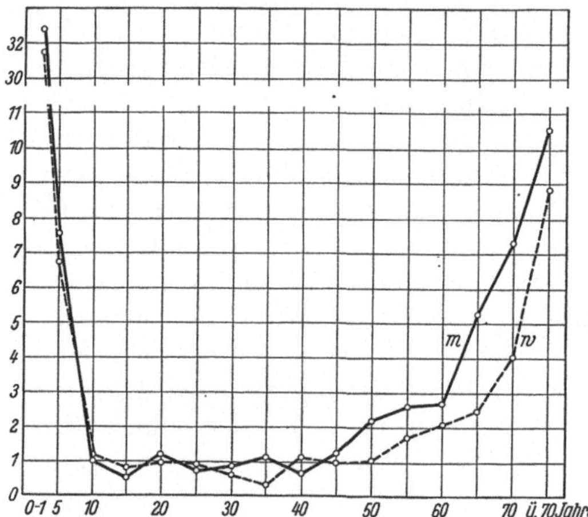

Abb. 99. „Letalität" an extrapulmonaler Tuberkulose (bezogen auf Bestand an I d-Fällen) 1954 in Schleswig-Holstein, Hamburg, Niedersachsen, Bremen, Hessen und Bayern

Danach findet sich die höchste Letalität der Männer und Frauen in Bayern, die niedrigste in Nordrhein-Westfalen und Bremen. Die Tabelle zeigt, daß — im Gegensatz zur Lungentuberkulose mit weitgehender Übereinstimmung der Letalität der Männer und Frauen — die Letalität der Männer an extrapulmonaler Tuberkulose im allgemeinen höher liegt als die der Frauen. Dies gilt für alle Formen der extrapulmonalen Tuberkulose — mit Ausnahme der Knochen- und Gelenktuberkulose und Hauttuberkulose. In fast allen Ländern liegt da die „Letalität" der Frauen höher als die der Männer. Besonders aber fällt in Tab. 62 die Letalität an tuberkulöser Meningitis auf, welche 1954 für die Männer 23,8%, für die Frauen 20,6% und noch vor wenigen Jahren fast 100% betrug. Die Auswirkungen der modernen Therapie machen sich hier deutlich bemerkbar.

Bei den Männern findet sich die höchste Letalität — außer für die Meningitis — bei den „Sonstigen" und der Knochen- und Gelenktuberkulose, bei den Frauen entfällt der Höchstwert auf die Knochen- und Gelenktuberkulose und dann auf die „Sonstigen".

Abb. 99 zeigt weitgehende Übereinstimmung der „Letalität" für die Altersklassen 0—45 Jahre, dann steigen die Werte für die Männer stärker an als für die Frauen: Etwa zwischen 5—10 und 50 Jahren beträgt die Letalität der Männer und Frauen um 1%. Der oberhalb etwa 60—70 Jahren erfolgende Anstieg läßt vermuten, daß in diesen Altersklassen eine größere Zahl von Erkrankungen an extrapulmonaler Tuberkulose nicht bekannt ist, und zwar in erster Linie solche der Frauen, da anders die teilweise beträchtliche Diskrepanz der Letalität zwischen Männern und Frauen kaum zu erklären ist.

Zusammenfassung

Auch die Zahl der *Neuerkrankungen an extrapulmonaler Tuberkulose* sinkt seit 1948 stetig ab. Prozentual sind die *sonstigen Tuberkulosen* (Urogenitaltuberkulose usw.) mit 35,0%, die Tuberkulose der *Drüsen* mit 26,1%, der *Knochen und Gelenke* mit 24,5%, der *Haut* mit 8,8%

und die *tuberkulöse Meningitis* mit 5,6% an der Gesamtzahl der Neuerkrankungen im Jahre 1954 beteiligt.

In allen Ländern der Bundesrepublik ist eine *höhere Morbidität der Frauen* an extrapulmonaler Tuberkulose festzustellen. Aus der Tatsache der wesentlich niedrigeren Morbidität der Frauen an pulmonaler Tuberkulose muß gefolgert werden, daß die *Lungentuberkulose bei den Frauen weit häufiger eine tuberkulöse Erkrankung anderer Organe im Gefolge hat als bei den Männern.*

Die Abnahme des *Bestandes* macht sich bei den Männern besonders zwischen 5 und 40 Jahren, bei den Frauen zwischen 5 und 20 Jahren bemerkbar. Außerhalb dieser Altersklassen sind während der letzten Jahre keine wesentlichen Änderungen erfolgt. Rund 50% des Gesamtbetrages, um welchen der Bestand an extrapulmonalen Tuberkulosen seit 1951 überhaupt abgenommen hat, entfällt auf die Drüsentuberkulose, und hier wieder zu über 50% auf die 0—15jährigen.

1954 starben in der Bundesrepublik Deutschland 1267 Personen an extrapulmonaler Tuberkulose = 0,25/10000 E. In der *Altersverteilung der Verstorbenen* treten *keine markanten Unterschiede* auf.

Die *Letalität* betrug im Jahre 1954 um 2%. Aus dem Verlauf der entsprechenden Kurve kann geschlossen werden, daß oberhalb 60—70 Jahren zahlreiche Erkrankungen an extrapulmonaler Tuberkulose nicht bekannt sind.

Extrapulmonary Tuberculosis

Since 1948 also the number of *new cases of extrapulmonary tuberculosis* has continuously decreased.

Among the total number of new cases in 1954 we find 26.1 p.c. tuberculosis of *glands*, 24.5 p.c. tuberculosis of *bones and joints*, 8.8 p.c. tuberculosis of *skin*, 5.6 p.c. *tuberculous meningitis* and 35.0 p.c. other forms of tuberculosis (f.i. tuberculosis of the urogenital system).

In all countries of the German Federal Republic a higher morbidity of extrapulmonary tuberculosis is prevalent among women.

The decrease of the *number of total registered cases* especially becomes apparent among the age-groups between 5 and 40 years in men and in the age-groups between 5 and 20 years in women.

With about 50 p.c. tuberculosis of glands has the biggest share within the decrease of the number of registered cases of extrapulmonary tuberculosis. Among the cases of tuberculosis of glands more than half of the decreased number refers to the age-groups between 0 and 15 years.

During 1954 in the Federal Republic 1267 persons have died from extra pulmonary tuberculosis, i.e. 0.25 per 10000 population. *Within the age-distribution* of the decreased *no significant difference* becomes evident.

In 1954 *the lethality of* extrapulmonary tuberculosis amounted up to about 2 p.c.

G. Die bovine Tuberkulose beim Menschen

Auf Grund zahlreicher Untersuchungen im In- und Ausland wird der Anteil der durch den Typus bovinus verursachten tuberkulösen Erkrankungen auf etwa 10% geschätzt; bei einzelnen Organtuberkulosen wurden *im Mittel* in 30—45% der Fälle bovine Bacillen nachgewiesen. Da aber die durch den Typus bovinus verursachte Tuberkulose absolut vermeidbar ist, ergibt sich die Forderung auf Ausmerzung der tuberkulinpositiv reagierenden Rinder. Diese Auffassung stützt sich auf die Ergebnisse entsprechender Aktionen im Ausland: Dänemark, wo die

Rindertuberkulose völlig ausgerottet ist, führt das rasche Absinken der Tuberkulose-Morbidität und -Mortalität z. T. auf die energische und konsequente Ausmerzung der tuberkuloseverdächtigen Rinder zurück; auch Holland, Schottland, die USA und andere Länder berichten über ähnliche Erfolge der gegen die Rindertuberkulose ergriffenen Maßnahmen. Selbstverständlich waren dabei Widerstände der Landwirtschaft zu überwinden, die mit Recht darauf hinwies, daß positiv reagierende Rinder keineswegs immer auch als tuberkulös angesehen werden dürfen. Durch geeignete staatliche wirtschaftliche Maßnahmen (Erhöhung des Preises für Milch aus anerkannt tuberkulosefreien Beständen usw.) konnten die Landwirte vor den sonst unumgänglichen Verlusten wenigstens teilweise bewahrt und ihr Einverständnis erreicht werden.

Um einen Überblick über die in der Bundesrepublik Deutschland herrschenden Situation zu erhalten, hat der *Herr Bundesminister für Ernährung, Landwirtschaft und Forsten* das DZK beauftragt, Untersuchungen über den Anteil der bovinen Tuberkulose beim Menschen durchzuführen. Diese Aktion, die zunächst für ein Jahr geplant war, ist noch nicht abgeschlossen. Wir werden über ihr Ergebnis in einem unserer folgenden Jahrbücher ausführlich berichten.

Am 1. 7. 1955 gab es in der Bundesrepublik 1 414 671 Rinderbestände mit 11 732 574 Rindern. Davon waren 835 027 Bestände = 59% mit 7 239 198 Rindern = 61,7% dem staatlichen Tuberkulosebekämpfungsverfahren angeschlossen. Innerhalb eines Jahres sind 13% der Bestände neu als tuberkulosefrei anerkannt worden. Die Zahl der anerkannt tuberkulosefreien Bestände betrug am 1. 7. 1955 513 890=36,3% aller Bestände. Diese verteilen sich gemäß der Statistik auf S. 179.

In der Bundesrepublik sind innerhalb von 3 Jahren über 360 000 Bestände mit mehr als 3 Millionen Rindern tuberkulosefrei geworden. In Dänemark wurden für die Sanierung des Landes mit 200 000 Beständen und etwa 3 Millionen Rindern 16 Jahre benötigt, in Holland für 2,8 Mill. Rinder 13 Jahre, in der Schweiz zur Sanierung von etwa 80% der Bestände 20 Jahre. In der Bundesrepublik sind in den letzten Jahren ganz erhebliche Anstrengungen gemacht worden, um die Rindertuberkulose auszurotten. [MEYN: „Die Fortschritte der Rindertuberkulosebekämpfung in der Bundesrepublik (Stand am 1. 7. 1955)", Mh. Tierheilkunde 8, H. 3, (1956)].

Hinsichtlich der volkswirtschaftlichen Bedeutung der Bekämpfung der Rindertuberkulose in der Schweiz, wo bei einem Bestand von 1,6 Millionen Rindern bisher 120 Mill. sfrs. verausgabt worden sind, erklärte MEYN unter Bezugnahme auf einen Rechenschaftsbericht von FLÜCKIGER in der „Neuen Züricher Zeitung" vom 11. 3. 1955:

„Mit diesen Mitteln konnte die Seuche auf $1/_3$ ihrer früheren Ausdehnung reduziert werden. Der dadurch erzielte wirtschaftliche Nutzeffekt belief sich, soweit er zahlenmäßig als Schadensrückgang und Ertragssteigerung erfaßt werden konnte, auf 660 Millionen sfrs. Mit anderen Worten: Den staatlichen Aufwendungen von 120 Mill. sfrs. stand ein wirtschaftlicher Nutzen von 660 Mill. sfrs. gegenüber, ein Nutzen also, der mehr als das Fünffache der Aufwendungen ausmachte. Die gesundheitlichen Fortschritte der bisherigen Sanierungserfolge ergeben sich einmal aus der erheblich veränderten milchhygienischen Situation und zum anderen aus der Beseitigung von Ansteckungsmöglichkeiten im Stall."

MEYN weist im Zusammenhang mit Arbeiten von LINDAU, HÖFT, JOESTEN und BÖLLES darauf hin, daß der Anteil des bovinen Typs am Zustandekommen menschlicher Tuberkuloseformen mit dem Verseuchungsgrad der Rinderbestände steigt

Jahresstatistik über den Stand des freiwilligen staatlichen Verfahrens zur Bekämpfung der Rindertuberkulose im Bundesgebiet nach dem Stichtag v. 30.6.1955

(Die Zahlen in Klammern geben den Stand nach dem Stichtag vom 30. Juni 1954 an)
[Entnommen aus Tuberkulosearzt 10, 1, 46 (1956)]

Land	Anzahl der		Dem Verfahren angeschlossen				Bereits staatlich anerkannt				Anzahl der Gemeind.	Anzahl der Tbc.freien Gemeinden Teilgemeind. Ortschaften		
	Bestände	Tiere	Bestände	% von 2	Tiere	% von 2	Bestände	% von 2	Tiere	% von 2				
1	2		3				4				5	6		
Schleswig-Holstein	58070 (58301)	1138917 (1052811)	41801 (33719)	72,0 (57,8)	729347 (609306)	64,0 (57,9)	13836 (7304)	23,8 (12,5)	223446 (104907)	19,6 (10,0)	1393 (1393)	—	—	—
Hamburg	1728[1] (1854)	16909[1] (18812)	1301 (1153)	75,3 (62,2)	13990 (13048)	82,7 (69,4)	734 (383)	42,5 (20,7)	6585 (3768)	38,9 (20,0)	63 (63)	—	—	—
Niedersachsen	224748[1] (234320)	2314383[1] (2258579)	165238 (148723)	73,5 (63,5)	1622167 (1396742)	70,1 (61,8)	127788 (96171)	56,9 (41.0)	1199935 (883342)	51,8 (39,1)	4303 (4191)	149 (81)	— (—)	— (—)
Bremen	1307 (1441)	19738 (18949)	1061 (881)	81,2 (61,1)	16838 (15912)	85,3 (84,0)	550 (264)	42,1 (18,3)	7713 (4092)	39,1 (21,6)	2 (2)	— (—)	— (—)	— (—)
Nordrhein-Westfalen	185223[1] (196356)	1558374 (1541936)	119461 (89643)	64,4 (45,6)	1050666 (778471)	67,4 (50,4)	98953 (72833)	53,4 (37,0)	748596 (522845)	48,0 (33,9)	2382 (2382)	205 (76)	— (—)	455 (214)
Hessen	136133[1] (140785)	775350[1] (789827)	79493 (61687)	58,4 (43,8)	469769 (354630)	60,6 (44,9)	57133 (26562)	42,0 (18,8)	316768 (152918)	40,8 (19,3)	2706 (2706)	(103)	— (—)	— (—)
Rheinland-Pfalz	137769 (147852)	668217 (698265)	44538 (16955)	32,3 (11,5)	243888 (105868)	36,5 (15,4)	26426 (7733)	10,2 (5,2)	136248 (45711)	20,4 (6,6)	2918 (2915)	58 (19)	— (—)	— (—)
Baden-Württemberg	262484 (276673)	1673664 (1680630)	214015 (190278)	81,5 (68,8)	1325004 (1102695)	79,2 (65,6)	114263 (86777)	43,5 (31,4)	707771 (512618)	42,3 (30,5)	3389 (3390)	364 (203)	170 (27)	— (—)
Bayern	407109 (413265)	3567022[1] (3590163)	168119 (127997)	41,3 (31,0)	1767530 (1340471)	49,5 (37,3)	74207 (44347)	18,2 (10,7)	729713 (431658)	20,4 (12,0)	7117 (6905)	28 (16)	— (—)	— (44)
Bundesgebiet	1414571[1] (1470847)	11732574[1] (11649972)	835027 (671036)	59,0 (45,6)	7239199 (5717143)	61,7 (49,1)	513890 (342374)	36,3 (23,3)	4076775 (2661859)	34,7 (22,9)	24273 (23947)			

12*

[1] Zahlen weichen geringgradig von dem Ergebnis der allgemeinen Viehzählung ab. Nach dem Stand vom 3. Juni 1955 wurden im Bundesgebiet gezählt: 1413000 Rinderhaltungsbetriebe, 11829700 Rinder.

und fällt und daß aus diesem Grunde die Bekämpfung der Rindertuberkulose in hohem Maße eine öffentliche Aufgabe darstellt.

Nach MEYN steht der schwierigste Teil des Kampfes gegen die Rindertuberkulose, nämlich die Sanierung der größeren und stärker verseuchten Bestände noch bevor, die eine erhebliche Steigerung der Kosten verursachen wird.

Der Bericht weist noch auf eine weitere beträchtliche Schwierigkeit hin, die darin besteht, die einmal sanierten Bestände auch auf die Dauer tuberkulosefrei zu halten. Dies scheint nur möglich auf dem Wege über gesetzliche Bestimmungen, wie sie auch in anderen Ländern zum Schutze der tuberkulosefreien Bestände erlassen worden sind. Es sei hier nur an die noch verseuchten Ställe erinnert. Für die Reinfektion tuberkulosefreier Bestände kommen auch Menschen und Haustiere in Betracht. BÖHNING (s. S. 173) zitiert den Bericht eines Schweizer Tierarztes über die Wiederverseuchung eines tuberkulosefreien Bestandes von 15 Milchkühen durch eine bovin-tuberkulös erkrankte Katze, welche grundsätzlich in einer Futterkrippe schlief.

In bezug auf die Bekämpfung der Rindertuberkulose in den *Niederlanden* [Dtsch. med. Wschr. **1956,** 1565 (65), oder Basler Nachr. Nr. 368 (1956)] ist festzustellen, daß der im Frühjahr 1951 aufgestellte Fünfjahresplan zur Bekämpfung der für die Volksgesundheit und für den Export von Milchprodukten und Zuchtvieh so schädlichen Rindertuberkulose vor kurzem mit Erfolg abgeschlossen werden konnte.

Auch hier brachte der 2. Weltkrieg einen Rückschlag bei der Bekämpfung der Rindertuberkulose. Nach dem Kriege wurden aber in allen 11 Provinzen ,,Provinziale Gesundheitskommissionen'' errichtet, die weitgehende Befugnisse erhielten. Nachdem sich 95% aller Rindviehbesitzer freiwillig zur Mitarbeit bereit erklärten, legte ihnen der Staat die Verpflichtung auf, Mitglied dieser Gesundheitskommission zu werden und ihre Viehbestände durch Organe dieser Institutionen regelmäßig auf Tuberkulose untersuchen zu lassen. Eine wohldurchdachte Regelung wurde ausgearbeitet, um in 5 Jahren die Tuberkulose auszumerzen. Entgegen den Erwartungen blieb die Milchproduktion trotz Sanierung sehr hoch. Als der Fünfjahresplan 1951 begann, reagierten von 2,9 Millionen Rindern nicht weniger als 400 000 (13,3%) positiv auf Tuberkulose. Im Frühling 1953 war dieser Prozentsatz bereits auf 7,6% und im Frühjahr 1955 auf 1,9% gesunken.

Nunmehr ist der niederländische Rindviehbestand vollständig tuberkulosefrei.

Zusammenfassung

Der Anteil der durch den *Typus bovinus* verursachten tuberkulösen Erkrankungen wird auf etwa 10% geschätzt; bei einzelnen Organtuberkulosen wurden im Mittel in 30—45% der Fälle bovine Bacillen nachgewiesen. In der Bundesrepublik Deutschland werden zur Zeit Untersuchungen in dieser Richtung angestellt.

Die durch den Typus bovinus verursachte tuberkulöse Erkrankung ist vermeidbar, es ergibt sich deshalb zwangsläufig die Forderung nach der Ausmerzung aller tuberkulinpositiv reagierenden Rinder.

Am 1. 7. 1955 waren 59% der Rinderbestände dem staatlichen Tuberkulosebekämpfungsverfahren angeschlossen; die Zahl der *anerkannt tuberkulosefreien Bestände* betrug zu diesem Zeitpunkt 36,3% aller Bestände.

Bovine Tuberculosis in Human

The share of tuberculous affections, caused by the bovine type of Myobact. tuberculosis is estimated to amount to about 10 p.c. In some kinds of extrapulmonary tuberculosis the bovine type is involved in an average of 30 to 45 p.c. In the German Federal Republic examinations in this direction are inaugurated.

Tuberculosis caused by the bovine type is avoidable. Therefore the eradication of all cattle, showing a positive tuberculin-reaction, has to be required.

On July 1st 1955 59 p. c. of all holders of cattle had joined the governmental control-program against bovine tuberculosis.

By then the number of cattle-farmings, officially acknowledged as free tuberculosis amounted to 36.3 p. c. of all stocks.

H. Stationäre Behandlung

In Tab. 63 wird die Zahl der Tuberkulose-Krankenanstalten und der Normalbetten am 31. 12. 1954 in den einzelnen Ländern mitgeteilt. Die Zahl der Tuberkulosebetten in den Allgemeinen Krankenanstalten ist in dieser Aufstellung nicht enthalten. Zuverlässige Angaben über die Gesamtzahl der Tuberkulosebetten können auf Grund der etwas lückenhaften Meldungen für 1954 nicht gemacht werden. 1953 betrug die Gesamtzahl 68 894 Betten.

Die Frage, in welchem Umfange stationäre und ambulante Behandlung erfolgte, ist von beträchtlicher Bedeutung. Soweit darüber Unterlagen vorlagen, sind diese in Tab. 64 zusammengestellt. Leider differieren die Angaben derart erheblich, daß Folgerungen nicht möglich sind.

Mit der Möglichkeit der medikamentösen Therapie — besonders seit Anwendung der Isoniazide — hat zweifellos die Zahl der ambulant Behandelten zugenommen, und die Neigung zu stationärer Behandlung ist geringer geworden. Erfolgsstatistiken liegen noch nicht vor. Wegen ihrer hohen Aktualität hat die *Union Internationale contre la Tuberculose* diese Frage auf ihrem XIV. Internationalen Tuberkulosekongreß im Januar 1957 in New Delhi zur Diskussion gestellt.

Tabelle 63. *Zahl der Tuberkulose-Krankenanstalten und der Normalbetten in den Ländern der Bundesrepublik am 31. 12. 1954* (nach Statistik der Bundesrepublik Deutschland Bd.148, S. 118—121 Stat. Bundesamt Wiesbaden)

Land	Öff. Kr.-Anst.		Freie gemeinnützige Kr.-Anst.		Private Kr.-Anstalt		Krankenanst. ges.	
	Anst.	Betten	Anst.	Betten	Anst.	Betten	Anst.	Betten
Schleswig-Holstein	21	3738	3	743	1	47	25	4528
dar. überw. für Kinder	5	703	—	—	1	47	6	750
Hamburg	—	—	—	—	—	—	—	—
dar. überw. für Kinder	—	—	—	—	—	—	—	—
Niedersachsen	40	6201	16	2529	7	644	63	9374
dar. überw. für Kinder	6	637	3	349	—	—	9	986
Bremen	—	—	—	—	—	—	—	—
dar. überw. für Kinder	—	—	—	—	—	—	—	—
Nordrhein-Westfalen	26	4833	29	3715	4	212	59	8760
dar. überw. für Kinder	1	140	7	1382	—	—	8	1522
Hessen	18	3637	8	1177	2	162	28	4976
dar. überw. für Kinder	4	795	1	67	—	—	5	862
Rheinland-Pfalz	6	756	8	852	2	97	16	1705
dar. überw. für Kinder	—	—	3	287	—	—	3	287
Baden-Württemberg	26	4051	16	2215	31	2184	73	8450
dar. überw. für Kinder	1	110	5	914	3	135	9	1159
Bayern	40	7088	21	2964	3	319	64	10371
dar. überw. für Kinder	3	298	8	1240	—	—	11	1538
West-Berlin	3	887	—	—	2	285	5	1172
dar. überw. für Kinder	—	—	—	—	—	—	—	—
Bundesgebiet	177	30304	101	14195	50	3665	328	48164
dar. überw. für Kinder	20	2683	27	4239	4	182	51	7104

Tabelle 64. *Überweisungen in stationäre Behandlung und ambulante Behandlung*

Land	stationäre Behandlung		ambulante Behandlung	
	1953	1954	1953	1954
Schleswig-Holstein	5 648	5 419	7 587	6 133
Hamburg	4 378	3 808	5 533	5 109
Niedersachsen	13 516	12 730	10 964	13 295
Bremen	878	957	335	467
Nordrhein-Westfalen	27 793	26 425	27 166	31 359
Hessen.	8 822	7 973	2 166	2 465
Rheinland-Pfalz.	7 760	7 439	7 069	4 402
Baden-Württemberg	11 245	11 027	5 632	4 096
Bayern	[1]	[2]	3 825	3 653
Bundesgebiet	80 040[3]	75 778[3]	70 277	70 979
West-Berlin	5 156	4 463	6 203[4]	4 372

[1] Nicht ermittelt.
[2] Nicht ermittelt. Ende 1954 befanden sich in stat. Behandlung 10 112.
[3] Ohne Bayern.   [4] Nur 8 Bezirke.

Aus Abb. 100 ist der Anteil jener Tuberkulösen (in Prozent des Bestandes) zu entnehmen, welche sich in den Jahren 1948, 1951 und 1954 in Hessen in stationärer Behandlung befanden. Besonders deutlich ist dabei die Zunahme des Anteils der 0—25jährigen, während der Anteil der 15—25- bis über 65jährigen seit 1948 annähernd gleichmäßig zugenommen hat. Diese Darstellung berechtigt allerdings nicht zu der Folgerung, daß die Tuberkulose in den Jahren 1951 und 1954 schwerer verlaufen und deshalb eine stationäre Behandlung in höherem Maße erforderlich geworden sei.

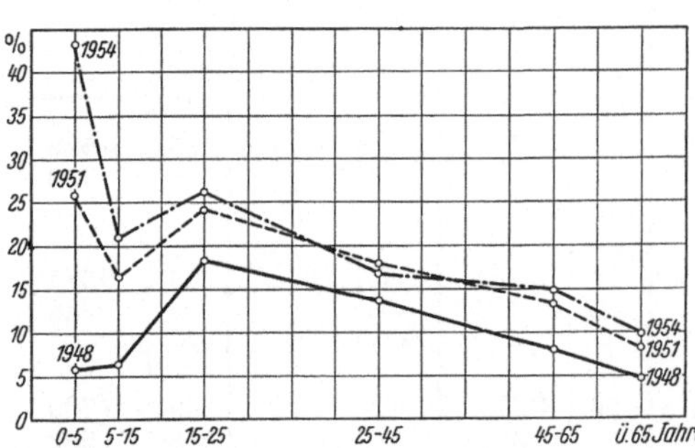

Abb. 100. Hessen: Von 100 an aktiver Tuberkulose Erkrankten (Bestand I a—I d) befanden sich ... in stationärer Behandlung (M + F)

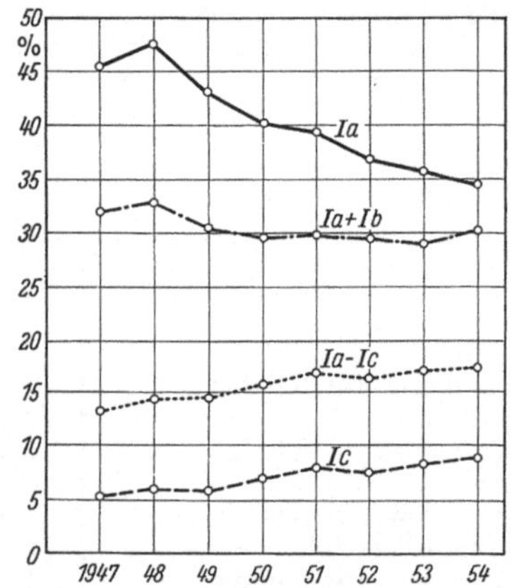

Abb. 101. Von 100 Personen mit aktiver Tuberkulose befanden sich ... in Heilstättenbehandlung (M + F) Bayern 1947—1954

Nach Abb. 101 hat in Bayern der Anteil der an offener Tuberkulose mit Bacillennachweis (I a) erkrankten und stationär behandelten Personen seit 1948 stark abgenommen. 1948 befanden sich noch rund 47,5 % des Bestandes an Personen mit bakteriologisch offener Tuberkulose in Heilstättenbehandlung; 1954 handelt es sich noch um 34 %. Für *alle* Offentuberkulösen (I a + I b) hat sich allerdings die Situation nicht sehr verändert: Zwischen 29 und 32 % des Bestandes an

I a + I b-Fällen befanden sich während des Zeitraumes von 1947—1954 in Heilstätten; d. h. aber, daß *mehr als zwei Drittel der ansteckungsfähigen Tuberkulösen* sich *nicht in stationärer Behandlung* befanden. Wie weit gerade dieser Personenkreis ambulant behandelt worden ist, weisen die Statistiken nicht aus. Nach den Angaben von Tab. 64 ist anzunehmen, daß die Zahl der ambulant Behandelten ungefähr der der stationär Behandelten entspricht. Schätzungsweise werden mindestens ein Drittel aller Offentuberkulösen weder stationär, noch ambulant behandelt; stationär werden voraussichtlich Offentuberkulöse, ambulant aber auch zahlreiche Personen mit aktiver, aber nicht ansteckender Tuberkulose die Hilfe der Ärzte in Anspruch nehmen. In den Ländern der Bundesrepublik Deutschland ist jeder Fall von Tuberkulose und mit Verdacht auf Tuberkulose meldepflichtig. Diese Maßnahme hat aber nicht den Sinn, zahlenmäßige Unterlagen für Behörden, Statistiken und medizinische und volkswirtschaftliche Dissertationen zu erbringen, sondern geschieht einmal zu dem Zweck, die Erkrankten selbst einer Behandlung und eventuell Heilung zuzuführen, in erster Linie aber doch, um die Infektionsmöglichkeiten für die gesunde Bevölkerung zu vermindern, welche durch unbekannte und bekannte ansteckungsfähige Tuberkulöse gegeben sind. Die meisten Länder haben Gesetze erlassen, um unter Einsatz beträchtlicher öffentlicher Mittel auch den letzten Tuberkulösen als Infektionsquelle — und nicht zahlenmäßig! — zu erfassen. Deren Zahl dürfte — vorsichtig geschätzt — in der Bundesrepublik zwischen 30 und 40 000 liegen. Was aber bedeuten diese der Auffindung der inapperzepten Tuberkulösen dienenden erheblichen materiellen und personellen Aufwendungen, wenn etwa 85 000 bekannte Offentuberkulöse als Bacillenstreuer für eine weitere Verbreitung der Tuberkulose Anlaß geben können. Auch wenn alle erforderlichen Maßnahmen beachtet werden und unter der Annahme, daß die Zahl der Asozialen nur sehr niedrig ist, muß angenommen werden, daß die jährlich in Deutschland gemeldeten 25—30 000 Fälle von ansteckender Tuberkulose und die 60 000 Fälle von nicht ansteckender Lungentuberkulose zu einem wesentlichen Prozentsatz ihre Erkrankung diesem Personenkreis zuzuschreiben haben. Eine Erkrankung an Tuberkulose kann nur auf dem Wege über eine Ansteckung erfolgen, und die Veranlassung dazu können nur die bekannten und unbekannten Offentuberkulösen sein. Die Bekämpfung der Tuberkulose dient dem Ziel, alle Maßnahmen zu ergreifen, die geeignet sind, die Tuberkulose gänzlich auszurotten, und zwar in der Hauptsache durch völlige Verschließung der Infektionsquellen. Von 1950 bis 1954 sind in der Bundesrepublik Deutschland rund 150 000 Neuerkrankungen an ansteckender Tuberkulose und fast 330 000 an nicht ansteckender Tuberkulose, also fast eine halbe Million, gemeldet worden, von denen nach dem unter „Letalität" Gesagten etwa 25—30 000 zwischen 1950 und 1960 gestorben sind oder sterben werden. Die zur Behandlung dieser Tuberkulösen erforderlichen Kosten, die Not und das Elend, welches über die Betroffenen und ihre Angehörigen gekommen ist, ist letzten Endes die Folge davon, daß die Infektionsquellen nicht vollständig beseitigt werden können. Auch Prof. DOMAGK hat vor wenigen Jahren betont, daß mit der Verschließung der Infektionsquellen die Tuberkulose in wenigen Jahren ausgerottet sein würde. So wie die Dinge heute liegen, wird dies noch nicht sobald der Fall sein, und weitere etwa 150—250 000 Menschen werden ihr allein in Deutschland erliegen und viele Millionen durch die Tuberkulose vorzeitig invalid werden — ganz abgesehen von den Milliardenbeträgen, welche allein in Deutschland bis dahin für die Betreuung der Tuberkulosen noch aufzubringen sein werden.

Nach Abb. 102 entfällt das Maximum der stationär Behandelten auf die Personen von 0—25 Jahre. Darüber wird der Anteil — bezogen auf den Bestand in den einzelnen Altersklassen — immer kleiner; von den über 65 Jahre alten Offentuberkulösen waren 1954 nur noch knapp 16% in Heilstättenbehandlung; oberhalb etwa 45 Jahre haben rund 80% der Offentuberkulösen 1954 keine Kur gemacht. Hierbei handelt es sich in erster Linie um Chronisch-Tuberkulöse, die auch durch eine stationäre Behandlung keine entscheidende Besserung ihres Krankheitszustandes erfahren, die vielfach nicht nur wegen ihrer Tuberkulose, sondern auch wegen ihres Alters der Pflege und Betreuung bedürfen und denen außerdem häufig die Rolle der „Babysitter" zufällt, wenn beide Eltern berufstätig sind. Für diesen Personenkreis bestehen also bezüglich einer weiteren Verbreitung der Tuberkulose denkbar günstige Voraussetzungen.

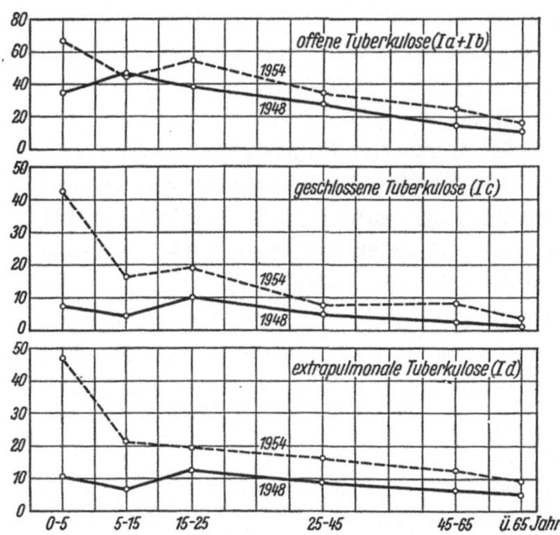

Abb. 102. Prozentsatz der 1948 und 1954 stationär behandelten tuberkulosekranken Männer (bezogen auf den Bestand) in Hessen (nach Angaben d. Stat. Landesamtes Hessen errechnet)

Nach den Angaben des Hessischen Statistischen Landesamtes wurden 1954 3146 Personen stationär behandelt = 17,8% aller an aktiver Tuberkulose Erkrankten. Auf den Bestand an aktiver Tuberkulose (alle Formen) in den einzelnen Altersklassen bezogen, betrug der Prozentsatz der stationär Behandelten

	0—5	5—15	15—25	25—45	45—65	üb. 65 J.
M	43,7	18,3	28,0	16,9	15,0	9,7
F	42,1	23,9	24,6	16,6	13,8	9,6

Bei den Männern und Frauen ist der Anteil in allen Altersgruppen ungefähr gleich, außer zwischen 5 und 25 Jahren: Von 5—15 Jahren sind mehr Mädchen als Knaben, von 15—25 Jahren mehr Männer stationär behandelt worden. Bei den 15—25 jährigen stimmten die Zahlen von 1951—1953 im wesentlichen überein, den 1954 auftretenden Unterschieden kommt also wohl keine besondere Bedeutung zu. Dagegen liegt der Anteil der 5—15 jährigen stationär behandelten Mädchen *grundsätzlich* höher als der der gleichaltrigen Knaben. Wir können annehmen, daß hierin eine Verschlechterung der Tuberkulose bei den Mädchen unter dem Einfluß der Pubertät zum Ausdruck kommt.

Nach Abb. 103a betrug der Anteil der in Schweizer Militärhospitalen wegen offener Tuberkulose behandelten Patienten 1954 etwa 39% aller Patienten, gegenüber 51% im Jahre 1934/35. Wie Abb. 103b zeigt, waren 1954 ungefähr 13% der Offentuberkulösen, bei welchen beim Antritt der Kur Tuberkelbacillen nachgewiesen worden waren, auch bei Beendigung der Kur positiv.

Bei den von der Tbc.-Einweisungsstelle der LVA Hessen (Leiter Dr. HANSTEIN) im Jahre 1953 angeordneten Heilverfahren waren 71,2% Erst- und 28,8% Wiederholungskuren. Bei den nur wegen Lungentuberkulose durchgeführten Kuren waren 34,2% Wiederholungskuren. 26,6% *aller* stationär Behandelten waren bei der Einweisung ansteckend, bei der Entlassung 10,8%. Von den wegen Lungentuberkulose stationär behandelten Personen waren bei Kurbeginn 33,9% ansteckend und 13,7% bei der Entlassung. Danach ist es nur bei etwa 60% der Ansteckend-Tuberkulösen gelungen, Bacillenfreiheit zu erreichen, während 40% auch nach dem Heilverfahren ansteckend geblieben sind.

Nach einem Bericht von Dr. KAUFMANN, Zürich („Die Tätigkeit der Fürsorgestellen im Jahre 1954", „Blätter gegen die Tuberkulose", Nr. 10, 1955) haben 1954 16,3% aller Fürsorgepatienten eine Heilstättenkur durchgemacht. Diese Angabe deckt sich mit der von Hessen (17,8%). Bei den Kuren handelt es sich um 38,2% Kurfälle aus früheren Jahren und 61,8% neue Heilstättenkuren.

Nach Angaben von Dr. KLOSE [Tuberkulosearzt **10**, 6, 346 (1956)] wurden im Tuberkulose-Krankenhaus „Deisterhorst" 1955 36,7% Wiederholungsheil-

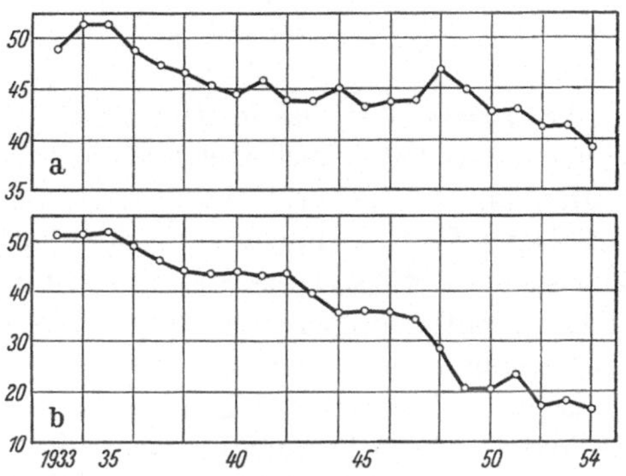

Abb. 103. a) Schweiz: Prozentsatz der TB-positiven, in Militärhospitalen behandelten Tuberkulösen; b) Schweiz: Prozentsatz der Tuberkulösen, die bei Antritt der Heilstättenkur TB-positiv waren und bei Beendigung der Kur TB-positiv befunden wurden [nach Dr. M. GILBERT: ‹Le problème des tuberculeux chroniques›, Bl. Tbk. (Zürich) Nr. 4, 77 (1956)]

verfahren gemacht — auch diese Zahl stimmt mit den Schweizer Verhältnissen überein. Etwa 20% unseres Bestandes an Personen mit aktiver Tuberkulose sind Neuerkrankungsfälle, 80% „alter" Bestand. Wenn man die obigen Angaben verallgemeinert, so ergibt sich daraus, daß rund zwei Drittel aller Heilstättenkuren auf ein Fünftel des Bestandes, ein Drittel aller Kuren aber auf vier Fünftel des Bestandes entfallen. Mit anderen Worten: Auf 100 Tuberkulosekranke insgesamt (I a—I d) kommen 18 Heilverfahren; von 20% dieser 100 Kranken (= 20 Personen) werden $^2/_3$ aller Heilverfahren (= 12) durchgeführt, der Rest von 6 Kuren von den verbleibenden 80. Danach machen also etwa 60% aller Neuerkrankten im ersten Jahr ihrer Erkrankung eine Heilstättenkur durch, während von 100 aller der seit mehr als 1 Jahr Erkrankten, welche bereits eine Erstkur absolviert haben, 7,5 eine Wiederholungskur machen. Nun haben allerdings nicht sämliche Tuberkulosekranken, auch wenn sie mehr als 1 Jahr zum Bestand gehören, eine stationäre Behandlung erfahren; besonders dürfte dies für die geschlossenen Tuberkulösen gelten. Man kann also annehmen, daß der Prozentsatz derjenigen, welche eine Wiederholungskur gemacht haben, wesentlich höher liegt als er mit 7,5% für den *gesamten* „alten" Bestand errechnet worden ist. Nach dem Bericht von KAUFMANN sind *20,2% aller Kuren* des Jahres 1954 als *prophylaktische Kuren* anzusehen.

Nach dem oben zitierten Bericht von KLOSE haben 114 seiner Patienten des Jahres 1955 insgesamt bisher 321 Heilverfahren durchgemacht, davon

63 Patienten 2. Heilverfahren   15 Patienten 4. Heilverfahren
27 Patienten 3. Heilverfahren   9 Patienten 5. Heilverfahren und mehr.

Bei der Mehrzahl der Patienten betrug der zeitliche Abstand zwischen den einzelnen Heilverfahren 1—3 Jahre.

Interessant sind die Gründe, welche KLOSE für die Beendigung der Heilverfahren anführt. Danach wurden die erwähnten 321 Kuren von 114 Patienten folgendermaßen abgeschlossen:

1. planmäßig beendet	111 H.V.	= 34,5%
2. verlegt	52 H.V.	= 16,2%
3. auf eigenen Wunsch entlassen	43 H.V.	= 13.4%
4. disziplinar entlassen	30 H.V.	= 9,4%
5. Grund nicht mehr feststellbar	85 H.V.	= 26,5%
	321 H.V.	= 100%

Nur rund ein Drittel der Heilverfahren wurde planmäßig beendet. Bei den Verlegungen handelt es sich vielfach um persönliche Gründe der Patienten. Für die Entlassung auf eigenen Wunsch waren häufig wirtschaftliche Gründe maßgebend, z. T. lagen die Ursachen auch in der Natur der Kranken, die die Geduld verloren oder sich der Heilstättenordnung nicht anpassen wollten. Die Ursache der disziplinaren Entlassungen waren überwiegend starke Trunkenheit, dann unerlaubte Entfernung über längere Zeit.

Beim Verlassen der Heilstätte waren also noch zahlreiche Tuberkulöse als ansteckungsfähig zu betrachten. Die von KLOSE mitgeteilten Ergebnisse führen zu der Folgerung, daß ein beträchtlicher Teil der für die Kuren zur Verfügung gestellten Mittel nicht wegen der Art der Erkrankung, sondern aus rein persönlichen Gründen nutzlos vertan wird. Man kann wohl kaum annehmen, daß die Patienten, welche in der Heilstätte ohne Einsicht in die Notwendigkeiten geblieben sind, sich nach dem Verlassen der Heilstätte in der Familie oder der Öffentlichkeit durch besonders einsichtsvolles Verhalten auszeichnen werden.

Auch in bezug auf die hier behandelten Fragen, die für die Maßnahmen im Kampf gegen die Tuberkulose von besonderem Wert sind, wäre es sehr zu begrüßen, wenn einige größere Heilstätten für statistische Auswertungen geeignetes Material zur Verfügung stellen könnten.

Zusammenfassung

In den Jahren 1947—1954 haben jährlich etwa *30% des Bestandes an Offentuberkulösen eine Heilstättenkur* durchgemacht; der Hauptanteil entfiel auf die jüngeren und mittleren Altersklassen. *Nur jeweils etwa 16% der über 65 Jahre alten Offentuberkulösen befanden sich in stationärer Behandlung.* Nur rund ein Drittel der Heilverfahren wird (nach einem Bericht von KLOSE) planmäßig beendet, und HANSTEIN hat ermittelt, daß fast 11% der Entlassenen noch ansteckend sind. Es kann geschätzt werden, daß *in Deutschland etwa 85000 Offentuberkulöse nicht stationär behandelt* werden *und* trotz sorgfältiger Beachtung der erforderlichen Maßnahmen *eine Ursache für eine Weiterverbreitung der Tuberkulose darstellen.* In Deutschland wurden von 1950—1954 rund 500000 Neuerkrankungen an Lungentuberkulose gemeldet, darunter 150000 Fälle von ansteckender Tuberkulose. Da sich die Maßnahmen gegen die Tuberkulose nicht allein auf die Behandlung der bereits Erkrankten konzentrieren können, sondern weit eher der Vermeidung einer weiteren Verbreitung der Tuberkulose dienen, müssen Mittel und Wege gefunden werden, diese Infektionsquellen zu verschließen. Halbe Maßnahmen im Kampf gegen die Tuberkulose verbieten sich schon im Interesse der Gesamtbevölkerung. Die Tuberkulose hat Opfer genug gefordert.

Stationary Treatment

During the years from 1947 to 1954 about *30 p.c. of the total registered cases of the open pulmonary tuberculosis have undergone stationary treatment in a sanatory.*

But only about 16 p.c. of the age-groups over 65 years were treated in sanatory, the younger and middle age-groups having had the mean share in stationary treatment.

During the years 1950 to 1954 about 500000 new cases of pulmonary tuberculosis have been registered, among them 150000 cases of infectious tuberculosis.

Within a tuberculosis control-program it is not the only task to treat ill persons; it is more important to prevent a further spread of infection. Therefore a way must be found to narrow the danger, which comes from not stationary treated cases with infectious pulmonary tuberculosis.

J. Umwelt und Tuberkulose

In den Tab. 65—67 werden Angaben über die Wohnverhältnisse bei den Tuberkulosekranken gemacht.

Tabelle 65. *Zahl der überfüllten Wohnungen mit ansteckenden Tuberkulösen* (nach BRAEUNING). *(BRAEUNINGsche Treppe)* in den Ländern: Schleswig-Holstein, Hamburg, Niedersachsen, Bremen, Nordrhein-Westfalen, Baden-Württemberg und West-Berlin im Jahre 1954.

Personen in einem Haushalt	Zahl der Haushaltungen von							Summe der Haushaltungen mit
	1	2	3	4	5	6	7	
	bewohnbaren Räumen ausschließlich Küche							
1	8424	1588	346	48	3	2	3	1 Pers: 10414
2	3149	9437	6712	938	83	15	3	2 Pers: 20337
3	1186	5208	9392	3146	404	52	3	3 Pers.: 19391
4	504	2658	6391	3863	842	127	33	4 Pers.: 14418
5	122	1063	2682	2359	785	208	49	5 Pers.: 7268
6	58	296	1054	1173	481	169	63	6 Pers.: 3294
7	19	102	329	460	243	128	40	7 Pers.: 1321
8	14	38	118	188	97	55	29	8 Pers.: 539
9	5	12	46	59	40	24	25	9 Pers.: 211
10	44	31	28	54	50	16	20	10 Pers.: 243[1]
Summe[2]	5101	9408	1575	54				16138
Summe aller Wohnungen	13525	20433	27098	12288	3028	796	268	77436

[1] Davon in Bremen 1 Haushalt mit 12 Personen in 5 Räumen.
[2] Summe der überfüllten Wohnungen durch Addition der Zahlen unterhalb der stark gezeichneten Linie.
Die Angaben beziehen sich auf rund 32,6 Mill. Einwohner.

Danach hatten 38144 Offentuberkulöse = 36,1% der Gesamtzahl der Offentuberkulösen kein eigenes Zimmer, rund 3000 kein eigenes Bett, und zwar in rund 2300 Fällen infolge Platzmangel. Von seiten des Bundes und der Länder werden große Anstrengungen gemacht, um die Wohnungsnot zu beheben; vielfach wird ein kleiner Prozentsatz der mit staatlicher Hilfe errichteten Wohnungen für Tuberkulöse zur Verfügung gestellt. Auch die in einigen Ländern der Bundesrepublik seit mehreren Jahren stattfindende Weihnachtsmarkensammlung stellt den Reinertrag für diesen Zweck zur Verfügung. Aber dies ist ein Tropfen auf den heißen Stein und genügt nicht im geringsten, um das Problem zu lösen. 3000 Tuberkulöse ohne eigenes Bett bedeutet, daß *weitere 3000 Personen ständig der Gefahr der Ansteckung in höchstem Maße ausgesetzt* sind, und wenn fast 40000 Ansteckend-Tuberkulöse kein eigenes Zimmer besitzen, *dann unterliegen damit mindestens 60 bis 80000 Familienangehörige einer gegenüber normalen Verhältnissen wesentlich erhöhten Infektionsgefährdung.* Das wiederum führt zu einer *vermeidbaren zusätzlichen Belastung der Tuberkulosefürsorgestellen,* die theoretisch diese 60—80000 Personen mehrmals im Jahr untersuchen müssen und dies praktisch wohl auch tun. Im Mittel wird damit *fast jeden Tag von jeder Fürsorgestelle 1 Person* betreut, welche durch ungenügende Maßnahmen in der Wohnraumfrage Tuberkulose-exponiert ist.

Nach den Angaben des Hessischen Statistischen Landesamtes wurden 1954 folgende Tuberkuloseerkrankungen in der Gesamtbevölkerung (auf 10000 E) und unter den Umgebungsgefährdeten (auf 10000 Exponierte) ermittelt

	Ia + Ib	Ic	Id	Ia—Id
Gesamtbevölkerung	4,3	8,3	3,2	15,8/10000 E
Exponierte . . .	8,5	48,7	4,6	61,8/10000 Exp.

Tabelle 66. *„Einwandfreie" und „überfüllte" Wohnungen, zusammengestellt nach dem Schema von* BRAEUNING *für die Länder Schleswig-Holstein, Hamburg, Niedersachsen, Bremen, Nordrhein-Westfalen, Baden-Württemberg, West-Berlin 1954*

Bewohnbare Räume einschl. Küche	1	2	3	4	5	6	7	zus.
Zahl der aufgenommenen Haushaltungen insgesamt . 1954	13525	20433	27098	12288	3028	796	268	77436
Prozent der Gesamtzahl . 1954	*17,5*	*26,4*	*35,0*	*15,9*	*3,9*	*1,0*	*0,3*	*100,0*
dagegen 1953	*18,3*	*27,4*	*33,5*	*15,3*	*4,1*	*1,1*	*0,3*	*100,0*
1952	*19,3*	*27,4*	*31,1*	*15,7*	*4,7*	*1,3*	*0,5*	*100,0*
1951	*19,5*	*29,0*	*31,3*	*14,4*	*4,2*	*1,2*	*0,4*	*100,0*
Zahl der „einwandfreien" Wohnungen 1954	8424	11025	25523	12234	3028	796	268	61298
in Prozent 1954	*13,8*	*18,0*	*41,6*	*20,0*	*4,9*	*1,3*	*0,4*	*100,0*
dagegen 1953	*14,1*	*17,6*	*40,9*	*20,1*	*5,5*	*1,4*	*0,4*	*100,0*
1952	*14,4*	*16,3*	*39,0*	*21,4*	*6,4*	*1,8*	*0,7*	*100,0*
1951	*14,3*	*17,9*	*40,0*	*19,9*	*5,8*	*1,5*	*0 6*	*100,0*
Zahl der „überfüllten" Wohnungen 1954	5101	9408	1575	54				16138
in Prozent 1954	*31,6*	*58,3*	*9,8*	*0,3*				*100,0*
dagegen 1953	*31,8*	*58,5*	*9,2*	*0,5*				*100,0*
1952	*32,5*	*57,1*	*10,0*	*0,4*				*100,0*
1951	*31,6*	*56,5*	*9,1*	*2,8*				*100,0*
„Überfüllte" Wohnungen in Proz. d. Haushaltungen . 1954	*37,7*	*46,0*	*5,8*	*0,4*				*20,8*
dagegen 1953	*40,9*	*50,6*	*6,5*	*0,7*				*23,6*
1952	*45,8*	*56,6*	*8,7*	*0,6*				*27,2*
1951	*47,6*	*55,6*	*8,2*	*0,6*				*28,2*

Die Erkrankungshäufigkeit der Exponierten war also in Hessen im Jahre 1954 rund 4 mal so hoch wie die der Gesamtbevölkerung, sie betrug für die ansteckende Tuberkulose das Doppelte, für die geschlossene fast das 6 fache des normalen Risikos. Bei den Umgebungsgefährdeten handelt es sich außer um Familienangehörige noch um Hausbewohner, Arbeitskameraden usw. Es kann daher vermutet werden, daß die Erkrankungshäufigkeit nur der Familienangehörigen nicht das 4 fache, sondern vielleicht das 5—6 fache derjenigen der Gesamtbevölkerung beträgt, so daß Jahr für Jahr etwa 1 % der in engstem Kontakt mit den wohnraummäßig benachteiligten Offentuberkulösen lebenden Familienangehörigen ebenfalls an Tuberkulose erkranken.

Für die Bekämpfung der Rindertuberkulose, auf deren Konto jährlich 10 % der Erkrankungen — also schätzungsweise 10 000 — fallen sollen, werden Millionenbeträge durch den Staat und die Kommunen aufgewendet. Nur in dieser Hinsicht kann von einer planmäßigen und mit letzter Konsequenz durchgeführten Tuberkulosebekämpfung die Rede sein. Eine systematisch betriebene Aktion kann aber die Infektionsmöglichkeiten nicht unberücksichtigt lassen, welche durch den Mangel an geeignetem Wohnraum gegeben sind.

Zusammenfassung

1954 hatten *rund 36 % der Offentuberkulösen kein eigenes Zimmer, rund 3000 kein eigenes Bett.* Damit

Tabelle 67. *Ansteckende Tuberkulosekranke ohne eigenes Zimmer oder ohne eigenes Bett in den Jahren 1953 und 1954*

(Entnommen aus den Länderstatistiken)

| Land | Ansteckende Tuberkulöse (Ia + Ib) | | | | % der ansteckenden Tuberkulösen hatten am Jahresende | | | | | |
| | ohne eigenes Zimmer | ohne eigenes Bett | davon wegen Platzmangel | Ia + Ib-Bestand am 31. 12. 1954 | kein eigenes Zimmer | | kein eigenes Bett | | davon wegen Platzmangel | |
	1954	1954	1954		1953	1954	1953	1954	1953	1954
Schleswig-Holstein	2465	122	97	7946	30,4	31,0	0,9	1,5	0,6	1,32
Hamburg	[1]	63	62	7186	[1]	[1]	0,9	0,9	0,8	0,86
Niedersachsen	5071	375	273	17876	32,0	28,4	2,4	2,1	1,6	1,53
Bremen	1460	51	43	2582	48,3	56,5	4,4	2,0	2,9	1,67
Nordrhein-Westfalen	15556	1277	1193	38362	36,9	40,6	3,6	3,3	3,1	3,11
Hessen	2689	96	[1]	8686	30,4	31,0	1,3	1,1	[1]	[1]
Rheinland-Pfalz	3010	517	276	8849	37,7	34,0	5,5	5,8	5,2	3,12
Baden-Württemberg	4465	259	194	16059	32,7	27,80	2,1	1,6	1,5	1,21
Bayern	3698	242	175	21002	43,2	17,61	1,2	1,2	0,8	0,83
Bundesgebiet	38414[2]	3002	2313[3]	128548	36,1[2]	31,7[2]	2,5	2,3	2,1[3]	1,80[3]
West-Berlin	4533	72	65	11125	35,1	40,7	0,61	0,65	0,52	0,58

[1] Nicht ermittelt. [2] Ohne Hamburg. [3] Ohne Hessen.

unterliegen mindestens 60—80000 Familienangehörige der Offentuberkulösen einer gegenüber normalen Verhältnissen wesentlich erhöhten Infektionsgefährdung. Die Beschaffung von ausreichendem Wohnraum besonders für die Offentuberkulösen ist deshalb eine Forderung von besonderer Dringlichkeit.

Environement and Tuberculosis

During 1954 *more than 38000 persons, suffering from infectious tuberculosis, had no room of their own; about 3000 persons had no bed of their own.* Under these circumstances 60000 to 80000 family-members of persons with open pulmonary tuberculosis are more exposed to an essentially higher danger of getting infected with tuberculosis than under normal housing-conditions. Therefore the demand for sufficient housing and lodging facilities, in particular for persons with infectious pulmonary tuberculosis, is most urgent.

K. Die BCG-Schutzimpfung

1. Der Tuberkulin-Kataster

Über die Entwicklung des Tuberkulin-Index von 1934—1953 der 4—14 jährigen Kinder in Paris berichtet Dr. A. Lotte (Statistiques de la Tuberculose en France, WHO, Euro-84-19) entsprechend Abb. 104. Danach hat der Prozentsatz der tuberkulin-positiven Kinder in den letzten 20 Jahren, besonders aber nach 1942 bis 1944, beträchtlich abgenommen. Ähnliche Ergebnisse wurden auch in anderen Ländern festgestellt (s. Abb. 105).

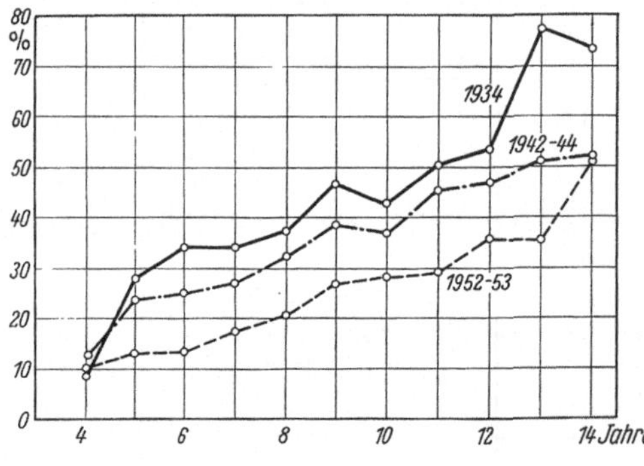

Abb. 104
Tuberkulin-positive Kinder in Paris 1934—1953
(nach Dr. A. Lotte)

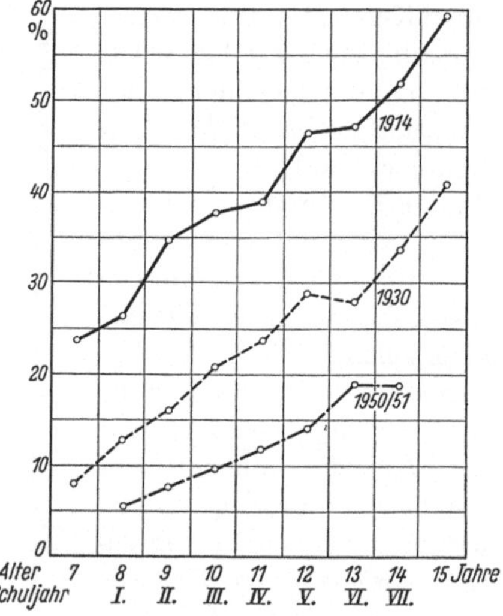

Abb. 105. Prozentsatz der tuberkulin-positiven
Schulkinder in Trondheim 1914, 1930 und 1950/51
(nach Dr. O. Galtung-Hansen — WHO, 1955)

Bei der Tuberkulose ist eine wesentlich höhere Mortalität der Männer festzustellen; ähnliche Verhältnisse finden wir besonders bei der Morbidität an ansteckender Lungentuberkulose, während bei der geschlossenen Tuberkulose die Unterschiede der Erkrankungsziffern der Männer und Frauen geringer sind. Bei Betrachtung der Sterblichkeit der an ansteckender Tuberkulose erkrankten Personen („Letalität") wurde weitgehende Übereinstimmung zwischen Männern und Frauen nachgewiesen. Wir hatten bei Behandlung dieser Frage im Tbc.-Jb.

1953/54 (S. 104) schon die Vermutung geäußert, daß die höhere Mortalität der Männer an Tuberkulose letzten Endes die Folge einer erhöhten Infektionsgefährdung der Männer sei. Die Abb. 106—108 dürften für die Berechtigung einer solchen Auffassung sprechen. Besonders Abb. 107 und 108 lassen merkliche Differenzen in der Zahl der positiv reagierenden Männer und Frauen erkennen. Ob diese Angaben nun auch wirklich zum Ausdruck bringen, daß mehr Männer als Frauen mit Tuberkulose infiziert sind, ob die positive Reaktion der Männer nur vielleicht länger anhält bzw. bei den Frauen früher abklingt, oder welche anderen Gründe für diese verschiedenartige Reaktion der Geschlechter verantwortlich zu machen sind, kann nur durch spezielle Untersuchungen geklärt werden. Es erscheint jedenfalls die Erklärung einleuchtend, daß die in höherem Umfange als die Frauen (s. Abb. 38) berufstätigen Männer weit mehr Möglichkeiten zum Kontakt mit Offentuberkulösen haben als die Frauen, woraus eine größere Infektionshäufigkeit der Männer resultieren kann. Bei den mit Tuberkulose infizierten Männern erfolgt dann eine Manifestation praktisch in demselben Verhältnis wie bei den Frauen. Gegen eine erhöhte Disposition der Männer in bezug auf Erkrankungen an Lungentuberkulose spricht das in den Abb. 106—108 wiedergegebene Ergebnis der Tuberkulintests: Nur wenn hier bei Männern und Frauen übereinstimmende Resultate erzielt worden wären — wenn also gleichviel Männer und Frauen infiziert

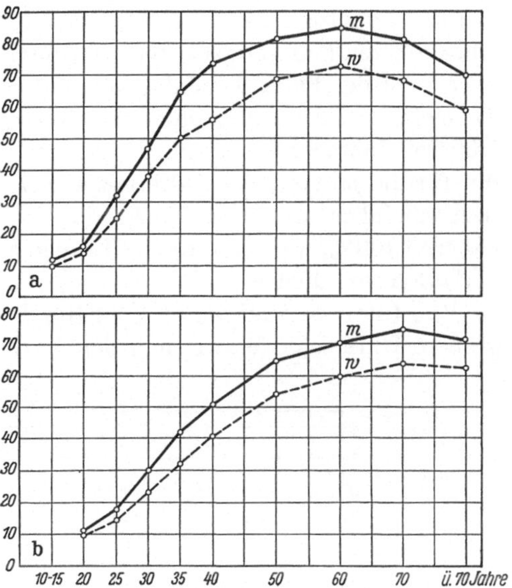

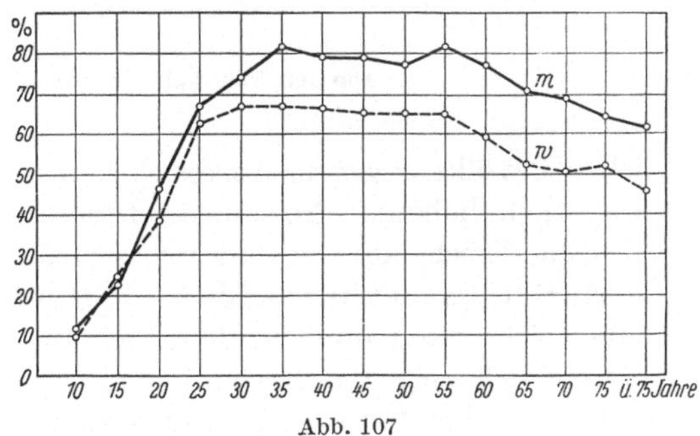

Abb. 106. Ergebnisse von Tuberkulintests in a) Troms, b) Telemark in Norwegen 1954—1955 (nach Dr. GALTUNG-HANSEN, Oslo — WHO-Euro-84/17)

Abb. 107

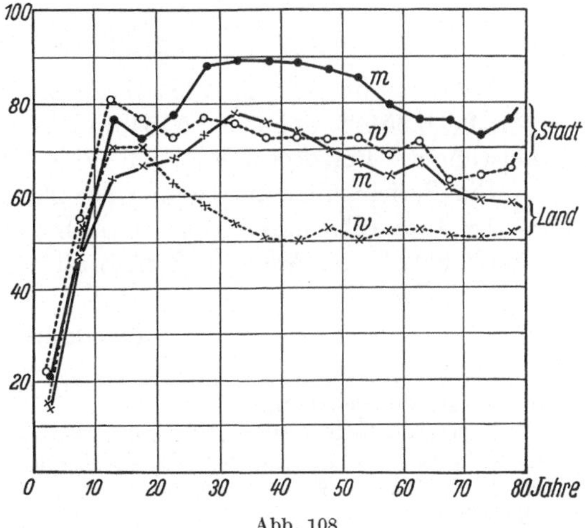

Abb. 107. Tuberkulinpositive in Blyth (England) 1954 (nach NAPT, Febr. 1956, S. 13)

Abb. 108. Tuberkulinpositive in Stadt und Land in Japan 1953 (nach "The Japan Anti-Tuberculosis Association". Tokyo 1955)

Abb. 108

wären — könnten die höheren Morbiditätsziffern der Männer Anlaß zu der Annahme einer höheren Tuberkulosedisposition der Männer geben. Diese Übereinstimmung ist aber nicht der Fall. Scheinbar im Widerspruch zu diesen Überlegungen steht die Tatsache, daß der Unterschied der Sterbeziffern zwischen Männern und Frauen in früheren Jahrzehnten erheblich geringer war als heute. Dazu ist zu sagen, daß dies nur für die *prozentualen* Differenzen gilt, nicht aber für die absoluten (s. S. 141); wahrscheinlich erreichte damals die Kurve der tuberkulinpositiven Männer annähernd 100%, während die der Frauen auch zu jener Zeit entsprechend niedriger verlaufen sein dürfte.

Von Interesse sind die in Abb. 108 dargestellten Ergebnisse noch insofern, als größere Unterschiede zwischen den Verhältnissen bei der städtischen und länd-

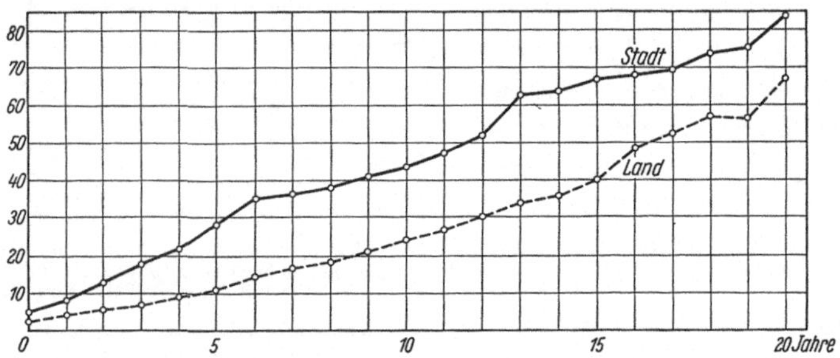

Abb. 109. Tuberkulin-positive in Taiwan (Formosa) 1951/52

lichen Bevölkerung zum Ausdruck kommen: Die Stadtbevölkerung ist zu einem wesentlich höheren Prozentsatz tuberkuloseinfiziert als die Landbevölkerung. Ähnliche Erscheinungen sind uns aus früheren Jahren bezüglich der Tuberkulose-mortalität bekannt, die auf dem Lande niedriger war als in der Stadt. Inzwischen haben sich diese Unterschiede jedoch ausgeglichen.

Abb. 109 zeigt das Ergebnis von Tuberkulosetests auf Formosa. Der Unterschied zwischen Stadt und Land ist danach beträchtlich.

2. BCG-Schutzimpfung

Nach den uns vorliegenden spärlichen Unterlagen wurden 1954 in Nordrhein-Westfalen 35 689, in Hessen 5 154, in Rheinland-Pfalz 17 und in Niedersachsen (als Leistung der Fürsorgestellen) 563 BCG-Schutzimpfungen vorgenommen.

Ein Bericht über die Tagung der Norddeutschen Tuberkulosegesellschaft am 17./18. Juni 1955 in Lübeck, die sich mit der BCG-Schutzimpfung ausführlich befaßt hat, ist im Anhang (S. 276) abgedruckt.

Zusammenfassung

Der Prozentsatz der tuberkulin-positiven Kinder hat in allen Ländern in den letzten 20 Jahren stark abgenommen.

Neuere Statistiken über Tuberkulin-Tests in Norwegen, England und Japan zeigen, daß die Zahl der *tuberkulinpositiven Männer oberhalb 30 Jahre zum Teil nicht unwesentlich höher ist als die der Frauen.* Es wird vermutet, daß die Diskrepanz in der Tuberkulose-Mortalität und Morbidität der Männer und Frauen keine biologische Ursache hat, sondern letzten Endes auf eine höhere Ansteckungsgefährdung der durch umfangreichere berufliche Tätigkeit häufigerem Kontakt mit Offentuberkulösen ausgesetzten Männer zurückgeführt werden muß. Zwischen der Zahl der tuberkulinpositiven Männer, ihrer Morbidität und Mortalität an Tuberkulose und den Verhältnissen bei den Frauen besteht eine annähernd gleiche Korrelation.

The BCG-Vaccination

During the past 20 years in all countries the percentage of children, reacting positively to tuberculin has considerably decreased.

Recently published statistics about tuberculin-tests from Norway, Great Britain and Japan show, that *the number of men more than 30 years of age, showing a positive reaction to tuberculin, is sometimes essentially higher, than that of women.*

It may be supposed, that the differences of tuberculosis-mortality and tuberculosis-morbidity between men and women have no biological causes, but that men, on reason of their larger professional activities, get much more frequently in contact with persons who suffer from infectious pulmonary tuberculosis.

There is a similar correlation between positive tuberculin-reaction, tuberculosis morbidity and tuberculosis mortality of men and women.

L. Röntgenschirmbilduntersuchungen

Über die Ergebnisse der Röntgenreihenuntersuchungen in den Ländern der Bundesrepublik Deutschland im Jahre 1954 unterrichtet Tab. 68. Im Mittel beträgt die Zahl der neuentdeckten bisher nicht bekannten Fälle von aktiver Lungentuberkulose etwa 0,2%, in Hamburg über 0,4%.

Darüber hinaus werden auf 10000 ausgewertete Aufnahmen 1—2 Geschwulstverdächtige ermittelt.

In *Bayern* wurden 1954 durch den Schirmbildzug der LVA Ober/Mittelfranken 29766 Schirmbildaufnahmen in größeren Betrieben vorgenommen. Die in Vollzug des „Gesetzes über Röntgenreihenuntersuchungen" 1954 in Bayern begonnene Aktion erbrachte 306082 Aufnahmen, von welchen 304693 verwertbar waren. Die dabei ermittelten Befunde verteilen sich folgendermaßen:

	Ia + Ib	Ic	Ia—Ic	IIa
M	175	524	699	3244
F	42	216	258	1119
Ges.	217	740	957	4363

Nach dem Bericht „Die Tuberkulose in Bayern 1954" (Informationsdienst des Bayerischen Statistischen Landesamtes, Reihe II/C/2/30) war die Krankheit

bei aktiver Lungentuberkulose (Ia—Ic)   in 75,9% der Fälle
bei offener Lungentuberkulose (Ia + Ib)   in 76,7% der Fälle
bei inaktiver Lungentuberkulose (IIa)   in 66,2% der Fälle

weder den Geschirmbildeten, noch den Fürsorgestellen bekannt. Unter den bisher nicht bekannten Tuberkulösen wurden 255 Heilverfahrensfälle = 8,4/10000 Aufnahmen festgestellt.

Erfreulicherweise wird bei den RRU in Bayern auch Alter und Geschlecht registriert, so daß spätestens nach Abschluß der Aktion — bzw. nach Vorliegen entsprechender vergleichbarer Ergebnisse — überprüft werden kann, ob tatsächlich gerade in den höheren Altersgruppen die Zahl der unbekannten Tuberkulösen —

Tabelle 68. *Röntgenreihenuntersuchungen in den Ländern der Bundesrepublik Deutschland im Jahre 1954 (West-Berlin 1955)*

	Schleswig-Holstein	Hamburg	Nieder-sachsen	Bremen	Nordrhein-Westfalen			Hessen	Rhein-land-Pfalz	Baden-Würt-temberg	Bayern	West-Berlin
					Rhein. Tuberkul.-Ausschuß	Westf.Tu-berkulose-Ausschuß	Röntgenr. Bildst. Eisen u. Stahl					
Zahl der ausgewerteten Aufnahmen . .	525046	63726	1503357	73601	232497	233036	177440	341749	98789	492134	s. Text	377924
Zahl der Nachuntersuchungen	21121	3946	46755	1355	5634	6943	3510	19132[4]	2754	16745		4831
Ermittelte Tuberkulosefälle.	6924	1220	15692	481	2630[3]	1456	1289	4986[5]	1356	5632		4270
a) aktiv	—	498	4141	111	671	501	484	827	319	1108		1762
davon unbekannt	—	280	3199	111	426	293	311	504	175	970		1257
b) inaktiv	—	722	11551	370	1959	955	805	4149	1037	4524		2508
Heilstättenbedürftige Lungen-Tbc. . .	531	52	1597	—	188[3]	210	273	351	143	472		—
davon unbekannt	522	—	—	—	146[3]	185	193	267	134	405		—
Geschwulstverdächtige	63	—	125[1]	8	36	54	59	—	15	111		15
verdächtige Herzbefunde	42	—	1030[2]	139	346	304	10122	44409	298	31191		—
unbekannte aktive Fälle auf 10000 der ausgewerteten Aufnahmen	—	43,9	21,3	15,1	18,3	12,6	17,5	14,7	17,7	19,7		33,3
unbekannte Heilstätten-Fälle auf 10000 der ausgewerteten Aufnahmen . . .	9,9	—	—	—	6,3	7,9	10,9	7,8	13,6	8,2		—

Träger der Aktion: Schleswig-Holstein: LVA, RRU-Stelle Tönsheide
Hamburg: Gesundheitsamt und Hamburger Verein zur Bekämpfung der Tuberkulose
Niedersachsen: Land Niedersachsen, Niedersächsischer Verein zur Bekämpfung der Tuberkulose, Stadt Hannover, Stadt Braun-
schweig. [1] Zahl der Krebsverdächtigen. [2] Zahl der sonstigen Verdächtigen.
Bremen: Land Bremen.
Nordrhein-Westfalen: Rheinischer Tuberkulose-Ausschuß — [3] Angaben unvollständig, da einige Gesundheitsämter nicht ge-
meldet haben, Westfälischer Tuberkulose-Ausschuß, Röntgen-Reihenbildstelle der Eisen- und Stahlindustrie
Hessen: Röntgenschirmbildstelle Hessen und Landesärzteschaft — [4] Nachuntersuchungsergebnisse bis 31. 8. 1956. — [5] 4792
überwachungsbedürftige Fälle.
Rheinland-Pfalz: Gesundheitsämter.
Baden-Württemberg: Regierungspräsidien-Schirmbildstellen.
Bayern: Land Bayern und LVA
West-Berlin: Land Berlin (einschl. 30% Flüchtlinge).

Tabelle 69. *Auswertung der Schirmbildaufnahmen in Betrieben mit überwiegend Arbeitern und in Betrieben mit überwiegend Angestellten im Saargebiet (1953—1955)*
(Angaben der Staatl. Röntgen-Schirmbildstelle des Saarlandes, Saarbrücken)

	A Betriebe mit überwiegend Arbeitern	B Betriebe mit überwiegend Angestellten
Zahl der Untersuchungen (1953—1955)	38972	10982
Zahl der Nachuntersuchungen	864 *2,22%*	201 *1,83%*
Zahl der neuentdeckten aktiven Tuberkulosen .	161 *0,41%*	47 *0,43%*
davon offen.	31 *0,08%*	7 *0,06%*
Gesamtzahl der aktiven Tuberkulosen (neuentdeckte u. bereits bekannte)	323 *0,83%*	80 *0,73%*
davon offen.	49[1] *0,13%*	7 *0,06%*
Zahl der Heilverfahren	92 *0,24%*	15 *0,14%*

Unter A sind enthalten: Betriebe der eisenerzeugenden und eisenverarbeitenden Industrie u. a.
Unter B sind enthalten: Staatl. und kommunale Behördendienststellen, Bankinstitute, Krankenkassen u. a.

[1] Die Differenz von 18 Fällen zwischen den neuentdeckten off. Tbc. (31) und der Gesamtzahl der off. Tbc. (49) ist teilweise darauf zurückzuführen, daß es sich um Reaktivierungen bei Personen handelt, die bei den Gesundheitsämtern als geschlossene Tbc. in Überwachung standen.

Tabelle 70. *Auswertung der Schirmbildaufnahmen im Saargebiet (Mai 1951—31. 12. 1955)*
(Angaben der Staatl. Röntgen-Schirmbildstelle des Saarlandes, Saarbrücken)

Betriebe, Schulen, Bevölkerung	Mai bis 31. 12. 1951	1. 1. bis 31. 12. 1952	1. 1. bis 31. 12. 1953	1. 1. bis 31. 12. 1954	1. 1. bis 31. 12. 1955	Mai 1951 bis 31. 12. 1955
Schirmbildaufnahmen . .	40661	87628	122295	102199	137706	490489
Nachdurchleuchtungen. .	1438 *3,54%*	3107 *3,55%*	2566 *2,10%*	2181 *2,13%*	1394 *1,01%*	10686 *2,18%*
Aktive Tuberkulose . . .	447 *1,10%*	639 *0,73%*	635 *0,51%*	466 *0,46%*	454 *0,33%*	2641 *0,54%*
Davon offen	78 *0,19%*	78 *0,09%*	70 *0,06%*	54 *0,05%*	78 *0,06%*	358 *0,07%*
Neuentdeckte aktive Tuberkulose	171 *0,42%*	291 *0,33%*	283 *0,23%*	267 *0,26%*	290 *0,21%*	1302 *0,27%*
Davon offen	23 *0,06%*	39 *0,04%*	32 *0,03%*	37 *0,04%*	56 *0,04%*	187 *0,04%*

in Gegensatz zu den Bestandsangaben anderer Länder — besonders hoch ist. Wir hatten schon darauf hingewiesen, daß der Bestand in Bayern *in den höheren Altersklassen ein Maximum* erreicht. Da sich die RRU bisher auf bestimmte Berufsgruppen beziehen, können zunächst vergleichbare Angaben über die Alters- und Geschlechtsgliederung nicht gemacht werden.

13*

Aus den bisher mitgeteilten Ergebnissen, die bei über 306 000 Aufnahmen etwa 3,5% der Gesamtbevölkerung betreffen, kann allerdings der Schluß gezogen werden, daß eine kurzfristig durchgeführte und die gesamte Bevölkerung umfassende Aktion eine solche Zahl von bisher unbekannten Tuberkulosefällen ergeben dürfte, daß der Bestand an Personen mit aktiver Lungentuberkulose in Bayern etwa mit dem in Niedersachsen identisch wäre. Das „Nord-Süd-Gefälle" (s. S. 114) würde damit eine Klärung im Sinne der Erfassung erfahren.

Nach Abb. 110 ergibt sich für die zwischen 1949 und 1953 durch RRU entdeckten, bisher unbekannten Tuberkulösen eine Alters- und Geschlechtsgliederung, welche besonders bei den Männern ein Maximum oberhalb 70 Jahre zeigt. Auch bei den Frauen findet man oberhalb 60 Jahren — entgegen der üblichen Gliederung des Bestandes — ein Ansteigen der Erkrankungsfälle. Dagegen ist die Verteilung der wahrscheinlich inaktiven Tuberkulosefälle für Männer und Frauen annähernd gleich. Ihre Zahl liegt bei den Männern von über 70 Jahren fast 6 mal so hoch wie die Zahl der unbekannten ansteckenden Fälle, bei den 30 jährigen verhalten sich aktive zu inaktiven Erkrankungen ungefähr wie 1 : 2. Größenordnungsmäßig unterscheiden sich die ansteckenden (Abb. 110a) und die nicht-ansteckenden Fälle (Abb. 110b) nicht wesentlich. Diese Abweichung gegenüber den deutschen Verhältnissen ist uns schon bei der Morbidität aufgefallen; sie kann wohl nur durch Unterschiede in der Definition der Begriffe „ansteckend"

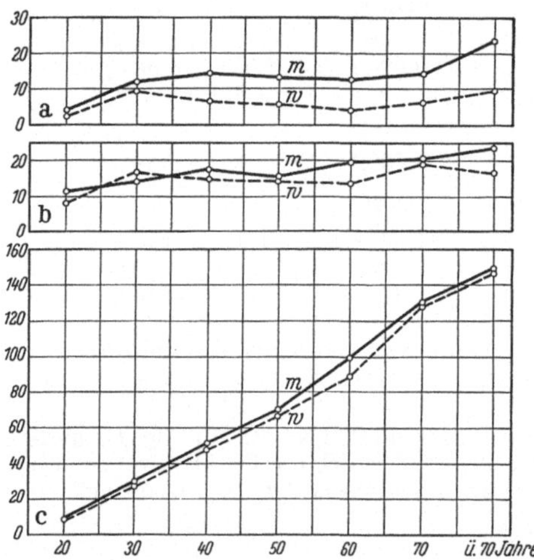

Abb. 110. Röntgenreihenuntersuchungen in Norwegen 1949—1953: a) bisher unbekannte Fälle von ansteckender Lungentuberkulose; b) bisher unbekannte Fälle von nichtansteckender Lungentuberkulose; c) bisher unbekannte Fälle von inaktiver Lungentuberkulose auf 10 000 der betreffenden Altersklassen (nach Dr. OTTO GALTUNG-HANSEN / Oslo — WHO-Euro-84/17)

und „nicht ansteckend" erklärt werden. Die Abb. 110 zugrundeliegenden Angaben beziehen sich auf 2,9 Millionen Schirmbilduntersuchungen.

Die Röntgenschirmbilduntersuchungen waren in letzter Zeit Gegenstand lebhafter Diskussionen, bei denen es vornehmlich um die Fragestellung ging, ob die entdeckten Tuberkulosefälle den personellen und materiellen Aufwand der Schirmbildstellen rechtfertigen.

In Niedersachsen z. B. sind im Jahre 1954 1 503 357 Aufnahmen ausgewertet worden; es wurden 3 199 bisher unbekannte Fälle von aktiver Tuberkulose entdeckt, außerdem 11 551 inaktive Tuberkulosen, von welchen etwa 8 000 ebenfalls unbekannt gewesen sein dürften. Nach unseren Feststellungen erkranken von den II a-Fällen etwa 2,3% pro Jahr an aktive Lungentuberkulose, also etwa 185 von den erwähnten 8 000 Personen. Die Gesamtzahl der damit direkt und indirekt entdeckten aktiven Tuberkulosen beläuft sich danach auf 3 385 Fälle, welche, da 1 Aufnahme mit etwa DM 1,00—1,10 zu berechnen ist, einen Kostenaufwand von 1,6 Millionen DM erforderlich machen. Die Auffindung einer bisher unbekannten Erkrankung an Lungentuberkulose errechnet sich somit zu DM 475,— oder, sofern man nur die bereits aktiven Fälle (3199) berücksichtigt, auf DM 500,—. Akzeptiert man das Argument, daß ein Teil der bisher unbekannten Tuberkulösen auch ohne RRU durch Selbstmeldung nach dem Auftreten irgendwelcher Symptome den Fürsorgestellen bekanntgeworden wäre, und schätzt man deren Anteil auf etwa ein Drittel der in Frage stehenden Fälle, dann bleiben immer noch rund 2000 Fälle von aktiver Tuberkulose, deren einzelner nun DM 800,— an Kosten verursacht hat. 50% der vorher unbekannten Tuberkulösen (1597) waren Heilstättenfälle. Es kann angenommen werden, daß sich darunter 600—800 ansteckende Tuberkulöse befunden haben, die, da ihnen ihre Erkrankung nicht bekannt war, für zahlreiche andere Personen zur Infektionsquelle geworden wären. Im Jahre 1954 sind in der Bundesrepublik 82260 Personen neu an Tuberkulose erkrankt. Wie hoch der Anteil der Personen ist, welche dabei einen Rückfall oder eine Wiedererkrankung durch endogene Ursachen erfahren haben und in wieviel Fällen die Erkrankung die Folge einer vorangegangenen Infektion mit Tuberkelbacillen darstellt, ist unbekannt. Es scheint jedoch, daß wohl in der Mehrzahl dieser 82260 Erkrankungsfälle die letztere Ursache anzunehmen ist. Und für diese Neuerkrankungen können zweifellos nur jene Offentuberkulösen „verantwortlich" gemacht werden, welche als Bacillenträger Infektionsquellen darstellen — seien es bekannte oder unbekannte Fälle. Billigt man aber den Personen, welchen ihre Ansteckungsfähigkeit bekannt ist, zu, daß sie sich in der überwältigenden Mehrzahl hygienisch einwandfrei verhalten, dann bleibt nur die Schlußfolgerung, daß die Neuerkrankungen, welche die Manifestation einer kurz zuvor durchgemachten Infektion darstellen, durch jenen Personenkreis verursacht werden, welcher sich asozial verhält, oder welchem die Tatsache des Vorhandenseins einer ansteckungsfähigen Tuberkulose nicht bewußt ist. Diese Vermutung ist zweifellos nicht richtig, da die Zahl der durch diese verursachten Neuerkrankungen dann wohl doch etwas hoch erscheint. Wahrscheinlich ist, daß bei einem größeren Teil der sich hygienisch einwandfrei verhaltenden Offentuberkulösen die gegen eine Verbreitung der Tuberkulose ergriffenen Maßnahmen nicht ausreichen, um eine Infektion zu verhindern. (S. Tbc.-Jb. 1953/54 S. 114). Ungefähr 5 Millionen = 10% der Bewohner der Bundesrepublik Deutschland leiden an einer aktiven Tuberkulose, bzw. haben jemals eine aktive Tuberkulose durchgemacht. Mindestens 10 Millionen sind direkt oder indirekt durch diese Seuche betroffen worden. 20% der gesamten deutschen Bevölkerung haben also innerhalb ihrer Familie eine eindrucksvolle Vorstellung davon erfahren, was die Tuberkulose in gesundheitlicher, materieller und seelischer Hinsicht bedeutet. Es wäre deshalb falsch, zu behaupten, daß die zur Auffindung unbekannter Tuberkulöser durch die RRU ausgegebenen Mittel nicht gerechtfertigt sind; es muß im Gegenteil die Auffassung vertreten werden, daß diese Maßnahmen nach wie vor notwendig sind, da sie zweifellos tausende von Menschen vor einer Ansteckung bewahren, für deren Behandlung noch ganz andere Beträge in Frage kömmen würden. Diese „Investitionen" werden darüber hinaus in außerordentlich zahlreichen Fällen durch die Entdeckung der Tuberkulose im Frühstadium wesentlich dazu beitragen, daß die Aufwendungen nicht erforderlich werden, welche fortgeschrittene Tuberkulosen durch langjährige Behandlung und Invalidität zur Folge haben. Gerade wenn für derartige Überlegungen materielle Gesichtspunkte maßgebend sind, muß darauf hingewiesen werden, daß die Tuberkulose heute nicht mehr kurzfristig verläuft und dann häufig letal endet, sondern daß innerhalb von 10 Jahren kaum noch 15—20% der Tuberkulösen sterben werden, die verbleibenden 80—85% aber zum großen Teil invalid sind und sowohl Heilstättenkuren, als auch Tuberkulosehilfe in Anspruch nehmen.

Zusammenfassung

Die Ergebnisse der Röntgenreihenuntersuchungen in den Ländern der Bundesrepublik Deutschland im Jahre 1954 sind in Tab. 68 zusammengestellt.

Nach den seit 1954 auch in Bayern durchgeführten Röntgenreihenuntersuchungen, welche alters- und geschlechtsgegliedert sind, ergibt sich ein Maximum bei den Altersklassen oberhalb 60 Jahre. Diese Angaben stehen in Widerspruch zu unseren bisherigen Erfahrungen, decken sich aber mit entsprechenden Angaben in New York und in Niedersachsen. Es muß vermutet werden, daß sich unter den älteren Leuten doch weit häufiger unbekannte Tuberkulosen verbergen als im allgemeinen angenommen wird.

Die Röntgenschirmbilduntersuchungen waren in letzter Zeit Gegenstand lebhafter Diskussionen. Die noch immer hohe Zahl an Neuerkrankungen, welche zum überwiegenden Teil auf eine Ansteckung durch bekannte und unbekannte Tuberkulöse zurückzuführen sind, dürfte aber die durch die Röntgenreihenuntersuchungen verausgabten Beträge rechtfertigen. Ungefähr 5 Millionen = 10% der Einwohner der Bundesrepublik Deutschland leiden an einer aktiven Tuberkulose, bzw. haben jemals eine aktive Tuberkulose durchgemacht. Mindestens 10 Millionen sind direkt oder indirekt durch diese Seuche betroffen worden. Damit haben rund 20% der gesamten deutschen Bevölkerung innerhalb ihrer Familie eine eindrucksvolle Vorstellung davon erfahren, was die Tuberkulose in gesundheitlicher, seelischer und materieller Hinsicht bedeutet. Es muß deshalb die Auffassung vertreten werden, daß die Maßnahmen zur Auffindung unbekannter Tuberkulöser nach wie vor notwendig sind, da sie zweifellos Tausende von Menschen vor einer Ansteckung bewahren, für deren Behandlung noch ganz andere Beträge in Frage kommen würden. Gerade wenn für derartige Überlegungen materielle Gesichtspunkte maßgebend sind, muß darauf hingewiesen werden, daß die Tuberkulose heute nicht mehr kurzfristig verläuft, sondern daß innerhalb von 10 Jahren kaum noch 15—20% der Tuberkulösen sterben werden, die verbleibenden 85% aber zum größten Teil invalide sind und Heilstättenkur und Tuberkulosehilfe in Anspruch nehmen.

X-Ray-Examination

Table 68 shows the results of mass-radiography in the different parts („Länder") of Germany during 1954.

In Bavaria mass-X-ray-examinations are carried out since 1954. The results of the examinations are subdivided according to age and sex and they demonstrate the prevalence of up to now unknown cases of pulmonary tuberculosis among the age-groups more than 60 years of age.

These informations are in opposition to our hitherto existing experiences, but they agree with according reports from New York and Lower Saxony. It is probable, that we can find more cases of unknown pulmonary tuberculosis among old people than we have hitherto estimated.

Recently vivacious discussions have arisen on mass-radiography. The expenses, caused by mass-X-ray-examinations are justified by the still great number of "new cases" of pulmonary tuberculosis, a part of which surely has been infected by contact with hitherto unknown cases of pulmonary tuberculosis. About 5 000 000 inhabitants of the German Federal Republic, i.e. 10 p.c. of the total population, are suffering or respectively have been suffering from active tuberculosis. At least 10 000 000 people have directly or indirectly been involved with this disease.

So about 20 p.c. of the German population have got an impression, what tuberculosis means in regard to the health and to the mental and material welfare.

Measures for case-finding are still urgent; for by this means thousands of people can be protected against infection with tuberculosis. Their treatment, if necessary, would claim much more money. In particular, if this problem is seen under a material point of view, it is important to stress the fact that during the years to come only 15 to 20 p. c. of persons with pulmonary tuberculosis will die. The remaining 80 to 85 p. c. will continue to live but a considerable great number of them will require stationary treatment and financial help for a long run.

M. Der Stand des Tuberkuloseproblems

In der Entwicklung der *Tuberkulosemorbidität* sind im Berichtsjahr keine wesentlichen Änderungen eingetreten: Die Zahl der *Neuerkrankungen* und der *Bestand* haben weiterhin leicht abgenommen. Die Länderstatistiken lassen erkennen, daß diese Abnahme überwiegend den Altersklassen unter 25—30 Jahren zugute kommt, während in den höheren Altersklassen Veränderungen gegenüber dem Vorjahr praktisch nicht zu beobachten sind. Wenn auch die Befürchtung nicht ganz von der Hand zu weisen ist, daß die erhöhte Lebenserwartung der Offentuberkulösen, was etwa einer Vermehrung der Infektionsquellen gleichkommt, eine Zunahme der Erkrankungsfälle zur Folge haben kann, so kann doch vermutet werden, daß der Abbau des Bestandes — wenn auch nur zögernd — weiterhin anhalten wird. Eine Beschleunigung dieses Vorganges ist solange nicht zu erwarten, als *keine Möglichkeit* besteht, *alle Ansteckungsfälle ausreichend zu isolieren.* Die Tuberkulose, welche sich mit dem Absinken der Mortalität zu einem *Invaliditätsproblem* entwickelt hat, dürfte aller Wahrscheinlichkeit nach noch bis zum Ende des 20. Jahrhunderts bestehen.

Mit Anwendung der Isoniacide seit 1952 hat die *Tuberkulosemortalität*, deren Absinken 1951 zu stagnieren begann, nochmals eine wesentliche Abnahme bis 1953 einschließlich erfahren. Von 1953 auf 1954 und, soweit die vorläufigen Statistiken dies erkennen lassen für 1955, wiederholt sich der bereits 1951 eingetretene Vorgang: die *Tuberkulosesterbeziffer* bleibt wiederum *konstant.* Vermutlich ist diese Tatsache weniger auf ein Nachlassen der Wirkung der Medikamente zurückzuführen, als vielmehr auf den Tod solcher Tuberkulöser, die durch die Anwendung der modernen Mittel zu einem früheren Zeitpunkt am Sterben verhindert wurden.

Bezüglich der *Letalität*, als welche wir die Sterblichkeit der Tuberkulösen an Tuberkulose auffassen können, ergibt sich aus in- und ausländischen Statistiken während der letzten 20—30 Jahre eine ganz erhebliche Verbesserung. Die Sterbequote der Offentuberkulösen kann heute auf 5—6% veranschlagt werden, und man kann nach der Entwicklung der Letalität vermuten, daß die 10-Jahres-Letalität der heute neu an Tuberkulose erkrankenden Personen etwa 15—20% nicht wesentlich überschreiten wird. Die Sterblichkeit der Offentuberkulösen an allen Ursachen beträgt zur Zeit etwa das 6—7fache der Mortalität der nichttuberkulösen Bevölkerung. Dieses Verhältnis ist verständlicherweise besonders hoch bei den jüngeren Personen, die eine sehr niedrige allgemeine Mortalität haben, es sinkt bei den höchsten Altersklassen auf das 3—4fache ab.

Nach neueren Unterlagen über die Ergebnisse von *Tuberkulinprüfungen* sind besonders in den mittleren Altersklassen mehr Männer tuberkuloseinfiziert als Frauen. Die Ursache für diese Diskrepanz ist wohl darin zu sehen, daß die in höherem Maße (als die Frauen) berufstätigen Männer in stärkerem Umfange

Möglichkeiten zum Kontakt mit ansteckungsfähigen Personen haben können, als die mehr an den Haushalt gebundenen Frauen. Das Verhältnis zwischen Infektion und Erkrankung scheint für Männer und Frauen ebenso ungefähr gleich zu sein wie jenes zwischen Erkrankungs- und Sterbefällen an Tuberkulose. Damit ist die *höhere Tuberkulosesterblichkeit der Männer* wahrscheinlich *kein* auf *biologischen* Ursachen beruhendes *Phänomen*, sondern letzten Endes die Folge häufigerer Kontakte und dadurch verursachter Infektionen.

Bei der *extrapulmonalen Tuberkulose* ist weiterhin eine Prevalenz der Frauen zu beobachten, eine Entwicklung, welche mit den bestehenden Auffassungen über die Entstehung der extrapulmonalen Tuberkulose auf dem Wege über hämatogene oder lymphogene Streuungen insofern nicht ganz in Einklang steht, als die Zahl der Lungentuberkulosen bei den Männern wesentlich höher liegt als bei den Frauen. In bezug auf die betroffenen Organe dominieren bei den Männern die Tuberkulosen der Knochen und Gelenke und die „Sonstigen" (überwiegend wohl Urogenitaltuberkulose), bei den Frauen außerdem noch die Drüsentuberkulosen.

Etwa ein Drittel des Bestandes an Personen mit *ansteckender* Tuberkulose hat *Heilverfahren* durchgemacht — insgesamt ungefähr 17% des Bestandes an Lungentuberkulösen überhaupt. Nach deutschen und schweizerischen Statistiken verlassen etwa 12—14% der stationär Behandelten die Heilstätte mit positivem Bacillenbefund. Da etwa 30 bis 35% der Kuren aus persönlichen Gründen abgebrochen werden, kann dieses wenig erfreuliche Ergebnis nicht als Mißerfolg der Behandlungsmethoden gewertet werden, sondern scheint durch das Verhalten der Patienten bedingt zu sein. Mit Rücksicht auf die dadurch vielfach erforderlich werdenden Wiederholungskuren, die entstehenden überflüssigen Kosten und besonders in Hinsicht auf die durch die ansteckungsfähig gebliebenen Tuberkulösen möglicherweise verursachten Neuerkrankungen dürften geeignete Maßnahmen erforderlich sein.

Obwohl die Zahl der Neuerkrankungen ständig abnimmt, sind im Bundesgebiet 1954 über 82000 Neuerkrankungen an Lungentuberkulose aufgetreten. In der Mehrzahl dieser Fälle dürfte es sich um die Manifestation einer kurz zuvor erfolgten Infektion mit Tuberkelbacillen handeln. *Der Kampf gegen die Tuberkulose beruht nicht so sehr auf den Maßnahmen, die die erfolgte Erkrankung erheischt, sondern hat die Vermeidung der Ansteckung zur Hauptaufgabe.* Wir sehen in der Tatsache, daß 2 Drittel aller Offentuberkulosen außerhalb der Heilstätten „behandelt" werden, daß 12—14% der Heilstättenkuren nicht zur Bacillenfreiheit führen, daß über 38000 Offentuberkulöse kein eigenes Zimmer und 3000 Offentuberkulöse kein eigenes Bett haben, Voraussetzungen dafür, daß die Tuberkulose heute überhaupt noch eine Rolle spielen kann.

Wenn auf der einen Seite Gesetze erlassen werden, um auf dem Wege über die *Röntgenreihenuntersuchungen* auch den letzten Tuberkulösen zu erfassen — nicht um ihn zu registrieren, sondern durch entsprechende Behandlung als Infektionsquelle auszuschalten —, wenn etwa DM 500,— ausgegeben werden, um einen Erkrankungsfall zu entdecken, dann sollten Mittel und Wege gesucht und gefunden werden, um derartige wesentliche prophylaktische Maßnahmen nicht durch halbe Maßnahmen auf der anderen Seite wieder illusorisch zu machen. Solange in dieser Richtung keine entscheidenden Schritte unternommen werden, bleibt die Bedrohung der gesamten Bevölkerung durch die Tuberkulose noch manches Jahrzehnt bestehen.

The actual Problem of Tuberculosis

During the reported year there have been no essential changes in *tuberculosis morbidity*. The number of *"new cases"* and the number of *"registered cases"* have continuously shown a slight decline. The statistical reports of the German "Laender" make it evident that mainly young people, less than 25 to 30 years old, benefit of this decrease in morbidity. To-day the expectation to go on living is for each tuberculosis patient greater than ever before. On the other hand this could mean an increase of the sources of infection. But, nevertheless, we may assume a further slight decline of the total of registered cases. We cannot expect a more rapid decrease as long as it is *not possible to occlude all sources of infection* in a effective manner. After the mortality-rate has lessened, tuberculosis became a problem of invalidity and will probably continue to be a problem till the end of the 20th century.

The introduction and the use of the isoniazydes in 1952 and 1953 have produced again an essential decrease of *tuberculosis mortality*, which had begun to stagnate during 1951. From 1953 to 1954 and as far as the preliminary statistical reports of 1955 show, now again as in 1951, *the mortality-rate remains nearly constant*. Probably this fact is not due to a failure of the effectiveness of medicaments, but the death of many patients has been postponed by the use of the new drugs during the proceeding years.

As statistics from Germany and abroad show, *lethality*, i. e. mortality of tuberculous persons from tuberculosis, has considerable decreased during the last 20 — 30 years. To-day the mortality-rate of persons, suffering from open pulmonary tuberculosis may be estimated to amount up to 5—6 p. c. The mortality out of all causes of persons suffering from infectious pulmonary tuberculosis is in the average about 6 to 7 times higher than that of non-tuberculous people. It is still higher in juvenils, but lower in old people.

Newer reports upon the *results of tuberculin-tests* show, that especially in the middle age-groups more men are infected with tuberculosis than women. The reason for this discrepancy may be found in the fact, that men, due to their professional activities, more often get in touch with infectious persons as women who, more or less, are attached to their households. The relation between infection and illness as well as the relation between their morbidity- and mortality-rate seem to be the same for men and women. Therefore the *higher tuberculosis-mortality-rate in men is probably no biological phenomen* but the consequence of more frequent contacts with infectious people.

There is still a prevalence of *extrapulmonary tuberculosis* in women. This fact does not agree with the existing opinion about the haematogenous and lymphatic dissemination of extrapulmonary tuberculosis foci. There are — as mentioned before — essentially more cases of pulmonary tuberculosis in men than in women. In men we find a higher frequency of tuberculosis of bones and joints as well as tuberculosis of the urogenital system; in women prevails tuberculosis of the glands.

About one third of the cases, suffering from infectious pulmonary tuberculosis have undergone *sanatory treatment*. According to statistical reports from Germany and Switzerland about 12 to 14 p. c. of patients under stationary treatment have left the sanatory while still being infectious. This result is not satisfactory.

About 30 to 35 p.c. of patients interrupt their course of treatment on personal reasons without an orderly medical dismission. This may be due mainly to the behaviour of patients and not to the failure of medical treatment. Here it seems necessary to take suitable measures in order to avoid repeated courses of treatment, extra-expenses and infections of other people, caused by the unreasonable behaviour of persons with open pulmonary tuberculosis.

In spite of the fact, that the number of new cases continues to decrease during 1954 in the German Federal Republic still more than 82000 new cases of pulmonary tuberculosis have been found.

A tuberculosis control-program has to be directed less towards procedures, which are necessary for the treatment of tuberculous patients but more towards measures, which help to avoid infection. To-day two third of persons with infectious pulmonary tuberculosis get treatment outside sanatory. 12 to 14 p.c. of patients are still infectious after their dismission from sanatory. More than 38000 people with open pulmonary tuberculosis have no room of their own and 3000 have no bed of their own. For all these reasons tuberculosis remains a problem.

We have laws which prescribe mass radiography on the purpose to reach all people, suffering from tuberculosis — not with the intention to register them but to treat and cure them. In case-finding we spend about 500.— DM for each single case. It is necessary to find a way to avoid that such essential prophylactic measures turn out useless by halfhaerted procedures. If no definite steps are taken in this direction the danger of tuberculosis for the whole population will remain imminent for decades and decades.

IV. Tabellenwerk

Tabelle I. *Mittlere Wohnbevölkerung der Länder der Bundesrepublik Deutschland und von West-*

Land		Insgesamt	0—1	1—5	5—10	10—15	15—20	20—25	25—30	30—35
Schlesw.-Holstein[1]	m	1 079 900	16 300	67 200	81 700	111 600	109 000	68 600	61 900	60 900
	w	1 245 300	15 300	63 400	78 200	106 300	105 700	70 200	75 500	88 200
	zus.	2 325 200	31 600	130 600	159 900	217 900	214 700	138 800	137 400	149 100
Hamburg	m	806 151	8 744	36 000	50 690	65 980	64 262	51 573	53 899	52 465
	w	930 371	8 191	33 987	48 263	63 030	65 123	53 606	62 026	70 300
	zus.	1 736 522	16 935	69 987	98 953	129 010	129 385	105 179	115 925	122 765
Niedersachsen	m	3 094 604	51 206	209 775	230 857	299 113	298 340	220 205	212 986	188 635
	w	3 493 945	48 509	197 001	219 584	286 305	285 828	217 848	237 745	263 333
	zus.	6 588 549	99 715	406 776	450 441	585 418	584 168	438 053	450 731	451 968
Bremen	m	290 596	3 806	15 730	20 364	25 285	23 749	18 914	19 792	19 668
	w	325 052	3 561	14 634	19 393	23 932	24 038	19 857	22 442	25 938
	zus.	615 648	7 367	30 364	39 757	49 217	47 787	38 771	42 234	45 606
Nordrh.-Westfalen	m	6 880 073	111 754	425 398	461 575	576 383	639 844	571 569	551 007	464 386
	w	7 533 213	105 799	404 351	441 001	551 535	597 532	512 045	566 049	601 819
	zus.	14 413 286	217 553	829 749	902 576	1 127 918	1 237 376	1 083 614	1 117 056	1 066 205
Hessen	m	2 111 935	32 539	132 034	148 557	178 087	181 886	153 686	158 804	143 058
	w	2 387 327	30 780	125 272	141 961	169 909	176 576	149 325	170 641	191 834
	zus.	4 499 262	63 319	257 306	290 518	347 996	358 462	303 011	329 445	334 892
Rheinl.-Pfalz	m	1 531 169	29 255	112 935	103 804	130 115	142 331	121 122	117 784	100 427
	w	1 715 826	27 934	107 019	100 237	125 618	137 066	114 385	127 678	134 893
	zus.	3 246 995	57 189	219 954	204 041	255 733	279 397	235 507	245 462	235 320
Baden-Württb.[1]	m	3 243 000	55 700	215 100	230 400	292 100	306 200	266 400	247 400	211 400
	w	3 691 100	53 400	205 300	219 900	282 100	295 700	249 200	266 900	292 100
	zus.	6 934 100	109 100	420 400	450 300	574 200	601 900	515 600	514 300	503 500
Bayern[1]	m	4 249 300	71 000	279 800	318 200	387 500	392 700	315 700	305 300	277 100
	w	4 911 800	67 200	265 900	305 800	373 700	382 900	317 800	346 500	390 200
	zus.	9 161 100	138 200	545 700	624 000	761 200	775 600	633 500	651 800	667 300
West-Berlin[1]	m	931 100	8 800	39 100	49 600	81 900	74 700	52 000	50 200	46 400
	w	1 261 400	8 200	37 200	48 100	79 500	75 500	55 300	63 900	76 100
	zus.	2 192 500	17 000	76 300	97 700	161 400	150 200	107 300	114 100	122 500

[1] Auf Hundert abgerundet.

Berlin nach Alter und Geschlecht im Jahre 1954 (Angaben der Statistischen Landesämter)

35—40	40—45	45—50	50—55	55—60	60—65	65—70	70—75	75—80	80—85	85—90	90 u. mehr
44 700	73 100	79 000	75 800	60 800	50 800	43 900	33 700	24 200	12 000	4 000	800
64 400	99 300	95 500	87 000	80 200	68 100	55 800	41 900	29 400	14 400	5 300	1 400
109 100	172 400	174 500	162 800	141 000	118 900	99 700	75 600	53 600	26 400	9 300	2 200
37 884	61 318	68 645	66 907	52 518	44 003	37 133	27 624	16 843	7 218	2 139	306
49 008	75 959	79 712	74 019	70 337	59 635	46 049	33 945	22 378	10 408	3 635	760
86 892	137 277	148 357	140 926	122 855	103 638	83 182	61 569	39 221	17 626	5 774	1 066
132 574	215 833	227 450	218 674	168 100	131 701	108 841	82 732	59 297	27 736	8 807	1 742
184 285	280 203	266 583	241 089	215 168	178 240	144 585	106 099	72 773	34 103	11 841	2 823
316 859	496 036	494 033	459 763	383 268	309 941	253 426	188 831	132 070	61 839	20 648	4 565
14 264	22 950	24 274	22 141	16 299	13 567	11 655	8 978	5 832	2 547	669	112
17 904	27 073	26 773	23 631	20 846	18 112	14 460	10 819	7 206	3 159	1 042	232
32 168	50 023	51 047	45 772	37 145	31 679	26 115	19 797	13 038	5 706	1 711	344
319 218	483 150	530 862	511 128	370 979	277 728	232 403	173 853	115 464	48 009	13 039	2 324
416 437	614 349	613 299	544 079	460 652	375 626	297 122	213 112	137 287	58 953	18 323	3 843
735 655	1 097 499	1 144 161	1 055 207	831 631	653 354	529 525	386 965	252 751	106 962	31 362	6 167
95 065	151 401	164 695	156 347	117 501	92 395	77 497	60 835	42 649	18 863	5 171	865
126 162	194 374	194 722	175 014	151 918	126 028	101 134	77 688	52 321	23 273	7 009	1 386
221 227	345 775	359 417	331 361	269 419	218 423	178 631	138 523	94 970	42 136	12 180	2 251
66 555	105 051	114 310	109 306	80 875	61 366	51 091	41 256	28 037	11 888	3 158	503
89 308	134 635	134 662	121 364	103 780	84 407	67 519	51 350	33 792	14 794	4 457	928
155 863	239 686	248 972	230 670	184 655	145 773	118 610	92 606	61 829	26 682	7 615	1 431
141 000	230 700	241 600	225 600	167 700	126 800	108 900	87 600	57 100	23 900	6 300	1 100
196 200	300 900	291 100	256 600	220 900	180 900	148 600	114 000	73 700	32 200	9 500	1 900
337 200	531 600	532 700	482 200	388 600	307 700	257 500	201 600	130 800	56 100	15 800	3 000
188 900	303 000	314 600	303 000	232 200	178 300	146 400	113 700	77 300	34 000	9 000	1 600
262 100	397 100	380 900	350 200	307 800	252 000	203 200	151 000	98 900	43 500	12 900	2 200
451 000	700 100	695 500	653 200	540 000	430 300	349 600	264 700	176 200	77 500	21 900	3 800
39 200	70 800	86 700	85 000	68 600	59 000	51 200	36 800	21 200	7 800	1 800	300
63 400	109 600	121 700	113 300	110 700	100 500	82 800	57 600	36 500	15 800	4 800	900
102 600	180 400	208 400	198 300	179 300	159 500	134 000	94 400	57 700	23 600	6 600	1 200

Tabelle II. *Wohnbevölkerung der Länder der Bundesrepublik Deutschland und von West-Berlin nach Alter und*

Land		Insgesamt	0—1	1—5	5—10	10—15	15—20	20—25	25—30	30—35
Schlesw.-	m	1070300	16100	65500	80300	106400	111000	70200	62400	60400
Holstein[1]	w	1233300	15300	61700	76900	101500	107200	70600	73400	87400
	zus.	2303500	31300	127200	157200	207900	218200	140800	135800	147800
Hamburg	m	812854	9001	35593	49843	65901	66149	53009	55518	53058
	w	939271	8411	33724	47373	62757	67355	55179	61879	71400
	zus.	1752125	17412	69317	97216	128658	133504	108188	117397	124458
Nieder-	m	3086312	51080	206847	231314	287337	302507	222555	215644	189826
sachsen	w	3483030	48813	194198	219192	275281	290369	218622	233546	263965
	zus.	6569342	99893	401045	450506	562618	592876	441177	449190	453791
Bremen	m	293908	3947	15619	20303	25253	24640	19269	20484	19939
	w	329090	3703	14600	19315	23852	24941	20389	22504	26313
	zus.	622998	7650	30219	39618	49105	49581	39658	42988	46252
Nordrh.-	m	6951075	114559	429375	467800	565967	653125	577278	569425	475336
Westf.	w	7610225	108170	407984	446652	541484	611319	520999	566262	616174
	zus.	14561300	222729	837359	914452	1107451	1264444	1098277	1135687	1091510
Hessen	m	2122996	32949	130616	150016	174019	185940	155037	162258	145330
	w	2397822	31092	124083	143143	166017	180453	150578	168972	194538
	zus.	4520818	64041	254699	293159	340036	366393	305615	331230	339868
Rheinl.-	m	1541734	29926	113373	106692	125782	144625	121901	121007	102485
Pfalz	w	1725125	28184	107597	103117	121438	139322	114870	126723	137480
	zus.	3266859	58110	220970	209809	247220	283947	236771	247730	239965
Baden-	m	3279366	56863	216301	233125	285786	315196	270948	256091	215511
Württb.	w	3728773	54206	206998	222610	275750	305203	253469	267447	296742
	zus.	7008139	111069	423299	455735	561536	620399	524417	523538	512253
Bayern	m	4248000	71475	278334	318904	372837	400942	316203	310036	278451
	w	4910270	67583	264456	306112	359888	391010	317643	341261	392466
	zus.	9158270	139058	542790	625016	732725	791952	633846	651297	670917
West-	m	930929	8679	38116	47848	81187	76152	53975	51349	45814
Berlin	w	1261335	8155	36250	46265	78707	76865	56571	62930	75177
	zus.	2192264	16834	74366	94113	159894	153017	110546	114279	120991

[1] Auf Hundert abgerundet.

Geschlecht (nach der Fortschreibung) Stand: 31. 12. 1954 (Angaben der Statistischen Landesämter)

35—40	40—45	45—50	50—55	55—60	60—65	65—70	70—75	75—80	80—85	85—90	90 u. mehr
42600	70900	77600	76100	61300	50700	43700	33700	24300	12200	4100	800
61500	97600	95300	87100	79900	68600	56000	42100	29700	14700	5300	1500
104100	168500	173000	163200	141200	119300	99700	75800	54000	26900	9400	2300
36932	60815	68416	68138	53449	44149	37590	27919	17368	7466	2216	324
48142	75666	80669	74849	70932	60839	47230	34693	22964	10680	3737	792
85074	136481	149085	142987	124381	104988	84820	62612	40332	18146	5953	1116
126881	211292	225581	220438	171975	132342	109281	82742	59357	28483	9045	1785
177026	277901	267932	242352	217087	179678	146360	107107	73632	34964	12102	2903
303907	489193	493513	462790	389062	312020	255641	189849	132989	63447	21147	4688
13934	22865	24304	22681	16771	13624	11724	9102	5964	2654	714	117
17598	27142	27287	23996	21187	18442	14808	10971	7444	3294	1076	228
31532	50007	51591	46677	37958	32066	26532	20073	13408	5948	1790	345
313267	479611	529394	520894	383549	279849	234142	174995	116726	49841	13470	2472
406895	614806	621210	553875	468804	381634	303337	216705	139995	60940	18912	4068
720162	1094417	1150604	1074769	852353	661483	537479	391700	256721	110781	32382	6540
92851	149423	164332	158738	120862	92926	78019	61007	42966	19429	5372	906
123162	193409	196314	177238	154190	127403	102941	78293	53234	24055	7261	1446
216013	342832	360646	335976	275052	220329	180960	139300	96200	43484	12633	2352
65028	103896	113917	110912	83559	61908	51108	41236	28289	12302	3261	527
86998	134167	135694	122831	105526	85577	68583	51728	34368	15315	4631	976
152026	238063	249611	233743	189085	147485	119691	92964	62657	27617	7892	1503
138322	229055	242815	229499	173965	127895	109159	87883	57951	24559	6502	1130
192296	301691	295567	260692	224885	184170	150932	115530	75331	33348	9821	2085
330618	530746	538382	490191	398850	312065	260091	203413	133282	57907	16323	3215
183114	298112	312351	305611	238077	179425	146354	113835	78008	34993	9369	1569
254846	394471	382835	352543	311189	255455	204949	152806	100179	44691	13371	2516
437960	692583	695186	658154	549266	434880	351303	266641	178187	79684	22740	4085
37574	68787	85643	86069	69781	59123	51381	37218	21828	8165	1970	270
61411	107078	122223	114176	101916	101567	84351	58719	37498	16392	5034	1030
98985	175865	207866	200245	171697	160690	135732	95937	59326	24557	7004	1300

Tab. III s. S. 210

Tabelle IV. *Bestätigte Neuerkrankungen an aktiver Tuberkulose in Schleswig-Holstein im Jahre 1954 nach Alter und Geschlecht absolute und relative Zahlen auf 10000 Einwohner*
(Entnommen aus den Länderstatistiken)

Alter Jahre	Geschlecht	Tuberkulose der Atmungsorgane								Tuberkulose anderer Organe											Summe Ia—Id	
		Ia		Ib		Ic		Ia—Ic		Knochen u. Gelenke		Drüsen		Haut		Meningitis		Sonstige		Id ges.			
		abs.	rel.	abs.	rel.	abs.	rel.	abs.	rel.	abs.	rel.	abs.	rel.	abs.	rel.	abs.	rel.	abs.	rel.	abs.	rel.	abs.	rel.
0—1	m	2	1,23	—	—	17	10,43	19	11,66	—	—	—	—	—	—	2	1,23	—	—	2	1,23	21	12,88
	w	1	0,65	—	—	19	12,42	20	13,07	—	—	—	—	—	—	2	1,31	2	1,31	4	2,61	24	15,69
	zus.	3	0,95	—	—	36	11,36	39	12,30	—	—	—	—	—	—	4	1,26	2	0,63	6	1,89	45	14,19
1—5	m	6	0,89	1	0,15	245	36,46	252	37,50	5	0,74	11	1,64	—	—	6	0,89	4	0,60	26	3,87	278	41,37
	w	1	0,16	—	—	213	33,60	214	33,75	3	0,47	9	1,42	—	—	4	0,63	4	0,63	20	3,15	234	36,91
	zus.	7	0,53	1	0,08	458	35,07	466	35,68	8	0,61	20	1,53	—	—	10	0,77	8	0,61	46	3,52	512	39,20
5—10	m	7	0,86	4	0,49	350	42,84	361	44,19	6	0,73	21	2,57	—	—	1	0,12	4	0,49	32	3,91	393	48,10
	w	1	0,13	3	0,38	302	38,62	306	39,13	6	0,77	14	1,79	—	—	2	0,25	—	—	22	2,81	328	91,94
	zus.	8	0,50	7	0,44	652	40,77	667	41,71	12	0,75	35	2,19	—	—	3	0,19	4	0,25	54	3,38	721	45,09
10—15	m	3	0,27	4	0,36	282	25,27	289	25,90	15	1,34	20	1,79	1	0,09	2	0,18	8	0,72	46	4,12	335	30,02
	w	9	0,85	4	0,38	203	19,10	216	20,32	2	0,19	24	2,26	4	0,38	7	0,66	9	0,85	46	4,33	262	24,65
	zus.	12	0,55	8	0,37	485	22,26	505	23,18	17	0,78	44	2,02	5	0,23	9	0,41	17	0,78	92	4,22	597	27,40
15—20	m	36	3,30	15	1,38	194	17,80	245	22,48	19	1,74	19	1,74	2	0,18	1	0,09	7	0,64	48	4,40	293	26,88
	w	41	3,88	25	2,37	218	29,62	284	26,87	9	0,85	16	1,51	7	0,66	2	0,19	12	1,14	46	4,35	330	31,22
	zus.	77	3,59	40	1,86	412	19,19	529	24,64	28	1,30	35	1,63	9	0,42	3	0,14	19	0,88	94	4,38	623	29,02
20—25	m	67	9,77	27	3,93	145	21,14	239	34,84	4	0,58	8	1,17	1	0,14	3	0,44	9	1,31	25	3,64	264	38,48
	w	46	6,55	10	1,42	204	29,06	260	37,04	8	1,14	17	2,42	1	0,14	—	—	21	2,99	47	6,69	307	43,73
	zus.	113	8,14	37	2,67	349	25,14	499	35,95	12	0,86	25	1,80	2	0,14	3	0,22	30	2,16	72	5,19	571	41,14
25—30	m	61	9,85	24	3,88	154	24,88	239	38,61	12	1,94	4	0,65	—	—	1	0,16	7	1,13	24	3,88	263	42,49
	w	58	7,68	26	3,44	163	21,59	247	32,71	8	1,06	10	1,32	2	0,26	1	0,13	16	2,12	37	4,90	284	37,61
	zus.	119	8,66	50	3,64	317	23,07	486	35,37	20	1,45	14	1,02	2	0,15	2	0,15	23	1,67	61	4,44	547	39,81
30—35	m	61	10,02	32	5,25	133	21,84	226	37,11	5	0,82	5	0,82	3	0,49	4	0,66	11	1,81	28	4,60	254	41,71
	w	38	4,31	14	1,59	157	17,80	209	23,70	12	1,36	9	1,02	1	0,11	1	0,11	19	2,15	42	4,76	251	28,46
	zus.	99	6,64	46	3,09	290	19,45	435	29,18	17	1,14	14	0,94	4	0,27	5	0,33	30	2,01	70	4,69	505	33,87
35—40	m	53	11,86	15	3,35	89	19,91	157	35,12	4	0,89	1	0,22	—	—	—	—	4	0,89	9	2,01	166	37,14
	w	23	3,57	18	2,79	68	10,56	109	16,92	5	0,78	2	0,31	—	—	1	0,15	11	1,71	19	2,95	128	19,87
	zus.	76	6,97	33	3,02	157	14,39	266	24,38	9	0,82	3	0,27	—	—	1	0,09	15	1,37	28	2,57	294	26,95

40—45	m	60	8,21	31	4,24	128	17,51	219	29,96	7	0,96	2	0,27	3	0,41	2	0,27	12	1,64	26	3,56	245	33,52
	w	34	3,42	12	1,21	80	8,06	126	12,69	8	0,80	9	0,91	3	0,30	1	0,10	15	1,51	36	3,62	162	16,31
	zus.	94	5,45	43	2,50	208	12,07	345	20,02	15	0,87	11	0,64	6	0,35	3	0,17	27	1,57	62	3,60	407	23,62
45—50	m	83	10,51	27	3,42	135	17,09	245	31,01	2	0,25	2	0,25	2	0,25	—	—	6	0,76	12	1,52	257	32,53
	w	21	2,20	5	0,52	62	6,49	88	9,21	6	0,63	7	0,73	4	0,42	—	—	9	0,94	26	2,72	114	11,94
	zus.	104	5,96	32	1,83	197	11,29	333	19,08	8	0,46	9	0,52	6	0,34	—	—	15	0,86	38	2,18	371	21,26
50—55	m	74	9,76	35	4,62	134	17,68	243	32,06	3	0,40	1	0,13	1	0,13	1	0,13	10	1,32	16	2,11	259	34,17
	w	17	1,95	14	1,61	70	8,05	101	11,61	5	0,57	3	0,34	4	0,46	1	0,11	8	0,92	21	2,41	122	14,02
	zus.	91	5,59	49	3,01	204	12,54	344	21,14	8	0,49	4	0,24	5	0,31	2	0,12	18	1,11	37	2,27	381	23,42
55—60	m	50	8,22	14	2,30	117	19,24	181	29,77	3	0,49	—	—	2	0,33	—	—	7	1,15	12	1,97	193	31,74
	w	13	1,62	10	1,25	46	5,73	69	8,60	3	0,37	5	0,62	—	—	—	—	7	0,87	15	1,87	84	10,47
	zus.	63	4,47	24	1,70	163	11,57	250	17,74	6	0,43	5	0,35	2	0,14	—	—	14	0,99	27	1,92	277	19,66
60—65	m	51	10,04	28	5,51	66	12,99	145	28,54	5	0,98	—	—	—	—	2	0,39	3	0,59	10	1,97	155	30,51
	w	15	2,20	5	0,73	33	4,85	53	7,78	1	0,15	1	0,15	4	0,59	—	—	4	0,59	10	1,47	63	9,25
	zus.	66	5,56	33	2,78	99	8,33	198	16,67	6	0,50	1	0,08	4	0,34	2	0,17	7	0,59	20	1,68	218	18,35
65—70	m	42	9,57	10	2,28	27	6,15	79	18,00	5	1,14	3	0,68	1	0,23	2	0,45	2	0,45	13	2,96	92	20,96
	w	21	3,76	7	1,25	16	2,87	44	7,88	7	1,25	2	0,36	1	0,18	—	—	—	—	10	1,79	54	9,68
	zus.	63	6,32	17	1,71	43	4,32	123	12,35	12	1,20	5	0,50	2	0,20	2	0,20	2	0,20	23	2,31	146	14,66
70—75	m	29	8,60	10	2,97	20	5,93	59	17,51	1	0,30	1	0,30	1	0,30	—	—	3	0,89	6	1,78	65	19,29
	w	15	3,58	6	1,43	16	3,82	37	8,83	3	0,71	2	0,48	2	0,48	—	—	1	0,24	8	1,91	45	10,74
	zus.	44	5,82	16	2,12	36	4,76	96	12,70	4	0,53	3	0,40	3	0,40	—	—	4	0,53	14	1,85	110	14,55
75u.mehr	m	37	9,02	12	2,93	11	2,68	60	14,63	—	—	1	0,24	—	—	—	—	1	0,24	2	0,49	62	15,12
	w	16	3,17	8	1,58	13	2,57	37	7,33	2	0,40	1	0,20	1	0,20	—	—	1	0,20	5	0,99	42	8,32
	zus.	53	5,79	20	2,18	24	2,62	97	10,59	2	0,22	2	0,22	1	0,11	—	—	2	0,22	7	0,76	104	11,35
Insgesamt	m	722	6,68	289	2,68	2247	20,81	3258	30,17	96	0,89	99	0,92	17	0,16	27	0,25	98	0,91	337	3,12	3595	33,29
	w	370	2,97	167	1,34	1883	15,12	2420	19,43	88	0,71	131	1,05	34	0,27	22	0,18	139	1,12	414	3,32	2834	22,76
	zus.	1092	4,70	456	1,96	4130	17,76	5678	24,42	184	0,79	230	0,99	51	0,22	49	0,21	237	1,02	751	3,23	6429	27,65

Tabelle III. *Bestätigte Neuerkrankungen an aktiver Tuberkulose in den Ländern der Bundesrepublik Deutschland, im Bundesgebiet und in West-Berlin im Jahre 1954* [Aus Wirtschaft u. Statistik **7**, 285* (1955)]

Zeit, Land	Tuberkulose						
	der Atmungsorgane					anderer Organe	Summe
	Ia	Ib	Ia+Ib	Ic	Ia—Ic	Id	Ia—Id
Schleswig-Holstein	1092	456	1548	4130	5678	751	6429
Hamburg	800	400	1200	4394	5594	443	6037
Niedersachsen	2657	847	3504	8467	11971	1960	13931
Bremen	212	133	345	756	1101	315	1416
Nordrhein-Westfalen	6756	1235	7991	15731	23722	3797	27519
Hessen	1413	518	1931	3718	5649	1436	7085
Rheinland-Pfalz	1219	506	1725	3110	4835	1111	5946
Baden-Württemberg	2330	512	2842	8378	11220	2011	13231
Bayern	3419	828	4247	8243	12490	2019	14509
Bundesgebiet 1954	19898	5435	25333	56927	82260	13843	96103
dagegen 1953	21983	7371	29354	63300	92654	14884	107538
1952[1]	22275	8006	30281	65195	95476	15321	110797
West-Berlin 1954	1484	762	2246	4420	6666	579	7245
dagegen 1953	1672	1168	2840	4675	7515	560	8075
1952	1569	1385	2954	4090	7044	589	7633

Verhältniszahlen auf 10000 der Bevölkerung 1954[2] und 1953

Zeit, Land	Ia		Ib		Ia+Ib		Ic		Ia—Ic		Id		Ia—Id	
Schleswig-Holstein	4,70	*4,93*	1,96	*2,29*	6,66	*7,22*	17,76	*19,26*	24,42	*26,48*	3,23	*4,13*	27,65	*30,61*
Hamburg	4,61	*4,68*	2,30	*2,63*	6,91	*7,31*	25,30	*25,84*	32,21	*33,15*	2,55	*2,77*	34,77	*35,92*
Niedersachsen	4,03	*4,42*	1,29	*1,92*	5,32	*6,35*	12,85	*14,78*	18,17	*21,12*	2,97	*2,86*	21,14	*23,99*
Bremen	3,44	*4,01*	2,16	*2,16*	5,60	*6,18*	12,28	*15,60*	17,88	*21,77*	5,12	*5,24*	23,00	*27,02*
Nordrhein-Westfalen	4,69	*5,32*	0,86	*1,25*	5,54	*6,57*	10,91	*12,82*	16,46	*19,39*	2,63	*2,94*	19,09	*22,33*
Hessen	3,14	*3,58*	1,15	*1,33*	4,29	*4,92*	8,26	*9,57*	12,56	*14,48*	3,19	*3,49*	15,75	*17,97*
Rheinland-Pfalz	3,75	*4,51*	1,56	*2,09*	5,31	*6,60*	9,58	*9,87*	14,89	*16,47*	3,42	*3,85*	18,31	*20,32*
Baden-Württemberg	3,36	*3,80*	0,74	*0,98*	4,10	*4,79*	12,08	*14,41*	16,18	*19,19*	2,90	*3,05*	19,08	*22,24*
Bayern	3,73	*4,08*	0,90	*1,40*	4,64	*5,47*	9,00	*9,12*	13,63	*14,60*	2,20	*2,42*	15,84	*17,02*
Bundesgebiet 1954[2]	4,02		1,10		5,12		11,50		16,61		2,80		19,41	
dagegen 1953	4,49		1,50		5,99		12,92		18,92		3,04		21,95	
1952[1]	4,71		1,69		6,41		13,79		20,20		3,24		23,44	
West-Berlin 1954[2]	6,77		3,48		10,24		20,16		30,40		2,64		33,04	
dagegen 1953	7,56		5,28		12,84		21,14		33,99		2,53		36,52	
1952	7,23		6,38		13,62		18,85		32,47		2,71		35,18	

[1] Ohne Reg.-Bez. Südwürttemberg-Hohenzollern. [2] Vorläufiges Ergebnis.

Tabelle V. *Bestätigte Neuerkrankungen an aktiver Tuberkulose in Hamburg im Jahre 1954 nach Alter und Geschlecht,*
absolute und relative Zahlen auf 10000 Einwohner
(Entnommen aus den Länderstatistiken)

Alter Jahre	Geschlecht	Tuberkulose der Atmungsorgane								Tuberkulose anderer Organe										Summe Ia—Id	
		Ia		Ib		Ic		Ia—Ic		Knochen u. Gelenke		Drüsen		Haut		Meningitis		Sonstige		Id ges.			
		abs.	rel.	abs.	rel.	abs.	rel.	abs.	rel.	abs.	rel.	abs.	rel.	abs.	rel.	abs.	rel.	abs.	rel.	abs.	rel.	abs.	rel.
0—1	m	—	—	—	—	17	19,44	17	19,44	1	1,14	—	—	—	—	—	—	—	—	1	1,14	18	20,58
	w	—	—	—	—	4	4,88	4	4,88	—	—	1	1,22	—	—	—	—	—	—	1	1,22	5	6,10
	zus.	—	—	—	—	21	12,40	21	12,40	1	0,59	1	0,59	—	—	—	—	—	—	2	1,18	23	13,58
1—5	m	—	—	1	0,28	297	82,50	298	82,78	1	0,28	3	0,83	—	—	1	0,28	1	0,28	6	1,67	304	84,44
	w	—	—	2	0,59	236	69,44	238	70,03	5	1,47	5	1,47	—	—	1	0,29	1	0,29	12	3,53	250	73,56
	zus.	—	—	3	0,43	533	76,16	536	76,59	6	0,86	8	1,14	—	—	2	0,28	2	0,28	18	2,57	554	79,16
5—10	m	1	0,20	—	—	306	60,37	307	60,56	6	1,18	11	2,17	—	—	2	0,39	5	0,99	24	4,73	331	65,30
	w	4	0,83	—	—	256	53,04	260	53,87	2	0,41	9	1,86	—	—	1	0,21	1	0,21	13	2,69	273	56,56
	zus.	5	0,51	—	—	562	56,79	567	57,30	8	0,81	20	2,02	—	—	3	0,30	6	0,61	37	3,74	604	61,04
10—15	m	5	0,76	1	0,15	183	27,73	189	28,64	5	0,76	6	0,91	—	—	1	0,15	5	0,76	17	2,58	206	31,22
	w	2	0,32	—	—	159	25,23	161	25,54	6	0,95	6	0,95	—	—	2	0,32	4	0,63	18	2,86	179	28,40
	zus.	7	0,54	1	0,08	342	26,51	350	27,13	11	0,85	12	0,93	—	—	3	0,23	9	0,70	35	2,71	385	29,84
15—25	m	60	5,18	31	2,68	299	25,81	390	33,67	15	1,29	8	0,69	3	0,26	2	0,17	4	0,35	32	2,76	422	36,43
	w	59	4,97	37	3,11	324	27,29	420	35,37	13	1,09	27	2,27	15	1,26	1	0,08	23	1,94	79	6,65	499	42,03
	zus.	119	5,07	68	2,90	623	26,56	810	34,53	28	1,19	35	1,49	18	0,77	3	0,13	27	1,15	111	4,73	921	39,26
25—45	m	176	8,56	87	4,23	648	31,52	911	44,32	19	0,92	7	0,34	6	0,29	—	—	20	0,97	52	2,53	963	46,85
	w	110	4,27	66	2,57	547	21,26	723	28,10	8	0,31	12	0,47	11	0,43	1	0,04	21	0,82	53	2,06	776	30,16
	zus.	286	6,18	153	3,30	1195	25,82	1634	35,30	27	0,58	19	0,41	17	0,37	1	0,02	41	0,89	105	2,27	1739	37,57
45—55	m	139	10,25	58	4,28	395	29,14	592	43,67	7	0,52	7	0,52	5	0,37	—	—	10	0,74	29	2,14	621	45,81
	w	26	1,69	20	1,30	185	12,03	231	15,03	13	0,85	5	0,32	7	0,45	—	—	10	0,66	35	2,28	266	17,30
	zus.	165	5,70	78	2,70	580	20,05	823	28,45	20	0,69	12	0,41	12	0,41	—	—	20	0,69	64	2,21	887	30,66
55—65	m	88	9,12	47	4,87	261	27,04	396	41,03	5	0,52	3	0,31	—	—	—	—	7	0,72	15	1,55	411	42,58
	w	24	1,85	11	0,85	106	8,15	141	10,85	2	0,15	4	0,31	5	0,38	—	—	8	0,62	19	1,46	160	12,31
	zus.	112	4,94	58	2,56	367	16,20	537	23,71	7	0,31	7	0,31	5	0,22	—	—	15	0,66	34	1,50	571	25,21
65—75	m	47	7,26	18	2,78	92	14,21	157	24,24	5	0,77	—	—	2	0,31	—	—	1	0,15	8	1,24	165	25,48
	w	17	2,13	8	1,00	42	5,25	67	8,38	2	0,25	2	0,25	2	0,25	—	—	7	0,87	13	1,62	80	10,00
	zus.	64	4,42	26	1,80	134	9,26	224	15,47	7	0,48	2	0,14	4	0,28	—	—	8	0,55	21	1,45	245	16,92
75u.mehr	m	30	11,32	8	3,02	19	7,17	57	21,50	—	—	2	0,75	—	—	—	—	2	0,75	4	1,51	61	23,01
	w	12	3,23	5	1,34	18	4,84	35	9,41	1	0,27	4	1,07	2	0,54	1	0,27	4	1,07	12	3,23	47	12,64
	zus.	42	6,59	13	2,04	37	5,81	92	14,45	1	0,16	6	0,94	2	0,31	1	0,16	6	0,94	16	2,51	108	16,96
Insgesamt	m	546	6,77	251	3,11	2517	31,22	3314	41,11	64	0,79	47	0,58	16	0,20	6	0,07	55	0,68	188	2,33	3502	43,44
	w	254	2,73	149	1,60	1877	20,17	2280	24,51	52	0,56	75	0,81	42	0,45	7	0,07	79	0,85	255	2,74	2535	27,25
	zus.	800	4,61	400	2,30	4394	25,30	5594	32,21	116	0,67	122	0,70	58	0,33	13	0,07	134	0,77	443	2,55	6037	34,76

Tabelle VI. *Bestätigte Neuerkrankungen an aktiver Tuberkulose in Niedersachsen im Jahre 1954 nach Alter und Geschlecht; absolute und relative Zahlen auf 10000 Einwohner*
(Entnommen aus den Länderstatistiken)

Alter Jahre	Geschlecht	Tuberkulose der Atmungsorgane								Tuberkulose anderer Organe										Summe Ia—Id	
		Ia		Ib		Ic		Ia—Ic		Knochen u. Gelenke		Drüsen		Haut		Meningitis		Sonstige		Id ges.		
		abs.	rel.	abs.	rel.	abs.	rel.	abs.	rel.	abs.	rel.	abs.	rel.	abs.	rel.	abs.	rel.	abs.	rel.	abs.	rel.	abs.	rel.
0—1	m	2	0,39	1	0,19	47	9,18	50	9,76	—	—	—	—	—	—	4	0,78	1	0,19	5	0,98	55	10,74
	w	1	0,21	—	—	35	7,21	36	7,42	—	—	—	—	—	—	3	0,62	1	0,21	4	0,82	40	8,24
	zus.	3	0,30	1	0,10	82	8,22	86	8,62	—	—	—	—	—	—	7	0,70	2	0,20	9	0,90	95	9,53
1—5	m	1	0,05	2	0,10	513	24,45	516	24,60	7	0,33	13	0,62	—	—	26	1,24	6	0,29	52	2,48	568	27,08
	w	3	0,15	4	0,20	444	22,54	451	22,89	9	0,46	22	1,12	1	0,05	26	1,32	3	0,15	61	3,10	512	25,99
	zus.	4	0,10	6	0,15	957	23,53	967	23,77	16	0,39	35	0,86	1	0,02	52	1,28	9	0,22	113	2,78	1080	26,55
5—10	m	3	0,13	3	0,13	457	19,79	463	20,05	12	0,52	37	1,60	—	—	17	0,74	9	0,39	75	3,25	538	23,30
	w	4	0,18	2	0,09	432	19,67	438	19,95	11	0,50	28	1,28	4	0,18	6	0,27	12	0,55	61	2,78	499	22,72
	zus.	7	0,16	5	0,11	889	19,73	901	20,00	23	0,51	65	1,44	4	0,09	23	0,51	21	0,47	136	3,02	1037	23,02
10—15	m	7	0,23	6	0,20	292	9,76	305	10,20	30	1,00	28	0,94	5	0,17	11	0,37	16	0,53	90	3,01	395	13,21
	w	19	0,66	10	0,35	286	9,99	315	11,00	12	0,42	39	1,36	4	0,14	10	0,35	14	0,49	79	2,76	394	13,76
	zus.	26	0,44	16	0,27	578	9,87	620	10,59	42	0,72	67	1,14	9	0,15	21	0,36	30	0,51	169	2,89	789	13,48
15—20	m	89	2,98	31	1,04	331	11,09	451	15,12	24	0,80	21	0,70	3	0,10	5	0,17	18	0,60	71	2,38	522	17,50
	w	83	2,90	20	0,70	397	13,89	500	17,49	23	0,80	38	1,33	9	0,31	9	0,31	38	1,33	117	4,09	617	21,59
	zus.	172	2,94	51	0,87	728	12,46	951	16,28	47	0,80	59	1,01	12	0,21	14	0,24	56	0,96	188	3,22	1139	19,50
20—25	m	175	7,95	51	2,32	428	19,44	654	29,70	32	1,45	28	1,27	3	0,14	7	0,32	31	1,41	101	4,59	755	34,29
	w	114	5,23	42	1,93	407	18,68	563	25,84	21	0,96	41	1,88	10	0,46	11	0,50	56	2,57	139	6,38	702	32,22
	zus.	289	6,60	93	2,12	835	19,06	1217	27,78	53	1,21	69	1,57	13	0,30	18	0,41	87	1,99	240	5,48	1457	33,26
25—30	m	187	8,78	42	1,97	336	15,78	565	26,53	28	1,31	13	0,61	1	0,05	5	0,23	30	1,41	77	3,61	642	30,14
	w	127	5,34	53	2,23	419	17,62	599	25,19	18	0,76	31	1,30	7	0,29	8	0,34	68	2,86	132	5,55	731	30,75
	zus.	314	6,97	95	2,11	755	16,75	1164	25,82	46	1,02	44	0,98	8	0,18	13	0,29	98	2,17	209	4,64	1373	30,46
30—35	m	156	8,27	37	1,96	338	17,92	531	28,15	23	1,22	14	0,74	4	0,21	3	0,16	33	1,75	77	4,08	608	32,23
	w	110	4,18	25	0,95	353	13,40	488	18,53	22	0,84	18	0,68	14	0,53	8	0,30	51	1,94	113	4,29	601	22,82
	zus.	266	5,89	62	1,37	691	15,29	1019	22,55	45	0,99	32	0,71	18	0,40	11	0,24	84	1,86	190	4,20	1209	26,75
35—40	m	87	6,56	22	1,66	196	14,78	305	23,01	12	0,91	5	0,38	2	0,15	—	—	19	1,43	38	2,87	343	25,87
	w	63	3,42	17	0,92	198	10,74	278	15,09	12	0,65	13	0,71	8	0,43	3	0,16	24	1,30	60	3,25	338	18,34
	zus.	150	4,73	39	1,23	394	12,43	583	18,40	24	0,76	18	0,57	10	0,31	3	0,09	43	1,36	98	3,09	681	21,49

40—45	m	184	8,52	44	2,04	297	13,76	525	24,32	14	0,65	5	0,23	8	0,37	2	0,09	17	0,79	46	2,13	571	26,45
	w	69	2,46	17	0,61	222	7,92	308	10,99	18	0,64	12	0,43	19	0,68	2	0,07	23	0,82	74	2,64	382	13,63
	zus.	253	5,10	61	1,23	519	10,46	833	16,79	32	0,65	17	0,34	27	0,54	4	0,08	40	0,81	120	2,42	953	19,21
45—50	m	171	7,52	51	2,24	316	13,89	538	23,65	16	0,70	8	0,35	8	0,35	2	0,09	17	0,75	51	2,24	589	25,89
	w	61	2,29	23	0,86	187	7,01	271	10,17	6	0,22	5	0,19	13	0,49	—	—	15	0,56	39	1,46	310	11,63
	zus.	232	4,70	74	1,50	503	10,18	809	16,38	22	0,45	13	0,26	21	0,42	2	0,04	32	0,65	90	1,82	899	18,20
50—55	m	200	9,15	55	2,51	319	14,59	574	26,25	13	0,59	5	0,23	10	0,46	4	0,18	18	0,82	50	2,29	624	28,54
	w	34	1,41	25	1,04	164	6,80	223	9,25	15	0,62	9	0,37	19	0,79	1	0,04	28	1,16	72	2,99	295	12,24
	zus.	234	5,09	80	1,74	483	10,51	797	17,34	28	0,61	14	0,30	29	0,63	5	0,11	46	1,00	122	2,65	919	19,99
55—60	m	135	8,03	49	2,91	245	14,57	429	25,52	22	1,31	2	0,12	3	0,18	2	0,12	12	0,71	41	2,44	470	27,96
	w	45	2,09	17	0,79	130	6,04	192	8,92	11	0,51	8	0,37	13	0,60	1	0,05	14	0,65	47	2,18	239	11,11
	zus.	180	4,70	66	1,72	375	9,78	621	16,20	33	0,86	10	0,26	16	0,42	3	0,08	26	0,68	88	2,30	709	18,50
60—65	m	121	9,19	40	3,04	165	12,53	326	24,75	7	0,53	4	0,30	4	0,30	—	—	10	0,76	25	1,90	351	26,65
	w	47	2,64	18	1,01	92	5,16	157	8,81	4	0,22	12	0,67	9	0,50	—	—	8	0,45	33	1,85	190	10,66
	zus.	168	5,42	58	1,87	257	8,29	483	15,58	11	0,35	16	0,52	13	0,42	—	—	18	0,58	58	1,87	541	17,45
65—70	m	87	7,99	30	2,76	99	9,10	216	19,85	6	0,55	2	0,18	3	0,28	2	0,18	9	0,83	22	2,02	238	21,87
	w	51	3,53	20	1,38	78	5,39	149	10,31	10	0,69	8	0,55	9	0,62	2	0,14	5	0,35	34	2,35	183	12,66
	zus.	138	5,45	50	1,97	177	6,98	365	14,40	16	0,63	10	0,39	12	0,47	4	0,16	14	0,55	56	2,21	421	16,61
70—75	m	61	7,37	24	2,90	72	8,70	157	18,97	5	0,60	5	0,60	1	0,12	2	0,24	6	0,73	19	2,30	176	21,27
	w	48	4,52	13	1,23	61	5,75	122	11,50	10	0,94	2	0,19	6	0,57	—	—	5	0,47	23	2,17	145	13,67
	zus.	109	5,77	37	1,96	133	7,04	279	14,78	15	0,79	7	0,37	7	0,37	2	0,11	11	0,58	42	2,22	321	17,00
75—80	m	51	8,60	14	2,36	46	7,76	111	18,72	4	0,67	—	—	2	0,34	—	—	2	0,34	8	1,35	119	20,07
	w	29	3,98	19	2,61	30	4,12	78	10,72	9	1,24	3	0,41	2	0,27	—	—	3	0,41	17	2,33	95	13,05
	zus.	80	6,06	33	2,50	76	5,75	189	14,31	13	0,98	3	0,23	4	0,30	—	—	5	0,38	25	1,89	214	16,20
80 u. mehr	m	16	4,18	14	3,66	23	6,01	53	13,84	3	0,78	—	—	—	—	—	—	2	0,52	5	1,31	58	15,15
	w	16	3,28	6	1,23	12	2,46	34	6,97	1	0,20	1	0,20	—	—	—	—	—	—	2	0,41	36	7,38
	zus.	32	3,67	20	2,30	35	4,02	87	9,99	4	0,46	1	0,11	—	—	—	—	2	0,23	7	0,80	94	10,80
Insgesamt	m	1733	5,60	516	1,67	4520	14,61	6769	21,87	258	0,83	190	0,61	57	0,18	92	0,30	256	0,83	853	2,76	7622	24,63
	w	924	2,64	331	0,95	3947	11,30	5202	14,89	212	0,61	290	0,83	147	0,42	90	0,26	368	1,05	1107	3,17	6309	18,06
	zus.	2657	4,03	847	1,29	8467	12,85	11971	18,17	470	0,71	480	0,73	204	0,31	182	0,28	624	0,95	1960	2,97	13931	21,14

Tabelle VII. *Bestätigte Neuerkrankungen an aktiver Tuberkulose in Bremen im Jahre 1954 nach Alter und Geschlecht;*
absolute und relative Zahlen auf 10000 Einwohner
(Entnommen aus den Länderstatistiken)

| Alter Jahre | Geschlecht | Tuberkulose der Atmungsorgane | | | | | | | | Tuberkulose anderer Organe | | | | | | | | | | | | Summe Ia—Id | |
| | | Ia | | Ib | | Ic | | Ia—Ic | | Knochen u. Gelenke | | Drüsen | | Haut | | Meningitis | | Sonstige | | Id ges. | | | |
		abs.	rel.	abs.	rel.	abs.	rel.	abs.	rel.	abs.	rel.	abs.	rel.	abs.	rel.	abs.	rel.	abs.	rel.	abs.	rel.	abs.	rel.
0—1	m	—	—	—	—	2	5,25	2	5,25	—	—	—	—	—	—	1	2,63	—	—	1	2,63	3	7,88
	w	1	2,81	—	—	1	2,81	2	5,62	—	—	—	—	—	—	—	—	—	—	—	—	2	5,62
	zus.	1	1,36	—	—	3	4,07	4	5,43	—	—	—	—	—	—	1	1,36	—	—	1	1,36	5	6,79
1—5	m	—	—	—	—	50	31,79	50	31,79	—	—	1	0,63	—	—	—	—	1	0,63	2	1,27	52	33,06
	w	1	0,68	1	0,68	42	28,70	44	30,07	—	—	2	1,37	—	—	—	—	1	0,68	3	2,05	47	32,12
	zus.	1	0,33	1	0,33	92	30,30	94	30,96	—	—	3	0,99	—	—	—	—	2	0,66	5	1,65	99	32,60
5—10	m	1	0,49	—	—	48	23,57	49	24,06	1	0,49	4	1,96	—	—	—	—	1	0,49	6	2,95	55	27,01
	w	1	0,52	—	—	39	20,11	40	20,63	1	0,51	3	1,55	—	—	2	1,03	5	2,58	11	5,67	51	26,30
	zus.	2	0,50	—	—	87	21,88	89	22,39	2	0,50	7	1,76	—	—	2	0,50	6	1,51	17	4,27	106	26,66
10—15	m	1	0,40	2	0,79	31	12,26	34	13,45	—	—	5	1,98	1	0,40	—	—	3	1,19	9	3,56	43	17,01
	w	—	—	2	0,83	39	16,30	41	17,13	—	—	6	2,51	1	0,42	1	0,42	3	1,25	11	4,60	52	21,73
	zus.	1	0,20	4	0,81	70	14,22	75	15,24	—	—	11	2,23	2	0,41	1	0,20	6	1,22	20	4,06	95	19,30
15—20	m	6	2,53	8	3,37	37	15,58	51	21,47	3	1,26	6	2,53	—	—	2	0,84	6	2,53	17	7,16	68	28,63
	w	7	2,91	5	1,08	39	16,22	51	21,22	3	1,25	11	4,58	1	0,42	1	0,42	6	2,50	22	9,15	73	30,37
	zus.	13	2,72	13	2,72	76	15,90	102	21,34	6	1,25	17	3,56	1	0,21	3	0,63	12	2,51	39	8,16	141	29,50
20—25	m	15	7,83	10	5,29	34	17,98	59	31,19	2	1,06	4	2,11	—	—	—	—	4	2,11	10	5,29	69	36,48
	w	6	3,02	11	5,54	43	21,65	60	30,22	3	1,51	3	1,51	1	0,50	1	0,50	15	5,75	23	11,58	83	41,80
	zus.	21	5,42	21	5,42	77	19,86	119	30,69	5	1,29	7	1,80	1	0,26	1	0,26	19	4,90	33	8,51	152	39,20
25—30	m	16	8,08	11	5,56	31	15,66	58	29,30	4	2,02	5	2,53	1	0,50	1	0,50	3	1,52	14	7,07	72	36,38
	w	8	3,56	1	0,44	37	16,49	46	20,50	3	1,34	5	2,23	—	—	1	0,44	13	5,79	22	9,80	68	30,30
	zus.	24	5,68	12	2,85	68	16,10	104	24,62	7	1,66	10	2,37	1	0 24	2	0,47	16	3,79	36	8,52	140	33,15
30—35	m	16	8,13	7	3,56	35	17,80	58	29,49	2	1,02	3	1,52	1	0,51	—	—	4	2,03	10	5,08	68	34,57
	w	7	2,70	4	1,54	39	15,04	50	19,28	4	1,54	5	1,93	—	—	—	—	11	4,24	20	7,71	70	26,99
	zus.	23	5,04	11	2,41	74	16,22	108	23,68	6	1,32	8	1,75	1	0,22	—	—	15	3,29	30	6,58	138	30,26
35—40	m	10	7,01	9	6,31	16	11,22	35	24,54	1	0,70	2	1,40	1	0,70	1	0,70	2	1,40	7	4,91	42	29,44
	w	4	2,23	4	2,23	18	10,05	26	14,52	3	1,68	4	2,23	—	—	—	—	8	4,47	15	8,38	41	22,90
	zus.	14	4,35	13	4,04	34	10,57	61	18,96	4	1,24	6	1,87	1	0,31	1	0,31	10	3,11	22	6,84	83	25,80

Alter		1	2	3	4	5	6	7	8	9	10	Insgesamt
40—45	m	14 6,10	8 3,49	24 10,46	46 20,04	1 0,44	1 0,44	2 0,87	— —	4 1,74	8 3,49	54 23,53
	w	5 1,85	4 1,48	13 4,80	22 8,13	2 0,74	3 1,11	1 0,37	— —	8 2,95	14 5,17	36 13,30
	zus.	19 3,80	12 2,40	37 7,40	68 13,59	3 0,60	4 0,80	3 0,60	— —	12 2,40	22 4,40	90 17,99
45—50	m	13 5,36	9 3,71	22 9,06	44 18,13	1 0,41	5 2,06	1 0,41	— —	6 2,47	13 5,35	57 23,48
	w	2 0,75	2 0,75	11 4,11	15 5,60	4 1,49	4 1,49	1 0,37	— —	6 2,24	15 5,60	30 11,20
	zus.	15 2,94	11 2,15	33 6,46	59 11,56	5 0,98	9 1,76	2 0,39	— —	12 2,35	28 5,48	87 17,04
50—55	m	19 8,58	7 3,16	26 11,74	52 23,48	2 0,90	2 0,90	1 0,45	— —	6 2,71	11 4,97	63 28,45
	w	3 1,27	1 0,42	6 2,54	10 4,23	3 1,27	2 0,85	— —	— —	4 1,69	9 3,81	19 8,04
	zus.	22 4,81	8 1,75	32 6,99	62 13,54	5 1,09	4 0,87	1 0,22	— —	10 2,18	20 4,37	82 17,91
55—60	m	14 8,59	5 3,07	26 15,95	45 27,61	— —	1 0,61	— —	— —	2 1,23	3 1,84	48 29,45
	w	3 1,44	4 1,92	7 3,36	14 6,71	4 1,92	— —	1 0,48	— —	3 1,44	8 3,84	22 10,55
	zus.	17 4,58	9 2,42	33 8,88	59 15,88	4 1,08	1 0,27	1 0,27	— —	5 1,35	11 2,96	70 18,84
60—65	m	8 5,90	3 2,21	12 8,84	23 16,95	2 1,47	1 0,74	1 0,74	— —	1 0,74	5 3,69	28 20,64
	w	2 1,10	3 1,66	7 3,86	12 6,62	5 2,76	— —	1 0,55	— —	2 1,10	8 4,42	20 11,04
	zus.	10 3,16	6 1,89	19 6,00	35 11,05	7 2,21	1 0,31	2 0,63	— —	3 0,95	13 4,10	48 15,15
65—70	m	7 6,01	3 2,57	4 3,43	14 12,01	1 0,86	— —	— —	— —	— —	1 0,86	15 12,87
	w	2 1,38	2 1,38	4 2,77	8 5,53	5 3,46	— —	1 0,69	— —	1 0,69	7 4,84	15 10,37
	zus.	9 3,45	5 1,91	8 3,06	22 8,42	6 2,30	— —	1 0,38	— —	1 0,38	8 3,06	30 11,49
70—75	m	7 7,80	2 2,23	6 6,68	15 16,71	1 1,11	1 1,11	1 1,11	— —	— —	3 3,34	18 20,05
	w	5 4,62	— —	2 1,85	7 6,47	2 1,85	— —	2 1,85	— —	1 0,92	5 4,62	12 11,09
	zus.	12 6,06	2 1,01	8 4,04	22 11,11	3 1,52	1 0,50	3 1,52	— —	1 0,50	8 4,04	30 15,15
75—80	m	4 6,86	— —	2 3,43	6 10,29	— —	— —	1 1,71	— —	2 3,43	3 5,14	9 15,43
	w	2 2,77	2 2,77	1 1,39	5 6,94	1 1,39	— —	— —	— —	1 1,39	2 2,77	7 9,71
	zus.	6 4,60	2 1,63	3 2,30	11 8,44	1 0,77	— —	1 0,77	— —	3 2,30	5 3,83	16 12,27
80u.mehr	m	— —	1 3,00	— —	1 3,00	1 3,00	— —	— —	— —	— —	1 3,00	2 6,01
	w	2 4,51	2 4,51	2 4,51	6 13,53	1 2,26	— —	— —	— —	— —	1 2,26	7 15,79
	zus.	2 2,58	3 3,86	2 2,58	7 9,02	2 2,58	— —	— —	— —	— —	2 2,58	9 11,16
Insgesamt	m	151 5,20	85 2,92	406 13,97	642 22,09	22 0,76	41 1,41	11 0,38	5 0,17	45 1,55	124 4,27	766 26,36
	w	61 1,88	48 1,48	350 11,77	459 14,12	44 1,35	48 1,48	10 0,31	6 0,18	88 2,71	196 6,03	655 20,15
	zus.	212 3,44	133 2,16	756 12,28	1101 17,88	66 1,07	89 1,44	21 0,34	11 0,18	133 2,16	320 5,20	1421 23,08

Tabelle VIII. *Bestätigte Neuerkrankungen an aktiver Tuberkulose in Nordrhein-Westfalen im Jahre 1954 nach Alter und Geschlecht; absolute und relative Zahlen auf 10000 Einwohner*
(Entnommen aus den Länderstatistiken)

Alter Jahre	Geschlecht	Tuberkulose der Atmungsorgane								Tuberkulose anderer Organe												Summe Ia—Id	
		Ia		Ib		Ic		Ia—Ic		Knochen u. Gelenke		Drüsen		Haut		Meningitis		Sonstige		Id ges.			
		abs.	rel.	abs.	rel.	abs.	rel.	abs.	rel.	abs.	rel.	abs.	rel.	abs.	rel.	abs.	rel.	abs.	rel.	abs.	rel.	abs.	rel.
0—1	m	2	0,18	1	0,09	84	7,52	87	7,78	1	0,09	—	—	1	0,09	7	0,63	8	0,71	17	1,52	104	9,31
	w	—	—	1	0,09	76	7,18	77	7,28	—	—	2	0,19	—	—	5	0,47	13	1,23	20	1,89	97	9,17
	zus.	2	0,09	2	0,09	160	7,35	164	7,54	1	0,05	2	0,09	1	0,05	12	0,55	21	0,96	37	1,70	201	9,24
1—5	m	2	0,05	3	0,07	1149	27,01	1154	27,13	10	0,23	34	0,80	2	0,05	35	0,82	15	0,35	96	2,25	1250	29,38
	w	8	0,20	8	0,20	983	24,31	999	24,71	17	0,42	26	0,64	4	0,10	33	0,82	19	0,47	99	2,45	1098	27,15
	zus.	10	0,12	11	0,13	2132	25,69	2153	25,95	27	0,33	60	0,72	6	0,07	68	0,82	34	0,41	195	2,35	2348	28,30
5—10	m	7	0,15	8	0,17	1152	24,96	1167	25,28	23	0,50	60	1,30	6	0,13	25	0,54	19	0,41	133	2,88	1300	28,16
	w	10	0,23	4	0,09	978	22,18	992	22,49	27	0,61	47	1,07	5	0,11	20	0,45	21	0,48	120	2,27	1112	25,21
	zus.	17	0,19	12	0,13	2130	23,60	2159	23,92	50	0,55	107	1,10	11	0,12	45	0,50	40	0,44	253	2,80	2412	26,72
10—15	m	29	0,50	7	0,12	618	10,72	654	11,35	49	0,85	69	1,20	14	0,24	12	0,21	20	0,35	164	2,84	818	14,19
	w	53	0,96	19	0,34	594	10,77	666	12,08	40	0,72	54	0,98	9	0,16	11	0,20	28	0,51	142	2,57	808	14,65
	zus.	82	0,73	26	0,23	1212	10,74	1320	11,70	89	0,79	123	1,09	23	0,20	23	0,20	48	0,43	306	2,71	1626	14,41
15—20	m	212	3,31	50	0,78	574	8,97	836	13,06	51	0,80	45	0,70	13	0,10	13	0,20	48	0,75	170	2,66	1006	15,72
	w	197	3,30	60	1,00	716	11,98	973	16,28	50	0,84	84	1,41	16	0,27	18	0,30	66	1,10	234	3,92	1207	20,20
	zus.	409	3,30	110	0,89	1290	10,43	1809	14,62	101	0,82	129	1,04	29	0,23	31	0,25	114	0,92	404	3,26	2213	17,88
20—25	m	475	8,31	73	1,28	689	12,05	1237	21,64	49	0,86	39	0,68	12	0,21	9	0,16	60	1,05	169	2,96	1406	24,60
	w	365	7,13	75	1,46	841	16,42	1281	25,02	46	0,90	73	1,42	18	0,35	13	0,25	100	1,95	250	4,88	1531	29,90
	zus.	840	7,75	148	1,37	1530	14,12	2518	23,24	95	0,88	112	1,03	30	0,28	22	0,20	160	1,48	419	3,87	2937	27,10
25—30	m	487	8,84	95	1,72	637	11,58	1219	22,14	58	1,05	22	0,40	9	0,16	3	0,05	83	1,51	175	3,18	1395	25,32
	w	345	6,09	59	1,04	742	13,11	1146	20,24	48	0,85	54	0,95	20	0,35	10	0,18	122	2,16	254	4,49	1400	24,73
	zus.	832	7,45	154	1,38	1379	12,35	2366	21,18	106	0,95	76	0,68	29	0,26	13	0,12	205	1,83	429	3,84	2795	25,02
30—35	m	400	8,61	65	1,40	529	11,39	994	21,40	32	0,69	19	0,41	4	0,09	3	0,06	59	1,27	117	2,52	1111	23,92
	w	303	5,03	47	0,78	635	10,55	985	16,37	47	0,78	52	0,86	12	0,20	—	—	118	1,96	229	3,80	1214	20,17
	zus.	703	6,59	112	1,05	1164	10,92	1979	18,56	79	0,74	71	0,67	16	0,15	3	0,03	177	1,66	346	3,25	2325	21,81
35—40	m	279	8,74	49	1,53	353	11,06	681	21,33	12	0,37	13	0,41	6	0,19	1	0,03	60	1,88	92	2,88	773	24,21
	w	162	3,89	31	0,74	307	7,37	500	12,01	19	0,46	18	0,43	16	0,38	6	0,14	61	1,46	120	2,88	620	14,89
	zus.	441	5,99	80	1,09	660	8,97	1181	16,05	31	0,42	31	0,42	22	0,30	7	0,10	121	1,64	212	2,88	1393	18,93

40—45	m	446	9,23	51	1,05	484	10,02	981	20,30	29	0,60	13	0,27	17	0,35	3	0,06	65	1,35	127	2,63	1108	22,93
	w	175	2,85	32	0,52	309	5,03	516	8,40	22	0,36	14	0,23	27	0,44	4	0,06	73	1,19	140	2,28	656	10,68
	zus.	621	5,66	83	0,76	793	7,22	1497	13,64	51	0,46	27	0,25	44	0,40	7	0,06	138	1,26	267	2,43	1764	16,07
45—50	m	470	8,85	81	1,53	593	11,17	1144	21,55	28	0,53	7	0,13	13	0,24	2	0,04	48	0,90	98	1,85	1242	23,40
	w	99	1,61	21	0,34	241	3,93	361	5,89	21	0,24	16	0,26	30	0,49	2	0,03	56	0,91	125	2,04	486	7,92
	zus.	569	4,97	102	0,89	834	7,29	1505	13,15	49	0,43	23	0,20	43	0,38	4	0,03	104	0,91	223	1,95	1728	15,10
50—55	m	542	10,60	106	2,07	643	12,58	1291	25,26	19	0,37	7	0,14	15	0,29	2	0,04	51	1,00	94	1,84	1385	27,10
	w	105	1,93	18	0,33	250	4,59	373	6,85	27	0,50	17	0,31	11	0,20	1	0,02	52	0,96	108	1,99	481	8,84
	zus.	647	6,13	124	1,18	893	8,46	1664	15,77	46	0,43	24	0,23	26	0,25	3	0,03	103	0,98	202	1,91	1866	17,68
55—60	m	402	10,84	71	1,91	469	12,64	942	25,39	32	0,86	5	0,13	11	0,30	3	0,08	29	0,78	80	2,16	1022	27,55
	w	85	1,85	20	0,34	124	2,69	229	4,97	23	0,50	18	0,39	21	0,46	2	0,04	18	0,39	82	1,78	311	6,75
	zus.	487	5,86	91	1,09	593	7,13	1171	14,08	55	0,66	23	0,28	32	0,38	5	0,06	47	0,57	162	1,95	1333	16,03
60—65	m	302	10,87	43	1,55	281	10,12	626	22,54	14	0,50	2	0,07	6	0,22	1	0,04	10	0,36	33	1,19	659	23,73
	w	89	2,37	23	0,61	119	3,17	231	6,15	21	0,56	17	0,45	18	0,48	1	0,03	22	0,58	79	2,10	310	8,25
	zus.	391	5,98	66	1,01	400	6,12	857	13,12	35	0,53	19	0,29	24	0,37	2	0,03	32	0,49	112	1,71	969	14,83
65—70	m	229	9,85	39	1,68	168	7,23	436	18,76	14	0,60	4	0,17	9	0,39	1	0,04	7	0,30	35	1,51	471	20,27
	w	93	3,13	16	0,54	94	3,16	203	6,83	22	0,74	7	0,23	15	0,50	—	—	8	0,27	52	1,75	255	8,58
	zus.	322	6,08	55	1,04	262	4,95	639	12,07	36	0,68	11	0,21	24	0,45	1	0,02	15	0,28	87	1,64	726	13,71
70—75	m	134	7,71	22	1,27	104	5,98	260	14,96	19	1,09	5	0,29	6	0,34	—	—	9	0,52	39	2,24	299	17,20
	w	65	3,05	8	0,38	68	3,19	141	6,62	13	0,61	6	0,28	15	0,70	1	0,05	12	0,56	47	2,20	188	8,82
	zus.	199	5,14	30	0,78	172	4,44	401	10,36	32	0,83	11	0,28	21	0,54	1	0,03	21	0,54	86	2,22	487	12,58
75—80	m	95	8,23	15	1,30	61	5,28	171	14,81	5	0,43	1	0,09	2	0,17	—	—	7	0,61	15	1,30	186	16,11
	w	43	3,13	11	0,80	33	2,40	87	6,34	12	0,87	5	0,36	4	0,29	—	—	4	0,29	25	1,82	112	8,16
	zus.	138	5,46	26	1,03	94	3,72	258	10,21	17	0,67	6	0,24	6	0,24	—	—	11	0,43	40	1,58	298	11,79
80 u. mehr	m	27	4,26	2	0,32	22	3,47	51	8,05	4	0,63	—	—	1	0,16	—	—	2	0,31	7	1,10	58	9,15
	w	19	2,34	1	0,12	10	1,23	30	3,70	4	0,49	3	0,37	2	0,25	—	—	1	0,12	10	1,23	40	4,93
	zus.	46	3,18	3	0,21	32	2,21	81	5,60	8	0,55	3	0,21	3	0,21	—	—	3	0,21	17	1,18	98	6,78
Insgesamt	m	4540	6,60	781	1,13	8611	12,52	13932	20,25	449	0,65	345	0,50	147	0,21	120	0,17	600	0,87	1661	2,41	15593	22,66
	w	2216	2,94	454	0,60	7120	9,45	9790	12,99	459	0,61	513	0,68	243	0,32	127	0,17	794	1,05	2136	2,84	11926	15,83
	zus.	6756	4,69	1235	0,86	15731	10,91	23722	16,46	908	0,63	858	0,59	390	0,27	247	0,17	1394	0,97	3797	2,63	27519	19,09

218

Tabelle IX. *Bestätigte Neuerkrankungen an aktiver Tuberkulose in Hessen im Jahre 1954 nach Alter und Geschlecht; absolute und relative Zahlen auf 10000 Einwohner*
(Entnommen aus den Länderstatistiken)

Alter Jahre	Geschlecht	Tuberkulose der Atmungsorgane								Tuberkulose anderer Organe												Summe Ia—Id	
		Ia		Ib		Ic		Ia—Ic		Knochen u. Gelenke		Drüsen		Haut		Meningitis		Sonstige		Id ges.			
		abs.	rel.	abs.	rel.	abs.	rel.	abs.	rel.	abs.	rel.	abs.	rel.	abs.	rel.	abs.	rel.	abs.	rel.	abs.	rel.	abs.	rel.
0—5	m	5	0,30	1	0,06	231	14,04	237	14,40	9	0,55	15	0,91	—	—	15	0,91	6	0,36	45	2,73	282	17,13
	w	5	0,32	2	0,13	194	12,43	201	12,88	9	0,58	13	0,83	—	—	11	0,70	12	0,77	45	2,88	246	15,76
	zus.	10	0,31	3	0,09	425	13,26	438	13,66	18	0,56	28	0,87	—	—	26	0,81	18	0,56	90	2,81	528	16,47
5—10	m	1	0,07	—	—	189	12,72	190	12,79	8	0,54	26	1,75	2	0,13	10	0,67	12	0,81	58	3,90	248	16,69
	w	2	0,14	1	0,07	163	11,48	166	11,69	10	0,70	21	1,48	1	0,07	12	0,85	11	0,77	55	3,87	221	15,57
	zus.	3	0,10	1	0,03	352	12,12	356	12,25	18	0,62	47	1,62	3	0,10	22	0,76	23	0,79	113	3,89	469	16,14
10—15	m	7	0,39	3	0,17	111	6,23	121	6,79	19	1,07	17	0,95	1	0,06	7	0,39	10	0,56	54	3,03	175	9,83
	w	7	0,41	10	0,59	83	4,88	100	5,89	14	0,82	40	2,35	1	0,06	2	0,12	21	1,24	78	4,59	178	10,48
	zus.	14	0,40	13	0,37	194	5,57	221	6,35	33	0,95	57	1,64	2	0,06	9	0,26	31	0,89	132	3,79	353	10,14
15—25	m	153	4,56	40	1,19	350	10,43	543	16,18	39	1,16	47	1,40	5	0,15	6	0,18	24	0,72	121	3,61	664	19,79
	w	130	3,99	40	1,23	369	11,32	539	16,64	22	0,67	51	1,56	11	0,34	8	0,25	70	2,15	162	4,97	701	21,51
	zus.	283	4,28	80	1,21	719	10,87	1082	16,36	61	0,92	98	1,48	16	0,24	14	0,21	94	1,42	283	4,28	1365	20,64
25—45	m	299	5,45	128	2,33	624	11,38	1051	19,17	41	0,75	19	0,35	11	0,20	3	0,05	91	1,66	165	3,01	1216	22,18
	w	211	3,09	87	1,27	567	8,30	865	12,66	42	0,61	60	0,88	23	0,34	5	0,07	106	1,55	236	3,46	1101	16,12
	zus.	510	4,14	215	1,75	1191	9,67	1916	15,56	83	0,67	79	0,64	34	0,28	8	0,06	197	1,60	401	3,26	2317	18,82
45—55	m	185	5,76	70	2,18	306	9,53	561	17,47	23	0,72	9	0,28	10	0,31	—	—	31	0,96	73	2,27	634	19,75
	w	43	1,16	13	0,35	117	3,16	173	4,68	21	0,57	29	0,78	15	0,41	—	—	39	1,05	104	2,81	277	7,49
	zus.	228	3,30	83	1,20	423	6,12	734	10,63	44	0,64	38	0,55	25	0,36	—	—	70	1,01	177	2,56	911	13,19
55—65	m	127	6,05	51	2,43	176	8,39	354	16,87	17	0,81	4	0,19	11	0,52	1	0,05	13	0,62	46	2,19	400	19,06
	w	56	2,01	12	0,43	84	3,02	152	5,47	20	0,72	9	0,32	18	0,65	1	0,04	24	0,86	72	2,59	224	8,06
	zus.	183	3,75	63	1,29	260	5,33	506	10,37	37	0,76	13	0,27	29	0,59	2	0,04	37	0,76	118	2,42	624	12,79
65 u. mehr	m	110	5,34	43	2,09	83	4,03	236	11,46	24	1,16	3	0,15	6	0,29	2	0,10	15	0,73	50	2,43	286	13,89
	w	72	2,74	17	0,65	71	2,70	160	6,09	22	0,84	12	0,46	22	0,84	—	—	16	0,61	72	2,74	232	8,83
	zus.	182	3,88	60	1,28	154	3,29	396	8,45	46	0,98	15	0,32	28	0,60	2	0,04	31	0,66	122	2,60	518	11,05
Insgesamt	m	887	4,20	336	1,59	2070	9,80	3293	15,59	180	0,85	140	0,66	46	0,22	44	0,21	202	0,96	612	2,90	3905	18,49
	w	526	2,20	182	0,76	1648	6,90	2356	9,87	160	0,67	235	0,98	91	0,38	39	0,16	299	1,25	824	3,45	3180	13,32
	zus.	1413	3,14	518	1,15	3718	8,26	5649	12,56	340	0,76	375	0,83	137	0,30	83	0,18	501	1,11	1436	3,19	7085	15,75

Tabelle X. *Bestätigte Neuerkrankungen an aktiver Tuberkulose in Rheinland-Pfalz im Jahre 1954 nach Alter und Geschlecht; absolute und relative Zahlen auf 10000 Einwohner*
(Entnommen aus den Länderstatistiken)

Alter Jahre	Geschlecht	Tuberkulose der Atmungsorgane								Tuberkulose anderer Organe								Summe Ia—Id	
		Ia		Ib		Ic		Ia—Ic		Knochen u. Gelenke		Drüsen		Haut	Meningitis	Sonstige	Id ges.			
		abs.	rel.	abs.	rel.	abs.	rel.	abs.	rel.	abs.	rel.	abs.	rel.	abs.		rel.	abs.	rel.	abs.	rel.
0—15	zus.	15	0,20	18	0,24	1294	17,56	1327	18,01	55	0,75	133	1,80	91		1,23	279	3,78	1606	21,79
15 u. mehr	m	826	7,15	312	2,70	1037	8,98	2175	18,83	114	0,99	64	0,55	171		1,48	349	3,02	2524	21,85
	w	378	2,79	176	1,30	779	5,75	1333	9,84	117	0,96	130	0,86	236		1,74	483	3,56	1816	13,40
	zus.	1204	4,80	488	1,94	1816	7,23	3508	13,98	231	0,92	194	0,77	407		1,62	832	3,31	4340	17,29
Insgesamt	zus.	1219	3,75	506	1,56	3110	9,58	4835	14,89	286	0,88	327	1,01	498		1,53	1111	3,42	5946	18,31

Tabelle XI. *Bestätigte Neuerkrankungen an aktiver Tuberkulose in Baden-Württemberg im Jahre 1954 nach Alter und Geschlecht; absolute und relative Zahlen auf 10000 Einwohner*
(Entnommen aus den Länderstatistiken)

Alter Jahre	Geschlecht	Tuberkulose der Atmungsorgane								Tuberkulose anderer Organe										Id ges.		Summe Ia—Id	
		Ia		Ib		Ic		Ia—Ic		Knochen u. Gelenke		Drüsen		Haut		Meningitis		Sonstige					
		abs.	rel.	abs.	rel.	abs.	rel.	abs.	rel.	abs.	rel.	abs.	rel.	abs.	rel.	abs.	rel.	abs.	rel.	abs.	rel.	abs.	rel.
0—15	m	26	0,33	2	0,02	1428	18,00	1456	18,35	—	—	—	—	—	—	—	—	—	—	215	2,71	1671	21,06
	w	21	0,28	8	0,10	1325	17,42	1354	17,80	—	—	—	—	—	—	—	—	—	—	198	2,60	1552	20,40
	zus.	47	0,30	10	0,06	2753	17,72	2810	18,08	—	—	—	—	—	—	—	—	—	—	413	2,66	3223	20,74
15 u. mehr	m	1541	6,29	329	1,34	3015	12,31	4885	19,94	—	—	—	—	—	—	—	—	—	—	702	2,87	5587	22,81
	w	742	2,53	173	0,59	2610	8,91	3525	12,03	—	—	—	—	—	—	—	—	—	—	896	3,06	4421	15,09
	zus.	2283	4,24	502	0,93	5625	10,46	8410	15,63	—	—	—	—	—	—	—	—	—	—	1598	2,97	10008	18,60
Insgesamt	m	1567	4,83	331	1,02	4443	13,70	6341	19,55	—	—	—	—	—	—	—	—	—	—	917	2,83	7258	22,38
	w	763	2,07	181	0,49	3935	10,66	4879	13,22	—	—	—	—	—	—	—	—	—	—	1094	2,96	5973	16,18
	zus.	2330	3,36	512	0,74	8378	12,08	11220	16,18	476	0,69	551	0,79	118	0,17	116	0,17	750	1,08	2011	2,90	13231	19,08

Tab. XII s. S. 223

Tabelle XIII. *Bestätigte Neuerkrankungen an aktiver Tuberkulose in West-Berlin im Jahre 1954 nach Alter und Geschlecht; absolute und relative Zahlen auf 10000 Einwohner*
(Entnommen aus den Länderstatistiken)

| Alter Jahre | Geschlecht | Tuberkulose der Atmungsorgane | | | | | | | | Tuberkulose anderer Organe | | | | | | | | | | | | Summe Ia—Id | |
| | | Ia | | Ib | | Ic | | Ia—Ic | | Knochen u. Gelenke | | Drüsen | | Haut | | Meningitis | | Sonstige | | Id ges. | | | |
		abs.	rel.	abs.	rel.	abs.	rel.	abs.	rel.	abs.	rel.	abs.	rel.	abs.	rel.	abs.	rel.	abs.	rel.	abs.	rel.	abs.	rel.
0—1	m	1	1,14	—	—	15	17,04	16	18,18	—	—	—	—	—	—	—	—	—	—	—	—	16	18,18
	w	—	—	1	1,22	14	17,07	15	18,29	—	—	—	—	—	—	2	2,44	1	1,22	3	3,66	18	21,95
	zus.	1	0,59	1	0,59	29	17,06	31	18,24	—	—	—	—	—	—	2	1,18	1	0,59	3	1,76	34	20,00
1—5	m	5	1,28	7	1,79	281	71,87	293	74,94	4	1,02	1	0,26	3	0,77	4	1,02	5	1,28	17	4,35	310	79,28
	w	2	0,54	9	2,42	252	67,74	263	70,70	1	0,27	5	1,34	2	0,54	4	1,07	3	0,81	15	4,03	278	74,73
	zus.	7	0,92	16	2,10	533	69,85	556	72,87	5	0,65	6	0,79	5	0,65	8	1,05	8	1,05	32	4,19	588	77,06
5—10	m	2	0,40	7	1,41	230	46,37	239	48,18	12	2,42	13	2,62	2	0,40	2	0,40	7	1,41	36	7,26	275	55,44
	w	2	0,42	1	0,21	177	36,80	180	37,42	4	0,83	10	2,08	1	0,21	5	1,04	15	3,12	35	7,28	215	44,70
	zus.	4	0,41	8	0,82	407	41,66	419	42,89	16	1,64	23	2,35	3	0,31	7	0,72	22	2,25	71	7,27	490	50,15
10—15	m	4	0,49	10	1,22	131	15,99	145	17,70	13	1,59	15	1,83	2	0,24	—	—	12	1,46	42	5,13	187	22,83
	w	11	1,38	19	2,39	150	18,87	180	22,64	7	0,88	11	1,38	2	0,25	6	0,75	13	1,64	39	4,91	219	27,55
	zus.	15	0,93	29	1,80	281	17,41	325	20,14	20	1,24	26	1,61	4	0,25	6	0,37	25	1,55	81	5,02	406	25,15
15—20	m	42	5,62	30	4,02	147	19,68	219	29,32	8	1,07	4	0,54	—	—	1	0,13	11	1,47	24	3,21	243	32,53
	w	40	5,30	37	4,90	174	23,05	251	33,25	10	1,32	9	1,19	5	0,66	2	0,26	8	1,06	34	4,50	285	37,75
	zus.	82	5,46	67	4,46	321	21,37	470	31,29	18	1,20	13	0,87	5	0,33	3	0,20	19	1,26	58	3,86	528	35,15
20—25	m	71	13,65	47	9,04	152	29,23	270	51,92	9	1,73	1	0,19	—	—	1	0,19	3	0,58	14	2,69	284	54,61
	w	61	11,03	36	6,51	210	37,97	307	55,51	11	1,99	8	1,45	3	0,54	—	—	13	2,35	35	6,33	342	61,84
	zus.	132	12,30	83	7,73	362	33,74	577	53,77	20	1,86	9	0,84	3	0,28	1	0,09	16	1,49	49	4,57	626	58,34
25—30	m	65	12,95	31	6,17	148	29,48	244	48,60	4	0,80	4	0,80	2	0,40	—	—	4	0,80	14	2,79	258	51,39
	w	50	7,82	50	7,82	196	30,67	296	46,32	5	0,78	4	0,62	1	0,16	1	0,16	8	1,25	19	2,97	315	49,29
	zus.	115	10,08	81	7,10	344	30,15	540	47,33	9	0,79	8	0,70	3	0,26	1	0,09	12	1,05	33	2,89	573	50,22
30—35	m	68	14,65	23	4,96	136	29,31	227	48,92	5	1,08	2	0,43	—	—	—	—	6	1,29	13	2,80	240	51,72
	w	62	8,15	43	5,65	164	21,55	269	35,35	4	0,52	5	0,66	4	0,52	—	—	9	1,18	22	2,89	291	38,24
	zus.	130	10,61	66	5,39	300	24,49	496	40,49	9	0,73	7	0,57	4	0,33	—	—	15	1,22	35	2,86	531	43,35
35—40	m	49	12,50	14	3,57	92	23,47	155	39,54	2	0,51	1	0,26	1	0,26	—	—	5	1,27	9	2,30	164	41,84
	w	28	4,42	25	3,94	103	16,25	156	24,61	3	0,47	1	0,16	4	0,63	—	—	7	1,10	15	2,36	171	26,97
	zus.	77	7,50	39	3,80	195	19,01	311	30,31	5	0,49	2	0,19	5	0,49	—	—	12	1,17	24	2,34	335	32,65

40—45	m	101 14,26	31 4,38	156 22,03	288 40,68	5 0,71	— —	— —	— —	7 0,99	12 1,69	300 42,37
	w	51 4,65	14 1,28	138 12,59	203 18,52	3 0,27	4 0,36	5 0,46	— —	7 0,64	19 1,73	222 20,25
	zus.	152 8,43	45 2,49	294 16,30	491 27,22	8 0,44	4 0,22	5 0,28	— —	14 0,78	31 1,72	522 28,94
45—50	m	116 13,38	43 4,96	180 20,76	339 29,10	7 0,81	1 0,11	2 0,23	— —	5 0,58	15 1,73	354 40,83
	w	32 2,63	16 1,31	146 12,00	194 15,94	3 0,25	3 0,25	9 0,74	— —	8 0,66	23 1,89	217 17,83
	zus.	148 7,10	59 2,83	326 15,64	533 25,58	10 0,48	4 0,19	11 0,53	— —	13 0,62	38 1,82	571 27,40
50—55	m	124 14,59	63 7,41	204 24,00	391 46,00	7 0,82	— —	2 0,24	— —	1 0,12	10 1,18	401 47,18
	w	33 2,91	16 1,41	97 8,56	146 12,89	4 0,35	1 0,09	8 0,71	— —	5 0,44	18 1,59	164 14,47
	zus.	157 7,92	79 3,98	301 15,18	537 27,08	11 0,55	1 0,05	10 0,50	— —	6 0,30	28 1,41	565 28,49
55—60	m	82 11,95	57 8,31	187 27,26	326 47,52	1 0,14	2 0,29	— —	— —	5 0,73	8 1,17	334 48,69
	w	33 2,98	16 1,44	90 8,13	139 12,56	6 0,54	1 0,09	3 0,27	— —	4 0,36	14 1,26	153 13,82
	zus.	115 6,41	73 4,07	277 15,45	465 25,93	7 0,39	3 0,17	3 0,17	— —	9 0,50	22 1,23	487 27,16
60—65	m	85 14,41	33 5,59	110 18,64	228 38,64	1 0,17	2 0,34	1 0,17	— —	2 0,34	6 1,02	234 39,66
	w	34 3,38	9 0,89	67 6,67	110 10,94	11 1,09	2 0,20	6 0,60	— —	5 0,50	24 2,39	134 13,33
	zus.	119 7,46	42 2,63	177 11,10	338 21,19	12 0,75	4 0,25	7 0,44	— —	7 0,44	30 1,88	368 23,07
65—70	m	52 10,16	16 3,12	77 15,04	145 28,32	3 0,59	— —	1 0,19	— —	3 0,59	7 1,37	152 29,69
	w	30 3,62	15 1,81	42 5,07	87 10,51	3 0,36	1 0,12	5 0,60	— —	2 0,24	11 1,33	98 11,84
	zus.	82 6,12	31 2,31	119 8,88	232 17,31	6 0,45	1 0,07	6 0,45	— —	5 0,37	18 1,34	250 18,66
70—75	m	61 16,58	19 5,16	41 11,14	121 32,88	— —	— —	1 0,27	— —	4 1,09	5 1,26	126 34,24
	w	18 3,12	9 1,56	38 6,60	65 11,28	4 0,69	1 0,17	3 0,52	— —	2 0,35	10 1,74	75 13,02
	zus.	79 8,37	28 2,97	79 8,37	186 19,70	4 0,42	1 0,11	4 0,42	— —	6 0,64	15 1,59	201 21,29
75—80	m	24 11,32	5 2,36	28 13,21	57 26,89	1 0,47	— —	1 0,47	— —	1 0,47	3 1,41	60 28,30
	w	23 6,30	3 0,82	25 6,85	51 13,97	2 0,55	— —	1 0,27	— —	1 0,27	4 1,09	55 15,07
	zus.	47 8,14	8 1,39	53 9,19	108 18,72	3 0,52	— —	2 0,35	— —	2 0,35	7 1,21	115 19,93
80 u. mehr	m	8 8,08	4 4,04	11 11,11	23 23,23	— —	— —	— —	— —	— —	— —	23 23,23
	w	14 6,51	3 1,39	11 5,12	28 13,02	1 0,46	1 0,46	1 0,46	— —	1 0,46	4 1,86	32 14,88
	zus.	22 7,01	7 2,23	22 7,01	51 16,24	1 0,32	1 0,32	1 0,32	— —	1 0,32	4 1,27	55 17,51
Insgesamt	m	960 10,31	440 4,73	2326 24,98	3726 40,02	82 0,88	46 0,49	18 0,19	8 0,09	81 0,87	235 2,52	3961 42,54
	w	524 4,15	322 2,55	2094 16,60	2940 23,31	82 0,65	67 0,53	63 0,50	20 0,16	112 0,89	344 2,73	3284 26,03
	zus.	1484 6,77	762 3,48	4420 20,16	6666 30,40	164 0,75	113 0,51	81 0,37	28 0,13	193 0,88	579 2,64	7245 33,04

Tabelle XIV. *Neuerkrankungen (m + w) 1947—1954*
in den Ländern der Bundesrepublik Deutschland und West-Berlin

	Schleswig-Holstein	Hamburg	Nieder-sachsen	Bremen	Nordrhein-Westfalen	Rheinl.-Pfalz	Hessen	Baden-Württb.	Bayern	West-Berlin
Ia										
1947	6,0	6,8	8,7	6,8	7,0	—	—	—	5,2	—
1948	5,8	5,4	7,4	4,8	6,6	—	5,1	5,1	4,9	—
1949	5,4	6,3	6,2	5,6	5,6	4,6	4,7	4,4	4,1	8,4
1950	6,0	5,5	6,1	5,0	5,5	4,8	4,4	3,9	4,1	7,7
1951	5,7	5,6	5,9	4,3	5,6	4,9	4,0	3,2	4,2	7,6
1952	5,2	5,5	5,2	3,6	5,3	4,7	4,0	3,8	4,1	7,2
1953	4,9	4,7	4,4	4,0	5,3	4,5	3,6	3,8	4,1	7,6
1954	4,7	4,6	4,0	3,4	4,7	3,8	3,1	3,4	3,7	6,8
Ia+Ib										
1947	10,0	11,6	12,8	9,4	10,9	—	9,3	—	8,1	—
1948	9,7	9,0	10,8	7,7	10,0	—	7,3	7,6	7,4	—
1949	9,2	10,2	8,9	8,3	8,1	7,3	6,3	6,7	6,0	19,7
1950	9,3	9,5	8,9	7,6	7,4	7,4	5,9	5,8	6,0	15,8
1951	8,9	8,3	8,9	7,0	7,1	7,4	5,2	4,4	5,9	15,1
1952	7,9	8,7	7,7	5,4	6,7	7,0	5,3	4,8	5,6	13,6
1953	7,2	7,3	6,4	6,6	6,6	6,6	4,9	4,8	5,5	12,8
1954	6,7	6,9	5,3	5,6	5,5	5,3	4,3	4,1	4,6	10,2
Ic										
1947	56,0	53,8	34,5	39,3	28,8	—	25,6	—	24,8	—
1948	58,8	42,0	32,4	39,7	30,4	—	21,0	25,7	23,8	—
1949	34,1	43,8	21,9	35,2	21,0	16,5	13,7	19,8	14,5	39,7
1950	26,9	31,6	18,9	33,3	14,6	11,8	11,0	16,2	12,0	26,5
1951	26,1	28,1	19,1	22,6	13,4	11,6	9,3	12,1	10,8	21,4
1952	25,6	29,3	16,6	19,8	12,9	9,7	9,7	13,7	10,1	18,9
1953	19,3	25,8	14,8	15,6	12,8	9,9	9,6	14,4	9,1	21,1
1954	17,8	25,3	12,9	12,3	10,9	9,6	8,3	12,1	9,0	20,2
Id										
1947	4,9	4,0	6,4	8,9	6,3	—	7,8	—	4,5	—
1948	6,7	5,6	6,3	10,2	6,4	—	5,5	5,6	4,2	—
1949	5,3	4,4	5,3	7,2	4,9	6,5	4,4	4,1	3,1	5,6
1950	4,5	3,1	4,0	6,4	3,5	4,7	3,9	3,3	2,4	3,2
1951	4,6	3,1	3,7	5,7	3,4	4,4	3,8	3,0	2,4	2,9
1952	4,1	3,1	3,3	6,4	3,2	4,0	3,4	3,2	2,5	2,7
1953	4,1	2,8	2,9	5,2	2,9	3,9	3,5	3,1	2,4	2,5
1954	3,2	2,6	3,0	5,1	2,6	3,4	3,2	2,9	2,2	2,6

Tabelle XV. *Bestätigte Neuerkrankungen an aktiver Tuberkulose in den Regierungsbezirken von*
Niedersachsen im Jahre 1954; absolute und relative Zahlen auf 10000 Einwohner
(Entnommen aus „Die Tuberkulose in Niedersachsen 1954")

Regierungsbezirk	Tuberkulose der Atmungsorgane								Tuberkulose ander. Organe		Summe Ia—Id	
	Ia		Ib		Ic		Ia—Ic		Id			
	abs.	rel.	abs.	rel.	abs.	rel.	abs.	rel.	abs.	rel.	abs.	rel.
Hannover ..	526	*3,79*	265	*1,91*	2340	*16,87*	3131	*22,57*	414	*2,98*	3545	*25,55*
Hildesheim ..	310	*3,20*	110	*1,14*	1093	*11,28*	1513	*15,62*	307	*3,17*	1820	*18,79*
Lüneburg ...	454	*4,82*	121	*1,28*	1442	*15,30*	2017	*21,40*	265	*2,81*	2282	*24,21*
Stade	262	*4,33*	60	*0,99*	689	*11,37*	1011	*16,69*	224	*3,70*	1235	*20,39*
Osnabrück ..	237	*3,46*	84	*1,23*	606	*8,85*	927	*13,54*	211	*3,08*	1138	*16,62*
Aurich	141	*3,82*	17	*0,46*	402	*10,90*	560	*15,18*	98	*2,66*	658	*17,84*
Braunschweig .	364	*4,27*	105	*1,23*	986	*11,57*	1455	*17,07*	198	*2,32*	1653	*19,39*
Oldenburg...	363	*4,66*	85	*1,09*	909	*11,68*	1357	*17,43*	243	*3,12*	1600	*20,55*
Niedersachsen .	2657	*4,03*	847	*1,29*	8467	*12,85*	11971	*18,17*	1960	*2,97*	13931	*21,14*

Tabelle XII. *Bestätigte Neuerkrankungen an aktiver Tuberkulose in Bayern im Jahre 1954 nach Alter und Geschlecht;*
absolute und relative Zahlen auf 10000 Einwohner
(Entnommen aus den Länderstatistiken)

Alter Jahre	Geschlecht	Tuberkulose der Atmungsorgane								Tuberkulose anderer Organe										Summe Ia—Id	
		Ia		Ib		Ic		Ia—Ic		Knochen u. Gelenke		Drüsen		Haut		Meningitis		Sonstige		Id ges.		
		abs.	rel.	abs.	rel.	abs.	rel.	abs.	rel.	abs.	rel.	abs.	rel.	abs.	rel.	abs.	rel.	abs.	rel.	abs.	rel.	abs.	rel.
0—15	m	13	0,12	8	0,08	1599	15,13	1620	15,33	67	0,63	135	1,28	14	0,13	54	0,51	20	0,19	290	2,74	1910	18,08
	w	26	0,26	12	0,12	1387	13,70	1425	14,07	62	0,61	129	1,27	8	0,08	55	0,54	21	0,21	275	2,71	1700	16,79
	zus.	39	0,19	20	0,10	2986	14,43	3045	14,72	129	0,62	264	1,27	22	0,11	109	0,53	41	0,20	565	2,73	3610	17,45
15u. mehr	m	2252	7,05	522	1,63	2982	9,34	5756	18,03	235	0,74	96	0,30	89	0,28	19	0,06	193	0,60	632	1,98	6388	20,01
	w	1128	2,89	286	0,73	2275	5,83	3689	9,46	227	0,58	180	0,46	141	0,36	24	0,06	250	0,64	822	2,11	4511	11,57
	zus.	3380	4,77	808	1,14	5257	7,41	9445	13,32	462	0,65	276	0,39	230	0,32	43	0,06	443	0,62	1454	2,05	10899	15,37
Insgesamt	m	2265	5,33	530	1,25	4581	10,78	7376	17,36	302	0,71	231	0,54	103	0,24	73	0,17	213	0,50	922	2,17	8298	19,53
	w	1154	2,35	298	0,61	3662	7,45	5114	10,41	289	0,59	309	0,63	149	0,30	79	0,16	271	0,55	1097	2,23	6211	12,64
	zus.	3419	3,73	828	0,90	8243	9,00	12490	13,63	591	0,64	540	0,59	252	0,27	152	0,17	484	0,53	2019	2,20	14509	15,84

Tabelle XVI. *Bestätigte Neuerkrankungen an aktiver Tuberkulose in den Regierungsbezirken von Bremen im Jahre 1954;*
absolute und relative Zahlen auf 10000 Einwohner
(Entnommen aus den Länderstatistiken)

Regierungs-bezirk	Geschlecht	Tuberkulose der Atmungsorgane								Tuberkulose anderer Organe										Summe Ia—Id	
		Ia		Ib		Ic		Ia—Ic		Knochen u. Gelenke		Drüsen[1]		Haut		Meningitis		Sonstige[1]		Id ges.		
		abs.	rel.	abs.	rel.	abs.	rel.	abs.	rel.	abs.	rel.	abs.	rel.	abs.	rel.	abs.	rel.	abs.	rel.	abs.	rel.	abs.	rel.
Bremen-Nord	m	17	4,25	2	0,50	56	14,01	75	18,76	5	1,25	4	1,00	1	0,25	3	0,75	1	0,25	14	3,50	89	22,26
	w	7	1,61	5	1,15	61	14,08	73	16,84	1	0,23	11	2,54	1	0,23	1	0,23	7	1,61	21	4,85	94	21,69
	zus.	24	2,88	7	0,84	117	14,04	148	17,76	6	0,72	15	1,80	2	0,24	4	0,48	8	0,96	35	4,20	183	21,96
Bremen-Mitte	m	100	5,26	60	3,15	269	14,14	429	22,55	15	0,79	27	1,42	10	0,53	1	0,05	35	1,84	88	4,63	517	27,18
	w	36	1,66	32	1,48	217	10,03	285	13,18	40	1,85	35	1,62	7	0,32	5	0,23	71	3,28	158	7,30	443	20,48
	zus.	136	3,34	92	2,26	486	11,96	714	17,56	55	1,35	62	1,52	17	0,42	6	0,15	106	2,61	246	6,05	960	23,62
Bremerhaven	m	34	5,53	23	3,74	81	13,18	138	22,46	2	0,33	4	0,65	—	—	1	0,16	9	1,46	16	2,60	154	25,06
	w	18	2,71	11	1,66	72	10,84	101	15,21	3	0,45	4	0,60	2	0,30	—	—	8	1,20	17	2,56	118	17,77
	zus.	52	4,07	34	2,66	153	11,97	239	18,69	5	0,39	8	0,62	2	0,16	1	0,08	17	1,33	33	2,58	272	21,27
Bremen	m	151	5,20	85	2,92	406	13,97	642	22,09	22	0,76	35	1,20	11	0,38	5	0,17	45	1,55	118	4,06	760	26,15
	w	61	1,88	48	1,48	350	10,77	459	14,12	44	1,35	50	1,54	10	0,31	6	0,18	86	2,65	196	6,03	655	20,15
	zus.	212	3,44	133	2,16	756	12,28	1101	17,88	66	1,07	85	1,38	21	0,34	11	0,18	131	2,13	314	5,10	1415	22,98

[1] Die Angaben der Bezirke weichen geringfügig von den Angaben des Landes Bremen ab.

Tabelle XVII. *Neuzugänge der an aktiver Tuberkulose Erkrankten im Lande Bremen 1952—1954 nach Altersgruppen und Geschlecht*
(Angaben des Statistischen Landesamtes)

| Alter in Jahren von... bis unter ... | Grundzahlen | | | | | | Verhältniszahlen auf 10000 der Bev. | | | | | |
| | männlich | | | weiblich | | | männlich | | | weiblich | | |
	1952	1953	1954	1952	1953	1954	1952	1953	1954	1952	1953	1954
Ansteckende Tuberkulose der Atmungsorgane Ia + Ib												
0— 1	—	—	—	—	—	1	—	—	—	—	—	2,8
1— 5	1	—	—	—	2	2	0,6	—	—	—	1,4	1,4
5—10	—	—	1	1	1	1	—	—	0,5	0,5	0,5	0,5
10—15	2	2	3	3	4	2	0,8	0,8	1,2	1,3	1,7	0,8
15—20	12	16	14	12	13	12	6,1	7,4	5,9	6,0	5,9	5,0
20—25	23	24	25	17	16	17	12,1	12,8	13,2	8,6	8,2	8,6
25—30	17	27	27	22	22	9	9,5	14,6	13,6	9,8	9,9	4,0
30—35	18	28	23	13	14	11	10,7	15,1	11,7	6,0	5,7	4,2
35—40	13	18	19	13	11	8	7,4	11,5	13,3	6,1	5,7	4,5
40—45	23	20	22	6	10	9	10,0	8,7	9,6	2,3	3,7	3,3
45—50	21	31	22	8	10	4	9,0	13,0	9,1	3,2	3,9	1,5
50—55	12	17	26	8	8	4	6,1	8,1	11,7	3,6	3,5	1,7
55—60	12	16	19	6	5	7	8,1	10,4	11,7	3,1	2,5	3,4
60—65	7	10	11	5	3	5	5,3	7,5	8,1	3,0	1,7	2,8
65—70	6	14	10	4	3	4	5,3	12,2	8,6	3,0	2,2	2,8
70—75	6	6	9	9	5	5	7,1	6,9	10,0	8,9	4,8	4,6
75—80	6	9	4	6	4	4	11,3	16,0	6,9	9,6	6,0	5,6
80 u. älter	1	2	1	3	—	4	3,6	6,6	3,0	7,8	—	9,0
Insgesamt	180	240	236	136	131	109	6,5	8,5	8,1	4,4	4,1	3,4
Nichtansteckende Tuberkulose der Atmungsorgane Ic												
0— 1	6	5	2	6	2	1	16,0	13,5	5,3	17,0	5,7	2,8
1— 5	67	67	50	61	59	42	42,7	42,4	31,8	41,5	40,2	28,7
5—10	101	66	48	69	54	39	48,8	32,2	23,6	35,4	27,7	20,1
10—15	60	49	31	52	35	39	24,7	19,7	12,3	22,1	14,7	16,3
15—20	48	43	37	43	47	39	24,3	19,8	15,6	21,5	21,3	16,2
20—25	54	54	34	59	44	43	28,3	28,7	18,0	30,0	22,6	21,7
25—30	49	43	31	64	48	37	27,4	23,3	15,7	28,6	21,5	16,5
30—35	45	37	35	35	41	39	26,7	19,9	17,8	16,0	16,8	15,0
35—40	39	24	16	24	21	18	22,1	15,4	11,2	11,2	10,9	10,1
40—45	29	14	24	29	26	13	12,7	6,1	10,5	11,0	9,7	4,8
45—50	34	32	22	26	8	11	14,5	13,4	9,1	10,5	3,1	4,1
50—55	36	31	26	14	13	6	18,2	14,7	19,7	6,4	5,7	2,5
55—60	14	16	26	14	8	7	9,4	10,4	16,0	7,1	4,0	3,4
60—65	20	14	12	11	8	7	15,0	10,4	8,8	6,6	4,6	3,9
65—70	14	6	4	6	4	4	12,5	5,2	3,4	4,5	2,9	2,8
70—75	11	10	6	7	3	2	13,0	11,5	6,7	6,9	2,9	1,8
75—80	10	2	2	3	3	1	18,8	3,6	3,4	4,8	4,5	1,4
80 und älter	2	—	—	1	—	2	7,2	—	—	2,6	—	4,5
Insgesamt	639	513	406	524	424	350	23,0	18,1	14,0	16,9	13,4	10,8

Tabelle XVII (Fortsetzung)

Alter in Jahren von ... bis unter ...	Grundzahlen						Verhältniszahlen auf 10 000 der Bev.					
	männlich			weiblich			männlich			weiblich		
	1952	1953	1954	1952	1953	1954	1952	1953	1954	1952	1953	1954
Tuberkulose anderer Organe Id												
0— 1	2	1	1	1	—	—	5,3	2,7	2,6	2,8	—	—
1— 5	8	7	2	7	7	3	5,1	4,4	1,3	4,8	4,8	2,1
5—10	19	6	5	10	14	13	9,2	2,9	2,5	5,1	7,2	6,7
10—15	20	14	8	24	16	13	8,2	5,6	3,2	10,2	6,7	5,4
15—20	26	20	14	23	25	25	13,2	9,2	5,9	11,5	11,3	10,4
20—25	16	13	10	25	25	18	8,4	6,9	5,3	12,7	12,8	9,1
25—30	15	12	14	27	24	20	8,4	6,5	7,1	12,1	10,8	8,9
30—35	8	9	10	18	17	20	4,7	4,8	5,1	8,3	7,0	7,7
35—40	8	8	7	13	11	15	4,5	5,1	4,9	6,1	5,7	8,4
40—45	6	3	8	12	10	14	2,6	1,3	3,5	4,5	3,7	5,2
45—50	15	5	13	15	9	15	6,4	2,1	5,4	6,1	3,5	5,6
50—55	5	8	11	12	7	9	2,5	3,8	5,0	5,4	3,1	3,8
55—60	6	1	3	8	5	8	4,0	0,6	1,8	4,1	2,5	3,8
60—65	7	6	5	6	10	8	5,3	4,5	3,7	3,6	5,8	4,4
65—70	3	5	1	7	3	7	2,7	4,4	0,9	5,3	2,2	4,8
70—75	1	2	3	2	5	5	1,2	2,3	3,3	2,0	4,8	4,6
75—80	—	3	3	—	2	2	—	5,3	5,1	—	3,0	2,8
80 u. älter	—	2	1	1	—	1	—	6,6	3,0	2,6	—	2,3
Insgesamt	165	125	119	211	190	196	5,9	4,4	4,1	6,8	6,0	6,0
Tuberkulose insgesamt Ia — Id												
0— 1	8	6	3	7	2	2	21,3	16,1	7,9	19,8	5,7	5,6
1— 5	76	74	52	68	68	47	48,4	46,8	33,1	46,3	46,4	32,1
5—10	120	72	54	80	69	53	58,0	35,2	26,5	41,0	35,4	27,3
10—15	82	65	42	79	55	54	33,8	26,1	16,6	33,6	23,0	22,6
15—20	86	79	65	78	85	76	43,5	36,4	27,4	39,0	38,6	31,6
20—25	93	91	69	101	85	78	48,8	48,4	36,5	51,3	43,7	39,3
25—30	81	82	72	113	94	66	45,4	44,4	36,4	50,5	42,1	29,4
30—35	71	74	68	66	72	70	42,1	39,8	34,6	30,3	29,6	27,0
35—40	60	50	42	50	43	41	34,1	32,1	29,4	23,4	22,3	22,9
40—45	58	37	54	47	46	36	25,3	16,1	23,5	17,8	17,2	13,3
45—50	70	68	57	49	27	30	29,9	28,5	23,5	19,8	10,5	11,2
50—55	53	56	63	34	28	19	26,7	26,6	28,5	15,4	12,2	8,0
55—60	32	33	48	28	18	22	21,6	21,4	29,4	14,3	8,9	10,6
60—65	34	30	28	22	21	20	25,6	22,4	20,6	13,2	12,1	11,0
65—70	23	25	15	17	10	15	20,5	21,8	12,9	12,9	7,2	10,4
70—75	18	18	18	18	13	12	21,2	20,7	20,0	17,8	12,4	11,1
75—80	16	14	9	9	9	7	30,1	24,9	15,4	14,4	13,4	9,7
80 u. älter	3	4	2	5	—	7	10,8	13,1	6,0	13,0	—	15,8
Insgesamt	984	878	761	871	745	655	35,5	31,0	26,2	28,2	23,5	20,2

Tabelle XVIII. *Bestätigte Neuerkrankungen an aktiver Tuberkulose in den Regierungsbezirken von Nordrhein-Westfalen im Jahre 1954; absolute und relative Zahlen auf 10000 Einwohner*
(Entnommen aus den Länderstatistiken)

Regierungs-bezirk	Geschlecht	Tuberkulose der Atmungsorgane								Tuberkulose anderer Organe										Summe Ia—Id	
		Ia		Ib		Ic		Ia—Ic		Knochen u. Gelenke		Drüsen		Haut		Meningitis		Sonstige		Id ges.		
		abs.	rel.	abs.	rel.	abs.	rel.	abs.	rel.	abs.	rel.	abs.	rel.	abs.	rel.	abs.	rel.	abs.	rel.	abs.	rel.	abs.	rel.
Aachen	m	267	6,53	20	0,49	530	12,97	817	20,00	26	0,64	25	0,61	4	0,10	8	0,19	43	1,05	106	2,59	923	22,59
	w	146	3,34	16	0,36	428	9,79	590	13,49	25	0,57	46	1,05	15	0,34	10	0,23	55	1,26	151	3,45	741	16,94
	zus.	413	4,88	36	0,42	958	11,32	1407	16,63	51	0,60	71	0,84	19	0,22	18	0,21	98	1,16	257	3,04	1664	19,67
Arnsberg	m	1064	6,66	186	1,16	2212	13,85	3462	21,68	119	0,75	70	0,44	33	0,21	25	0,16	159	0,99	406	2,54	3868	24,23
	w	458	2,66	106	0,61	1667	9,67	2231	12,94	109	0,63	123	0,71	44	0,26	32	0,19	200	1,16	508	2,95	2739	15,88
	zus.	1522	4,58	292	0,88	3879	11,68	5693	17,14	228	0,96	193	0,58	77	0,23	57	0,17	359	1,08	914	2,75	6607	19,89
Detmold	m	362	5,02	85	1,18	781	10,83	1228	17,03	45	0,75	38	0,53	20	0,28	12	0,17	89	1,23	204	2,95	1432	19,99
	w	191	2,34	55	0,67	739	9,04	985	12,05	63	0,77	72	0,88	28	0,34	13	0,16	105	1,28	281	3,44	1266	15,49
	zus.	553	3,60	140	0,91	1520	9,88	2213	14,39	108	0,76	110	0,72	48	0,31	25	0,16	194	1,26	485	3,21	2698	17,60
Düsseldorf	m	1574	6,88	313	1,37	2256	9,87	4143	18,12	134	0,58	90	0,39	29	0,13	41	0,18	153	0,67	447	1,95	4590	20,07
	w	768	3,06	168	0,67	2000	7,97	2936	11,70	119	0,47	119	0,47	59	0,24	42	0,17	229	0,91	568	2,26	3504	13,96
	zus.	2342	4,88	481	1,00	4256	8,87	7079	14,76	253	0,53	209	0,44	88	0,18	83	0,17	382	0,80	1015	2,12	8094	16,88
Köln	m	581	6,69	73	0,84	1312	15,10	1966	22,63	41	0,47	57	0,66	36	0,41	14	0,16	64	0,74	212	2,44	2178	25,07
	w	318	3,26	55	0,56	1066	10,92	1439	14,75	54	0,55	61	0,63	57	0,58	9	0,09	93	0,95	274	2,81	1713	17,56
	zus.	899	4,87	128	0,69	2378	12,89	3405	18,46	95	0,52	118	0,64	93	0,50	23	0,12	157	0,85	486	2,63	3891	21,09
Münster	m	692	6,93	104	1,04	1520	15,23	2316	23,20	75	0,75	65	0,65	25	0,25	20	0,20	92	0,92	277	2,77	2593	25,97
	w	335	3,13	54	0,51	1220	11,41	1609	15,05	89	0,83	92	0,86	40	0,37	21	0,20	112	1,05	354	3,31	1963	18,36
	zus.	1027	4,97	158	0,76	2740	13,25	3925	18,99	164	0,79	157	0,76	65	0,31	41	0,20	204	0,99	631	3,05	4556	22,04
Nordrh.- Westf.	m	4540	6,60	781	1,13	8611	12,52	13932	20,25	440	0,65	345	0,50	147	0,21	120	0,17	600	0,87	1652	2,41	15584	22,66
	w	2216	2,94	454	0,60	7120	9,45	9790	12,99	459	0,61	513	0,68	243	0,32	127	0,17	794	1,05	2136	2,84	11926	15,83
	zus.	6756	4,69	1235	0,86	15731	10,91	23722	16.46	899	0,63	858	0,59	390	0,27	247	0,17	1394	0,97	3788	2,63	27510	19,09

Tabelle XIX. *Bestätigte Neuerkrankungen an aktiver Tuberkulose in den Regierungsbezirken von Hessen im Jahre 1954;*
absolute und relative Zahlen auf 10 000 Einwohner
(Entnommen aus den Länderstatistiken)

Regierungsbezirk	Geschlecht	Tuberkulose der Atmungsorgane								Tuberkulose anderer Organe										Summe Ia—Id	
		Ia		Ib		Ic		Ia—Ic		Knochen u. Gelenke		Drüsen		Haut		Meningitis		Sonstige		Id ges.		
		abs.	rel.	abs.	rel.	abs.	rel.	abs.	rel.	abs.	rel.	abs.	rel.	abs.	rel.	abs.	rel.	abs.	rel.	abs.	rel.	abs.	rel.
Wiesbaden . .	m	323	3,75	212	2,46	963	11,19	1498	17,41	75	0,87	56	0,65	16	0,19	10	0,12	95	1,10	252	2,93	1750	20,34
	w	199	2,02	93	0,95	796	8,09	1088	11,06	64	0,65	88	0,89	33	0,34	27	0,27	134	1,36	346	3,52	1434	14,58
	zus.	522	2,83	305	1,65	1759	9,54	2586	14,02	139	0,75	144	0,78	49	0,27	37	0,20	229	1,24	598	3,24	3184	17,27
Darmstadt . .	m	303	4,55	75	1,13	586	8,80	964	14,48	47	0,71	40	0,60	17	0,25	19	0,28	61	0,92	184	2,76	1148	17,25
	w	155	2,10	54	0,73	411	5,58	620	8,41	43	0,58	73	0,99	32	0,43	5	0,07	93	1,26	246	3,34	866	11,75
	zus.	458	3,26	129	0,92	997	7,11	1584	11,29	90	0,64	113	0,81	49	0,35	24	0,17	154	1,10	430	3,07	2014	14,36
Kassel	m	261	4,45	49	0,84	521	8,89	831	14,18	58	0,99	44	0,75	13	0,22	15	0,26	46	0,78	176	3,00	1007	17,19
	w	172	2,58	35	0,52	441	6,61	648	9,72	53	0,79	74	1,11	26	0,39	7	0,10	72	1,08	232	3,48	880	13,20
	zus.	433	3,46	84	0,67	962	7,68	1479	11,81	111	0,89	118	0,94	39	0,31	22	0,17	118	0,94	408	3,26	1887	15,06
Hessen	m	887	4,20	336	1,59	2070	9,80	3293	15,59	180	0,85	140	0,66	46	0,22	44	0,21	202	0,96	612	2,90	3905	18,49
	w	526	2,20	182	0,76	1648	6,90	2356	9,87	160	0,67	235	0,98	91	0,38	39	0,16	299	1,25	824	3,45	3180	13,32
	zus.	1413	3,14	518	1,15	3718	8,26	5649	12,56	340	0,76	375	0,83	137	0,30	83	0,18	501	1,11	1436	3,19	7085	15,75

Tabelle XX. *Bestätigte Neuerkrankungen an aktiver Tuberkulose in den Regierungsbezirken von Rheinland-Pfalz im Jahre 1954;*
absolute und relative Zahlen auf 10 000 Einwohner
(Entnommen aus den Länderstatistiken)

Regierungsbezirk	Tuberkulose der Atmungsorgane								Tuberkulose anderer Organe						Id ges.		Summe Ia—Id	
	Ia		Ib		Ic		Ia—Ic		Knochen u. Gelenke		Drüsen		Haut Meningitis Sonstige					
	abs.	rel.	abs.	rel.	abs.	rel.	abs.	rel.	abs.	rel.	abs.	rel.	abs. rel.		abs.	rel.	abs.	rel.
Koblenz	360	3,73	148	1,53	1033	10,69	1541	15,95	108	1,12	124	1,28	155	1,60	387	4,01	1928	19,96
Trier	254	5,57	60	1,32	604	13,24	918	20,13	46	1,01	32	0,70	65	1,42	143	3,13	1061	23,26
Montabaur	75	3,04	28	1,14	162	6,57	265	10,75	16	0,65	24	0,97	49	1,99	89	3,61	354	14,36
Rheinhessen . . .	138	3,31	50	1,20	306	7,33	494	11,84	17	0,41	46	1,10	56	1,34	119	2,85	613	14,69
Pfalz	392	3,38	220	1,89	1005	8,65	1617	13,93	99	0,85	101	0,87	173	1,49	373	3,21	1990	17,14
Rheinland-Pfalz . .	1219	3,75	506	1,56	3110	9,58	4835	14,89	286	0,88	327	1,01	498	1,53	1111	3,42	5946	18,31

Tab. XXI s. S. 230

Tabelle XXII. *Neuzugänge an offen (Ia- und Ib-Fälle), aktiv geschlossen (Ic-Fälle*
Ausgeschieden nach Kindern (0 bis unter 15), Männern
(Aus „Die Tuberkulose in

Gebiet	Geschlecht	1952					auf 10000 Kinder Männer Frauen					1953				
		Zahl										Zahl				
		Ia	Ib	Ic	Id	Ia—Id	Ia	Ib	Ic	Id	Ia—Id	Ia	Ib	Ic	Id	Ia—Id
							Fälle									
Ober-bayern	Kd.	8	5	1039	208	1260	0,15	0,09	19,06	3,82	23,12	12	2	875	178	1067
	m	757	110	1096	214	2177	8,65	1,26	12,53	2,45	24,89	750	154	974	189	2067
	w	368	76	863	256	1563	3,45	0,71	8,10	2,40	14,66	382	80	723	245	1430
	zus.	1133	191	2998	678	5000	4,55	0,77	12,04	2,72	20,08	1144	236	2572	612	4564
Nieder-bayern	Kd.	7	5	439	58	509	0,25	0,18	15,73	2,08	18,24	6	5	345	69	425
	m	330	117	317	75	839	9,48	3,36	9,11	2,15	24,10	309	104	167	71	651
	w	155	74	216	103	548	3,64	1,74	5,08	2,42	12,88	187	76	198	99	560
	zus.	492	196	972	236	1896	4,72	1,88	9,32	2,26	18,18	502	185	710	239	1636
Oberpfalz	Kd.	5	7	263	46	321	0,22	0,31	11,51	2,01	14,05	8	4	248	51	311
	m	301	129	329	58	817	10,06	4,31	11,00	1,94	27,31	299	103	254	81	737
	w	139	77	204	90	510	3,85	2,13	5,65	2,49	14,12	132	82	205	79	498
	zus.	445	213	796	194	1648	5,00	2,40	8,95	2,18	18,53	439	189	707	211	1546
Oberfranken	Kd.	6	6	384	108	504	0,23	0,23	14,72	4,14	19,32	4	2	335	83	424
	m	250	128	401	76	855	6,62	3,39	10,62	2,01	22,64	248	130	398	40	816
	w	146	96	328	95	665	3,11	2,04	6,98	2,02	14,15	137	64	302	71	574
	zus.	402	230	1113	279	2024	3,64	2,08	10,07	2,52	18,31	389	196	1035	194	1814
Mittel-franken	Kd.	3	4	475	76	558	0,10	0,14	16,59	2,65	19,48	5	3	543	68	619
	m	319	112	497	86	1014	7,05	2,48	10,99	1,90	22,42	325	88	416	77	906
	w	170	85	335	106	696	3,05	1,53	6,01	1,90	12,49	161	53	298	117	629
	zus.	492	201	1307	268	2268	3,79	1,55	10,08	2,07	17,49	491	144	1257	262	2154
Unter-franken	Kd.	3	4	424	72	503	0,12	0,16	16,44	2,79	19,51	2	6	446	71	525
	m	228	97	357	89	771	6,43	2,73	10,06	2,51	21,73	226	114	330	99	769
	w	118	67	276	100	561	2,77	1,57	6,47	2,34	13,15	132	78	248	132	590
	zus.	349	168	1057	261	1835	3,35	1,61	10,16	2,51	17,63	360	198	1024	302	1884
Schwaben	Kd.	2	3	389	116	510	0,07	0,10	12,94	3,86	16,97	3	4	444	119	570
	m	286	75	301	97	759	6,74	1,77	7,09	2,28	17,88	267	78	288	88	721
	w	155	41	283	177	656	2,96	0,78	5,40	3,38	12,52	121	46	284	158	609
	zus.	443	119	973	390	1925	3,55	0,95	7,80	3,13	15,43	391	128	1016	365	1900
Kr. Lindau (Bodensee)	Kd.	—	—	32	8	40	—	—	22,60	5,65	28,25	—	—	23	7	30
	m	24	5	11	4	44	11,64	2,43	5,34	1,94	21,35	11	1	12	16	40
	w	11	—	11	7	29	4,35	—	4,35	2,77	11,47	11	3	11	10	35
	zus.	35	5	54	19	113	5,78	0,83	8,91	3,14	18,66	22	4	46	33	105
Bayern	Kd.	34	34	3445	692	4205	0,16	0,16	15,86	3,19	19,37	40	26	3259	646	3971
	m	2495	773	3309	699	7276	7,92	2,45	10,50	2,22	23,09	2435	772	2839	661	6707
	w	1262	516	2516	934	5228	3,27	1,34	6,53	2,42	13,56	1263	482	2269	911	4925
	zus.	3791	1323	9270	2325	16709	4,13	1,44	10,11	2,53	18,21	3738	1280	8367	2218	15603

und sonstigen (Id-Fälle) Tuberkulösen seit 1952 in den Regierungsbezirken von Bayern und Frauen, ohne die Zugänge aus anderen Gruppen
Bayern 1954", S. 42 u. 43)

1953 auf 10000 Kinder Männer Frauen					1954 Zahl					1954 auf 10000 Kinder Männer Frauen				
Ia	Ib	Ic	Id	Ia—Id	Ia	Ib	Ic	Id	Ia—Id	Ia	Ib	Ic	Id	Ia—Id
							Fälle							
0,22	0,04	16,05	3,27	19,58	11	4	751	161	927	0,20	0,07	13,78	2,95	17,00
8,57	1,76	11,14	2,16	23,63	711	93	1030	175	2009	8,13	1,06	11,78	2,00	22,97
3,58	0,75	6,79	2,30	13,42	372	42	796	240	1450	3,49	0,39	7,47	2,25	13,60
4,57	0,94	10,27	2,44	18,22	1094	139	2577	576	4386	4,34	0,55	10,22	2,28	17,39
0,21	0,18	12,36	2,47	15,22	6	4	391	67	468	0,22	0,14	14,01	2,40	16,77
8,88	2,99	4,80	2,04	18,71	296	104	236	90	726	8,50	2,99	6,78	2,58	20,85
4,39	1,79	4,66	2,33	13,17	149	48	218	96	511	3,50	1,13	5,12	2,26	12,01
4,89	1,80	6,92	2,33	15,94	451	156	845	253	1705	4,46	1,54	8,36	2,50	16,86
0,35	0,18	10,85	2,23	13,61	3	1	211	34	249	0,13	0,04	9,23	1,49	10,89
9,99	3,44	8,49	2,71	24,63	259	84	298	55	696	8,65	2,81	9,96	1,84	23,26
3,66	2,27	5,68	2,19	13,80	93	41	200	55	389	2,58	1,14	5,54	1,52	10,78
4,95	2,13	7,96	2,38	17,42	355	126	709	144	1334	4,02	1,43	8,02	1,63	15,10
0,15	0,08	12,84	3,18	16,25	5	2	325	78	410	0,19	0,08	12,45	2,99	15,71
6,57	3,44	10,54	1,06	21,61	237	74	359	70	740	6,28	1,96	9,51	1,85	19,60
2,92	1,36	6,43	1,51	12,22	142	38	308	72	560	3,02	0,81	6,56	1,53	11,92
3,54	1,78	9,43	1,77	16,52	384	114	992	220	1710	3,52	1,04	9,09	2,02	15,67
0,17	0,10	18,96	2,37	21,60	3	3	462	56	524	0,10	0,10	16,13	1,96	18,29
7,19	1,95	9,20	1,70	20,04	318	45	431	69	863	7,03	0,99	9,53	1,53	19,08
2,89	0,95	5,35	2,10	11,29	119	34	279	110	542	2,14	0,61	5,01	1,97	9,73
3,77	1,11	9,65	2,01	16,54	440	82	1172	235	1929	3,37	0,63	8,99	1,80	14,79
0,08	0,23	17,29	2,75	20,35	5	2	421	45	473	0,19	0,08	16,32	1,74	18,33
6,37	3,21	9,30	2,79	21,67	209	84	353	72	718	5,89	2,37	9,95	2,03	20,24
3,09	1,83	5,81	3,09	13,82	121	47	250	114	532	2,84	1,10	5,86	2,67	12,47
3,45	1,90	9,83	2,90	18,08	335	133	1024	231	1723	3,22	1,28	9,83	2,22	16,55
0,10	0,13	14,77	3,96	18,96	6	4	404	117	531	0,20	0,13	13,44	3,89	17,66
6,29	1,84	6,78	2,07	16,98	216	37	263	94	610	5,09	0,87	6,20	2,22	14,38
2,31	0,88	5,42	3,01	11,62	122	36	220	125	503	2,33	0,69	4,19	2,38	9,59
3,13	1,02	8,13	2,92	15,20	344	77	887	336	1644	2,76	0,62	7,12	2,69	13,19
—	—	16,24	4,94	21,18	—	—	21	7	28	—	—	14,83	4,94	19,77
5,34	0,49	5,82	7,76	19,41	6	1	12	7	26	2,91	0,49	5,82	3,39	12,61
4,35	1,19	4,35	3,96	13,85	10	—	4	10	24	3,96	—	1,58	3,96	9,50
3,58	0,65	7,50	5,38	17,11	16	1	37	24	78	2,59	0,16	5,98	3,88	12,61
0,18	0,12	15,00	2,97	18,27	39	20	2986	565	3610	0,18	0,09	13,74	2,60	16,61
7,73	2,45	9,01	2,10	21,29	2252	522	2982	632	6388	7,14	1,66	9,46	2,01	20,27
3,28	1,25	5,89	2,36	12,78	1128	286	2275	822	4511	2,93	0,74	5,90	2,13	11,70
4,07	1,40	9,12	2,42	17,01	3419	828	8243	2019	14509	3,73	0,90	9,00	2,20	15,83

Tabelle XXI. *Bestätigte Neuerkrankungen an aktiver Tuberkulose in den Regierungsbezirken von Baden-Württemberg im Jahre 1954; absolute und relative Zahlen auf 10000 Einwohner*
(Entnommen aus den Länderstatistiken)

Regierungsbezirk	Geschlecht	Tuberkulose der Atmungsorgane												Tuberkulose anderer Organe										Summe Ia—Id	
		Ia		Ib		Ic		Ia—Ic		Knochen u. Gelenke		Drüsen		Haut		Meningitis		Sonstige		Id ges.			
		abs.	rel.	abs.	rel.	abs.	rel.	abs.	rel.	abs.	rel.	abs.	rel.	abs.	rel.	abs.	rel.	abs.	rel.	abs.	rel.	abs.	rel.
Nordwürttemberg	m	698	5,63	109	0,88	1863	15,01	2670	21,52											377	3,04	3047	24,56
	w	337	2,41	59	0,42	1643	11,75	2039	14,58											423	3,02	2462	17,60
	zus.	1035	3,92	168	0,64	3506	13,28	4709	17,84	199	0,75	202	0,77	55	0,21	38	0,14	306	1,16	800	3,03	5509	20,87
Nordbaden . . .	m	289	4,04	107	1,49	993	13,88	1389	19,41											148	2,07	1537	21,48
	w	139	1,69	42	0,51	829	10,05	1010	12,25											182	2,21	1192	14,46
	zus.	428	2,78	149	0,97	1822	11,83	2399	15,58	85	0,55	86	0,56	29	0,19	18	0,12	112	0,73	330	2,14	2729	17,72
Südbaden	m	309	4,45	67	0,97	919	13,24	1295	18,66											212	3,06	1507	21,72
	w	164	2,08	34	0,43	835	10,61	1033	13,12											266	3,38	1299	16,50
	zus.	473	3,19	101	0,68	1754	11,84	2328	15,72	104	0,70	125	0,84	9	0,06	28	0,19	212	1,43	478	3,23	2806	18,95
Südwürttemberg-Hohenzollern	m	271	4,58	48	0,81	668	11,28	987	16,67											180	3,04	1167	19,71
	w	123	1,80	46	0,67	628	9,21	797	11,69											223	3,27	1020	14,96
	zus.	394	3,09	94	0,74	1296	10,18	1784	14,01	88	0,69	138	1,08	25	0,20	32	0,25	120	0,94	403	3,16	2187	17,17
Baden-Württemberg	m	1567	4,83	331	1,02	4443	13,70	6341	19,55											917	2,83	7258	22,38
	w	763	2,07	181	0,49	3935	10,66	4879	13,22											1094	2,96	5973	16,18
	zus.	2330	3,36	512	0,74	8378	12,08	11220	16,18	476	0,69	551	0,79	118	0,17	116	0,17	750	1,08	2011	2,90	13231	19,08

Tabelle XXIII. *Bestand der an aktiver Tuberkulose Erkrankten in den Ländern der Bundesrepublik Deutschland, im Bundesgebiet und in West-Berlin am 31. 12. 1954* [Aus „Wirtschaft und Statistik" **7**, 285*[1] (1955)]

Jahr Land	Tuberkulose						Summe
	der Atmungsorgane					anderer Organe	
	Ia	Ib	Ia + Ib	Ic	Ia — Ic	Id	Ia—Id
Schleswig-Holstein	4936	3010	7946	19459	27405	3865	31270
Hamburg	4699	2487	7186	17768	24954	1846	26800
Niedersachsen	15378	2498	17876	33317	51193	7485	58678
Bremen	1377	1205	2582	5310	7892	1330	9222
Nordrhein-Westfalen	29291	9071	38362	83782	122144	22760	144904
Hessen	7277	1409	8686	16938	25624	5640	31264
Rheinland-Pfalz	5749	3100	8849	15298	24147	5751	29898
Baden-Württemberg	12594	3465	16059	36040	52099	8420	60519
Bayern	16452	4550	21002	32702	53704	7503	61207
Bundesgebiet 1954	97753	30795	128548	260614	389162	64600	453762
dagegen 1953	100477	38021	138498	265476	403974	67539	471513
1952	99061	42157	141218	265082	406300	68405	474705
West-Berlin 1954	9966	1159	11125	19811	30936	2392	33328
dagegen 1953	9843	2190	12033	19049	31082	2593	33675
1952	9222	3120	12342	19614	31956	3221	35177

Verhältniszahlen auf 10000 der Bevölkerung 1954[1] und 1953

Jahr Land	Ia	Ib	Ia + Ib	Ic	Ia — Ic	Id	Ia—Id
Schleswig-Holstein	21,43 *21,38*	13,07 *12,90*	34,50 *34,28*	84,48 *87,55*	118,97 *121,83*	16,78 *17,01*	135,75 *138,84*
Hamburg	26,82 *27,71*	14,19 *15,48*	41,01 *43,19*	101,41 *107,48*	142,42 *150,67*	10,54 *13,79*	152,96 *164,46*
Niedersachsen	23,41 *24,38*	3,80 *5,52*	27,21 *29,90*	50,72 *50,10*	77,93 *80,00*	11,39 *11,76*	89,32 *91,76*
Bremen	22,10 *24,49*	19,34 *19,72*	41,44 *44,22*	85,23 *92,61*	126,68 *136,83*	21,35 *22,83*	148,03 *159,66*
Nordrhein-Westfalen	20,12 *21,21*	6,23 *8,08*	26,35 *29,29*	57,54 *59,39*	83,88 *88,68*	15,63 *16,68*	99,51 *105,36*
Hessen	16,10 *17,61*	3,12 *3,92*	19,21 *21,54*	37,47 *40,19*	56,68 *61,73*	12,48 *13,62*	69,16 *75,36*
Rheinland-Pfalz	17,60 *17,59*	9,49 *10,13*	27,09 *27,72*	46,83 *44,77*	73,91 *72,49*	17,60 *17,38*	91,52 *89,87*
Baden-Württemberg	17,97 *18,63*	4,94 *6,04*	22,91 *24,66*	51,43 *55,38*	74,34 *80,05*	12,01 *12,62*	86,36 *92,66*
Bayern	17,96 *18,00*	4,97 *7,41*	22,93 *25,41*	35,71 *35,49*	58,64 *60,90*	8,19 *8,57*	66,83 *69,47*
Bundesgebiet 1954[1]	19,64	6,19	25,83	52,37	78,21	12,99	91,19
dagegen 1953	20,39	7,72	28,11	53,87	81,98	13,71	95,68
1952	20,34	8,65	28,99	54,42	83,41	14,04	97,46
West-Berlin 1954[1]	45,46	5,29	50,75	90,37	141,11	10,91	152,02
dagegen 1953	44,78	9,96	54,75	86,67	141,41	11,80	153,21
1952	42,17	14,27	56,43	89,68	146,11	14,73	160,84

[1] Vorläufiges Ergebnis.

Tabelle XXIV. *Bestand der an aktiver Tuberkulose Erkrankten in Schleswig-Holstein am 31. 12. 1954 nach Alter und Geschlecht;*
absolute und relative Zahlen auf 10 000 Einwohner
(Entnommen aus den Länderstatistiken)

Alter Jahre	Geschlecht	Tuberkulose der Atmungsorgane								Tuberkulose anderer Organe												Summe Ia — Id	
		Ia		Ib		Ic		Ia — Ic		Knochen u. Gelenke		Drüsen		Haut		Meningitis		Sonstige		Id ges.			
		abs.	rel.	abs.	rel.	abs.	rel.	abs.	rel.	abs.	rel.	abs.	rel.	abs.	rel.	abs.	rel.	abs.	rel.	abs.	rel.	abs.	rel.
0—1	m	2	1,24	—	—	37	22,98	39	24,22	—	—	—	—	—	—	1	0,62	—	—	1	0,62	40	24,84
	w	1	0,65	—	—	28	18,30	29	18,95	—	—	1	0,65	—	—	—	—	2	1,31	3	1,96	32	20,91
	zus.	3	0,96	—	—	65	20,77	68	21,72	—	—	1	0,32	—	—	1	0,32	2	0,64	4	1,28	72	23,00
1—5	m	8	1,22	1	0,15	734	110,69	743	112,06	20	3,05	23	3,51	—	—	19	2,90	11	1,68	73	11,14	816	123,20
	w	6	0,97	1	0,16	654	106,00	661	107,13	15	2,43	21	3,40	—	—	17	2,76	8	1,30	61	9,89	722	117,02
	zus.	14	1,10	2	0,16	1388	108,41	1404	109,67	35	2,75	44	3,46	—	—	36	2,83	19	1,49	134	10,53	1538	120,20
5—10	m	16	1,99	8	1,00	1044	130,01	1068	133,00	80	9,96	87	10,83	7	0,87	20	2,49	18	2,24	212	26,40	1280	159,40
	w	12	1,56	9	1,17	894	116,25	915	118,98	58	7,54	85	11,05	7	0,91	14	1,82	17	2,21	181	23,54	1096	142,52
	zus.	28	1,78	17	1,08	1938	123,28	1983	126,14	138	8,78	172	10,94	14	0,89	34	2,16	35	2,23	393	25,00	2376	151,14
10—15	m	14	1,32	17	1,60	899	84,49	930	87,41	93	8,74	100	9,40	11	1,03	17	1,60	15	1,41	236	22,18	1166	109,59
	w	35	3,45	30	2,95	726	71,53	791	77,93	70	6,90	96	9,46	20	1,97	13	1,28	29	2,86	228	22,46	1019	100,39
	zus.	49	2,36	47	2,26	1625	78,16	1721	82,78	163	7,84	196	9,43	31	1,49	30	1,44	44	2,12	464	22,32	2185	105,10
15—20	m	164	14,77	75	6,76	788	70,99	1027	92,52	75	6,76	51	4,59	9	0,81	7	0,63	45	4,05	187	16,85	1214	109,37
	w	136	12,69	106	9,89	930	86,75	1172	109,33	72	6,72	73	6,81	23	2,14	15	1,40	48	4,48	231	21,55	1403	130,88
	zus.	300	13,75	181	8,29	1718	78,74	2199	100,78	147	6,74	124	5,68	32	1,47	22	1,01	93	4,26	418	19,16	2617	119,94
20—25	m	278	39,60	150	21,37	903	128,63	1331	189,60	71	10,11	44	6,27	4	0,57	5	0,71	43	6,12	167	23,79	1498	213,39
	w	219	31,02	121	17,14	1056	149,57	1396	197,73	71	10,06	79	11,19	13	1,84	1	0,14	65	9,21	229	32,44	1625	230,17
	zus.	497	35,30	271	19,25	1959	139,13	2727	193,68	142	10,08	123	8,73	17	1,21	6	0,43	108	7,67	396	28,12	3123	221,80
25—30	m	367	58,81	189	30,29	939	150,48	1495	239,58	70	11,22	14	2,24	8	1,28	1	0,16	34	5,45	127	20,35	1622	259,93
	w	218	29,70	129	17,57	878	119,62	1225	166,89	48	6,54	45	6,13	19	2,59	3	0,41	72	9,81	187	25,48	1412	192,37
	zus.	585	43,08	318	23,42	1817	133,80	2720	200,30	118	8,69	59	4,34	27	1,99	4	0,29	106	7,80	314	23,12	3034	223,42
30—35	m	302	50,00	191	31,62	800	132,45	1293	214,07	50	8,28	21	3,48	12	1,99	4	0,66	32	5,30	119	19,70	1412	233,77
	w	218	24,94	121	13,84	852	97,48	1191	136,27	43	4,92	33	3,77	16	1,83	1	0,11	64	7,32	157	17,96	1348	154,23
	zus.	520	35,18	312	21,11	1652	111,77	2484	168,06	93	6,29	54	3,65	28	1,89	5	0,34	96	6,50	276	18,67	2760	186,74
35—40	m	264	61,97	132	30,98	694	162,91	1090	255,87	47	11,03	12	2,82	13	3,05	—	—	28	6,57	100	23,47	1190	279,34
	w	127	20,65	100	16,26	600	97,56	827	134,47	29	4,72	21	3,41	18	2,93	1	0,16	41	6,67	110	17,89	937	152,36
	zus.	391	37,56	232	22,29	1294	124,30	1917	184,15	76	7,30	33	3,17	31	2,98	1	0,10	69	6,63	210	20,17	2127	204,32

40—45	m	317 44,71	183 25,81	728 102,68	1228 173,20	56 7,90	9 1,27	14 1,97	3 0,42	38 5,36	120 16,92	1348 190,13
	w	141 14,45	108 11,06	569 58,30	818 83,81	37 3,79	21 2,15	34 3,48	2 0,20	31 3,18	125 12,81	943 96,62
	zus.	458 27,18	291 17,27	1297 76,97	2046 121,42	93 5,52	30 1,78	48 2,85	5 0,30	69 4,09	245 14,54	2291 135,96
45—50	m	345 44,46	179 23,07	715 92,14	1239 159,66	36 4,64	9 1,16	26 3,35	1 0,13	37 4,77	109 14,05	1348 173,71
	w	106 11,12	87 9,13	460 48,27	653 68,52	38 3,99	25 2,62	42 4,41	1 0,10	25 2,62	131 13,75	784 82,27
	zus.	451 26,07	266 15,37	1175 67,92	1892 109,36	74 4,28	34 1,96	68 3,93	2 0,12	62 3,58	240 13,87	2132 123,24
50—55	m	389 51,12	204 26,81	726 95,40	1319 173,33	21 2,76	12 1,58	24 3,15	— —	30 3,94	87 11,43	1406 184,76
	w	104 11,94	73 8,38	407 46,73	584 67,05	26 2,99	13 1,49	34 3,90	— —	29 3,33	102 11,71	686 78,76
	zus.	493 30,21	277 16,97	1133 69,42	1903 116,60	47 2,88	25 1,53	58 3,55	— —	59 3,62	189 11,58	2092 128,19
55—60	m	268 43,72	143 23,33	552 90,05	963 157,10	24 3,91	12 1,96	20 3,26	— —	18 2,94	74 12,07	1037 169,17
	w	83 10,39	63 7,88	268 33,54	414 51,81	31 3,88	20 2,50	36 4,51	— —	25 3,13	112 14,02	526 65,83
	zus.	351 24,84	206 14,58	820 58,03	1377 97,45	55 3,89	32 2,26	56 3,96	— —	43 3,04	186 13,16	1563 110,61
60—65	m	242 47,73	148 29,19	403 79,49	793 156,41	20 3,94	6 1,18	14 2,76	— —	17 3,35	57 11,24	850 167,65
	w	71 10,35	68 9,91	224 32,65	363 52,92	19 2,77	15 2,19	32 4,66	— —	21 3,06	87 12,68	450 65,60
	zus.	313 26,24	216 18,10	627 52,56	1156 96,90	39 3,27	21 1,76	46 3,86	— —	38 3,18	144 12,07	1300 108,97
65—70	m	152 34,78	100 22,88	285 65,22	537 122,88	14 3,20	8 1,83	12 2,75	1 0,23	9 2,06	44 10,07	581 132,95
	w	63 11,25	36 6,43	155 27,68	254 45,36	21 3,75	16 2,86	23 4,11	— —	13 2,32	73 13,04	327 58,39
	zus.	215 21,54	136 13,63	440 44,09	791 79,26	35 3,51	24 2,40	35 3,51	1 0,10	22 2,20	117 11,72	908 90,98
70—75	m	103 30,56	97 28,78	190 56,38	390 115,73	3 0,89	6 1,78	4 1,19	— —	9 2,67	22 6,53	412 122,26
	w	53 12,59	45 10,69	121 28,74	219 52,02	20 4,75	18 4,28	11 2,61	— —	11 2,61	60 14,25	279 66,27
	zus.	156 20,58	142 18,73	311 41,03	609 80,34	23 3,03	24 3,17	15 1,98	— —	20 2,64	82 10,82	691 91,16
75 u. mehr	m	83 20,05	58 14,01	115 27,78	256 61,84	6 1,45	1 0,24	6 1,45	— —	2 0,48	15 3,62	271 65,46
	w	29 5,66	38 7,42	94 18,36	161 31,44	17 3,32	5 0,98	14 2,73	— —	2 0,39	38 7,42	199 38,87
	zus.	112 12,11	96 10,38	209 22,59	417 45,08	23 2,49	6 0,65	20 2,16	— —	4 0,43	53 5,73	470 50,81
Insgesamt	m	3314 30,96	1875 17,52	10552 98,50	15741 146,98	686 6,41	415 3,88	184 1,72	79 0,74	386 3,61	1750 16,35	17491 163,34
	w	1622 13,15	1135 9,20	8916 72,29	11673 94,65	615 4,99	587 4,76	342 2,77	68 0,55	503 4,08	2115 17,15	13788 111,80
	zus.	4936 21,43	3010 13,07	19468 84,48	27414 118,97	1301 5,65	1002 4,35	526 2,28	147 0,64	889 3,86	3865 16,78	31279 135,75

Tabelle XXV. *Bestand der an aktiver Tuberkulose Erkrankten in Hamburg am 31. 12. 1954 nach Alter und Geschlecht;*
absolute und relative Zahlen auf 10000 Einwohner
(Entnommen aus den Länderstatistiken)

Alter Jahre	Geschlecht	Tuberkulose der Atmungsorgane													Tuberkulose anderer Organe														Summe Ia—Id	
		Ia		Ib		Ic		Ia — Ic		Knochen u. Gelenke		Drüsen		Haut		Meningitis		Sonstige		Id ges.			
		abs.	rel.	abs.	rel.	abs.	rel.	abs.	rel.	abs.	rel.	abs.	rel.	abs.	rel.	abs.	rel.	abs.	rel.	abs.	rel.	abs.	rel.
0—1	m	—	—	—	—	4	4,44	4	4,44	—	—	—	—	—	—	—	—	—	—	—	—	4	4,44
	w	—	—	—	—	1	1,19	1	1,19	—	—	—	—	—	—	—	—	—	—	—	—	1	1,19
	zus.	—	—	—	—	5	2,87	5	2,87	—	—	—	—	—	—	—	—	—	—	—	—	5	2,87
1—5	m	7	1,97	2	0,56	495	139,07	504	141,60	3	0,84	1	0,28	2	0,56	2	0,56	—	—	8	2,25	512	143,85
	w	6	1,78	2	0,59	517	153,30	525	155,67	5	1,48	7	2,08	—	—	2	0,59	5	1,48	19	5,63	544	161,31
	zus.	13	1,87	4	0,58	1012	146,00	1029	148,45	8	1,15	8	1,15	2	0,29	4	0,58	5	0,72	27	3,89	1056	152,34
5—10	m	11	2,21	7	1,40	1021	204,84	1039	208,45	19	3,81	24	4,82	2	0,40	6	1,20	8	1,61	59	11,84	1098	220,29
	w	11	2,32	4	0,84	800	168,87	815	172,04	20	4,22	18	3,80	2	0,42	2	0,42	5	1,06	47	9,92	862	181,96
	zus.	22	2,26	11	1,13	1821	187,31	1854	190,71	39	4,01	42	4,32	4	0,41	8	0,82	13	1,34	106	10,90	1960	201,61
10—15	m	11	1,67	2	0,30	565	85,73	578	87,71	33	5,01	21	3,19	8	1,21	1	0,15	14	2,12	77	11,68	655	99,39
	w	13	2,07	2	0,32	545	86,84	560	89,23	23	3,67	26	4,14	8	1,27	3	0,48	10	1,59	70	11,15	630	100,39
	zus.	24	2,87	4	0,31	1110	86,27	1138	88,45	56	4,35	47	3,65	16	1,24	4	0,31	24	1,87	147	11,43	1285	99,88
15—20	m	60	9,07	38	5,74	391	59,11	489	73,92	19	2,87	15	2,27	8	1,21	5	0,76	18	2,72	65	9,83	554	83,75
	w	71	10,54	45	6,68	523	77,65	639	94,87	21	3,12	34	5,05	16	2,37	2	0,30	12	1,78	85	12,62	724	107,49
	zus.	131	9,81	83	6,22	914	68,46	1128	84,49	40	3,00	49	3,67	24	1,80	7	0,52	30	2,25	150	11,24	1278	95,73
20—25	m	161	30,37	92	17,36	592	111,68	845	159,41	21	3,96	20	3,77	10	1,89	—	—	12	2,26	63	11,88	908	171,29
	w	113	20,48	115	20,84	745	135,01	973	176,33	20	3,62	24	4,35	22	3,99	1	0,18	37	6,71	104	18,85	1077	195,18
	zus.	274	25,33	207	19,13	1337	123,58	1818	168,04	41	3,79	44	4,07	32	2,96	1	0,09	49	4,53	167	15,44	1985	183,48
25—30	m	277	49,89	166	29,90	912	164,27	1355	244,06	24	4,32	11	1,98	11	1,98	—	—	21	3,78	67	12,07	1422	256,13
	w	187	30,22	126	20,36	936	151,26	1249	201,84	17	2,75	20	3,23	20	3,23	1	0,16	42	6,79	100	16,16	1349	218,01
	zus.	464	39,52	292	24,87	1848	157,41	2604	221,81	41	3,49	31	2,64	31	2,64	1	0,09	63	5,37	167	14,23	2771	236,04
30—35	m	287	54,09	175	32,98	1047	197,33	1509	284,40	19	3,58	6	1,13	9	1,70	—	—	17	3,20	51	9,61	1560	294,02
	w	240	33,61	164	22,97	964	135,01	1368	191,60	13	1,82	17	2,38	20	2,80	—	—	34	4,76	84	11,76	1452	203,36
	zus.	527	42,34	339	27,24	2011	161,58	2877	231,16	32	2,57	23	1,85	29	2,33	—	—	51	4,10	135	10,85	3012	242,01
35—40	m	195	52,80	121	32,76	542	146,76	858	232,32	12	3,25	10	2,71	12	3,25	—	—	17	4,60	51	13,81	909	246,13
	w	136	28,25	91	18,90	602	125,05	829	172,20	8	1,66	7	1,45	22	4,57	—	—	15	3,12	52	10,80	881	183,00
	zus.	331	38,91	212	24,92	1144	134,47	1687	198,30	20	2,35	17	2,00	34	4,00	—	—	32	3,76	103	12,11	1790	210,41

Alter		1	2	3	4	5	6	7	8	9	10	11
40—45	m	351 *57,72*	167 *27,46*	859 *141,25*	1377 *226,42*	12 *1,97*	6 *0,99*	22 *3,62*	— —	18 *2,96*	58 *9,54*	1435 *235,96*
	w	187 *24,71*	91 *12,03*	652 *86,17*	930 *122,91*	5 *0,66*	3 *0,40*	39 *5,15*	— —	26 *3,44*	73 *9,65*	1003 *132,56*
	zus.	538 *39,42*	258 *18,90*	1511 *110,71*	2307 *169,03*	17 *1,24*	9 *0,66*	61 *4,47*	— —	44 *3,22*	131 *9,60*	2438 *178,63*
45—50	m	435 *63,58*	169 *24,70*	879 *128,48*	1483 *216,76*	16 *2,34*	7 *1,02*	30 *4,38*	— —	17 *2,48*	70 *10,23*	1553 *226,99*
	w	150 *18,59*	72 *8,93*	531 *65,82*	753 *93,34*	12 *1,49*	13 *1,61*	51 *6,32*	1 *0,12*	21 *2,60*	98 *12,15*	851 *105,49*
	zus.	585 *39,24*	241 *16,16*	1410 *94,58*	2236 *149,98*	28 *1,88*	20 *1,34*	81 *5,43*	1 *0,07*	38 *2,55*	168 *11,27*	2404 *161,25*
50—55	m	429 *62,96*	188 *27,59*	840 *123,28*	1457 *213,83*	11 *1,61*	3 *0,44*	27 *3,96*	— —	15 *2,20*	56 *8,22*	1513 *222,05*
	w	109 *14,56*	77 *10,29*	427 *57,05*	613 *81,90*	22 *2,94*	6 *0,80*	35 *4,68*	— —	16 *2,14*	79 *10,55*	692 *92,45*
	zus.	538 *37,63*	265 *18,53*	1267 *88,61*	2070 *144,77*	33 *2,31*	9 *0,63*	62 *4,34*	— —	31 *2,17*	135 *9,44*	2205 *154,21*
55—60	m	346 *64,73*	147 *27,50*	636 *118,99*	1129 *211,23*	9 *1,68*	4 *0,75*	24 *4,49*	— —	13 *2,43*	50 *9,35*	1179 *220,58*
	w	86 *12,12*	47 *6,63*	308 *43,42*	441 *62,17*	7 *0,99*	7 *0,99*	42 *5,92*	— —	22 *3,10*	78 *11,00*	519 *73,17*
	zus.	432 *34,73*	194 *15,60*	944 *75,89*	1570 *126,22*	16 *1,29*	11 *0,88*	66 *5,31*	— —	35 *2,81*	128 *10,29*	1698 *136,51*
60—65	m	294 *66,59*	122 *27,63*	499 *113,03*	915 *207,25*	5 *1,13*	— —	14 *3,17*	— —	5 *1,13*	24 *5,44*	939 *212,69*
	w	83 *13,64*	37 *6,08*	184 *30,24*	304 *49,97*	10 *1,64*	4 *0,66*	42 *6,90*	1 *0,16*	9 *1,48*	66 *10,85*	370 *60,82*
	zus.	377 *35,91*	159 *15,14*	683 *65,05*	1219 *116,11*	15 *1,43*	4 *0,38*	56 *5,33*	1 *0,10*	14 *1,33*	90 *8,57*	1309 *124,68*
65—70	m	183 *48,68*	91 *24,21*	236 *62,78*	510 *135,67*	7 *1,86*	— —	21 *5,59*	— —	5 *1,33*	33 *8,78*	543 *144,45*
	w	31 *6,56*	15 *3,18*	137 *29,01*	183 *38,75*	8 *1,69*	5 *1,06*	26 *5,50*	1 *0,21*	10 *2,12*	50 *10,58*	233 *49,33*
	zus.	214 *25,23*	106 *12,50*	373 *43,97*	693 *81,70*	15 *1,77*	5 *0,59*	47 *5,54*	1 *0,12*	15 *1,77*	83 *9,79*	776 *91,49*
70—75	m	95 *34,03*	36 *12,89*	132 *47,28*	263 *94,20*	4 *1,43*	2 *0,71*	13 *4,66*	— —	1 *0,36*	20 *7,16*	283 *101,36*
	w	32 *9,22*	17 *4,90*	82 *23,63*	131 *37,76*	2 *0,58*	3 *0,86*	21 *6,05*	— —	5 *1,44*	31 *8,93*	162 *46,69*
	zus.	127 *20,28*	53 *8,46*	214 *34,18*	394 *62,92*	6 *0,96*	5 *0,80*	34 *5,43*	— —	6 *0,96*	51 *8,15*	445 *71,07*
75—80	m	56 *32,24*	29 *16,70*	57 *32,82*	142 *81,76*	5 *2,88*	1 *0,57*	6 *3,45*	— —	1 *0,57*	13 *7,48*	155 *89,24*
	w	24 *10,45*	13 *5,66*	60 *26,13*	97 *42,24*	3 *1,31*	5 *2,18*	19 *8,27*	— —	2 *0,87*	29 *12,63*	126 *54,87*
	zus.	80 *19,83*	42 *10,41*	117 *29,01*	239 *59,26*	8 *1,98*	6 *1,49*	25 *6,20*	— —	3 *0,74*	42 *10,41*	281 *69,67*
80—85	m	7 *9,37*	6 *8,04*	22 *29,47*	35 *46,88*	2 *2,68*	1 *1,34*	2 *2,68*	— —	— —	5 *6,70*	40 *53,58*
	w	7 *6,55*	6 *5,62*	18 *16,85*	31 *29,02*	1 *0,94*	2 *1,87*	3 *2,81*	— —	— —	6 *5,62*	37 *34,64*
	zus.	14 *7,72*	12 *6,61*	40 *22,04*	66 *36,37*	3 *1,65*	3 *1,65*	5 *2,76*	— —	— —	11 *6,06*	77 *42,43*
85u. mehr	m	3 *11,81*	5 *19,69*	3 *11,81*	11 *43,31*	— —	— —	2 *7,87*	— —	— —	2 *7,87*	13 *51,18*
	w	5 *11,04*	— —	4 *8,83*	9 *19,87*	— —	1 *2,21*	2 *4,41*	— —	— —	3 *6,62*	12 *26,49*
	zus.	8 *11,32*	5 *7,07*	7 *9,90*	20 *28,29*	— —	1 *1,41*	4 *5,66*	— —	— —	5 *7,07*	25 *35,36*
Insgesamt	m	3208 *39,47*	1563 *19,23*	9732 *119,72*	14503 *178,42*	221 *2,72*	132 *1,62*	223 *2,74*	14 *0,17*	182 *2,24*	772 *9,50*	15275 *187,92*
	w	1491 *15,87*	924 *9,84*	8036 *85,56*	10451 *111,27*	197 *2,10*	202 *2,15*	390 *4,15*	14 *0,15*	271 *2,88*	1074 *11,43*	11525 *122,70*
	zus.	4699 *26,82*	2487 *14,19*	17768 *101,41*	24954 *142,42*	418 *2,38*	334 *1,91*	613 *3,50*	28 *0,16*	453 *2,59*	1846 *10,54*	26800 *152,96*

Tabelle XXVI. *Bestand der an aktiver Tuberkulose Erkrankten in Niedersachsen am 31. 12. 1954 nach Alter und Geschlecht; absolute und relative Zahlen auf 10000 Einwohner*
(Entnommen aus den Länderstatistiken)

Alter Jahre	Geschlecht	Tuberkulose der Atmungsorgane								Tuberkulose anderer Organe												Summe Ia — Id	
		Ia		Ib		Ic		Ia — Ic		Knochen u. Gelenke		Drüsen		Haut		Meningitis		Sonstige		Id ges.			
		abs.	rel.	abs.	rel.	abs.	rel.	abs.	rel.	abs.	rel.	abs.	rel.	abs.	rel.	abs.	rel.	abs.	rel.	abs.	rel.	abs.	rel.
0—1	m	—	—	1	0,19	24	4,70	25	4,89	—	—	3	0,59	—	—	—	—	—	—	3	0,59	28	5,48
	w	2	0,41	—	—	9	1,48	11	2,25	—	—	3	0,61	—	—	1	0,20	—	—	4	0,82	15	3,07
	zus.	2	0,20	1	0,10	33	3,30	36	3,60	—	—	6	0,60	—	—	1	0,10	—	—	7	0,70	43	4,30
1—5	m	12	0,58	3	0,14	945	45,69	960	46,41	16	0,77	30	1,45	—	—	35	1,69	10	0,48	91	4,40	1051	50,81
	w	4	0,21	7	0,36	825	42,48	836	43,05	27	1,39	20	1,03	1	0,05	31	1,60	12	0,62	91	4,68	927	47,73
	zus.	16	0,40	10	0,25	1770	44,13	1796	44,18	43	1,07	50	1,25	1	0,02	66	1,65	22	0,55	182	4,54	1978	49,32
5—10	m	10	0,43	4	0,17	1247	53,91	1261	54,51	91	3,93	99	4,28	4	0,17	26	1,12	20	0,86	240	10,37	1501	64,89
	w	12	0,55	4	0,18	1078	49,18	1094	49,91	70	3,19	78	3,56	8	0,36	24	1,09	25	1,14	205	9,35	1299	59,26
	zus.	22	0,49	8	0,18	2325	51,61	2355	52,27	161	3,57	177	3,93	12	0,27	50	1,11	45	1,00	445	9,88	2800	62,15
10—15	m	35	1,22	8	0,28	793	27,60	836	29,09	191	6,65	97	3,37	17	0,59	13	0,45	45	1,57	363	12,63	1199	41,73
	w	51	1,85	17	0,62	760	27,61	828	30,08	129	4,69	109	3,96	18	0,65	19	0,69	53	1,92	328	11,91	1156	41,99
	zus.	86	1,53	25	0,44	1553	27,60	1664	29,58	320	5,69	206	3,66	35	0,62	32	0,57	98	1,74	691	12,28	2355	41,86
15—20	m	225	7,44	47	1,55	896	29,62	1168	38,61	136	4,49	68	2,25	14	0,46	16	0,53	48	1,59	282	9,32	1450	47,93
	w	299	10,30	46	1,58	1148	39,54	1493	51,42	120	4,13	108	3,72	32	1,10	14	0,48	78	2,69	352	12,12	1845	63,54
	zus	524	8,84	93	1,57	2044	34,48	2661	44,88	256	4,32	176	2,97	46	0,77	30	0,51	126	2,12	634	10,69	3295	55,58
20—25	m	738	33,16	120	5,39	1583	71,13	2441	109,68	155	6,96	60	2,70	9	0,40	6	0,27	78	3,50	308	13,84	2749	123,52
	w	572	26,16	81	3,70	1891	86,50	2544	116,36	117	5,35	104	4,76	26	1,19	19	0,87	163	7,45	429	19,62	2973	135,99
	zus.	1310	29,69	201	4,56	3474	78,74	4985	112,99	272	6,17	164	3,72	35	0,79	25	0,57	241	5,46	737	16,71	5722	129,70
25—30	m	1178	54,63	142	6,58	2077	96,32	3397	157,53	175	8,11	64	2,97	20	0,93	9	0,42	105	4,87	373	17,30	3770	174,83
	w	777	33,27	108	4,62	2246	96,17	3131	134,06	139	5,95	93	3,98	36	1,54	15	0,64	207	8,86	490	20,98	3621	155,04
	zus.	1955	43,52	250	5,57	4323	96,24	6528	145,33	314	6,99	157	3,49	56	1,25	24	0,53	312	6,95	863	19,21	7391	164,54
30—35	m	1159	61,06	137	7,22	1815	95,61	3111	163,89	123	6,48	38	2,00	28	1,48	7	0,37	102	5,37	298	15,70	3409	179,59
	w	789	29,89	118	4,47	2022	76,60	2929	110,96	110	4,17	65	2,46	47	1,78	7	0,27	189	7,16	418	15,84	3347	126,80
	zus.	1948	42,93	255	5,62	3837	84,55	6040	133,10	233	5,13	103	2,27	75	1,65	14	0,31	291	6,41	716	15,78	6756	148,88
35—40	m	723	56,98	97	7,64	1066	84,02	1886	148,64	73	5,75	20	1,58	16	1,26	1	0,08	59	4,65	169	12,32	2055	161,96
	w	474	26,78	64	3,61	1080	61,01	1618	91,40	76	4,29	46	2,60	47	2,65	5	0,28	109	6,16	283	15,99	1901	107,39
	zus.	1197	39,39	161	5,30	2146	70,61	3504	115,30	149	4,90	66	2,17	63	2,07	6	0,20	168	5,53	452	14,87	3956	130,17

Alter		n	%	n	%	n	%	n	%	n	%	n	%	n	%	n	%	n	%	n	%	n	%
40—45	m	1112	52,63	156	7,38	1469	69,52	2737	129,54	102	4,83	30	1,42	35	1,66	2	0,09	100	4,73	269	12,73	3006	142,27
	w	522	18,78	76	2,73	1266	45,56	1864	67,07	96	3,45	28	1,01	66	2,37	2	0,07	89	3,20	281	10,11	2145	77,18
	zus.	1634	33,40	232	4,74	2735	55,91	4601	94,05	198	4,05	58	1,19	101	2,06	4	0,08	189	3,86	550	11,24	5151	105,29
45—50	m	1161	51,47	169	7,49	1396	61,88	2726	120,84	94	4,17	18	0,80	62	2,75	2	0,09	85	3,77	261	11,57	2987	132,41
	w	383	14,29	67	2,50	935	34,90	1385	51,69	63	2,35	24	0,90	85	3,17	1	0,04	75	2,80	248	9,26	1633	60,95
	zus.	1544	31,29	236	4,78	2331	47,23	4111	83,30	157	3,18	42	0,85	147	2,98	3	0,06	160	3,24	509	10,31	4620	93,61
50—55	m	1189	53,94	137	6,21	1415	64,19	2741	124,34	79	3,58	20	0,91	47	2,13	—	—	70	3,18	216	9,80	2957	134,14
	w	318	13,12	61	2,52	779	32,14	1158	47,78	60	2,48	32	1,32	90	3,71	2	0,07	83	3,42	267	11,01	1425	58,80
	zus.	1507	32,56	198	4,28	2194	47,41	3899	84,25	139	3,00	52	1,12	137	2,96	2	0,04	153	3,31	483	10,44	4382	94,69
55—60	m	929	54,02	136	7,91	1088	63,26	2153	125,19	58	3,37	11	0,63	45	2,64	—	—	59	3,43	173	10,06	2326	135,25
	w	265	12,21	63	2,90	568	26,16	896	41,27	61	2,81	28	1,29	97	4,47	—	—	55	2,53	241	11,10	1137	52,37
	zus.	1194	30,69	199	5,11	1656	42,56	3049	78,37	119	3,06	39	1,00	142	3,65	—	—	114	2,93	414	10,64	3463	89,01
60—65	m	703	53,12	117	8,84	719	54,33	1539	116,29	28	2,12	12	0,91	24	1,81	—	—	24	1,81	88	6,65	1627	122,94
	w	234	13,02	52	2,89	441	24,54	727	40,46	48	2,67	29	1,61	89	4,95	1	0,06	30	1,67	197	10,96	924	51,42
	zus.	937	30,03	169	5,42	1160	37,18	2266	72,62	76	2,43	41	1,31	113	3,62	1	0,03	54	1,73	285	9,13	2551	81,76
65—70	m	466	42,64	90	8,24	476	43,56	1032	94,44	33	3,02	5	0,46	19	1,74	—	—	18	1,65	75	6,86	1107	101,30
	w	214	14,62	67	4,58	319	21,79	600	40,99	38	2,60	18	1,23	56	3,83	—	—	26	1,78	138	9,43	738	50,42
	zus.	680	26,60	157	6,14	795	31,10	1632	63,84	71	2,78	23	0,90	75	2,93	—	—	44	1,72	213	8,33	1845	72,17
70—75	m	295	35,65	95	11,48	296	35,77	686	82,91	21	2,54	6	0,72	13	1,57	—	—	10	1,21	50	6,04	736	88,95
	w	148	13,82	37	3,45	197	18,39	382	35,66	32	2,99	6	0,56	50	4,67	—	—	12	1,12	100	9,34	482	45,00
	zus.	443	23,33	132	6,95	493	25,97	1068	56,25	53	2,79	12	0,63	63	3,32	—	—	22	1,16	150	7,90	1218	64,15
75—80	m	165	27,80	70	11,79	179	30,16	414	69,75	13	2,19	5	0,84	10	1,68	—	—	9	1,52	37	6,23	451	75,98
	w	107	14,53	41	5,57	129	17,52	277	37,62	24	3,26	9	1,22	25	3,40	—	—	12	1,63	70	9,51	347	47,13
	zus.	272	20,45	111	8,35	308	23,16	691	51,96	37	2,78	14	1,05	35	2,63	—	—	21	1,58	107	8,04	798	60,00
80u. mehr	m	71	18,06	41	10,43	80	20,35	192	48,84	6	1,53	—	—	6	1,53	—	—	3	0,76	15	3,82	207	52,65
	w	36	7,20	19	3,80	60	12,01	115	23,01	12	2,40	4	0,80	12	2,40	—	—	4	0,40	32	6,40	147	29,42
	zus.	107	11,98	60	6,72	140	15,68	307	34,38	18	2,02	4	0,45	18	2,02	—	—	7	0,78	47	5,27	354	39,65
Insgesamt	m	10171	32,95	1570	5,09	17564	56,91	29305	94,95	1394	4,52	586	1,90	369	1,19	117	0,38	845	2,74	3311	10,73	32616	105,68
	w	5207	14,95	928	2,66	15753	45,23	21888	62,84	1222	3,51	804	2,31	785	2,25	141	0,40	1222	3,51	4174	11,98	26062	74,82
	zus.	15378	23,41	2498	3,80	33317	50,72	51193	77,93	2616	3,98	1390	2,11	1154	1,76	258	0,39	2067	3,15	7485	11,39	58678	89,32

Tabelle XXVII. *Bestand der an aktiver Tuberkulose Erkrankten in Bremen am 31. 12. 1954 nach Alter und Geschlecht;*
absolute und relative Zahlen auf 10000 Einwohner
(Entnommen aus den Länderstatistiken)

Alter Jahre	Geschlecht	Tuberkulose der Atmungsorgane												Tuberkulose anderer Organe												Summe Ia — Id	
		Ia		Ib		Ic		Ia — Ic		Knochen u. Gelenke		Drüsen		Haut		Meningitis		Sonstige		Id ges.							
		abs.	rel.	abs.	rel.	abs.	rel.	abs.	rel.	abs.	rel.	abs.	rel.	abs.	rel.	abs.	rel.	abs.	rel.	abs.	rel.					abs.	rel.
0—1	m	—	—	—	—	2	5,07	2	5,07	—	—	—	—	—	—	1	2,53	—	—	1	2,53					3	7,60
	w	1	2,70	—	—	2	5,40	3	8,10	—	—	—	—	—	—	—	—	—	—	—	—					3	8,10
	zus.	1	1,31	—	—	4	5,23	5	6,53	—	—	—	—	—	—	1	1,31	—	—	1	1,31					6	7,84
1—5	m	—	—	2	1,28	109	69,79	111	71,07	1	0,64	4	2,56	—	—	5	3,20	3	1,92	13	8,32					124	79,39
	w	—	—	1	0,68	103	70,55	104	71,23	3	2,05	3	2,05	—	—	4	2,74	4	2,74	14	9,59					118	80,82
	zus.	—	—	3	0,99	212	70,15	215	71,15	4	1,32	7	2,32	—	—	9	2,98	7	2,32	27	8,93					242	80,08
5—10	m	4	1,97	—	—	301	148,25	305	150,22	13	6,40	13	6,40	1	0,49	5	2,46	9	4,43	41	20,19					346	170,42
	w	1	0,52	3	1,55	240	124,26	244	126,33	6	3,11	14	7,25	1	0,52	10	5,18	12	6,21	43	22,26					287	148,59
	zus.	5	1,26	3	0,76	541	136,55	549	138,57	19	4,80	27	6,81	2	0,50	15	3,79	21	5,30	84	21,20					633	159,77
10—15	m	6	2,38	5	1,98	209	82,76	220	87,12	18	7,13	18	7,13	1	0,40	5	1,98	11	4,35	53	20,99					273	108,11
	w	3	1,26	6	2,51	148	62,05	157	65,82	15	6,29	27	11,32	—	—	5	2,10	12	5,03	59	24,74					216	90,56
	zus.	9	1,83	11	2,24	357	72,70	377	76,77	33	6,72	45	9,16	1	0,20	10	2,04	23	4,68	112	22,81					489	99,58
15—20	m	34	13,80	27	10,96	135	54,79	196	79,54	22	8,93	26	10,55	1	0,40	3	1,22	18	7,31	70	28,41					266	107,95
	w	19	7,62	33	13,23	181	72,57	233	93,42	20	8,02	26	10,42	5	2,00	7	2,81	26	10,42	84	33,68					317	127,10
	zus.	53	10,69	60	12,10	316	63,73	429	86,52	42	8,47	52	10,49	6	1,21	10	2,02	44	8,87	154	31,06					583	117,58
20—25	m	69	35,81	51	26,47	195	101,20	315	163,47	18	9,34	14	7,26	3	1,56	4	2,08	12	6,23	51	26,47					366	189,94
	w	35	17,17	47	23,05	251	123,10	333	163,32	15	7,36	10	4,90	3	1,47	4	1,96	41	20,11	73	35,80					406	199,13
	zus.	104	26,22	98	24,71	446	112,46	648	163,40	33	8,32	24	6,05	6	1,51	8	2,02	53	13,36	124	31,26					772	194,66
25—30	m	83	40,52	101	49,31	307	149,87	491	239,70	26	12,69	11	5,37	4	1,95	4	1,95	25	12,20	70	34,17					561	273,87
	w	48	21,33	84	37,33	317	140,86	449	199,52	16	7,11	16	7,11	2	0,89	3	1,33	51	22,66	88	39,10					537	238,62
	zus.	131	30,47	185	43,04	624	145,16	940	218,67	42	9,77	27	6,28	6	1,39	7	1,63	76	17,68	158	36,75					1098	255,42
30—35	m	99	49,65	77	38,62	315	157,98	491	246,25	21	10,53	6	3,01	3	1,50	1	0,50	20	10,03	51	25,58					542	271,83
	w	73	27,74	58	22,04	340	129,21	471	179,00	23	8,74	17	6,46	4	1,52	1	0,38	49	18,62	94	35,72					565	214,72
	zus.	172	37,19	135	29,19	655	141,61	962	207,99	44	9,51	23	4,97	7	1,51	2	0,43	69	14,92	145	31,35					1107	239,34
35—40	m	52	37,32	53	38,04	165	118,41	270	193,77	11	7,89	2	1,43	2	1,44	1	0,72	21	15,07	37	26,55					307	220,32
	w	45	25,57	41	23,30	185	105,12	271	153,99	12	6,82	8	4,55	3	1,70	—	—	28	15,91	51	28,98					322	182,97
	zus.	97	30,76	94	29,81	350	111,00	541	171,57	23	7,29	10	3,17	5	1,59	1	0,32	49	15,54	88	27,91					629	199,48

40—45	m	87 38,05	75 32,80	223 97,53	385 168,38	6 2,62	2 0,87	3 1,31	2 0,87	20 8,75	33 14,43	418 182,81
	w	32 11,79	45 16,58	211 77,74	288 106,11	11 4,05	6 2,21	10 3,68	— —	32 11,79	59 21,74	347 127,85
	zus.	119 23,80	120 24,00	434 86,79	673 134,58	17 3,40	8 1,60	13 2,60	2 0,40	52 10,40	92 18,40	765 152,98
45—50	m	103 42,38	75 30,86	228 93,81	406 167,05	10 4,11	— —	1 0,41	1 0,41	22 9,05	34 13,99	440 181,04
	w	37 13,56	36 13,19	157 57,54	230 84,29	11 4,03	8 2,93	7 2,57	— —	19 6,96	45 16,49	275 100,78
	zus.	140 27,14	111 21,51	385 74,63	636 123,28	21 4,07	8 1,55	8 1,55	1 0,19	41 7,95	79 15,31	715 138,59
50—55	m	115 50,70	68 29,98	217 95,67	400 176,36	14 6,17	4 1,76	4 1,76	1 0,44	17 7,50	40 17,63	440 193,99
	w	28 11,67	39 16,15	112 46,67	179 74,59	11 4,58	5 2,08	6 2,50	— —	19 7,92	41 17,09	220 91,68
	zus.	143 30,64	107 22,92	329 70,48	579 124,04	25 5,36	9 1,93	10 2,14	1 0,21	36 7,71	81 17,35	660 141,40
55—60	m	113 67,38	54 32,20	132 78,71	299 178,29	10 5,96	1 0,60	2 1,19	— —	10 5,96	23 13,71	322 192,00
	w	21 9,91	26 12,27	86 40,59	133 62,77	8 3,78	3 1,41	1 0,47	— —	15 7,08	27 12,74	160 75,52
	zus.	134 25,30	80 21,08	218 57,43	432 113,81	18 4,74	4 1,05	3 0,79	— —	25 6,59	50 13,17	482 126,98
60—65	m	58 42,57	63 46,24	109 80,01	230 168,82	12 8,81	3 2,20	4 2,93	— —	4 2,93	23 16,88	253 185,70
	w	18 9,76	20 10,84	46 24,94	84 45,55	14 7,59	4 2,17	9 4,88	— —	14 7,59	41 22,23	125 67,78
	zus.	76 23,70	83 25,88	155 48,34	314 97,92	26 8,11	7 2,18	13 4,05	— —	18 5,61	64 19,96	378 117,88
65—70	m	74 63,12	36 30,71	81 69,09	191 162,91	7 5,97	1 0,85	1 0,85	— —	4 3,41	13 11,09	204 174,00
	w	14 9,45	20 13,51	62 41,87	96 64,83	7 4,73	2 1,35	5 3,38	— —	6 4,05	20 13,51	116 78,34
	zus.	88 33,17	56 21,11	143 53,90	287 108,17	14 5,28	3 1,13	6 2,26	— —	10 3,77	33 12,44	320 120,61
70—75	m	35 38,45	16 17,58	48 52,73	99 108,76	3 3,30	1 1,10	2 2,20	— —	4 4,39	10 10,99	109 119,75
	w	19 17,32	9 8,20	31 28,26	59 53,78	6 5,47	— —	3 2,73	— —	2 1,82	11 10,02	70 63,80
	zus.	54 26,90	25 12,45	79 39,36	158 78,71	9 4,48	1 0,50	5 2,49	— —	6 2,99	21 10,46	179 89,17
75—80	m	32 53,65	10 16,77	32 53,65	74 124,08	2 3,35	— —	3 5,03	— —	— —	5 8,38	79 132,46
	w	7 9,40	7 9,40	19 25,52	33 44,33	3 4,03	— —	2 2,69	— —	3 4,03	8 10,75	41 55,08
	zus.	39 29,09	17 12,68	51 38,04	107 79,80	5 3,73	— —	5 3,73	— —	3 2,24	13 9,70	120 89,50
80u. mehr	m	8 22,96	12 34,43	4 11,48	24 68,87	1 2,87	— —	— —	— —	2 5,74	3 8,61	27 77,47
	w	4 8,70	5 19,87	7 15,22	16 34,80	— —	— —	1 2,17	— —	— —	1 2,17	17 36,97
	zus.	12 14,85	17 21,03	11 13,61	40 49,49	1 1,24	— —	1 1,24	— —	2 2,47	4 4,95	44 54,43
Insgesamt	m	972 33,07	725 24,67	2812 95,68	4509 153,41	195 6,63	106 3,61	35 1,19	33 1,12	202 6,87	571 19,43	5080 172,84
	w	405 12,31	480 14,58	2498 75,91	3383 102,80	181 5,50	149 4,53	62 1,88	34 1,03	333 10,12	759 23,06	4142 125,86
	zus.	1377 22,10	1205 19,34	5310 85,23	7892 126,68	376 6,03	255 4,09	97 1,56	67 1,07	535 8,59	1330 21,35	9222 148,03

Tabelle XXVIII. *Bestand der an aktiver Tuberkulose Erkrankten in Nordrhein-Westfalen am 31. 12. 1954 nach Alter und Geschlecht;*
absolute und relative Zahlen auf 10000 Einwohner
(Entnommen aus den Länderstatistiken)

Alter Jahre	Geschlecht	Tuberkulose der Atmungsorgane								Tuberkulose anderer Organe										Summe Ia — Id	
		Ia		Ib		Ic		Ia — Ic		Knochen u. Gelenke		Drüsen		Haut		Meningitis		Sonstige		Id ges.		
		abs.	rel.	abs.	rel.	abs.	rel.	abs.	rel.	abs.	rel.	abs.	rel.	abs.	rel.	abs.	rel.	abs.	rel.	abs.	rel.	abs.	rel.
0—1	m	4	0,35	2	0,17	127	11,09	133	11,61	14	1,22	2	0,17	— —		4	0,35	9	0,79	29	2,53	162	14,14
	w	1	0,09	2	0,18	115	10,63	118	10,91	8	0,74	3	0,28	— —		5	0,46	13	1,20	29	2,68	147	13,59
	zus.	5	0,22	4	0,18	242	10,87	251	11,27	22	0,99	5	0,22	— —		9	0,40	22	0,99	58	2,60	309	13,87
1—5	m	46	1,07	26	0,61	2760	64,28	2832	65,96	74	1,72	88	2,05	10	0,23	67	1,56	66	1,54	305	7,10	3137	73,06
	w	26	0,64	24	0,59	2518	61,72	2568	62,94	75	1,84	106	2,60	9	0,22	59	1,45	75	1,84	324	7,94	2892	70,88
	zus.	72	0,86	50	0,60	5278	63,02	5400	64,48	149	1,78	194	2,32	19	0,23	126	1,50	141	1,68	629	7,51	6029	71,99
5—10	m	45	0,96	30	0,64	4377	93,57	4452	95,17	207	4,42	272	5,81	28	0,60	54	1,15	87	1,86	648	13,85	5100	109,02
	w	40	0,89	45	1,01	3857	86,36	3942	88,26	200	4,48	265	5,93	21	0,47	55	1,23	96	2,15	637	14,26	4579	102,52
	zus.	85	0,93	75	0,82	8234	90,00	8394	91,75	407	4,45	537	5,87	49	0,53	109	1,19	183	2,00	1285	14,04	9679	105,79
10—15	m	122	2,16	67	1,18	3016	53,29	3205	56,63	318	5,62	405	7,16	35	0,62	32	0,56	110	1,94	900	15,90	4105	72,53
	w	168	3,10	71	1,31	2907	53,69	3146	58,10	331	6,11	391	7,22	68	1,26	33	0,61	159	2,94	982	18,14	4128	76,24
	zus.	290	2,62	138	1,25	5923	53,48	6351	57,35	649	5,86	796	7,19	103	0,93	65	0,59	269	2,43	1882	16,99	8233	74,34
15—20	m	676	10,34	207	3,17	2661	40,71	3544	54,22	418	6,39	284	4,35	66	1,01	25	0,38	151	2,31	944	14,44	4488	68,66
	w	657	10,75	301	4,92	3004	49,15	3962	64,82	388	6,35	386	6,31	115	1,88	35	0,57	226	3,70	1150	18,81	5112	83,63
	zus.	1333	10,54	508	4,02	5665	44,81	7506	59,37	806	6,38	670	5,30	181	1,43	60	0,47	377	2,98	2094	16,56	9600	75,93
20—25	m	1547	26,79	500	8,66	3754	65,02	5801	100,47	457	7,92	233	4,04	92	1,59	20	0,35	248	4,29	1050	18,19	6851	118,66
	w	1209	23,20	438	8,41	4185	80,33	5832	111,94	372	7,14	415	7,96	142	2,72	31	0,60	323	6,20	1283	24,62	7115	136,56
	zus.	2756	25,09	938	8,54	7939	72,28	11633	105,92	829	7,55	648	5,90	234	2,13	51	0,46	571	5,20	2333	21,24	13966	127,16
25—30	m	2111	37,07	693	12,17	4389	77,07	7193	126,31	410	7,20	188	3,30	96	1,69	14	0,25	289	5,07	997	17,51	8190	143,82
	w	1394	24,62	509	8,99	4318	76,25	6221	109,86	379	6,69	295	5,21	153	2,70	17	0,30	437	7,72	1281	22,62	7502	132,48
	zus.	3505	30,86	1202	10,58	8707	76,67	13414	118,11	789	6,95	483	4,25	249	2,19	31	0,27	726	6,39	2278	20,06	15692	138,17
30—35	m	1989	41,85	588	12,37	3875	81,53	6452	135,75	336	7,07	131	2,76	118	2,48	7	0,15	286	6,02	878	18,47	7330	154,22
	w	1384	22,46	498	8,08	3897	63,25	5779	93,79	342	5,55	248	4,03	175	2,84	11	0,18	431	6,99	1207	19,59	6986	113,38
	zus.	3373	30,90	1086	9,95	7772	71,19	12231	112,03	678	6,21	379	3,47	293	2,68	18	0,16	717	6,57	2085	19,10	14316	131,13
35—40	m	1616	51,58	507	16,18	2991	95,47	5114	163,24	244	7,79	136	4,34	120	3,83	6	0,19	274	8,75	780	24,90	5894	188,14
	w	964	23,69	390	9,58	2687	66,04	4041	99,31	296	7,27	198	4,87	175	4,30	5	0,12	329	8,09	1003	24,65	5044	123,96
	zus.	2580	25,83	897	12,45	5678	78,84	9155	127,12	540	7,50	334	4,64	295	4,10	11	0,15	603	8,37	1783	24,76	10938	151,88

Alter		1		2		3		4		5		6		7		8		9		10		11	
40—45	m	2091	43,60	554	11,55	3386	70,60	6031	125,75	263	5,48	103	2,15	149	3,11	4	0,08	250	5,21	769	16,03	6800	141,78
	w	929	15,11	338	5,50	2505	40,74	3772	61,35	263	4,28	178	2,89	242	3,94	4	0,06	336	5,47	1023	16,64	4795	77,99
	zus.	3020	27,59	892	8,15	5891	53,83	9803	89,57	526	4,81	281	2,57	391	3,57	8	0,07	586	5,35	1792	16,37	11595	105,94
45—50	m	2262	42,73	548	10,35	3685	69,61	6495	122,69	266	5,02	83	1,57	120	2,27	5	0,09	242	4,57	716	13,52	7211	136,21
	w	752	12,11	249	4,01	2069	33,31	3070	49,43	245	3,94	150	2,42	260	4,19	4	0,06	298	4,80	957	15,41	4027	64,83
	zus.	3014	26,19	797	6,93	5754	50,00	9565	83,12	511	4,44	233	2,02	380	3,30	9	0,08	540	4,69	1673	14,54	11238	97,66
50—55	m	2392	45,92	589	11,31	4012	77,02	6993	134,25	213	4,09	76	1,46	182	3,49	1	0,02	214	4,11	686	13,17	7679	147,42
	w	625	11,28	208	3,76	1719	31,04	2552	46,08	222	4,01	127	2,29	248	4,48	3	0,05	230	4,15	830	14,98	3382	61,06
	zus.	3017	28,06	797	7,41	5731	53,30	9545	88,77	435	4,04	203	1,89	430	4,00	4	0,04	444	4,13	1516	14,10	11061	102,87
55—60	m	1697	44,24	420	10,95	2830	73,78	4947	128,97	162	4,22	46	1,20	124	3,23	5	0,13	132	3,44	469	12,23	5416	141,20
	w	490	10,45	162	3,46	1113	23,74	1765	37,65	161	3,43	91	1,94	208	4,44	1	0,02	179	3,82	640	13,65	2405	51,30
	zus.	2187	25,65	582	6,83	3943	46,25	6712	78,73	323	3,79	137	1,61	332	3,89	6	0,07	311	3,65	1109	13,01	7821	91,74
60—65	m	1273	45,48	294	10,50	2012	71,89	3579	127,88	110	3,93	48	1,71	91	3,25	—	—	101	3,61	350	12,50	3929	140,38
	w	407	10,66	133	3,48	882	23,11	1422	37,26	140	3,67	54	1,41	200	5,24	—	—	126	3,30	520	13,62	1942	50,88
	zus.	1680	25,37	427	6,45	2894	43,70	5001	75,52	250	3,78	102	1,54	291	4,39	—	—	227	3,43	870	13,14	5871	88,65
65—70	m	860	36,73	198	8,46	1374	58,68	2432	103,87	83	3,54	25	1,07	63	2,69	—	—	58	2,48	229	9,78	2661	113,65
	w	298	9,82	104	3,43	697	22,98	1099	36,23	106	3,49	48	1,58	136	4,48	—	—	74	2,44	364	12,00	1463	48,23
	zus.	1158	21,54	302	5,62	2071	38,52	3531	65,68	189	3,52	73	1,36	199	3,70	—	—	132	2,45	593	11,03	4124	76,71
70—75	m	501	28,63	125	7,14	854	48,80	1480	84,57	70	4,00	16	0,91	48	2,74	1	0,06	35	2,00	170	9,71	1650	94,29
	w	226	10,43	78	3,60	498	22,98	802	37,01	93	4,29	37	1,71	89	4,11	—	—	44	2,03	263	12,14	1065	49,15
	zus.	727	18,56	203	5,18	1352	34,52	2282	58,26	163	4,16	53	1,35	137	3,50	1	0,02	79	2,02	433	11,05	2715	69,31
75—80	m	241	20,65	82	7,02	358	30,67	681	58,34	38	3,25	7	0,60	25	2,14	—	—	26	2,23	96	8,22	777	66,57
	w	123	8,79	39	2,78	200	14,29	362	25,86	44	3,14	22	1,57	65	4,64	—	—	12	0,86	143	10,21	505	36,07
	zus.	364	14,18	121	4,71	558	21,74	1043	40,63	82	3,19	29	1,13	90	3,51	—	—	38	1,48	239	9,31	1282	49,94
80u.mehr	m	80	12,16	33	5,02	92	13,98	205	31,16	10	1,52	2	0,30	12	1,82	—	—	9	1,37	33	5,02	238	36,18
	w	45	5,36	19	2,26	58	6,91	122	14,54	27	3,22	14	1,67	29	3,46	—	—	5	0,59	75	8,94	197	23,47
	zus.	125	8,35	52	3,47	150	10,02	327	21,84	37	2,47	16	1,07	41	2,74	—	—	14	0,93	108	7,21	435	29,06
Insgesamt	m	19553	28,13	5463	7,86	46553	66,97	71569	102,96	3693	5,31	2145	3,09	1379	1,98	245	0,35	2587	3,72	10049	14,46	81618	117,42
	w	9738	12,79	3608	4,74	37229	48,92	50575	66,46	3692	4,85	3028	3,98	2335	3,07	263	0,34	3393	4,46	12711	16,70	63286	83,16
	zus.	29291	20,12	9071	6,23	83782	57,54	122144	83,88	7385	5,07	5173	3,55	3714	2,55	508	0,35	5980	4,11	22760	15,63	144904	99,51

Tabelle XXIX. *Bestand der an aktiver Tuberkulose Erkrankten in Hessen am 31. 12. 1954 nach Alter und Geschlecht; absolute und relative Zahlen auf 10000 Einwohner*
(Entnommen aus den Länderstatistiken)

Alter Jahre	Geschlecht	Tuberkulose der Atmungsorgane								Tuberkulose anderer Organe										Summe Ia — Id	
		Ia		Ib		Ic		Ia — Ic		Knochen u. Gelenke		Drüsen		Haut		Meningitis		Sonstige		Id ges.			
		abs.	rel.	abs.	rel.	abs.	rel.	abs.	rel.	abs.	rel.	abs.	rel.	abs.	rel.	abs.	rel.	abs.	rel.	abs.	rel.	abs.	rel.
0—1	m	—	—	—	—	9	2,73	9	2,73	—	—	—	—	—	—	2	0,61	—	—	2	0,61	11	3,34
	w	—	—	—	—	7	2,25	7	2,25	—	—	—	—	—	—	2	0,64	1	0,32	3	0,96	10	3,22
	zus.	—	—	—	—	16	2,50	16	2,50	—	—	—	—	—	—	4	0,62	1	0,16	5	0,78	21	3,28
1—5	m	5	0,38	1	0,08	369	28,25	375	28,71	17	1,30	26	1,99	—	—	15	1,15	21	1,61	79	6,05	454	34,76
	w	5	0,40	—	—	318	25,63	323	26,03	14	1,13	26	2,09	1	0,08	13	1,05	14	1,13	68	5,48	391	31,51
	zus.	10	0,39	1	0,04	687	26,97	698	27,40	31	1,22	52	2,04	1	0,04	28	1,10	35	1,37	147	5,77	845	33,18
5—10	m	10	0,67	5	0,33	677	45,13	692	46,13	46	3,07	60	4,00	3	0,20	27	1,80	27	1,80	163	10,86	855	56,99
	w	15	1,05	7	0,49	530	37,02	552	38,56	48	3,35	73	5,10	7	0,49	24	1,68	23	1,61	175	12,23	727	50,79
	zus.	25	0,85	12	0,41	1207	41,17	1244	42,43	94	3,21	133	4,54	10	0,34	51	1,74	50	1,71	338	11,53	1582	53,96
10—15	m	20	1,15	7	0,40	360	20,69	387	22,24	83	4,77	68	3,91	4	0,23	12	0,69	21	1,21	188	10,80	575	33,04
	w	19	1,14	11	0,66	248	14,94	278	16,75	51	3,07	78	4,70	10	0,60	11	0,66	36	2,17	186	11,20	464	27,95
	zus.	39	1,15	18	0,53	608	17,88	665	19,56	134	3,94	146	4,29	14	0,41	23	0,68	57	1,68	374	11,00	1039	30,56
15—20	m	116	6,24	28	1,51	416	22,37	560	30,12	78	4,19	57	3,07	13	0,70	10	0,54	32	1,72	190	10,22	750	40,34
	w	148	8,20	32	1,77	467	25,88	647	35,85	57	3,16	76	4,21	19	1,05	8	0,44	65	3,60	225	12,47	872	48,32
	zus.	264	7,20	60	1,64	883	24,10	1207	32,94	135	3,68	133	3,63	32	0,87	18	0,49	97	2,65	415	11,33	1622	44,27
20—25	m	316	20,38	43	2,77	696	44,89	1055	68,05	67	4,32	44	2,84	13	0,84	6	0,39	63	4,06	193	12,45	1248	80,50
	w	269	17,86	54	3,59	756	50,21	1079	71,66	48	3,19	75	4,98	20	1,33	6	0,40	81	5,38	230	15,27	1309	86,93
	zus.	585	19,14	97	3,17	1452	47,51	2134	69,83	115	3,76	119	3,89	33	1,08	12	0,39	144	4,71	423	13,84	2557	83,67
25—30	m	507	31,25	77	4,75	1180	72,72	1764	108,72	93	5,73	43	2,65	16	0,99	4	0,25	85	5,24	241	14,85	2005	123,57
	w	377	22,31	64	3,79	1041	61,61	1482	87,71	81	4,79	68	4,02	25	1,48	5	0,30	145	8,58	324	19,17	1806	106,88
	zus.	884	26,69	141	4,26	2221	67,05	3246	98,00	174	5,25	111	3,35	41	1,24	9	0,27	230	6,94	565	17,06	3811	115,06
30—35	m	539	37,09	62	4,27	1092	75,14	1693	116,49	86	5,92	25	1,72	12	0,82	1	0,07	92	6,33	216	14,86	1909	131,36
	w	359	18,45	58	2,98	1056	54,28	1473	75,72	75	3,85	62	3,19	34	1,75	5	0,26	128	6,58	304	15,63	1777	91,34
	zus.	898	26,42	120	3,53	2148	63,20	3166	93,15	161	4,74	87	2,56	46	1,35	6	0,18	220	6,47	520	15,30	3686	108,45
35—40	m	316	34,03	46	4,95	657	70,76	1019	109,75	53	5,71	16	1,72	17	1,83	—	—	55	5,92	141	15,18	1160	124,93
	w	190	15,43	38	3,08	555	45,06	783	63,57	42	3,41	28	2,27	33	2,68	2	0,16	90	7,31	195	15,83	978	79,41
	zus.	506	23,42	84	3,89	1212	56,11	1802	83,42	95	4,40	44	2,04	50	2,31	2	0,09	145	6,71	336	15,55	2138	98,97

Alter		n	%	n	%	n	%	n	%	n	%	n	%	n	%	n	%	n	%	n	%	n	%
40—45	m	474	31,72	49	3,28	792	53,00	1315	88,01	63	4,22	12	0,80	11	0,74	—	—	60	4,01	146	9,77	1461	97,78
	w	224	11,58	51	2,64	520	26,89	795	41,10	54	2,79	30	1,55	28	1,45	—	—	87	4,50	199	10,29	994	51,39
	zus.	698	20,36	100	2,92	1312	38,27	2110	61,55	117	3,41	42	1,22	39	1,14	—	—	147	4,29	345	10,06	2455	71,61
45—50	m	563	24,36	91	5,54	876	53,31	1530	93,10	86	5,23	31	1,89	51	3,10	1	0,06	92	5,69	261	15,88	1791	108,98
	w	174	8,86	38	1,93	517	26,33	729	37,13	60	3,06	57	2,90	61	3,11	—	—	73	3,72	251	12,79	980	49,92
	zus.	737	20,44	129	3,58	1393	38,62	2259	62,64	146	4,05	88	2,44	112	3,10	1	0,03	165	4,58	512	14,20	2771	76,83
50—55	m	601	37,86	91	5,73	799	50,34	1491	93,93	51	3,21	22	1,39	38	2,39	2	0,12	76	4,79	189	11,90	1680	105,83
	w	170	9,59	36	2,03	365	20,59	571	32,21	55	3,10	37	2,09	58	3,27	1	0,06	76	4,29	227	12,81	798	45,02
	zus.	771	22,95	127	3,78	1164	34,64	2062	61,37	106	3,15	59	1,76	96	2,86	3	0,09	152	4,52	416	12,38	2478	73,75
55—60	m	492	40,71	102	8,44	658	54,44	1252	103,59	52	4,30	6	0,50	37	3,06	—	—	47	3,89	142	11,75	1394	115,34
	w	151	9,79	32	2,08	279	18,09	462	29,96	48	3,11	30	1,95	54	3,50	—	—	67	4,35	199	12,91	661	42,87
	zus.	643	23,38	134	4,87	937	34,07	1714	62,31	100	3,64	36	1,31	91	3,31	—	—	114	4,14	341	12,40	2055	74,71
60—65	m	304	32,71	79	8,50	418	44,98	801	86,20	24	2,58	7	0,75	22	2,37	—	—	36	3,87	89	9,58	890	95,78
	w	124	9,73	30	2,35	221	17,35	375	29,43	38	2,98	22	1,73	68	5,34	1	0,08	49	3,85	178	13,97	553	43,40
	zus.	428	19,42	109	4,95	639	29,00	1176	53,37	62	2,81	29	1,32	90	4,08	1	0,05	85	3,86	267	12,12	1443	65,49
65—70	m	235	30,12	76	9,74	333	42,68	644	82,54	50	6,41	12	1,54	18	2,31	1	0,13	27	3,46	108	13,84	752	96,39
	w	113	10,98	37	3,59	189	18,36	339	32,93	53	5,15	30	2,91	61	5,93	—	—	38	3,69	182	17,68	521	50,61
	zus.	348	19,23	113	6,24	522	28,85	983	54,32	103	5,69	42	2,32	79	4,37	1	0,06	65	3,59	290	16,03	1273	70,35
70—75	m	150	24,59	58	9,51	177	29,01	385	63,11	23	3,77	5	0,82	17	2,79	—	—	16	2,62	61	10,00	446	73,11
	w	73	9,32	28	3,58	120	15,33	221	28,23	37	4,73	21	2,68	45	5,75	—	—	13	1,66	116	14,82	337	43,04
	zus.	223	16,01	86	6,17	297	21,33	606	43,50	60	4,31	26	1,87	62	4,45	—	—	29	2,08	177	12,71	783	56,21
75—80	m	78	18,15	39	9,08	105	24,44	222	51,67	14	3,26	2	0,47	8	1,86	—	—	4	0,93	28	6,52	250	58,19
	w	48	9,02	15	2,82	72	13,52	135	25,36	19	3,57	10	1,88	25	4,70	—	—	8	1,50	62	11,65	197	37,01
	zus.	126	13,10	54	5,61	177	18,40	357	37,11	33	3,43	12	1,25	33	3,43	—	—	12	1,25	90	9,36	447	46,47
80 u. mehr	m	23	8,95	9	3,50	39	15,17	71	27,62	7	2,72	—	—	4	1,56	—	—	2	0,78	13	5,06	84	32,68
	w	19	5,80	4	1,22	33	10,07	56	17,09	6	1,83	2	0,61	10	3,05	—	—	2	0,61	20	6,10	76	23,20
	zus.	42	7,18	13	2,22	72	12,31	127	21,72	13	2,22	2	0,34	14	2,39	—	—	4	0,68	33	5,64	160	27,36
Insgesamt	m	4749	22,37	863	4,06	9653	45,47	15265	71,90	893	4,21	436	2,05	284	1,34	81	0,38	756	3,56	2450	11,54	17715	83,44
	w	2478	10,33	535	2,23	7294	30,42	10307	42,98	786	3,28	725	3,02	559	2,33	78	0,32	996	4,15	3144	13,11	13451	56,10
	zus.	7227	15,99	1398	3,09	16947	37,49	25572	56,57	1679	3,71	1161	2,57	843	1,86	159	0,35	1752	3,88	5594	12,37	31166	68,94

16*

Tab. XXX u. XXXI s. S. 246

Tabelle XXXII. *Bestand der an aktiver Tuberkulose Erkrankten in Bayern am 31. 12. 1954 nach Alter und Geschlecht;*
absolute und relative Zahlen auf 10 000 Einwohner
(Entnommen aus den Länderstatistiken)

Alter Jahre	Geschlecht	Tuberkulose der Atmungsorgane								Tuberkulose anderer Organe										Summe Ia — Id	
		Ia		Ib		Ic		Ia — Ic		Knochen u. Gelenke		Drüsen		Haut		Meningitis		Sonstige		Id ges.		
		abs.	rel.	abs.	rel.	abs.	rel.	abs.	rel.	abs.	rel.	abs.	rel.	abs.	rel.	abs.	rel.	abs.	rel.	abs.	rel.	abs.	rel.
0—1	m	1	0,14	—	—	34	4,76	35	4,90	—	—	1	0,14	—	—	4	0,56	—	—	5	0,70	40	5,60
	w	—	—	1	0,15	24	3,55	25	3,70	1	0,15	3	0,44	—	—	1	0,15	1	0,15	6	0,89	31	4,59
	zus.	1	0,07	1	0,07	58	4,17	60	4,31	1	0,07	4	0,29	—	—	5	0,36	1	0,07	11	0,79	71	5,10
1—5	m	6	0,22	3	0,11	1146	41,17	1155	41,50	39	1,40	51	1,83	10	0,36	31	1,11	9	0,32	140	5,03	1295	46,53
	w	4	0,15	3	0,11	991	37,47	998	37,74	33	1,25	65	2,46	2	0,07	27	1,02	1	0,04	128	4,84	1126	42,58
	zus.	10	0,18	6	0,11	2137	39,37	2153	39,66	72	1,33	116	2,14	12	0,22	58	1,07	10	0,18	268	4,94	2421	44,60
5—10	m	6	0,19	2	0,06	1550	48,60	1558	48,85	137	4,30	155	4,86	14	0,44	26	0,81	16	0,50	348	10,91	1906	59,77
	w	9	0,29	5	0,16	1349	44,07	1363	44,52	110	3,59	133	4,35	12	0,39	27	0,88	13	0,43	295	9,64	1658	54,16
	zus.	15	0,24	7	0,11	2899	46,38	2921	46,73	247	3,95	288	4,61	26	0,42	53	0,85	29	0,46	643	10,29	3564	57,02
10—15	m	18	0,48	14	0,38	936	25,10	968	25,96	205	5,50	151	4,05	25	0,67	13	0,35	26	0,70	420	11,27	1388	37,23
	w	57	1,58	26	0,72	941	26,15	1024	28,45	161	4,47	172	4,78	22	0,61	10	0,28	30	0,83	395	10,97	1419	39,43
	zus.	75	1,02	40	0,55	1877	25,62	1992	27,19	366	5,00	323	4,41	47	0,64	23	0,31	56	0,76	815	11,12	2807	38,31
15—20	m	166	4,14	50	1,25	617	15,39	833	20,78	103	2,57	79	1,97	18	0,45	7	0,17	24	0,60	231	5,76	1064	26,54
	w	225	5,75	85	2,17	821	21,00	1131	28,93	86	2,20	98	2,51	19	0,48	13	0,33	41	1,05	257	6,57	1388	35,50
	zus.	391	4,94	135	1,70	1438	18,16	1964	24,80	189	2,39	177	2,23	37	0,47	20	0,25	65	0,82	488	6,16	2452	30,96
20—25	m	529	16,73	159	5,03	1082	34,22	1770	55,98	100	3,16	44	1,39	21	0,66	7	0,22	39	1,23	211	6,67	1981	62,65
	w	510	16,05	140	4,41	1262	39,73	1912	60,19	102	3,21	80	2,52	43	1,35	14	0,44	65	2,05	304	9,57	2216	69,76
	zus.	1039	16,39	299	4,72	2344	36,98	3682	58,09	202	3,19	124	1,96	64	1,01	21	0,33	104	1,64	515	8,12	4197	66,21
25—30	m	1089	35,12	290	9,35	1828	58,96	3207	103,44	141	4,55	54	1,74	32	1,03	3	0,10	70	2,26	300	9,68	3507	113,12
	w	724	21,22	217	6,36	1659	48,61	2600	76,19	102	2,99	88	2,58	37	1,08	11	0,32	83	2,43	321	9,40	2921	85,59
	zus.	1813	27,84	507	7,78	3487	53,54	5807	89,16	243	3,73	142	2,18	69	1,06	14	0,21	153	2,35	621	9,53	6428	98,69
30—35	m	1133	40,69	285	10,23	1809	64,97	3227	115,89	143	5,13	39	1,40	35	1,26	4	0,14	57	2,05	278	9,98	3505	125,87
	w	754	19,21	211	5,38	1667	42,47	2632	67,06	113	2,88	72	1,83	43	1,10	2	0,05	91	2,32	321	8,18	2953	75,24
	zus.	1887	28,13	496	7,39	3476	51,81	5859	87,33	256	3,83	111	1,65	78	1,16	6	0,09	148	2,21	599	8,93	6458	96,26
35—40	m	798	43,58	189	10,32	1072	58,54	2059	112,44	99	5,41	37	2,02	31	1,69	4	0,22	59	3,22	230	12,56	2289	125,00
	w	446	17,50	126	4,94	971	38,10	1543	60,54	91	3,57	60	2,35	42	1,65	3	0,12	45	1,77	241	9,46	1784	70,00
	zus.	1244	28,40	315	7,19	2043	46,65	3602	82,24	190	4,34	97	2,21	73	1,67	7	0,16	104	2,37	471	10,75	4073	93,00

40—45	m	1255 *42,10*	278 *9,32*	1543 *51,76*	3076 *103,18*	134 *4,49*	44 *1,48*	41 *1,38*	— —	55 *1,84*	274 *9,19*	3350 *112,37*
	w	535 *13,56*	180 *4,56*	1191 *30,19*	1906 *48,32*	88 *2,23*	60 *1,52*	93 *2,36*	1 *0,02*	63 *1,60*	305 *7,73*	2211 *56,05*
	zus.	1790 *25,84*	458 *6,61*	2734 *39,48*	4982 *71,93*	222 *3,21*	104 *1,50*	134 *1,93*	1 *0,01*	118 *1,70*	579 *8,36*	5561 *80,29*
45—50	m	1347 *43,12*	300 *9,60*	1599 *51,19*	3246 *103,92*	113 *3,62*	22 *0,70*	61 *1,95*	— —	34 *1,09*	230 *7,36*	3476 *111,28*
	w	449 *11,73*	131 *3,42*	972 *25,39*	1552 *40,54*	85 *2,22*	51 *1,33*	100 *2,61*	0,08	54 *1,41*	293 *7,65*	1845 *48,19*
	zus.	1796 *25,83*	431 *6,20*	2571 *36,98*	4798 *69,02*	198 *2,85*	73 *1,05*	161 *2,32*	3 *0,04*	88 *1,26*	523 *7,52*	5321 *76,54*
50—55	m	1509 *49,38*	365 *11,94*	1630 *53,33*	3504 *114,65*	121 *3,96*	28 *0,92*	58 *1,90*	4 *0,13*	41 *1,34*	252 *8,25*	3756 *122,90*
	w	414 *11,74*	149 *4,23*	879 *24,93*	1442 *40,90*	98 *2,78*	44 *1,25*	116 *3,29*	1 *0,03*	48 *1,36*	307 *8,71*	1749 *49,61*
	zus.	1923 *29,22*	514 *7,81*	2509 *38,12*	4946 *75,15*	219 *3,33*	72 *1,09*	174 *2,64*	5 *0,08*	89 *1,35*	559 *8,49*	5505 *83,64*
55—60	m	1330 *55,86*	308 *12,94*	1326 *55,70*	2964 *124,50*	86 *3,61*	21 *0,88*	54 *2,27*	1 *0,04*	42 *1,76*	204 *8,57*	3168 *133,07*
	w	384 *12,34*	124 *3,98*	730 *23,46*	1238 *39,78*	118 *3,79*	42 *1,35*	103 *3,31*	4 *0,13*	26 *0,84*	293 *9,42*	1531 *49,20*
	zus.	1714 *31,20*	432 *7,87*	2056 *37,43*	4202 *76,50*	204 *3,71*	63 *1,15*	157 *2,86*	5 *0,09*	68 *1,24*	497 *9,05*	4699 *85,55*
60—65	m	892 *49,71*	247 *13,77*	835 *46,54*	1974 *110,02*	63 *3,51*	13 *0,72*	26 *1,45*	4 *0,22*	26 *1,45*	132 *7,35*	2106 *117,37*
	w	319 *12,49*	118 *4,62*	450 *17,62*	887 *34,72*	87 *3,40*	33 *1,29*	86 *3,37*	— —	23 *0,90*	229 *8,96*	1116 *43,69*
	zus.	1211 *27,85*	365 *8,39*	1285 *29,55*	2861 *65,79*	150 *3,45*	46 *1,06*	112 *2,57*	4 *0,09*	49 *1,13*	361 *8,30*	3222 *74,09*
65—70	m	568 *38,81*	150 *10,25*	528 *36,08*	1246 *85,14*	43 *2,94*	6 *0,41*	33 *2,25*	— —	14 *0,96*	96 *6,56*	1342 *91,70*
	w	212 *10,34*	101 *4,93*	381 *18,59*	694 *33,86*	56 *2,73*	26 *1,27*	53 *2,59*	— —	17 *0,83*	152 *7,42*	846 *41,28*
	zus.	780 *22,20*	251 *7,14*	909 *25,88*	1940 *55,22*	99 *2,82*	32 *0,91*	86 *2,45*	— —	31 *0,88*	248 *7,06*	2188 *62,28*
70 u. mehr	m	506 *21,28*	177 *7,44*	493 *20,73*	1176 *49,46*	50 *2,10*	6 *0,25*	32 *1,35*	— —	11 *0,46*	99 *4,16*	1275 *53,62*
	w	257 *8,20*	116 *3,70*	386 *12,31*	759 *24,21*	93 *2,97*	25 *0,80*	76 *2,42*	— —	12 *0,38*	206 *6,57*	965 *30,78*
	zus.	763 *13,84*	293 *5,31*	879 *15,94*	1935 *35,10*	143 *2,59*	31 *0,56*	108 *1,96*	— —	23 *0,42*	305 *5,53*	2240 *40,63*
Insgesamt	m	11153 *26,25*	2817 *6,63*	18028 *42,44*	31998 *75,32*	1577 *3,71*	751 *1,77*	491 *1,16*	108 *0,25*	523 *1,23*	3450 *8,12*	35448 *83,45*
	w	5299 *10,79*	1733 *3,53*	14674 *29,88*	21706 *44,20*	1424 *2,90*	1052 *2,14*	847 *1,72*	117 *0,24*	613 *1,25*	4053 *8,25*	25759 *52,46*
	zus.	16452 *17,96*	4550 *4,97*	32702 *35,71*	53704 *58,64*	3001 *3,28*	1803 *1,97*	1338 *1,46*	225 *0,24*	1136 *1,24*	7503 *8,19*	61207 *66,83*

Tabelle XXX. *Bestand der an aktiver Tuberkulose Erkrankten in Rheinland-Pfalz am 31. 12. 1954 nach Alter und Geschlecht;*
absolute und relative Zahlen auf 10000 Einwohner
(Entnommen aus den Länderstatistiken)

Alter Jahre	Geschlecht	Tuberkulose der Atmungsorgane								Tuberkulose anderer Organe				Haut Meningitis Sonstige		Id ges.		Summe Ia — Id	
		Ia		Ib		Ic		Ia — Ic		Knochen u. Gelenke		Drüsen							
		abs.	rel.	abs.	rel.	abs.	rel.	abs.	rel.	abs.	rel.	abs.	rel.	abs.	rel.	abs.	rel.	abs.	rel.
0—15	zus.	45	0,61	60	0,82	4095	55,63	4200	57,06	360	4,89	721	9,79	337	4,58	1418	19,26	5618	76,32
15 u. mehr	m	3890	33,36	1942	16,66	6401	54,90	12233	104,92	728	6,24	325	2,79	821	7,04	1874	16,07	14107	120,99
	w	1814	13,29	1098	8,05	4802	35,18	7714	56,52	647	4,74	560	4,10	1252	9,17	2459	18,02	10173	74,54
	zus.	5704	22,54	3040	12,01	11203	44,27	19947	78,82	1375	5,43	885	3,50	2073	8,19	4333	17,12	24280	95,94
Insgesamt	zus.	5749	17,60	3100	9,49	15298	46,83	24147	73,91	1735	5,31	1606	4,91	2410	7,38	5751	17,60	29898	91,52

Tabelle XXXI. *Bestand der an aktiver Tuberkulose Erkrankten in Baden-Württemberg am 31. 12. 1954 nach Alter und Geschlecht;*
absolute und relative Zahlen auf 10000 Einwohner
(Entnommen aus den Länderstatistiken)

Alter Jahre	Geschlecht	Tuberkulose der Atmungsorgane								Tuberkulose anderer Organe										Id ges.		Summe Ia — Id	
		Ia		Ib		Ic		Ia — Ic		Knochen und Gelenke		Drüsen		Haut		Meningitis		Sonstige					
		abs.	rel.	abs.	rel.	abs.	rel.	abs.	rel.	abs.	rel.	abs.	rel.	abs.	rel.	abs.	rel.	abs.	rel.	abs.	rel.	abs.	rel.
0—15	m	80	1,01	35	0,44	4878	61,58	4993	63,03	234	2,95	342	4,32	33	0,42	68	0,86	114	1,44	791	9,99	5784	73,02
	w	82	1,08	54	0,71	4422	58,22	4558	60,01	194	2,55	417	5,49	33	0,43	61	0,80	99	1,30	804	10,58	5362	70,59
	zus.	162	1,04	89	0,57	9300	59,94	9551	61,55	428	2,76	759	4,89	66	0,43	129	0,83	213	1,37	1595	10,28	11146	71,83
15 u. mehr	m	8245	33,15	2110	8,48	14383	57,83	24738	99,46	1137	4,57	474	1,91	291	1,17	51	0,20	1005	4,04	2958	11,89	27696	111,35
	w	4187	14,10	1266	4,26	12357	41,62	17810	59,98	1078	3,63	856	2,88	558	1,88	54	0,18	1321	4,45	3867	13,02	21677	73,00
	zus.	12432	22,78	3376	6,19	26740	49,00	42548	77,97	2215	4,06	1330	2,44	849	1,56	105	0,19	2326	4,26	6825	12,51	49373	90,48
Insgesamt	m	8325	25,39	2145	6,54	19261	58,73	29731	90,66	1371	4,18	816	2,49	324	0,99	119	0,36	1119	3,41	3749	11,43	33480	102,09
	w	4269	11,45	1320	3,54	16779	45,00	22368	59,99	1272	3,41	1273	3,41	591	1,58	115	0,31	1420	3,81	4671	12,52	27039	72,51
	zus.	12594	17,97	3465	4,94	36040	51,43	52099	74,34	2643	3,77	2089	2,89	915	1,31	234	0,33	2539	3,62	8420	12,01	60519	86,35

Tabelle XXXIII. *Bestand der an aktiver Tuberkulose Erkrankten in West-Berlin am 31. 12. 1954 nach Alter und Geschlecht; absolute und relative Zahlen auf 10000 Einwohner*

(Entnommen aus den Länderstatistiken)

Alter Jahre	Geschlecht	Tuberkulose der Atmungsorgane								Tuberkulose anderer Organe										Summe Ia — Id	
		Ia		Ib		Ic		Ia — Ic		Knochen u. Gelenke		Drüsen		Haut		Meningitis		Sonstige		Id zus.		
		abs.	rel.	abs.	rel.	abs.	rel.	abs.	rel.	abs.	rel.	abs.	rel.	abs.	rel.	abs.	rel.	abs.	rel.	abs.	rel.	abs.	rel.
0—5	m	13	2,78	12	2,56	439	93,81	464	99,15	9	1,92	11	2,35	1	0,21	11	2,35	9	1,92	41	8,76	505	107,92
	w	8	1,80	4	0,90	360	81,07	372	83,77	5	1,12	10	2,25	2	0,45	5	1,12	7	1,58	29	6,53	401	90,30
	zus.	21	2,30	16	1,75	799	87,61	836	91,67	14	1,54	21	2,30	3	0,33	16	1,75	16	1,75	70	7,67	906	99,34
5—15	m	24	1,86	15	1,16	792	61,38	831	65,40	99	7,67	56	4,34	10	0,77	9	0,70	48	3,72	222	17,20	1053	81,60
	w	42	3,36	9	0,72	717	57,37	768	61,45	70	5,60	65	5,20	7	0,56	20	1,60	44	3,52	206	16,48	974	77,94
	zus.	66	2,60	24	0,94	1509	59,41	1599	62,95	169	6,65	121	4,76	17	0,67	29	1,14	92	3,62	428	16,85	2027	79,80
15—20	m	138	18,12	35	4,60	379	49,77	552	72,49	38	4,99	8	1,05	4	0,53	1	0,13	19	2,49	70	9,19	622	81,68
	w	181	23,54	35	4,55	572	74,40	788	102,49	33	4,29	23	2,99	11	1,43	2	0,26	28	3,64	97	12,62	885	115,11
	zus.	319	20,84	70	4,57	951	62,14	1340	87,56	71	4,64	31	2,02	15	0,98	3	0,20	47	3,07	167	10,91	1507	98,47
20—25	m	326	60,40	37	6,85	683	126,54	1046	193,79	16	2,96	8	1,48	—	—	1	0,19	11	2,04	36	6,67	1082	200,46
	w	356	62,93	43	7,60	929	164,22	1328	234,75	31	5,48	19	3,36	8	1,41	2	0,35	31	5,48	91	16,08	1419	250,83
	zus.	682	61,69	80	7,24	1612	145,82	2374	214,75	47	4,25	27	2,44	8	0,72	3	0,27	42	3,80	127	11,49	2501	226,24
25—30	m	506	98,54	62	12,07	1061	206,63	1629	317,24	38	7,40	8	1,56	5	0,97	1	0,19	12	2,34	64	12,46	1693	329,70
	w	440	69,92	81	12,87	1232	195,77	1753	278,56	29	4,61	26	4,13	10	1,59	1	0,16	49	7,79	115	18,27	1868	296,84
	zus.	946	82,78	143	12,51	2293	200,65	3382	295,94	67	5,86	34	2,98	15	1,31	2	0,17	61	5,34	179	15,66	3561	311,60
30—40	m	830	99,53	79	9,47	1423	170,65	2332	279,66	36	4,32	12	1,44	10	1,20	2	0,24	37	4,44	97	11,63	2429	291,29
	w	760	55,64	107	7,83	1693	123,95	2560	187,42	56	4,10	27	1,98	19	1,39	—	—	56	4,10	158	11,57	2718	198,99
	zus.	1590	72,28	186	8,46	3116	141,65	4892	222,39	92	4,18	39	1,77	29	1,32	2	0,09	93	4,23	255	11,59	5147	233,98
40—50	m	1528	98,94	102	6,60	2037	131,90	3667	237,45	62	4,01	7	0,45	17	1,10	—	—	44	2,85	130	8,42	3797	245,87
	w	712	31,05	63	2,75	1666	72,65	2441	106,45	41	1,79	35	1,53	69	3,01	—	—	84	3,66	229	9,99	2670	116,44
	zus.	2240	58,37	165	4,30	3703	96,50	6108	159,17	103	2,68	42	1,09	86	2,24	—	—	128	3,34	359	9,35	6467	168,53
50—60	m	1674	107,41	168	10,78	2094	134,36	3936	252,55	50	3,21	13	0,83	23	1,48	—	—	42	2,69	128	8,21	4064	260,76
	w	519	23,06	73	3,24	1135	50,42	1727	76,72	85	3,78	28	1,24	61	2,71	1	0,04	72	3,20	247	10,97	1974	87,70
	zus.	2193	57,57	241	6,33	3229	84,76	5663	148,66	135	3,54	41	1,08	84	2,20	1	0,03	114	2,99	375	9,84	6038	158,50
60 u. mehr	m	1407	78,19	155	8,61	1607	89,30	3169	176,10	58	3,22	9	0,50	24	1,33	—	—	51	2,83	142	7,89	3311	183,99
	w	502	16,48	79	2,59	992	32,57	1573	51,64	89	2,92	39	1,28	102	3,35	—	—	60	1,97	290	9,52	1863	61,16
	zus.	1909	39,40	234	4,83	2599	53,64	4742	97,86	147	3,03	48	0,99	126	2,60	—	—	111	2,29	432	8,92	5174	106,78
Insgesamt	m	6446	69,24	665	7,14	10515	112,95	17626	189,34	406	4,36	132	1,42	94	1,01	25	0,27	273	2,93	930	9,99	18556	199,33
	w	3520	27,91	494	3,92	9296	73,70	13310	105,52	439	3,48	272	2,16	289	2,29	31	0,24	431	3,42	1462	11,59	14772	117,11
	zus.	9966	45,46	1159	5,29	19811	90,37	30936	141,11	845	3,85	404	1,84	383	1,75	56	0,26	704	3,21	2392	10,91	33328	152,02

248

Tabelle XXXIV. *Bestand der an aktiver Tuberkulose erkrankten Kinder, Männer und Frauen in den Reg.-Bez. von Niedersachsen am 31. 12. 1954*
(Aus „Die Tuberkulose in Niedersachsen 1954", Tab. 18)

Reg.- bzw. Verw.-Bezirk	Personen	Aktive Tuberkulose der Atmungsorgane								Aktive Tuberkulose anderer Organe		Aktive Tuberkulose insgesamt	
		Ia-Fälle		Ib-Fälle		Ia + Ib-Fälle		Ic-Fälle		Id-Fälle		Ia — Id-Fälle	
		Absol. Zahl	a. 10000 der Bevölk.	Absol. Zahl	a. 10000 der Bevölk.	Absol. Zahl	a. 10000 der Bevölk.	Absol. Zahl	a. 10000 der Bevölk.	Absol. Zahl	a. 10000 der Bevölk.	Absol. Zahl	a. 10000 der Bevölk.
1	2	3	4	5	6	7	8	9	10	11	12	13	14
Hannover	K.	32	[1]	6	[1]	38	[1]	1227	[1]	213	[1]	1478	[1]
	M.	2434	.	344	.	2778	.	3531	.	513	.	6822	.
	F.	1220	.	179	.	1399	.	3090	.	655	.	5144	.
	zus.	3686	26,5	529	3,8	4215	30,3	7848	56,4	1381	9,9	13444	96,6
Hildesheim	K.	18	.	4	.	22	.	839	.	198	.	1059	.
	M.	1321	.	192	.	1513	.	2012	.	414	.	3939	.
	F.	701	.	136	.	837	.	1764	.	556	.	3157	.
	zus.	2040	21,2	332	3,4	2372	24,6	4615	47,9	1168	12,1	8155	84,6
Lüneburg	K.	23	.	9	.	32	.	759	.	176	.	967	.
	M.	1566	.	192	.	1758	.	2450	.	311	.	4519	.
	F.	764	.	110	.	874	.	2010	.	459	.	3343	.
	zus.	2353	25,1	311	3,3	2664	28.4	5219	55,6	946	10,1	8829	94,1
Stade	K.	14	.	6	,	20	.	427	.	125	.	572	.
	M.	816	.	146	.	962	.	1066	.	237	.	2265	.
	F.	387	.	74	.	461	.	992	.	305	.	1758	.
	zus.	1217	20,3	226	3,8	1443	24,0	2485	41,4	667	11,1	4595	76,6
Osnabrück	K.	12	.	4	.	16	.	463	.	153	.	632	.
	M.	774	.	187	.	961	.	1239	.	272	.	2472	.
	F.	442	.	110	.	552	.	1151	.	359	.	2062	.
	zus.	1228	17,9	301	4,4	1529	22,3	2853	41,7	784	11,5	5166	75,5
Aurich	K.	3	.	—	.	3	.	365	.	86	.	454	.
	M.	542	.	60	.	602	.	780	.	209	.	1591	.
	F.	302	.	45	.	347	.	820	.	263	.	1430	.
	zus.	847	23,1	105	2,9	952	25,9	1965	53,6	558	15,2	3475	94,8
Braunschweig	K.	12	.	10	.	22	.	748	.	192	.	962	.
	M.	1408	.	260	.	1668	.	1932	.	267	.	3867	.
	F.	759	.	133	.	892	.	1776	.	394	.	3062	.
	zus.	2179	25,6	403	4,7	2582	30,3	4456	52,4	853	10,0	7891	92,8

Oldenburg	K.	10	.	4	.	14	.	856	.	183	.	1053	.
	M.	1253	.	173	.	1426	.	1549	.	393	.	3368	.
	F.	565	.	114	.	679	.	1471	.	552	.	2702	.
	zus.	1828	24,6	291	3,9	2119	28,3	3876	52,1	1128	15,1	7123	95,7
Niedersachsen	K.	124	.	43	.	167	.	5684	.	1326	.	7177	.
	M.	10114	.	1554	.	11668	.	14559	.	2616	.	28843	.
	F.	5140	.	901	.	6041	.	13074	.	3543	.	22658	.
	zus.	15378	23,4	2498	3,8	17876	27,2	33317	50,7	7485	11,4	58678	89,3

¹ Bevölkerungszahlen nach Altersklassen und Regierungsbezirken für 1954 sind nicht vorhanden.

Erläuterung: Ia-Fälle = ansteckende Lungentuberkulose mit positivem Bacillenbefund, Ib-Fälle = ansteckende Lungentuberkulose ohne positiven Bacillenbefund, Ic-Fälle = nicht ansteckende, aber aktive Lungentuberkulose, Id-Fälle = extrapulmonale Tuberkulose, z. B. Knochen- und Gelenk-, Drüsen-, Haut-Tuberkulose, Meningitis usw.

Tabelle XXXV. *Bestand der an aktiver Tuberkulose Erkrankten in den Regierungsbezirken von Bremen am 31. 12. 1954; absolute und relative Zahlen (auf 10000 Einwohner)*
(Entnommen aus den Länderstatistiken)

Regierungs-bezirk	Geschlecht	Tuberkulose der Atmungsorgane								Tuberkulose anderer Organe										Summe Ia — Id	
		Ia		Ib		Ic		Ia — Ic		Knochen u. Gelenke		Drüsen		Haut		Meningitis		Sonstige		Id ges.		
		abs.	rel.	abs.	rel.	abs.	rel.	abs.	rel.	abs.	rel.	abs.	rel.	abs.	rel.	abs.	rel.	abs.	rel.	abs.	rel.	abs.	rel.
Bremen-Nord	m	173	43,27	25	6,25	319	79,78	517	129,30	36	9,00	18	4,50	4	1,00	5	1,25	21	5,25	84	21,01	601	150,31
	w	86	19,84	28	6,46	331	76,38	445	102,69	25	5,77	15	3,46	5	1,15	4	0,92	37	8,54	86	19,84	531	122,54
	zus.	259	31,09	53	6,36	650	78,01	962	115,46	61	7,32	33	3,96	9	1,08	9	1,08	58	6,96	170	20,40	1132	135,86
Bremen-Mitte	m	518	27,23	532	27,97	2010	105,68	3060	160,88	118	6,20	75	3,94	30	1,58	13	0,68	155	8,15	391	20,56	3451	181,44
	w	218	10,08	348	16,09	1763	81,51	2329	107,68	128	5,92	115	5,32	48	2,22	17	0,78	264	12,21	572	26,45	2901	134,13
	zus.	736	18,11	880	21,65	3773	92,82	5389	132,57	246	6,05	190	4,67	78	1,92	30	0,74	419	10,31	963	23,69	6352	156,26
Bremerhaven	m	281	45,73	168	27,34	483	78,61	932	151,68	41	6,67	13	2,12	1	0,16	15	2,44	26	4,23	96	15,62	1028	167,30
	w	101	15,21	104	15,66	404	60,84	609	91,71	28	4,22	19	2,86	9	1,35	13	1,96	32	4,82	101	15,21	710	106,93
	zus.	382	29,88	272	21,27	887	69,38	1541	120,53	69	5,40	32	2,50	10	0,78	28	2,19	58	4,54	197	15,41	1738	135,94
Bremen	m	972	33,07	725	24,67	2812	95,68	4509	153,41	195	6,63	106	3,61	35	1,19	33	1,12	202	6,87	571	19,43	5080	172,84
	w	405	12,31	480	14,58	2498	75,91	3383	102,80	181	5,50	149	4,53	62	1,88	34	1,03	333	10,12	759	23,06	4142	125,86
	zus.	1377	22,10	1205	19,34	5310	85,23	7892	126,68	376	6,03	255	4,09	97	1,56	67	1,07	535	8,59	1330	21,35	9222	148,03

Die Relativzahlen der Bezirke konnten nur nach der mittleren Bevölkerung errechnet werden, da für die Bezirke nur diese Bevölkerungszahlen vorlagen.

Tabelle XXXVI. *Bestand der an aktiver Tuberkulose Erkrankten im Lande Bremen 1952—1954 nach Altersgruppen und Geschlecht*
(Angaben des statistischen Landesamtes)

Alter in Jahren von ... bis unter ...	Grundzahlen						Verhältniszahlen auf 10 000 der Bevölkerung					
	männlich			weiblich			männlich			weiblich		
	1952	1953	1954	1952	1953	1954	1952	1953	1954	1952	1953	1954
Ansteckende Tuberkulose der Atmungsorgane Ia + Ib												
0—1	2	—	—	1	—	1	5,3	—	—	2,8	—	2,7
1—5	5	3	2	4	3	1	3,2	1,9	1,3	2,7	2,0	0,7
5—10	3	6	4	3	7	4	1,5	2,9	2,0	1,5	3,6	2,1
10—15	9	12	11	10	7	9	3,7	4,7	4,4	4,2	2,9	3,8
15—20	52	62	61	54	68	52	25,2	27,2	24,8	25,8	29,4	20,8
20—25	159	130	120	100	99	82	83,5	70,1	62,3	51,0	51,2	40,2
25—30	182	177	184	127	134	132	101,3	92,8	89,8	57,0	59,9	58,7
30—35	149	189	176	135	145	131	83,6	97,6	88,3	58,2	56,7	49,8
35—40	135	131	105	90	93	86	81,2	89,9	75,4	44,1	51,1	48,9
40—45	163	171	162	92	105	77	71,3	74,3	70,9	34,6	38,9	28,4
45—50	173	202	178	68	79	73	73,3	83,4	73,2	27,0	30,1	26,8
50—55	177	210	183	61	62	67	85,8	97,4	80,7	27,1	26,6	27,9
55—60	120	133	167	49	37	47	79,8	84,2	99,6	24,7	18,0	22,2
60—65	107	115	121	37	43	38	80,3	85,3	88,8	21,8	24,2	20,6
65—70	84	98	110	36	35	34	73,7	84,7	93,8	26,6	24,8	23,0
70—75	36	39	51	25	26	28	42,0	44,1	56,0	24,3	24,4	25,5
75—80	29	34	42	17	16	14	53,2	59,7	70,4	26,3	23,0	18,8
80 u. älter	9	11	20	2	6	9	30,6	34,7	57,4	5,0	14,1	19,6
insgesamt	1594	1723	1697	911	965	885	56,8	60,0	57,7	29,1	30,1	26,9
Nichtansteckende Tuberkulose der Atmungsorgane Ic												
0—1	11	4	2	14	1	2	29,1	10,9	5,1	39,4	2,9	5,4
1—5	177	185	109	200	160	103	112,1	116,9	69,8	136,4	109,1	70,5
5—10	389	417	301	308	347	240	118,9	204,5	148,3	157,7	178,2	124,3
10—15	299	235	209	246	237	148	121,5	93,0	82,8	103,6	98,7	62,0
15—20	130	156	135	174	181	181	63,0	68,4	54,8	83,0	78,2	72,6
20—25	230	210	195	239	249	251	120,7	113,3	101,2	121,9	128,8	123,1
25—30	232	259	307	334	339	317	129,2	135,8	149,9	150,0	151,4	140,9
30—35	267	275	315	293	318	340	149,8	141,0	158,0	126,4	124,4	129,2
35—40	198	167	165	203	179	185	119,1	114,6	118,4	99,5	98,3	105,1
40—45	219	221	223	195	207	211	95,8	96,1	97,5	73,3	76,6	77,7
45—50	184	205	228	148	142	157	78,0	84,7	93,8	58,8	54,1	57,5
50—55	219	210	217	114	120	112	106,2	97,4	95,7	50,7	51,6	46,7
55—60	130	122	132	68	76	86	86,5	77,2	78,7	34,3	37,1	40,6
60—65	91	111	109	52	49	46	68,3	82,3	80,0	30,7	27,6	24,9
65—70	79	74	81	40	35	62	69,3	63,9	69,1	29,5	24,8	41,9
70—75	55	57	48	38	29	31	64,2	64,5	52,7	36,9	27,2	28,3
75—80	29	19	32	22	21	19	53,2	33,4	63,7	34,0	30,1	25,5
80 u. älter	5	7	4	2	6	7	17,0	22,1	11,5	5,0	14,1	15,2
insgesamt	2944	2934	2812	2690	2696	2498	104,9	102,3	95,7	85,8	84,0	75,9

Tabelle XXXVI (Fortsetzung)

| Alter in Jahren von ... bis unter ... | Grundzahlen | | | | | | Verhältniszahlen auf 10000 der Bevölkerung | | | | | |
| | männlich | | | weiblich | | | männlich | | | weiblich | | |
	1952	1953	1954	1952	1953	1954	1952	1953	1954	1952	1953	1954
Tuberkulose anderer Organe Id												
0—1	—	—	1	4	—	—	—	—	2,5	11,3	—	—
1—5	15	14	13	24	27	14	9,5	8,8	8,3	16,4	18,4	9,6
5—10	54	53	41	50	53	43	26,2	26,0	20,2	25,6	27,2	22,3
10—15	68	78	53	74	75	59	27,6	30,9	21,0	31,2	31,2	24,7
15—20	46	61	70	66	74	84	22,3	26,7	28,4	31,5	32,0	33,7
20—25	53	53	51	65	71	73	27,8	28,6	26,5	33,1	36,7	35,8
25—30	61	71	70	67	84	88	34,0	37,2	34,2	30,0	37,5	39,1
30—35	46	57	51	81	85	94	25,8	29,4	25,6	34,9	33,2	35,7
35—40	39	41	37	41	44	51	23,5	28,1	26,6	20,1	24,2	29,0
40—45	40	31	33	51	59	59	17,5	13,5	14,4	19,2	21,8	21,7
45—50	42	46	34	40	43	45	17,8	19,0	14,0	15,9	16,4	16,5
50—55	36	40	40	32	43	41	17,5	18,5	17,6	14,2	18,5	17,1
55—60	20	19	23	34	27	27	13,3	12,0	13,7	17,1	13,2	12,7
60—65	23	23	23	33	42	41	17,3	17,1	16,9	19,5	23,6	22,2
65—70	18	18	13	23	15	20	15,8	15,6	11,1	17,0	10,6	13,5
70—75	8	12	10	12	16	11	9,3	13,6	11,0	11,6	15,0	10,0
75—80	3	2	5	6	6	8	5,5	3,5	8,4	9,3	8,6	10,7
80 u. älter	2	2	3	3	3	1	6,8	6,3	8,6	7,5	7,0	2,2
insgesamt	574	621	571	706	767	759	20,5	21,6	19,4	22,5	23,9	23,1
Tuberkulose insgesamt Ia — Id												
0—1	13	4	3	19	1	3	34,4	10,9	7,6	53,5	2,9	8.1
1—5	197	202	124	228	190	118	124,8	127,7	79,4	155,4	129,5	80,8
5—10	446	476	346	361	407	287	216,6	233,4	170,4	184,8	209,0	148,6
10—15	376	325	273	330	319	216	152,8	128,5	108,1	139,0	132,8	90,6
15—20	228	279	266	294	323	317	110,5	122,3	108,0	140,3	139,6	127,1
20—25	442	393	366	404	419	406	232,0	212,1	189,9	206,0	216,8	199,1
25—30	475	507	561	528	557	537	264,4	265,8	273,9	237,2	248,8	238,6
30—35	462	521	542	509	548	565	259,2	268,9	271,8	219,6	214,3	214,7
35—40	372	339	307	334	316	322	223,7	232,6	220,3	163,8	173,5	183,0
40—45	422	423	418	338	371	347	184,6	183,9	182,9	127,0	137,4	127,8
45—50	399	453	440	256	264	275	169,1	187,1	181,0	101,7	100,5	100,8
50—55	432	460	440	207	225	220	209,5	213,3	194,0	92,1	96,7	91,7
55—60	270	274	322	151	140	160	179,6	173,4	192,0	76,1	68,3	75,5
60—65	221	249	253	122	134	125	165,8	184,6	185,7	71,9	75,4	67,8
65—70	181	190	204	99	85	116	158,7	164,2	174,0	73,1	60,2	78,3
70—75	99	108	109	75	71	70	115,6	122,2	119,8	72,8	66,6	63,8
75—80	61	55	79	45	43	41	111,9	96,6	132,5	69,5	61,7	55,1
80 u. älter	16	20	27	7	15	17	54,4	63,2	77,5	17,4	35,1	37,0
insgesamt	5112	5278	5080	4307	4428	4142	182,2	184,0	172,8	137,5	137,9	125,9

Tabelle XXXVII. *Bestand der an aktiver Tuberkulose Erkrankten in den Regierungsbezirken von Nordrhein-Westfalen am 31. 12. 1954;*
absolute und relative Zahlen (auf 10 000 Einwohner)
(Entnommen aus den Länderstatistiken)

Regierungs-bezirk	Geschlecht	Tuberkulose der Atmungsorgane										Tuberkulose anderer Organe											Summe Ia — Id	
		Ia		Ib		Ic		Ia — Ic		Knochen u. Gelenke		Drüsen		Haut		Meningitis		Sonstige		Id ges.				
		abs.	rel.	abs.	rel.	abs.	rel.	abs.	rel.	abs.	rel.	abs.	rel.	abs.	rel.	abs.	rel.	abs.	rel.	abs.	rel.	abs.	rel.
Aachen	m	1012	24,76	218	5,33	2396	58,63	3626	88,73	214	5,24	138	3,38	85	2,08	16	0,39	158	3,87	611	14,95	4237	103,68
	w	542	12,39	145	3,32	2109	48,23	2796	63,94	229	5,24	224	5,12	142	3,25	18	0,41	216	4,94	829	18,96	3625	82,90
	zus.	1554	18,37	363	4,29	4505	53,25	6422	75,91	443	5,24	362	4,28	227	2,68	34	0,40	374	4,42	1440	17,02	7862	92,93
Arnsberg	m	4445	27,83	1117	6,99	12658	79,24	18220	114,06	834	5,22	508	3,18	326	2,04	47	0,29	632	3,96	2347	14,69	20567	128,75
	w	1913	11,10	664	3,85	8926	51,77	11503	66,72	818	4,74	701	4,07	499	2,89	43	0,25	707	4,10	2768	16,05	14271	82,77
	zus.	6358	19,07	1781	5,34	21584	64,75	29723	89,17	1652	4,96	1209	3,63	825	2,47	90	0,27	1339	4,02	5115	15,35	34838	104,51
Detmold	m	1716	23,80	423	5,87	4578	63,50	6717	93,16	413	5,73	162	2,25	118	1,64	21	0,29	330	4,58	1044	14,48	7761	107,64
	w	995	12,18	248	3,04	4203	51,44	5446	66,66	405	4,96	291	3,56	183	2,24	29	0,35	436	5,34	1344	16,45	6790	83,11
	zus.	2711	17,62	671	4,36	8781	57,08	12163	79,06	818	5,32	453	2,94	301	1,96	50	0,32	766	4,98	2388	15,52	14551	94,58
Düsseldorf	m	7331	32,06	2437	10,66	13719	59,99	23487	102,71	1245	5,44	701	3,07	359	1,57	90	0,39	803	3,51	3198	13,98	26685	116,69
	w	3575	14,26	1655	6,60	11630	46,40	16860	67,27	1241	4,94	920	3,67	674	2,69	109	0,43	1168	4,66	4112	16,41	20972	83,68
	zus.	10906	22,74	4092	8,53	25349	52,85	40347	84,12	2486	5,18	1621	3,38	1033	2,15	199	0,41	1971	4,11	7310	15,24	47657	99,36
Köln	m	2301	26,48	555	6,39	6106	70,28	8962	103,15	454	5,23	302	3,48	228	2,62	41	0,47	320	3,68	1345	15,48	10307	118,63
	w	1292	13,24	450	4,61	5213	53,42	6955	71,27	439	4,50	421	4,31	402	4,12	36	0,37	396	4,06	1694	17,36	8649	88,63
	zus.	3593	19,47	1005	5,45	11319	61,35	15917	86,27	893	4,84	723	3,92	630	3,41	77	0,42	716	3,88	3039	16,47	18956	102,74
Münster	m	2748	27,53	713	7,14	7096	71,10	10557	105,78	533	5,34	334	3,35	263	2,63	30	0,30	344	3,45	1504	15,07	12061	120,85
	w	1421	13,29	446	4,17	5148	48,15	7015	65,62	560	5,24	471	4,40	435	4,07	28	0,26	470	4,40	1964	18,37	8979	83,99
	zus.	4169	20,16	1159	5,61	12244	59,22	17572	85,00	1093	5,29	805	3,89	698	3,38	58	0,28	814	3,94	3468	16,77	21040	101,77
Nordrhein-Westfalen	m	19553	28,13	5463	7,86	46553	66,97	71569	102,96	3693	5,31	2145	3,09	1379	1,98	245	0,35	2587	3,72	10049	14,46	81618	117,42
	w	9738	12,79	3608	4,74	37229	48,92	50575	66,46	3692	4,85	3028	3,98	2335	3,07	263	0,34	3393	4,46	12711	16,70	63286	83,16
	zus.	29291	20,12	9071	6,23	83782	57,54	122144	83,88	7385	5,07	5173	3,55	3714	2,55	508	0,35	5980	4,11	22760	15,63	144904	99,51

Die Relativzahlen der Bezirke konnten nur nach der mittleren Bevölkerung errechnet werden, da für die Bezirke nur diese Bevölkerungszahlen vorlagen.

Tabelle XXXVIII. *Bestand der an aktiver Tuberkulose Erkrankten in den Regierungsbezirken von Hessen am 31. 12. 1954;*
absolute und relative Zahlen (auf 10000 Einwohner)
(Entnommen aus den Länderstatistiken)

Regierungs-bezirk	Geschlecht	Tuberkulose der Atmungsorgane							Tuberkulose anderer Organe										Summe Ia — Id	
		Ia		Ib		Ic		Ia — Ic		Knochen u. Gelenke		Drüsen		Haut		Meningitis		Sonstige		Id ges.		
		abs.	rel.	abs.	rel.	abs.	rel.	abs.	rel.	abs.	rel.	abs.	rel.	abs.	rel.	abs.	rel.	abs.	rel.	abs.	rel.	abs.	rel.
Wiesbaden	m	2120	24,64	479	5,57	4950	57,52	7549	87,73	410	4,76	171	1,99	105	1,22	26	0,30	367	4,26	1079	12,45	8628	100,27
	w	1148	11,67	260	2,64	3684	37,46	5092	51,78	378	3,84	273	2,77	217	2,21	36	0,37	482	4,90	1386	14,09	6478	65,87
	zus.	3268	17,72	739	4,01	8634	46,82	12641	68,55	788	4,27	444	2,41	322	1,75	62	0,34	849	4,60	2465	13,37	15106	81,92
Darmstadt	m	1392	20,91	237	3,56	2697	40,52	4326	65,00	252	3,79	143	2,15	114	1,71	32	0,48	238	3,57	779	11,70	5105	76,70
	w	676	9,17	172	2,33	2018	27,38	2866	38,88	202	2,74	253	3,43	193	2,62	25	0,34	306	4,15	979	13,28	3845	52,16
	zus.	2068	14,74	409	2,92	4715	33,61	7192	51,27	454	3,24	396	2,82	307	2,19	57	0,41	544	3,88	1758	12,53	8950	63,81
Kassel	m	1237	21,11	147	2,51	2006	34,24	3390	57,86	231	3,94	122	2,08	65	1,11	23	0,39	151	2,58	592	10,10	3982	67,97
	w	654	9,81	103	1,54	1592	23,88	2349	35,23	206	3,09	199	2,98	149	2,23	17	0,25	208	3,12	779	11,68	3128	46,91
	zus.	1891	15,10	250	2,00	3598	28,72	5739	45,82	437	3,49	321	2,56	214	1,71	40	0,32	359	2,86	1371	10,94	7110	56,76
Hessen	m	4749	22,37	863	4,06	9653	45,47	15265	71,90	893	4,21	436	2,05	284	1,34	81	0,38	756	3,56	2450	11,54	17715	83,44
	w	2478	10,33	535	2,23	7294	30,42	10307	42,98	786	3,28	725	3,02	559	2,33	78	0,32	996	4,15	3144	13,11	13451	56,10
	zus.	7227	15,99	1398	3,09	16947	37,49	25572	56,57	1679	3,71	1161	2,57	843	1,86	159	0,35	1752	3,88	5594	12,37	31166	68,94

Die Relativzahlen der Bezirke konnten nur nach der mittleren Bevölkerung errechnet werden, da für die Bezirke nur diese Bevölkerungszahlen vorlagen.

Tabelle XXXIX. *Bestand der an aktiver Tuberkulose Erkrankten in den Regierungsbezirken von Rheinland-Pfalz am 31. 12. 1954;*
absolute und relative Zahlen (auf 10000 Einwohner)
(Entnommen aus den Länderstatistiken)

Regierungs-bezirk	Tuberkulose der Atmungsorgane								Tuberkulose anderer Organe						Id ges.		Summe Ia — Id	
	Ia		Ib		Ic		Ia — Ic		Knochen u. Gelenke		Drüsen		Haut Meningitis Sonstige					
	abs.	rel.	abs.	rel.	abs.	rel.	abs.	rel.	abs.	rel.	abs.	rel.	abs.	rel.	abs.	rel.	abs.	rel.
Koblenz . . .	1754	18,16	1009	10,45	4780	49,49	7543	78,10	671	6,95	582	6,02	801	8,29	2054	21,27	9597	99,37
Trier	915	20,06	329	7,21	2556	56,04	3800	83,31	319	6,99	185	4,06	272	5,96	776	17,01	4576	100,32
Montabaur . .	427	17,32	220	8,92	1081	43,84	1728	70,08	147	5,96	178	7,22	241	9,77	566	22,95	2294	93,03
Rheinhessen .	687	16,46	331	7,93	1784	42,76	2802	67,15	139	3,33	138	3,31	275	6,59	552	13,23	3354	80,38
Pfalz	1966	16,93	1211	10,43	5097	43,89	8274	71,25	459	3,95	523	4,50	821	7,07	1803	15,53	10077	86,78
Rheinland-Pfalz	5749	17,60	3100	9,49	15298	46,83	24147	73,91	1735	5,31	1606	4,91	2410	7,38	5751	17,60	29898	91,52

Die Relativzahlen der Bezirke konnten nur nach der mittleren Bevölkerung errechnet werden, da für die Bezirke nur diese Bevölkerungszahlen vorlagen.

Tabelle XL. *Bestand der an aktiver Tuberkulose Erkrankten in den Regierungsbezirken von Baden-Württemberg am 31. 12. 1954; absolute und relative Zahlen (auf 10000 Einwohner)*

(Entnommen aus den Länderstatistiken)

Regierungs-bezirk	Geschlecht	Tuberkulose der Atmungsorgane								Tuberkulose anderer Organe										Summe Ia — Id	
		Ia		Ib		Ic		Ia — Ic		Knochen u. Gelenke		Drüsen		Haut		Meningitis		Sonstige		Id ges.		
		abs.	rel.	abs.	rel.	abs.	rel.	abs.	rel.	abs.	rel.	abs.	rel.	abs.	rel.	abs.	rel.	abs.	rel.	abs.	rel.	abs.	rel.
Nordwürttem-berg	m	3480	28,04	462	3,72	6946	55,98	10888	87,75	489	3,94	207	1,67	144	1,16	35	0,28	431	3,47	1306	10,52	12194	98,27
	w	1813	12,96	252	1,80	6075	43,44	8140	58,20	412	2,95	325	2,32	224	1,60	38	0,27	491	3,51	1490	10,65	9630	68,86
	zus.	5293	20,05	714	2,71	13021	49,33	19028	72,09	901	3,41	532	2,02	368	1,39	73	0,28	922	3,49	2796	10,59	21824	82,68
Nordbaden	m	2061	28,81	866	12,11	5631	78,71	8558	119,63	374	5,23	262	3,66	94	1,31	27	0,38	276	3,86	1033	14,44	9591	134,07
	w	980	11,89	514	6,23	4769	57,84	6263	75,96	379	4,60	448	5,43	194	2,35	29	0,35	434	5,26	1484	18,00	7747	93,96
	zus.	3041	19,75	1380	8,96	10400	67,54	14821	96,25	753	4,89	710	4,61	288	1,87	56	0,36	710	4,61	2517	16,34	17338	112,59
Südbaden	m	1537	22,15	434	6,25	3664	52,80	5635	81,21	296	4,27	228	3,29	33	0,47	33	0,47	244	3,52	834	12,02	6469	93,22
	w	876	11,13	339	4,31	3161	40,16	4376	55,59	284	3,61	345	4,38	82	1,04	29	0,37	287	3,65	1027	13,05	5403	68,64
	zus.	2413	16,29	773	5,22	6825	46,08	10011	67,59	580	3,92	573	3,87	115	0,78	62	0,42	531	3,58	1861	12,57	11872	80,16
Südwürttem-berg-Hohen-zollern	m	1247	21,06	383	6,47	3020	51,02	4650	78,55	212	3,58	119	2,01	53	0,90	24	0,40	168	2,84	576	9,73	5226	88,28
	w	600	8,80	215	3,15	2774	40,69	3589	52,65	197	2,89	155	2,27	91	1,33	19	0,28	208	3,05	670	9,83	4259	62,48
	zus.	1847	14,50	598	4,70	5794	45,49	8239	64,69	409	3,21	274	2,15	144	1,13	43	0,34	376	2,95	1246	9,78	9485	74,47
Baden-Württemberg	m	8325	25,39	2145	6,54	19261	58,73	29731	90,66	1371	4,18	816	2,49	324	0,99	119	0,36	1119	3,41	3749	11,43	33480	102,09
	w	4269	11,45	1320	3,54	16779	45,00	22368	59,99	1272	3,41	1273	3,41	591	1,58	115	0,31	1420	3,81	4671	12,52	27039	72,51
	zus.	12594	17,97	3465	4,94	36040	51,43	52099	74,34	2643	3,77	2089	2,98	915	1,31	234	0,33	2539	3,62	8420	12,01	60519	86,35

Die Relativzahlen der Bezirke konnten nur nach der mittleren Bevölkerung errechnet werden, da für die Bezirke nur diese Bevölkerungszahlen vorlagen.

Tabelle XLI. *Bestand an Tuberkulose-Kranken seit 1952 in den Regierungsbezirken von Bayern*
(Aus „Die Tuberkulose in Bayern 1954" Tab. 15)

Gebiet	Am Ende des Jahres	Tuberkulose der Atmungsorgane								Tuberkulose der Atmungsorgane zusammen Ia — Ic-Fälle		Sonstige aktive Tbc (Haut, Knochen, Drüsen, Meningitis) Id—Fälle		Aktive Tuberkulose zusammen Ia — Id-Fälle	
		offen						aktiv geschlossen Ic-Fälle							
		bakteriologisch Ia-Fälle		klinisch Ib-Fälle		bakteriologisch u. klinisch Ia- und Ib-Fälle									
		Zahl	auf 10000 d. Bev.	Zahl	auf 10000 d. Bev.	Zahl	auf 10000 d. Bev.	Zahl	auf 10000 d. Bev.	Zahl	auf 10000 d. Bev.	Zahl	auf 10000 d. Bev.	Zahl	auf 10000 d. Bev.
Oberbayern	1952	4754	19,10	1316	5,29	6070	24,39	7919	31,81	13989	56,20	1652	6,63	15641	62,83
	1953	4990	19,92	1140	4,55	6130	24,47	7252	28,95	13382	53,42	1675	6,68	15057	60,10
	1954	5134	20,36	631	2,50	5765	22,86	6799	26,96	12564	49,82	1579	6,26	14143	56,08
Niederbayern	1952	1577	15,12	1073	10,28	2650	25,40	2940	28,18	5590	53,58	840	8,05	6430	61,63
	1953	1691	16,48	1119	10,90	2810	27,38	2724	26,54	5534	53,92	855	8,33	6389	62,25
	1954	1815	17,95	751	7,43	2566	25,38	2865	28,34	5431	53,72	899	8,89	6330	62,61
Oberpfalz	1952	1837	20,66	980	11,02	2817	31,68	2711	30,49	5528	62,17	623	7,01	6151	69,18
	1953	1945	21,92	964	10,86	2909	32,78	2728	30,73	5637	63,51	637	7,18	6274	70,69
	1954	1810	20,48	562	6,36	2372	26,84	2948	33,36	5320	60,20	555	6,28	5875	66,48
Oberfranken	1952	1934	17,50	1242	11,24	3176	28,74	6421	58,11	9597	86,85	1044	9,45	10641	96,30
	1953	1876	17,09	1266	11,53	3142	28,62	6158	56,08	9300	84,70	998	9,09	10298	93,79
	1954	1841	16,87	812	7,44	2653	24,31	5792	53,09	8445	77,40	858	7,86	9303	85,26
Mittelfranken	1952	2348	18,10	952	7,34	3300	25,44	5841	45,03	9141	70,47	1239	9,55	10380	80,02
	1953	2372	18,22	858	6,58	3230	24,80	5577	42,83	8807	67,63	1153	8,86	9960	76,49
	1954	2219	17,02	698	5,35	2917	22,37	5899	45,23	8816	67,60	1168	8,95	9984	76,56
Unterfranken	1952	1383	13,29	640	6,15	2023	19,44	3014	28,79	5037	48,41	977	9,39	6014	57,80
	1953	1382	13,26	752	7,22	2134	20,48	3158	30,31	5292	50,79	983	9,43	6275	60,22
	1954	1467	14,09	606	5,82	2073	19,91	3455	33,18	5528	53,09	972	9,33	6500	62,42
Schwaben	1952	2228	17,86	671	5,38	2899	23,24	4742	38,00	7641	61,24	1443	11,56	9084	72,80
	1953	2144	17,15	662	5,29	2806	22,44	4721	37,76	7527	60,20	1470	11,75	8997	71,95
	1954	2076	16,65	476	3,82	2552	20,47	4744	38,06	7296	58,53	1395	11,19	8691	69,72
Kreis Lindau . . . . (Bodensee)	1952	89	14,69	60	9,91	149	24,60	235	38,79	384	63,39	75	12,38	459	75,77
	1953	93	15,16	25	4,07	118	19,23	200	32,60	318	51,83	80	13,04	398	64,87
	1954	90	14,56	14	2,26	104	16,82	200	32,35	304	49,17	77	12,45	381	61,62
Bayern	1952	16150	17,61	6934	7,56	23084	25,17	33823	36,87	56907	62,04	7893	8,60	64800	70,64
	1953	16493	17,98	6786	7,40	23279	25,38	32518	35,44	55797	60,82	7851	8,57	63648	69,39
	1954	16452	17,96	4550	4,96	21002	22,92	32702	35,70	53704	58,62	7503	8,19	61207	66,81

Tabelle XLII. *Neuzugänge und Bestand der an aktiver Tuberkulose Erkrankten in den Ländern der Bundesrepublik Deutschland auf 10000 der Bevölkerung (1952—1955)*
(nach: „Wirtschaft und Statistik" 1956, Heft 6)

Land	Neuzugänge[1]				Bestand[2]			
	1952[3]	1953	1954	1955[4]	1952[3]	1953	1954	1955
Ansteckende Tuberkulose der Atmungsorgane								
Bundesgebiet	6,4[5]	6,0	5,1	4,9	29,0	28,1	25,8	23,8
Schleswig-Holstein	7,9	7,2	6,7	5,7	34,9	34,3	34,5	32,0
Hamburg	8,7	7,3	6,9	6,6	43,6	43,2	41,0	39,0
Niedersachsen	7,7	6,3	5,3	4,6	33,0	29,9	27,2	24,5
Bremen	5,4	6,2	5,6	5,0	42,2	44,2	41,4	40,0
Nordrhein-Westfalen . . .	5,7	6,6	5,5	5,0	30,6	29,3	26,3	23,8
Hessen	5,3	4,9	4,3	3,9	23,3	21,5	19,2	17,8
Rheinland-Pfalz	7,0	6,6	5,3	5,2	27,4	27,7	27,1	26,7
Baden-Württemberg	4,8[5]	4,8	4,1	3,9	25,1	24,7	22,9	19,6
Bayern	5,6	5,5	4,6	5,4	25,2	25,4	22,9	22,5
nicht ansteckende Tuberkulose der Atmungsorgane								
Bundesgebiet	13,8[5]	12,9	11,5	10,7	54,4	53,9	52,4	49,5
Schleswig-Holstein	25,6	19,3	17,8	15,7	90,2	87,6	84,5	79,7
Hamburg	29,3	25,8	25,3	22,4	107,2	107,5	101,4	98,9
Niedersachsen	16,6	14,8	12,9	11,5	53,2	50,1	50,7	49,8
Bremen	19,8	15,6	12,3	12,9	94,9	92,6	85,2	83,1
Nordrhein-Westfalen . . .	12,9	12,8	10,9	9,9	59,2	59,4	57,5	52,8
Hessen	9,7	9,6	8,3	7,0	39,6	40,2	37,5	35,2
Rheinland-Pfalz	9,7	9,9	9,6	8,1	43,9	44,8	46,8	47,5
Baden-Württemberg	13,7[5]	14,4	12,1	11,4	54,8	55,4	51,4	46,3
Bayern	10,1	9,1	9,0	9,8	36,9	35,5	35,7	34,7
Tuberkulose anderer Organe								
Bundesgebiet	3,2[5]	3,0	2,8	2,8	14,0	13,7	13,0	12,3
Schleswig-Holstein	4,1	4,1	3,2	3,4	16,9	17,0	16,8	16,0
Hamburg	3,1	2,8	2,6	2,7	13,9	13,8	10,5	11,2
Niedersachsen	3,3	2,9	3,0	2,9	13,5	11,8	11,4	11,1
Bremen	6,4	5,2	5,1	3,3	21,6	22,8	21,4	19,9
Nordrhein-Westfalen . . .	3,2	2,9	2,6	2,5	17,1	16,7	15,6	14,4
Hessen	3,4	3,5	3,2	3,1	13,4	13,6	12,5	12,0
Rheinland-Pfalz	4,0	3,9	3,4	3,6	17,5	17,4	17,6	17,6
Baden-Württemberg	3,2[5]	3,0	2,9	2,9	12,8	12,6	12,0	11,0
Bayern	2,5	2,4	2,2	2,4	8,6	8,6	8,2	7,6

[1] Nur Neuzugänge, keine Zugänge aus anderen Gruppen.
[2] Bestand am Ende des Jahres.
[3] Schaltjahr mit 366 Tagen nicht auf das Normaljahr mit 365 Tagen umgerechnet.
[4] Vorläufiges Ergebnis
[5] Ohne Reg.-Bez. Südwürttemberg-Hohenzollern.

Tabelle XLIII. *Neuzugänge und Bestand der an aktiver Tuberkulose Erkrankten in den Ländern der Bundesrepublik Deutschland und in West-Berlin im Jahre 1955 nach Alter und Geschlecht* (nach: „Wirtschaft und Statistik", 1956, Heft 6)

Land	Kinder 0— unter 15 Jahre			Männer15 Jahre und älter			Frauen 15 Jahre u. älter		
	Tbc. der Atmungsorgane		Tbc. anderer Organe	Tbc. d. Atmungsorgane		Tbc. anderer Organe	Tbc. d. Atmungsorgane		Tbc. anderer Organe
	anst.	n. anst.		anst.	n. anst.		anst.	n. anst.	
Neuzugänge									
Schleswig-Holstein . .	29	1255	203	816	1227	424	450	1113	324
Hamburg	33	1292	106	732	1472	158	398	1194	219
Niedersachsen	65	2215	383	1946	2960	613	1007	2357	892
Bremen	6	210	33	201	337	60	108	265	113
Nordrhein-Westfalen .	114	4767	738	4980	5701	1271	2309	4141	1681
Hessen	41	878	290	1109	1319	482	628	986	634
Rheinland-Pfalz . . .	39	1077	320	1142	941	383	522	657	495
Baden-Württemberg . .	36	2276	371	1838	3141	687	912	2650	982
Bayern	58	2842	507	3186	3458	781	1689	2683	879
Bundesgebiet	421	16812	2951	15950	20556	4859	8023	16046	6219
Auf 10000 d. Bevölk. .	0,4	15,4	2,7	8,9	11,4	2,6	3,8	7,6	2,9
Berlin-West	59	1122	164	1233	1703	146	811	1494	256
Bestand									
Schleswig-Holstein . .	138	4533	930	4700	7499	1196	2450	6125	1520
Hamburg	102	3753	299	4675	7822	683	2317	6040	1012
Niedersachsen	159	5096	1197	10587	14749	2590	5287	12751	3476
Bremen	43	990	220	1683	2293	420	830	2030	635
Nordrhein-Westfalen .	—	—	—	—	—	—	—	—	—
Hessen	116	2468	874	5225	7909	1970	2795	5744	2663
Rheinland-Pfalz . . .	128	4096	1450	5906	6743	1899	2781	4853	2459
Baden-Württemberg . .	148	7117	1390	9280	14094	2795	4608	11899	3688
Bayern	137	6444	1428	13846	14205	2481	6676	11155	3032
Bundesgebiet (ohne Nordrhein-Westfalen)	971	34497	7788	55902	75314	14034	27744	60597	18485
Auf 10000 d. Bevölk. .	1,2	44,2	10,0	44,4	59,8	11,1	18,4	40,2	12,3
Berlin (West)	118	2278	488	6730	10034	729	3870	8665	1217

Tabelle XLIV. *Sterbefälle an Tuberkulose (nach standesamtlichen Meldungen) auf 10000 der Bevölkerung (1952—1955)*

Land	Tuberkulose der Atmungsorgane				Tuberkulose anderer Organe			
	1952[1]	1953	1954	1955[2]	1952[1]	1953	1954	1955[2]
Bundesgebiet	2,3	1,9	1,8	1,8	0,4	0,3	0,2	0,2
Schleswig-Holstein	2,5	1,8	2,0	2,0	0,4	0,2	0,3	0,3
Hamburg	2,3	2,1	2,0	1,9	0,2	0,2	0,3	0,2
Niedersachsen	2,3	1,7	1,6	1,7	0,5	0,3	0,3	0,2
Bremen	2,3	2,1	1,9	2,0	0,6	0,2	0,3	0,2
Nordrhein-Westfalen	2,4	2,0	1,9	1,9	0,4	0,3	0,2	0,2
Hessen	2,0	1,6	1,4	1,4	0,4	0,3	0,2	0,2
Rheinland-Pfalz	2,2	1,9	1,7	1,6	0,5	0,3	0,2	0,2
Baden-Württemberg	1,9	1,6	1,4	1,5	0,5	0,3	0,3	0,3
Bayern	2,6	2,1	2,1	2,1	0,4	0,4	0,3	0,2

[1] Schaltjahr mit 366 Tagen nicht auf das Normaljahr mit 365 Tagen umgerechnet.
[2] Vorläufiges Ergebnis.

Tabelle XLV. *Allgemeine Sterblichkeit und Sterblichkeit nach Alter und Geschlecht;*
(Angaben des Sta-

Nr. d. dtsch. Todesurs.-Verz. 1950	Todesursachen	Geschlecht	Insgesamt abs.	Insgesamt rel.	0—1 abs.	0—1 rel.	1—5 abs.	1—5 rel.	5—10 abs.	5—10 rel.
0	*Tuberkulose*									
00,01	Tuberkulose der Atmungs- organe	m	317	2,94	1	0,61	2	0,30	1	0,12
		w	142	1,14	1	0,65	—	—	—	—
02	Tuberkulose der Hirnhäute und des Zentralnervensystems	m	15	0,14	1	0,61	2	0,30	—	—
		w	8	0,06	4	2,61	1	0,16	1	0,13
03	Tuberkulose anderer Organe	m	22	0,20	—	—	—	—	—	—
		w	24	0,19	—	—	—	—	—	—
02 + 03	Tbc. der Hirnhäute usw. + Tbc. anderer Organe	m	37	0,34	1	0,61	2	0 30	—	—
		w	32	0,26	4	2,61	1	0,16	1	0,13
00—03	Tuberkulose insgesamt	m	354	3,28	2	1,23	4	0,60	1	0,12
		w	174	1,40	5	3,27	1	0,16	1	0,13
0—9	Allgemeine Todesursachen insgesamt	m	12817	118,69	719	441,10	114	16,96	46	5,63
		w	12400	99,57	503	328,76	82	12,93	39	4,99

Tabelle XLVI. *Allgemeine Sterblichkeit und Sterblichkeit nach Alter und Geschlecht;*
(Angaben des Sta-

Nr. d. dtsch. Todesurs.-Verz. 1950	Todesursachen	Geschlecht	Insgesamt abs.	Insgesamt rel.	0—1 abs.	0—1 rel.	1—5 abs.	1—5 rel.	5—10 abs.	5—10 rel.
0	*Tuberkulose*									
00,01	Tuberkulose der Atmungs- organe	m	264	3,27	—	—	—	—	—	—
		w	81	0,87	—	—	—	—	—	—
02	Tuberkulose der Hirnhäute und des Zentralnervensystems	m	13	0,16	—	—	1	0,28	1	0,20
		w	9	0,10	—	—	—	—	—	—
03	Tuberkulose anderer Organe	m	8	0,10	—	—	—	—	—	—
		w	14	0,15	—	—	—	—	—	—
02 + 03	Tbc. der Hirnhäute usw. + Tbc. anderer Organe	m	21	0,26	—	—	1	0,28	1	0,20
		w	23	0,25	—	—	—	—	—	—
00—03	Tuberkulose insgesamt	m	285	3,54	—	—	1	0,28	1	0,20
		w	104	1,12	—	—	—	—	—	—
0—9	Allgemeine Todesursachen insgesamt	m	10196	126,48	309	353,39	52	14,44	24	4,73
		w	9506	102,17	213	260,04	42	12,36	17	3,52

Tabelle XLVII. *Allgemeine Sterblichkeit und Sterblichkeit nach Alter und Geschlecht;*
(Angaben des Sta-

Nr. d. dtsch. Todesurs.-Verz. 1950	Todesursachen	Geschlecht	Insgesamt abs.	Insgesamt rel.	0—1 abs.	0—1 rel.	1—5 abs.	1—5 rel.	5—10 abs.	5—10 rel.
0	*Tuberkulose*									
00,01	Tuberkulose der Atmungs- organe	m	698	2,26	4	0,78	1	0,05	2	0,09
		w	374	1,07	2	0,41	—	—	—	—
02	Tuberkulose der Hirnhäute und des Zentralnervensystems	m	41	0,13	6	1,17	11	0,52	6	0,26
		w	29	0,08	4	0,82	7	0,36	1	0,05
03	Tuberkulose anderer Organe	m	58	0,19	—	—	1	0,05	—	—
		w	46	0,13	—	—	2	0,10	—	—
02 + 03	Tbc. der Hirnhäute usw. + Tbc. anderer Organe	m	99	0,32	6	1,17	12	0,57	6	0,26
		w	75	0,21	4	0,82	9	0,46	1	0,05
00—03	Tuberkulose insgesamt	m	797	2,58	10	1,95	13	0,62	8	0,35
		w	449	1,29	6	1,24	9	0,46	1	0,05
0—9	Allgemeine Todesursachen insgesamt	m	34344	110,98	2293	447,80	376	17,92	191	8,27
		w	32476	92,95	1659	342,00	259	13,15	87	3,96

an *Tuberkulose in Schleswig-Holstein im Jahre 1954*
absolute und relative Zahlen auf 10000 Einwohner
tistischen Landesamtes)

10—15		15—20		20—25		25—30		30—35		35—40		40—45	
abs.	rel.	abs.	rel.	abs.	rel.	abs.	rel.	abs.	rel.	abs.	rel.	abs.	rel.
3	0,27	4	0,37	2	0,29	13	2,10	13	2,13	9	2,01	14	1,92
2	0,19	5	0,47	4	0,57	11	1,46	15	1,70	4	0,62	11	1,11
1	0 09	—	—	—	—	—	—	1	0,16	—	—	1	0,14
1	0,09	—	—	—	—	—	—	—	—	—	—	—	—
—	—	—	—	1	0,15	—	—	1	0,16	—	—	2	0,27
—	—	3	0,28	—	—	1	0,13	—	—	—	—	—	—
1	0,09	—	—	1	0,15	—	—	2	0,33	—	—	3	0,41
1	0,09	3	0,28	—	—	1	0,13	—	—	—	—	—	—
4	0,36	4	0,37	3	0,44	13	2,10	15	2,46	9	2,01	17	2,33
3	0,28	8	0,76	4	0,57	12	1,59	15	1,70	4	0,62	11	1,11
64	5,73	103	9,45	103	15,01	107	17,29	103	16,91	104	23,27	227	31,05
38	3,57	56	5,30	58	8,26	75	9,93	128	14,51	115	17,86	230	23,16

an *Tuberkulose in Hamburg im Jahre 1954*
absolute und relative Zahlen auf 10000 Einwohner
tistischen Landesamtes)

10—15		15—20		20—25		25—30		30—35		35—40		40—45	
abs.	rel.	abs.	rel.	abs.	rel.	abs.	rel.	abs.	rel.	abs.	rel.	abs.	rel.
—	—	1	0,16	1	0,19	6	1,11	5	0,95	9	2,38	15	2,45
1	0,16	—	—	1	0,19	5	0,81	3	0,43	2	0,41	11	1,45
—	—	1	0,16	1	0,19	1	0,19	—	—	—	—	—	—
—	—	1	0,15	—	—	—	—	—	—	—	—	—	—
—	—	—	—	—	—	1	0,19	—	—	—	—	—	—
1	0,16	—	—	—	—	—	—	—	—	—	—	1	0,13
—	—	1	0,16	1	0,19	2	0,37	—	—	—	—	—	—
1	0,16	1	0,15	—	—	—	—	—	—	—	—	1	0,13
—	—	2	0,31	2	0,39	8	1,48	5	0,95	9	2,38	15	2,45
2	0,32	1	0,15	1	0,19	5	0,81	3	0,43	2	0,41	12	1,58
31	4,70	79	12,29	70	13,57	80	14,84	77	14,68	85	22,44	219	35,72
14	2,22	33	5,07	44	8,21	49	7,90	85	12,09	83	16,94	190	25,01

an *Tuberkulose in Niedersachsen im Jahre 1954*
absolute und relative Zahlen auf 10000 Einwohner
tistischen Landesamtes)

10—15		15—20		20—25		25—30		30—35		35—40		40—45	
abs.	rel.	abs.	rel.	abs.	rel.	abs.	rel.	abs.	rel.	abs.	rel.	abs.	rel.
—	—	4	0,13	12	0,54	31	1,46	33	1,75	20	1,51	48	2,22
1	0,03	7	0,24	13	0,60	35	1,47	29	1,10	21	1,14	23	0,82
2	0,07	2	0,07	3	0,14	—	—	2	0,11	—	—	—	—
1	0,03	—	—	4	0,18	1	0,04	2	0,08	2	0,11	—	—
2	0,07	4	0,13	—	—	3	0,14	5	0,27	4	0,30	2	0,09
1	0,03	—	—	2	0,09	2	0,08	1	0,04	3	0,16	3	0,11
4	0,13	6	0,20	3	0,14	3	0,14	7	0,37	4	0,30	2	0,09
2	0,07	—	—	6	0,28	3	0,13	3	0,11	5	0,27	3	0,11
4	0,13	10	0,34	15	0,68	34	1,60	40	2,12	24	1,81	50	2,32
3	0,10	7	0,24	19	0,87	38	1,60	32	1,22	26	1,41	26	0,93
160	5,35	328	10,99	429	19,48	416	19,53	403	21,36	305	23,01	712	32,99
88	3,07	162	5,67	181	8,31	267	11,23	376	14,28	324	17,58	675	24,09

Tabelle XLV

Nr. d. dtsch. Todesurs.-Verz. 1950	Todesursachen	Geschlecht	45—50		50—55		55—60		60—65	
			abs.	rel.	abs.	rel.	abs.	rel.	abs.	rel.
0	*Tuberkulose*									
00,01	Tuberkulose der Atmungsorgane	m	22	2,78	45	5,94	35	5,76	46	9,06
		w	15	1,57	7	0,80	8	1,00	15	2,20
02	Tuberkulose der Hirnhäute und des Zentralnervensystems	m	1	0,13	1	0,13	—	—	2	0,39
		w	—	—	—	—	—	—	—	—
03	Tuberkulose anderer Organe	m	2	0,25	5	0,66	2	0,33	2	0,39
		w	1	0,10	2	0,23	2	0,25	2	0,29
02 + 03	Tbc. der Hirnhäute usw. + Tbc. anderer Organe	m	3	0,38	6	0,79	2	0,33	4	0,79
		w	1	0,10	2	0,23	2	0,25	2	0,29
00—03	Tuberkulose insgesamt	m	25	3,16	51	6,73	37	6,09	50	9,84
		w	16	1,68	9	1,03	10	1,25	17	2,50
0—9	Allgemeine Todesursachen insgesamt	m	406	51,39	676	89,18	809	133,06	1075	211,61
		w	336	35,18	489	56,21	630	78,55	951	139,65

Tabelle XLVI

Nr. d. dtsch. Todesurs.-Verz. 1950	Todesursachen	Geschlecht	45—50		50—55		55—60		60—65	
			abs.	rel.	abs.	rel.	abs.	rel.	abs.	rel.
0	*Tuberkulose*									
00,01	Tuberkulose der Atmungsorgane	m	24	3,50	38	5,68	37	7,05	32	7,27
		w	7	0,88	9	1,22	3	0,43	6	1,01
02	Tuberkulose der Hirnhäute und des Zentralnervensystems	m	—	—	—	—	3	0,57	—	—
		w	—	—	—	—	—	—	—	—
03	Tuberkulose anderer Organe	m	—	—	—	—	—	—	2	0,45
		w	—	—	1	0,14	—	—	—	—
02 + 03	Tbc. der Hirnhäute usw. + Tbc. anderer Organe	m	—	—	—	—	3	0,57	2	0,45
		w	—	—	1	0,14	—	—	—	—
00—03	Tuberkulose insgesamt	m	24	3,50	38	5,68	40	7,62	34	7,73
		w	7	0,88	10	1,35	3	0,43	6	1,01
0—9	Allgemeine Todesursachen insgesamt	m	394	57,40	662	98,94	882	167,94	1055	239,76
		w	284	35,63	427	57,69	572	81,32	795	133,31

Tabelle XLVII

Nr. d. dtsch. Todesurs.-Verz. 1950	Todesursachen	Geschlecht	45—50		50—55		55—60		60—65	
			abs.	rel.	abs.	rel.	abs.	rel.	abs.	rel.
0	*Tuberkulose*									
00,01	Tuberkulose der Atmungsorgane	m	59	2,59	95	4,34	89	5,29	76	5,77
		w	23	0,86	17	0,71	20	0,93	45	2,52
02	Tuberkulose der Hirnhäute und des Zentralnervensystems	m	3	0,13	2	0,09	—	—	—	—
		w	—	—	2	0,08	1	0,05	—	—
03	Tuberkulose anderer Organe	m	4	0,18	5	0,23	7	0,42	2	0,15
		w	—	—	2	0,08	6	0,28	3	0,17
02 + 03	Tbc. der Hirnhäute usw. + Tbc. anderer Organe	m	7	0,31	7	0,32	7	0,42	2	0,15
		w	—	—	4	0,17	7	0,33	3	0,17
00—03	Tuberkulose insgesamt	m	66	2,90	102	4,66	96	5,71	78	5,92
		w	23	0,86	21	0,87	27	1,25	48	2,69
0—9	Allgemeine Todesursachen insgesamt	m	1201	52,80	2008	91,83	2448	145,63	2895	219,82
		w	925	34,70	1337	55,46	1832	85,14	2509	140,77

(Fortsetzung)

65—70		70—75		75—80		80—85		85—90		90 u. mehr		unbekannt	
abs.	rel.	abs.	rel.	abs.	rel.	abs.	rel.	abs.	rel.	abs.	rel.		
27	6,15	38	11,28	33	13,64	8	6,67	1	2,50	—	—	—	—
13	2,33	14	3,34	12	4,08	3	2,08	2	3,77	—	—	—	—
3	0,68	1	0,30	1	0,41	—	—	—	—	—	—	—	—
—	—	—	—	—	—	1	0,69	—	—	—	—	—	—
—	—	—	—	4	1,65	1	0,83	2	5,00	—	—	—	—
3	0,54	4	0,95	2	0,68	2	1,39	1	1,89	1	7,14	—	—
3	0,68	1	0,30	5	2,07	1	0,83	2	5,00	—	—	—	—
3	0,54	4	0,95	2	0,68	3	2,08	1	1,89	1	7,14	—	—
30	6,83	39	11,57	38	15,70	9	7,50	3	7,50	—	—	—	—
16	2,87	18	4,30	14	4.76	6	4,17	3	5,66	1	7,14	—	—
1449	330,07	1700	504,45	2079	859,09	1719	1432,50	913	2282,50	301	3762,50	—	—
1224	219,35	1775	423,63	2212	752,38	1909	1325,69	1065	2009,43	485	3464,29	—	—

(Fortsetzung)

65—70		70—75		75—80		80—85		85—90		90 u. mehr		unbekannt	
abs.	rel.	abs.	rel.	abs.	rel.	abs.	rel.	abs.	rel.	abs.	rel.		
23	6,19	40	14,48	22	13,06	7	9,70	4	18,70	—	—	—	—
6	1,30	12	3,54	8	3,57	5	4,80	2	5,50	—	—	—	—
4	1,08	—	—	1	0,59	—	—	—	—	—	—	—	—
2	0,43	2	0,59	2	0,89	1	0,96	1	2,75	—	—	—	—
1	0,27	1	0,36	1	0,59	1	1,39	1	4,68	—	—	—	—
1	0,22	3	0,88	5	2,23	2	1,92	—	—	—	—	—	—
5	1,35	1	0,36	2	1,19	1	1,39	1	4,68	—	—	—	—
3	0,65	5	1,47	7	3,13	3	2,88	1	2,75	—	—	—	—
28	7,54	41	14,84	24	14,25	8	11,08	5	23,38	—	—	—	—
9	1,95	17	5,01	15	6,70	8	7,69	3	8,25	—	—	—	—
1391	374,60	1610	582,83	1484	881,08	1050	1454,70	510	2384,29	132	4313,73	—	—
1093	237,36	1425	419,80	1701	760,12	1353	1299,96	811	2231,09	275	3618,42	—	—

(Fortsetzung)

65—70		70—75		75—80		80—85		85—90		90 u. mehr		unbekannt	
abs.	rel.	abs.	rel.	abs.	rel.	abs.	rel.	abs.	rel.	abs.	rel.		
83	7,63	57	6,89	58	9,78	23	8,29	3	3,41	—	—	—	—
31	2,14	50	4,71	35	4,81	16	4,69	6	5,07	—	—	—	—
2	0,18	1	0,12	1	0,17	—	—	—	—	—	—	—	—
2	0,14	2	0,19	—	—	—	—	—	—	—	—	—	—
8	0,74	5	0,60	4	0,67	2	0,72	—	—	—	—	—	—
3	0,21	9	0,85	6	0,82	2	0,59	1	0,84	—	—	—	—
10	0,92	6	0,73	5	0,84	2	0,72	—	—	—	—	—	—
5	0,35	11	1,04	6	0,82	2	0,59	1	0,84	—	—	—	—
93	8,54	63	7,61	63	10,62	25	9,01	3	3,41	—	—	—	—
36	2,49	61	5,75	41	5,63	18	5,28	7	5,91	—	—	—	—
3607	331,40	4515	545,74	5358	903,59	4044	1458,03	2041	2317,47	614	3524,68	—	—
3555	245,88	4676	440,72	5675	779,82	4494	1317,77	2489	2102,02	906	3209,35	—	—

Tabelle XLVIII. *Allgemeine Sterblichkeit und Sterblich-*
nach Alter und Geschlecht;
(Angaben des Sta-

Nr. d. dtsch. Todesurs.-Verz. 1950	Todesursachen	Geschlecht	Insgesamt		0—1		1—5		5—10	
			abs.	rel.	abs.	rel.	abs.	rel.	abs.	rel.
0	*Tuberkulose*									
00,01	Tuberkulose der Atmungs-organe	m	68	2,34	—	—	—	—	—	—
		w	49	1,51	—	—	—	—	—	—
02	Tuberkulose der Hirnhäute und des Zentralnervensystems	m	—	—	—	—	—	—	—	—
		w	2	0,06	—	—	—	—	—	—
03	Tuberkulose anderer Organe	m	9	0,31	—	—	—	—	—	—
		w	5	0,15	—	—	—	—	—	—
02 + 03	Tbc. der Hirnhäute usw. + Tbc. anderer Organe	m	9	0,31	—	—	—	—	—	—
		w	7	0,22	—	—	—	—	—	—
00—03	Tuberkulose insgesamt	m	77	2,65	—	—	—	—	—	—
		w	56	1,72	—	—	—	—	—	—
0—9	Allgemeine Todesursachen insgesamt	m	3173	109,19	157	412,51	16	10,17	11	5,40
		w	3001	92,32	105	294,86	17	11,62	11	5,67

Tabelle IL. *Allgemeine Sterblichkeit und Sterblichkeit*
nach Alter und Geschlecht;
(Angaben des Sta-

Nr. d. dtsch. Todesurs.-Verz. 1950	Todesursachen	Geschlecht	Insgesamt		0—1		1—5		5—10	
			abs.	rel.	abs.	rel.	abs.	rel.	abs.	rel.
0	*Tuberkulose*									
00,01	Tuberkulose der Atmungs-organe	m	1955	2,84	4	0,36	10	0,24	1	0,02
		w	793	1,05	6	0,57	11	0,27	2	0,05
02	Tuberkulose der Hirnhäute und des Zentralnervensystems	m	52	0,08	5	0,45	16	0,38	5	0,11
		w	72	0,10	4	0,38	23	0,57	6	0,14
03	Tuberkulose anderer Organe	m	83	0,12	—	—	1	0,02	—	—
		w	116	0,15	1	0,09	—	—	2	0,05
02 + 03	Tbc. der Hirnhäute usw. + Tbc. anderer Organe	m	135	0,20	5	0,45	17	0,40	5	0,11
		w	188	0,25	5	0,47	23	0,57	8	0,18
00—03	Tuberkulose insgesamt	m	2090	3,04	9	0,81	27	0,63	6	0,13
		w	981	1,30	11	1,04	34	0,84	10	0,23
0—9	Allgemeine Todesursachen insgesamt	m	78191	113,65	6459	577,97	765	17,98	344	7,45
		w	69889	92,77	4878	461,06	615	15,21	201	4,56

Tabelle L. *Allgemeine Sterblichkeit und Sterblich-*
nach Alter und Geschlecht;
(Angaben des Sta-

Nr. d. dtsch. Todesurs.-Verz. 1950	Todesursachen	Geschlecht	Insgesamt		0—1		1—5		5—10	
			abs.	rel.	abs.	rel.	abs.	rel.	abs.	rel.
0	*Tuberkulose*									
00,01	Tuberkulose der Atmungs-organe	m	419	1,98	—	—	2	0,15	—	—
		w	218	0,91	—	—	—	—	—	—
02	Tuberkulose der Hirnhäute und des Zentralnervensystems	m	27	0,13	—	—	6	0,45	1	0,07
		w	18	0,08	2	0,65	2	0,16	6	0,42
03	Tuberkulose anderer Organe	m	28	0,13	—	—	—	—	1	0,07
		w	25	0,10	—	—	—	—	—	—
02 + 03	Tbc. der Hirnhäute usw. + Tbc. anderer Organe	m	55	0,26	—	—	6	0,45	2	0,13
		w	43	0,18	2	0,65	2	0,16	6	0,42
00—03	Tuberkulose insgesamt	m	474	2,24	—	—	8	0,61	2	0,13
		w	261	1,09	2	0,65	2	0,16	6	0,42
0—9	Allgemeine Todesursachen insgesamt	m	23861	112,98	1355	416,42	192	14,54	99	6,66
		w	23235	97,33	1054	342,43	129	10,30	68	4,79

keit an Tuberkulose in Bremen im Jahre 1954
absolute und relative Zahlen auf 10000 Einwohner
tistischen Landesamtes)

10—15		15—20		20—25		25—30		30—35		35—40		40—45	
abs.	rel.	abs.	rel.	abs.	rel.	abs.	rel.	abs.	rel.	abs.	rel.	abs.	rel.
—	—	—	—	1	0,53	4	2,02	5	2,54	4	2,80	7	3,05
—	—	1	0,42	—	—	3	1,34	1	0,39	4	2,23	5	1,85
—	—	—	—	—	—	1	0,45	—	—	1	0,56	—	—
—	—	2	0,84	—	—	1	0,51	—	—	—	—	—	—
1	0,42	—	—	—	—	—	—	—	—	—	—	—	—
—	—	2	0,84	—	—	1	0,51	—	—	—	—	—	—
1	0,42	—	—	—	—	1	0,45	—	—	1	0,56	—	—
—	—	2	0,84	1	0,53	5	2,53	5	2,54	4	2,80	7	3,05
1	0,42	1	0,42	—	—	4	1,78	1	0,39	5	2,79	5	1,85
10	3,95	24	10,11	32	16,92	31	15,66	31	15,76	28	19,63	72	31,37
4	1,67	17	7,07	14	7,05	20	8,91	29	11,18	31	17,31	71	26,23

an Tuberkulose in Nordrhein-Westfalen im Jahre 1954
absolute und relative Zahlen auf 10000 Einwohner
tistischen Landesamtes)

10—15		15—20		20—25		25—30		30—35		35—40		40—45	
abs.	rel.	abs.	rel.	abs.	rel.	abs.	rel.	abs.	rel.	abs.	rel.	abs.	rel.
2	0,03	8	0,13	30	0,52	59	1,07	68	1,46	54	1,69	117	2,42
3	0,05	13	0,22	36	0,70	56	0,99	80	1,33	42	1,01	66	1,07
2	0,03	3	0,05	4	0,07	—	—	1	0,02	—	—	—	—
5	0,09	9	0,15	7	0,14	7	0,12	2	0,03	2	0,05	2	0,03
1	0,02	6	0,09	2	0,03	6	0,11	4	0,09	2	0,06	3	0,06
2	0,04	1	0,02	5	0,10	2	0,04	2	0,03	10	0,24	6	0,10
3	0,05	9	0,14	6	0,10	6	0,11	5	0,11	2	0,06	3	0,06
7	0,13	10	0,17	12	0,23	9	0,16	4	0,07	12	0,29	8	0,13
5	0,09	17	0,27	36	0,63	65	1,18	73	1,57	56	1,75	120	2,48
10	0,18	23	0,38	48	0,94	65	1,15	84	1,40	54	1,30	74	1,20
333	5,78	763	11,92	1218	21,31	1014	18,40	995	21,43	810	25,37	1721	35,62
194	3,52	370	6,19	421	8,22	588	10,39	865	14,37	728	17,48	1614	26,27

keit an Tuberkulose in Hessen im Jahre 1954
absolute und relative Zahlen auf 10000 Einwohner
tistischen Landesamtes)

10—15		15—20		20—25		25—30		30—35		35—40		40—45	
abs.	rel.	abs.	rel.	abs.	rel.	abs.	rel.	abs.	rel.	abs.	rel.	abs.	rel.
1	0,06	—	—	5	0,33	17	1,07	18	1,26	20	2,10	30	1,98
—	—	2	0,11	12	0,80	7	0,41	18	0,94	6	0,48	17	0,87
1	0,06	2	0,11	—	—	1	0,06	1	0,07	—	—	1	0,07
2	0,12	2	0,11	—	—	—	—	—	—	—	—	1	0,05
—	—	1	0,05	1	0,07	3	0,19	—	—	1	0,11	—	—
—	—	1	0,06	—	—	—	—	—	—	1	0,08	1	0,05
1	0,06	3	0,16	1	0,07	4	0,25	1	0,07	1	0,11	1	0,07
2	0,12	3	0,17	—	—	—	—	—	—	1	0,08	2	0,10
2	0,11	3	0,16	6	0,39	21	1,32	19	0,33	21	2,21	31	2,05
2	0,12	5	0,28	12	0,80	7	0,41	18	0,94	7	0,55	19	0,98
96	5,39	208	11,44	309	20,11	223	14,04	263	18,38	225	23,67	473	31,24
62	3,65	99	5,61	118	7,90	172	10,08	244	12,72	212	16,80	432	22,23

Tabelle XLVIII

Nr.d.dtsch. Todesurs.-Verz. 1950	Todesursachen	Geschlecht	45—50 abs.	45—50 rel.	50—55 abs.	50—55 rel.	55—60 abs.	55—60 rel.	60—65 abs.	60—65 rel.
0	*Tuberkulose*									
00,01	Tuberkulose der Atmungs- organe	m	5	*2,06*	10	*4,52*	7	*4,29*	3	*2,21*
		w	3	*1,12*	3	*1,27*	5	*2,40*	3	*1,66*
02	Tuberkulose der Hirnhäute und des Zentralnervensystems	m	—	—	—	—	—	—	—	—
		w	—	—	—	—	—	—	—	—
03	Tuberkulose anderer Organe	m	1	*0,41*	2	*0,90*	—	—	1	*0,74*
		w	—	—	1	*0,42*	1	*0,48*	—	—
02 + 03	Tbc. der Hirnhäute usw. + Tbc. anderer Organe	m	1	*0,41*	2	*0,90*	—	—	1	*0,74*
		w	—	—	1	*0,42*	1	*0,48*	—	—
00—03	Tuberkulose insgesamt	m	6	*2,47*	12	*5,42*	7	*4,29*	4	*2,95*
		w	3	*1,12*	4	*1,69*	6	*2,88*	3	*1,66*
0—9	Allgemeine Todesursachen insgesamt	m	118	*48,61*	179	*80,85*	240	*147,25*	304	*224,07*
		w	101	*37,72*	140	*59,24*	163	*78,19*	235	*129,75*

Tabelle IL

Nr.d.dtsch. Todesurs.-Verz. 1950	Todesursachen	Geschlecht	45—50 abs.	45—50 rel.	50—55 abs.	50—55 rel.	55—60 abs.	55—60 rel.	60—65 abs.	60—65 rel.
0	*Tuberkulose*									
00,01	Tuberkulose der Atmungs- organe	m	209	*3,94*	288	*5,63*	281	*7,57*	241	*8,68*
		w	68	*1,11*	53	*0,97*	45	*0,98*	62	*1,65*
02	Tuberkulose der Hirnhäute und des Zentralnervensystems	m	2	*0,04*	3	*0,06*	4	*0,11*	4	*0,14*
		w	1	*0,02*	—	—	1	*0,02*	1	*0,03*
03	Tuberkulose anderer Organe	m	9	*0,17*	8	*0,16*	8	*0,22*	8	*0,29*
		w	10	*0,16*	10	*0,18*	10	*0,22*	12	*0,32*
02 + 03	Tbc. der Hirnhäute usw. + Tbc. anderer Organe	m	11	*0,21*	11	*0,22*	12	*0,32*	12	*0,43*
		w	11	*0,18*	10	*0,18*	11	*0,24*	13	*0,35*
00—03	Tuberkulose insgesamt	m	220	*4,14*	299	*5,85*	293	*7,90*	253	*9,11*
		w	79	*1,29*	63	*1,16*	56	*1,22*	75	*2,00*
0—9	Allgemeine Todesursachen insgesamt	m	3 164	*59,60*	5 081	*99,41*	6 273	*169,09*	7 031	*253,16*
		w	2 265	*36,93*	3 283	*60,34*	4 042	*87,75*	5 665	*150,81*

Tabelle L

Nr.d.dtsch. Todesurs.-Verz. 1950	Todesursachen	Geschlecht	45—50 abs.	45—50 rel.	50—55 abs.	50—55 rel.	55—60 abs.	55—60 rel.	60—65 abs.	60—65 rel.
0	*Tuberkulose*									
00,01	Tuberkulose der Atmungs- organe	m	30	*1,82*	58	*3,71*	51	*4,34*	67	*7,25*
		w	13	*0,67*	14	*0,80*	13	*0,86*	21	*1,67*
02	Tuberkulose der Hirnhäute und des Zentralnervensystems	m	4	*0,24*	2	*0,13*	2	*0,17*	2	*0,22*
		w	1	*0,05*	—	—	1	*0,07*	1	*0,08*
03	Tuberkulose anderer Organe	m	1	*0,06*	1	*0,06*	—	—	3	*0,32*
		w	1	*0,05*	1	*0,06*	3	*0,20*	4	*0,32*
02 + 03	Tbc. der Hirnhäute usw. + Tbc. anderer Organe	m	5	*0,30*	3	*0,19*	2	*0,17*	5	*0,54*
		w	2	*0,10*	1	*0,06*	4	*0,26*	5	*0,40*
00—03	Tuberkulose insgesamt	m	35	*2,13*	61	*3,90*	53	*4,51*	72	*7,79*
		w	15	*0,77*	15	*0,86*	17	*1,12*	26	*2,06*
0—9	Allgemeine Todesursachen insgesamt	m	839	*50,94*	1 420	*90,82*	1 684	*143,32*	2 050	*221,87*
		w	741	*38,05*	961	*54,91*	1 332	*87,68*	1 835	*145,60*

(Fortsetzung)

65—70		70—75		75—80		80—85		85—90		90 u. mehr		unbekannt	
abs.	rel.	abs.	rel.	abs.	rel.	abs.	rel.	abs.	rel.	abs.	rel.	abs.	rel.
8	6,86	6	6,68	5	8,57	2	7,85	1	14,95	—	—	—	—
5	3,46	8	7,39	5	6,94	3	9,50	—	—	—	—	—	—
—	—	—	—	—	—	—	—	—	—	—	—	—	—
—	—	—	—	—	—	—	—	—	—	—	—	—	—
—	—	1	1,11	1	1,71	—	—	—	—	—	—	—	—
1	0,69	—	—	1	1,39	—	—	—	—	—	—	—	—
—	—	1	1,11	1	1,71	—	—	—	—	—	—	—	—
1	0,69	—	—	1	1,39	—	—	—	—	—	—	—	—
8	6,86	7	7,80	6	10,29	2	7,85	1	14,95	—	—	—	—
6	4,15	8	7,39	6	8,33	3	9,50	—	—	—	—	—	—
421	361,22	483	537,98	490	840,19	332	1303,49	158	2361,73	36	3214,29	—	—
344	237,90	476	439,97	545	756,31	370	1171,26	224	2149,71	84	3620,69	—	—

(Fortsetzung)

65—70		70—75		75—80		80—85		85—90		90 u. mehr		unbekannt	
abs.	rel.	abs.	rel.	abs.	rel.	abs.	rel.	abs.	rel.	abs.	rel.	abs.	rel.
231	9,94	172	9,89	131	11,35	42	8,75	6	4,60	1	4,30	—	—
70	2,36	75	3,52	77	5,61	20	3,39	7	3,82	1	2,60	—	—
1	0,04	2	0,12	—	—	—	—	—	—	—	—	—	—
1	0,03	—	—	1	0,07	—	—	—	—	—	—	—	—
8	0,34	12	0,69	4	0,35	—	—	1	0,77	—	—	—	—
10	0,34	13	0,61	14	1,02	5	0,85	1	0,55	—	—	—	—
9	0,39	14	0,81	4	0,35	—	—	1	0,77	—	—	—	—
11	0,37	13	0,61	15	1,09	5	0,85	1	0,55	—	—	—	—
240	10,33	186	10,70	135	11,69	42	8,75	7	5,37	1	4,30	—	—
81	2,73	88	4,13	92	6,70	25	4,24	8	4,37	1	2,60	—	—
8816	379,34	10559	607,35	11334	981,60	7486	1559,29	3192	2448,04	822	3537,01	11	—
8077	271,84	10487	492,09	11787	858,57	8566	1453,02	3970	2166,68	1270	3304,71	3	—

(Fortsetzung)

65—70		70—75		75—80		80—85		85—90		90 u. mehr		unbekannt	
abs.	rel.	abs.	rel.	abs.	rel.	abs.	rel.	abs.	rel.	abs.	rel.	abs.	rel.
39	5,03	41	6,74	28	6,57	10	5,30	2	3,87	—	—	—	—
17	1,68	38	4,89	26	4,97	13	5,59	1	1,43	—	—	—	—
2	0,26	—	—	2	0,47	—	—	—	—	—	—	—	—
—	—	—	—	—	—	—	—	—	—	—	—	—	—
6	0,77	6	0,99	3	0,70	1	0,53	—	—	—	—	—	—
3	0,30	3	0,39	3	0,57	2	0,86	2	2,85	—	—	—	—
8	1,03	6	0,99	5	1,17	1	0,53	—	—	—	—	—	—
3	0,30	3	0,39	3	0,57	2	0,86	2	2,85	—	—	—	—
47	6,06	47	7,73	33	7,74	11	5,83	2	3,87	—	—	—	—
20	1,98	41	5,28	29	5,54	15	6,45	3	4,28	—	—	—	—
2732	352,53	3335	548,20	3964	929,45	2844	1507,71	1232	2382,52	318	3676,30	—	—
2654	262,42	3663	471,50	4245	811,34	3222	1384,44	1587	2264,23	405	2922,08	—	—

Tabelle LI. *Allgemeine Sterblichkeit und Sterblichkeit nach Alter und Geschlecht;*
(Angaben des Sta-

Nr. d. dtsch. Todesurs.-Verz. 1950	Todesursachen	Geschlecht	Insgesamt		0—1		1—5		5—10	
			abs.	rel.	abs.	rel.	abs.	rel.	abs.	rel.
0	*Tuberkulose*									
00,01	Tuberkulose der Atmungsorgane	m	397	2,59	1	0,34	1	0,09	—	—
		w	164	0,96	—	—	3	0,28	—	—
02	Tuberkulose der Hirnhäute und des Zentralnervensystems	m	16	0,10	3	1,03	4	0,35	1	0,10
		w	11	0,06	2	0,72	5	0,47	1	0,10
03	Tuberkulose anderer Organe	m	25	0,16	—	—	1	0,09	—	—
		w	22	0,13	—	—	2	0,19	1	0,10
02 + 03	Tbc. der Hirnhäute usw. + Tbc. anderer Organe	m	41	0,27	3	1,03	5	0,44	1	0,10
		w	33	0,19	2	0,72	7	0,65	2	0,20
00—03	Tuberkulose insgesamt	m	438	2,86	4	1,37	6	0,53	1	0,10
		w	197	1,15	2	0,72	10	0,93	2	0,20
0—9	Allgemeine Todesursachen insgesamt	m	17994	117,52	1540	526,41	201	17,80	87	8,38
		w	16503	96,18	1166	417,41	153	14,30	49	4,89

Tabelle LII. *Allgemeine Sterblichkeit und Sterblichkeit nach Alter und Geschlecht;*
(Angaben des Sta-

Nr. d. dtsch. Todesurs.-Verz. 1950	Todesursachen	Geschlecht	Insgesamt		0—1		1—5		5—10	
			abs.	rel.	abs.	rel.	abs.	rel.	abs.	rel.
0	*Tuberkulose*									
00,01	Tuberkulose der Atmungsorgane	m	656	2,02	2	0,36	4	0,19	—	—
		w	337	0,91	1	0,19	3	0,15	—	—
02	Tuberkulose der Hirnhäute und des Zentralnervensystems	m	41	0,13	4	0,72	12	0,56	—	—
		w	32	0,09	1	0,19	6	0,29	1	0,05
03	Tuberkulose anderer Organe	m	57	0,18	1	0,18	—	—	—	—
		w	62	0,17	2	0,37	1	0,05	1	0,05
02 + 03	Tbc. der Hirnhäute usw. + Tbc. anderer Organe	m	98	0,30	5	0,90	12	0,56	—	—
		w	94	0,25	3	0,56	7	0,34	2	0,09
00—03	Tuberkulose insgesamt	m	754	2,33	7	1,26	16	0,74	—	—
		w	431	1,17	4	0,75	10	0,49	2	0,09
0—9	Allgemeine Todesursachen insgesamt	m	35644	109,91	2545	456,83	429	19,94	183	7,94
		w	34464	93,37	1915	358,61	276	13,44	100	4,55

Tabelle LIII. *Allgemeine Sterblichkeit und Sterblich-*
nach Alter und Geschlecht;
(Angaben des Sta-

Nr. d. dtsch. Todesurs.-Verz. 1950	Todesursachen	Geschlecht	Insgesamt		0—1		1—5		5—10	
			abs.	rel.	abs.	rel.	abs.	rel.	abs.	rel.
0	*Tuberkulose*									
00,01	Tuberkulose der Atmungsorgane	m	1297	3,05	5	0,70	6	0,21	—	—
		w	614	1,25	4	0,60	7	0,26	1	0,03
02	Tuberkulose der Hirnhäute und des Zentralnervensystems	m	60	0,14	6	0,85	20	0,71	2	0,06
		w	46	0,09	5	0,74	15	0,56	2	0,07
03	Tuberkulose anderer Organe	m	80	0,19	2	0,28	—	—	2	0,06
		w	91	0,19	—	—	1	0,04	—	—
02 + 03	Tbc. der Hirnhäute usw. + Tbc. anderer Organe	m	140	0,33	8	1,13	20	0,71	4	0,13
		w	137	0,28	5	0,74	16	0,60	2	0,07
00—03	Tuberkulose insgesamt	m	1437	3,38	13	1,83	26	0,93	4	0,13
		w	751	1,53	9	1,34	23	0,86	3	0,10
0—9	Allgemeine Todesursachen insgesamt	m	49445	116,36	3707	522,11	595	21,27	253	7,95
		w	48425	98,59	2776	413,10	410	15,42	140	4,58

an Tuberkulose in Rheinland-Pfalz im Jahre 1954
absolute und relative Zahlen auf 10000 Einwohner
tistischen Landesamtes)

10—15		15—20		20—25		25—30		30—35		35—40		40—45	
abs.	rel.	abs.	rel.	abs.	rel.	abs.	rel.	abs.	rel.	abs.	rel.	abs.	rel.
1	0,08	1	0,07	8	0,66	15	1,27	7	0,70	9	1,35	22	2,09
1	0,08	2	0,15	8	0,70	16	1,25	15	1,11	10	1,12	11	0,82
—	—	1	0,07	2	0,17	—	—	1	0,10	—	—	2	0,19
1	0,08	2	0,15	—	—	—	—	—	—	—	—	—	—
—	—	—	—	—	—	1	0,08	—	—	1	0,15	3	0,29
—	—	—	—	1	0,09	2	0,16	—	—	—	—	—	—
—	—	1	0,07	2	0,17	1	0,08	1	0,10	1	0,15	5	0,48
1	0,08	2	0,15	1	0,09	2	0,16	—	—	—	—	—	—
1	0,08	2	0,14	10	0,83	16	1,36	8	0,80	10	1,50	27	2,57
2	0,16	4	0,29	9	0,79	18	1,41	15	1,11	10	1,12	11	0,82
84	6,46	198	13,91	267	22,04	275	23,35	199	19,82	199	29,90	410	39,03
55	4,38	104	7,59	96	8,39	156	12,22	183	13,57	155	17,36	356	26,44

an Tuberkulose in Baden-Württemberg im Jahre 1954
absolute und relative Zahlen auf 10000 Einwohner
tistischen Landesamtes)

10—15		15—20		20—25		25—30		30—35		35—40		40—45	
abs.	rel.	abs.	rel.	abs.	rel.	abs.	rel.	abs.	rel.	abs.	rel.	abs.	rel.
1	0,03	3	0,10	9	0,34	26	1,05	34	1,61	26	1,84	48	2,08
—	—	6	0,20	9	0,36	24	0,90	39	1,34	15	0,76	29	0,96
2	0,07	1	0,03	2	0,08	2	0,08	2	0,09	3	0,21	2	0,09
—	—	1	0,03	4	0,16	1	0,04	—	—	1	0,05	2	0,07
1	0,03	1	0,03	1	0,04	2	0,08	5	0,24	1	0,07	4	0,17
1	0,04	1	0,03	3	0,12	2	0,07	2	0,07	2	0,10	2	0,07
3	0,10	2	0,07	3	0,11	4	0,16	7	0,33	4	0,28	6	0,26
1	0,04	2	0,07	7	0,28	3	0,11	2	0,07	3	0,15	4	0,13
4	0,14	5	0,16	12	0,45	30	1,21	41	1,94	30	2,13	54	2 34
1	0,04	8	0,27	16	0,64	27	1,01	41	1,40	18	0,92	33	1,10
184	6,30	410	13,39	501	18,81	466	18,84	413	19,54	324	22,98	768	33,29
109	3,86	167	5,65	171	6,86	272	10,19	400	13,69	355	18,09	768	25,52

keit an Tuberkulose in Bayern im Jahre 1954
absolute und relative Zahlen auf 10000 Einwohner
tistischen Landesamtes)

10—15		15—20		20—25		25—30		30—35		35—40		40—45	
abs.	rel.	abs.	rel.	abs.	rel.	abs.	rel.	abs.	rel.	abs.	rel.	abs.	rel.
2	0,05	4	0,10	15	0,48	35	1,15	54	1,95	38	2,01	87	2,87
2	0,05	5	0,13	14	0,44	31	0,89	55	1,41	36	1,37	50	1,26
—	—	2	0,05	1	0,03	2	0,07	1	0,04	1	0,05	6	0,20
4	0,11	2	0,05	3	0,09	1	0,03	—	—	1	0,04	—	—
4	0,10	—	—	3	0,10	—	—	5	0,18	2	0,11	5	0,17
—	—	5	0,13	2	0,06	3	0,99	1	0,03	1	0,04	6	0,15
4	0,10	2	0,05	4	0,13	2	0,07	6	0,22	3	0,16	11	0,36
4	0,11	7	0,18	5	0,16	4	0,12	1	0,03	2	0,08	6	0,15
6	0,15	6	0,15	19	0,60	37	1,21	60	2,17	41	2,17	98	3,23
6	0,16	12	0,31	19	0,60	35	1,01	56	1,44	38	1,45	56	1,41
231	5,96	458	11,66	658	20,84	606	19,85	573	20,68	491	25,99	1113	36,73
126	3,37	237	6,19	237	7,46	362	10,45	636	16,30	490	18,70	1098	27,65

Tabelle LI

Nr. d. dtsch. Todesurs.-Verz. 1950	Todesursachen	Geschlecht	45—50 abs.	45—50 rel.	50—55 abs.	50—55 rel.	55—60 abs.	55—60 rel.	60—65 abs.	60—65 rel.
0	*Tuberkulose*									
00,01	Tuberkulose der Atmungsorgane	m	44	*3,85*	67	*6,13*	59	*7,30*	39	*6,36*
		w	6	*0,45*	13	*1,07*	16	*1,54*	10	*1,18*
02	Tuberkulose der Hirnhäute und des Zentralnervensystems	m	1	*0,09*	—	—	—	—	—	—
		w	—	—	—	—	—	—	—	—
03	Tuberkulose anderer Organe	m	3	*0,26*	5	*0,46*	3	*0,37*	2	*0,33*
		w	3	*0,22*	3	*0,25*	1	*0,10*	2	*0,24*
02 + 03	Tbc. der Hirnhäute usw. + Tbc. anderer Organe	m	4	*0,35*	5	*0,46*	3	*0,37*	2	*0,33*
		w	3	*0,22*	3	*0,25*	1	*0,10*	2	*0,24*
00—03	Tuberkulose insgesamt	m	48	*4,20*	72	*6,59*	62	*7,67*	41	*6,68*
		w	9	*0,67*	16	*1,32*	17	*1,64*	12	*1,42*
0—9	Allgemeine Todesursachen insgesamt	m	718	*62,81*	1081	*98,90*	1282	*158,52*	1377	*224,39*
		w	531	*39,43*	698	*57,51*	959	*92,41*	1286	*152,36*

Tabelle LII

Nr. d. dtsch. Todesurs.-Verz. 1950	Todesursachen	Geschlecht	45—50 abs.	45—50 rel.	50—55 abs.	50—55 rel.	55—60 abs.	55—60 rel.	60—65 abs.	60—65 rel.
0	*Tuberkulose*									
00,01	Tuberkulose der Atmungsorgane	m	62	*2,57*	79	*3,50*	106	*6,32*	67	*5,28*
		w	30	*1,03*	20	*0,78*	26	*1,18*	17	*0,94*
02	Tuberkulose der Hirnhäute und des Zentralnervensystems	m	4	*0,17*	3	*0,13*	1	*0,06*	—	—
		w	2	*0,07*	3	*0,12*	2	*0,09*	2	*0,11*
03	Tuberkulose anderer Organe	m	8	*0,33*	9	*0,40*	6	*0,36*	2	*0,16*
		w	5	*0,17*	4	*0,16*	6	*0,27*	6	*0,33*
02 + 03	Tbc. der Hirnhäute usw. + Tbc. anderer Organe	m	12	*0,50*	12	*0,53*	7	*0,42*	2	*0,16*
		w	7	*0,24*	7	*0,27*	8	*0,36*	8	*0,44*
00—03	Tuberkulose insgesamt	m	74	*3,06*	91	*4,03*	113	*6,74*	69	*5,44*
		w	37	*1,27*	27	*1,05*	34	*1,54*	25	*1,38*
0—9	Allgemeine Todesursachen insgesamt	m	1282	*53,06*	1984	*87,94*	2539	*151,40*	2886	*227,60*
		w	995	*34,18*	1520	*59,24*	1987	*89,95*	2645	*146,21*

Tabelle LIII

Nr. d. dtsch. Todesurs.-Verz. 1950	Todesursachen	Geschlecht	45—50 abs.	45—50 rel.	50—55 abs.	50—55 rel.	55—60 abs.	55—60 rel.	60—65 abs.	60—65 rel.
0	*Tuberkulose*									
00,01	Tuberkulose der Atmungsorgane	m	130	*4,13*	184	*6,07*	212	*9,13*	164	*9,20*
		w	37	*0,97*	41	*1,17*	50	*1,62*	51	*2,02*
02	Tuberkulose der Hirnhäute und des Zentralnervensystems	m	2	*0,06*	3	*0,10*	—	—	3	*0,17*
		w	2	*0,05*	2	*0,06*	3	*0,10*	1	*0,04*
03	Tuberkulose anderer Organe	m	8	*0,25*	8	*0,26*	5	*0,22*	13	*0,73*
		w	5	*0,13*	11	*0,31*	5	*0,16*	9	*0,36*
02 + 03	Tbc. der Hirnhäute usw. + Tbc. anderer Organe	m	10	*0,32*	11	*0,36*	5	*0,22*	16	*0,90*
		w	7	*0,18*	13	*0,37*	8	*0,26*	10	*0,40*
00—03	Tuberkulose insgesamt	m	140	*4,45*	195	*6,44*	217	*9,35*	180	*10,10*
		w	44	*1,16*	54	*1,54*	58	*1,88*	61	*2,42*
0—9	Allgemeine Todesursachen insgesamt	m	1874	*59,57*	3038	*100,26*	3777	*162,66*	4322	*242,40*
		w	1489	*39,09*	2168	*61,91*	2802	*91,03*	3769	*149,57*

(Fortsetzung)

65—70		70—75		75—80		80—85		85—90		90 u. mehr		unbekannt	
abs.	rel.	abs.	rel.	abs.	rel.	abs.	rel.	abs.	rel.	abs.	rel.		
47	9,20	39	9,45	29	10,34	6	5,05	2	6,33	—	—	—	—
17	2,52	18	3,51	14	4,14	4	2,70	—	—	—	—	—	—
1	0,20	—	—	—	—	—	—	—	—	—	—	—	—
—	—	—	—	—	—	—	—	—	—	—	—	—	—
2	0,39	—	—	3	1,07	1	0,84	—	—	—	—	—	—
3	0,44	—	—	2	0,59	2	1,35	—	—	—	—	—	—
3	0,59	—	—	3	1,07	1	0,84	—	—	—	—	—	—
3	0,44	—	—	2	0,59	2	1,35	—	—	—	—	—	—
50	9,79	39	9,45	32	11,41	7	5,89	2	6,33	—	—	—	—
20	2,96	18	3,51	16	4,73	6	4,06	—	—	—	—	—	—
1899	371,69	2472	599,19	2805	1000,46	1870	1573,01	831	2631,41	199	3956,26	—	—
1890	279,92	2517	490,17	2910	861,15	2002	1353,25	943	2115,77	294	3168,10	—	—

(Fortsetzung)

65—70		70—75		75—80		80—85		85—90		90 u. mehr		unbekannt	
abs.	rel.	abs.	rel.	abs.	rel.	abs.	rel.	abs.	rel.	abs.	rel.		
71	6,52	62	7,08	43	7,53	12	5,02	1	1,59	—	—	—	—
33	2,22	48	4,21	24	3,26	11	3,42	2	2,11	—	—	—	—
2	0,18	—	—	—	—	1	0,42	—	—	—	—	—	—
4	0,27	2	0,18	—	—	—	—	—	—	—	—	—	—
3	0,28	8	0,91	4	0,70	1	0,42	—	—	—	—	—	—
5	0,34	7	0,61	4	0,54	7	2,17	1	1,05	—	—	—	—
5	0,46	8	0,91	4	0,70	2	0,84	—	—	—	—	—	—
9	0,61	9	0,79	4	0,54	7	2,17	1	1,05	—	—	—	—
76	6,98	70	7,99	47	8,23	14	5,86	1	1,59	—	—	—	—
42	2,83	57	5,00	28	3,80	18	5,59	3	3,16	—	—	—	—
3997	367,03	5154	588,36	5748	1006,65	3887	1626,36	1588	2520,63	356	3236,36	—	—
3764	253,30	5479	480,61	6210	842,61	4586	1424,22	2120	2231,58	625	3289,47	—	—

(Fortsetzung)

65—70		70—75		75—80		80—85		85—90		90 u. mehr		unbekannt	
abs.	rel.	abs.	rel.	abs.	rel.	abs.	rel.	abs.	rel.	abs.	rel.		
130	8,88	146	12,84	62	8,02	15	4,41	7	7,78	1	6,25	—	—
80	3,94	70	4,64	55	5,56	23	5,29	2	1,55	—	—	—	—
3	0,20	5	0,44	2	0,26	1	0,29	—	—	—	—	—	—
2	0,10	2	0,13	1	0,10	—	—	—	—	—	—	—	—
9	0,61	5	0,44	6	0,78	2	0,59	1	1,11	—	—	—	—
13	0,64	14	0,93	9	0,91	5	1,15	1	0,78	—	—	—	—
12	0,82	10	0,88	8	1,03	3	0,88	1	1,11	—	—	—	—
15	0,74	16	1,06	10	1,01	5	1,15	1	0,78	—	—	—	—
142	9,70	156	13,72	70	9,06	18	5,29	8	8,89	1	6,25	—	—
95	4,68	86	5,70	65	6,57	28	6,44	3	2,33	—	—	—	—
5479	374,25	6838	601,41	7535	974,80	5173	1521,48	2225	2472,20	495	3093,75	4	—
5425	266,98	7438	492,58	8780	887,75	6295	1447,16	2918	2262,00	826	3754,55	3	—

Nr. d. dtsch. Todesurs.-Verz. 1950	Todesursachen	Geschlecht	Insgesamt		0—1		1—5		5—10	
			abs.	rel.	abs.	rel.	abs.	rel.	abs.	rel.
0	*Tuberkulose*									
00,01	Tuberkulose der Atmungs- organe	m	450	*4,83*	1	*1,14*	—	—	—	—
		w	191	*1,51*	—	—	—	—	—	—
02	Tuberkulose der Hirnhäute und des Nervenzentrums	m	7	*0,08*	—	—	2	*0,51*	1	*0,20*
		w	8	*0,06*	—	—	2	*0,54*	1	*0,21*
03	Tuberkulose anderer Organe	m	17	*0,18*	—	—	1	*0,26*	—	—
		w	13	*0,10*	—	—	—	—	—	—
02 + 03	Tbc. der Hirnhäute usw. + Tbc. anderer Organe	m	24	*0,26*	—	—	3	*0,77*	1	*0,20*
		w	21	*0,17*	—	—	2	*0,54*	1	*0,21*
00—03	Tuberkulose insgesamt	m	474	*5,09*	1	*1,14*	3	*0,77*	1	*0,20*
		w	212	*1,68*	—	—	2	*0,54*	1	*0,21*
0—9	Allgemeine Todesursachen insgesamt	m	14 425	*154,92*	489	*555,70*	110	*28,13*	23	*4,64*
		w	16 040	*127,17*	409	*498,78*	76	*20,43*	20	*4,16*

Nr. d. dtsch. Todesurs.-Verz. 1950	Todesursachen	Geschlecht	55—60		60—65		65—70		70—75	
			abs.	rel.	abs.	rel.	abs.	rel.	abs.	rel.
0	*Tuberkulose*									
00,01	Tuberkulose der Atmungs- organe	m	61	*8,89*	71	*12,03*	70	*13,67*	46	*12,50*
		w	15	*1,36*	14	*1,39*	23	*2,78*	14	*2,43*
02	Tuberkulose der Hirnhäute und des Nervenzentrums	m	1	*0,15*	—	—	—	—	—	—
		w	—	—	—	—	1	*0,12*	1	*0,17*
03	Tuberkulose anderer Organe	m	1	*0,15*	2	*0,34*	2	*0,39*	1	*0,27*
		w	1	*0,09*	—	—	1	*0,12*	3	*0,52*
02 + 03	Tbc. der Hirnhäute usw. + Tbc. anderer Organe	m	2	*0,29*	2	*0,34*	2	*0,39*	1	*0,27*
		w	1	*0,09*	—	—	2	*0,24*	4	*0,69*
00—03	Tuberkulose insgesamt	m	63	*9,18*	73	*12,37*	72	*14,06*	47	*12,77*
		w	16	*1,44*	14	*1,39*	25	*3,02*	18	*3,12*
0—9	Allgemeine Todesursachen insgesamt	m	1289	*187,90*	1624	*275,25*	2161	*422,06*	2420	*657,61*
		w	1039	*93,86*	1464	*145,67*	2093	*252,77*	2579	*447,74*

Tabelle LIVa: *Allgemeine Sterblichkeit und Sterblichkeit an Tuberkulose in der Deutschen Bundes-*

Nr. d. dtsch. Todesurs.-Verz. 1950	Todesursachen	Geschlecht	Insgesamt		0—1		1—5		5—10	
			abs.	rel.	abs.	rel.	abs.	rel.	abs.	rel.
00,01	Tuberkulose der Atmungs- organe	m	6071	*2,6*	17	*0,4*	26	*0,2*	4	*0,02*
		w	2772	*1,1*	14	*0,4*	24	*0,2*	3	*0,02*
02	Tuberkulose der Hirnhäute und des Zentralnervensystem	m	265	*0,13*	25	*0,62*	72	*0,48*	16	*0,08*
		w	227	*0,07*	22	*0,62*	59	*0,45*	18	*0,08*
03	Tuberkulose anderer Organe	m	370	*0,17*	3	*0,08*	3	*0,02*	3	*0,02*
		w	405	*0,13*	3	*0,08*	6	*0,05*	4	*0,02*
02 + 03	Tbc. der Hirnhäute usw. + Tbc. anderer Organe	m	635	*0,3*	28	*0,7*	75	*0,5*	19	*0,1*
		w	632	*0,2*	25	*0,7*	65	*0,5*	22	*0,1*
00—03	Tuberkulose insgesamt	m	6706	*2,9*	45	*1,1*	101	*0,7*	23	*0,12*
		w	3404	*1,3*	39	*1,1*	89	*0,7*	25	*0,12*
0—9	Allgemeine Todesursachen insgesamt	m	265 665	*114,1*	19 084	*474,5*	2740	*18,3*	1238	*7,5*
		w	249 899	*95,3*	14 269	*377,9*	1983	*14,0*	712	*4,5*

Nr. d. dtsch. Todesurs.-Verz. 1950	Todesursachen	Geschlecht	45—50		50—55		55—60		60—65	
			abs.	rel.	abs.	rel.	abs.	rel.	abs.	rel.
00,01	Tuberkulose der Atmungs- organe	m	585	*3,3*	864	*5,1*	877	*6,9*	735	*7,5*
		w	202	*1,0*	177	*0,9*	186	*1,1*	230	*1,7*
02	Tuberkulose der Hirnhäute und des Zentralnervensystems	m	17	*0,1*	14	*0,07*	10	*0,07*	11	*0,12*
		w	6	*0,02*	7	*0,03*	8	*0,06*	5	*0,03*
03	Tuberkulose anderer Organe	m	36	*0.2*	43	*0,23*	31	*0,23*	35	*0,38*
		w	25	*0,08*	35	*0,17*	34	*0,24*	38	*0,27*
02 + 03	Tbc. der Hirnhäute usw. + Tbc. anderer Organe	m	53	*0,3*	57	*0,3*	41	*0,3*	46	*0,5*
		w	31	*0,1*	32	*0,2*	42	*0,3*	43	*0,3*
00—03	Tuberkulose insgesamt	m	638	*3,6*	921	*5,4*	918	*7,2*	781	*8,0*
		w	233	*1,1*	219	*1,1*	228	*1,4*	273	*2,0*
0—9	Allgemeine Todesursachen insgesamt	m	9996	*56,6*	16 129	*95,5*	19 934	*157,3*	22 995	*235,5*
		w	7667	*36,8*	11 023	*58,9*	14 319	*87,8*	19 690	*146,6*

| 10—20 | | 20—30 | | 30—35 | | 35—40 | | 40—45 | | 45—50 | | 50—55 | |
abs.	rel.	abs.	rel.	abs.	rel.	abs.	rel.	abs.	rel.	abs.	rel.	abs.	rel.
2	0,13	17	1,66	10	2,16	9	2,30	29	4,10	35	4,04	61	7,18
2	0,13	14	1,17	17	2,23	14	2,21	13	1,19	13	1,07	12	1,06
—	—	—	—	—	—	—	—	—	—	1	0,12	2	0,24
—	—	1	0,08	1	0,13	—	—	—	—	—	—	1	0,09
2	0,13	1	0,10	1	0,22	1	0,26	2	0,28	1	0,12	2	0,24
—	—	—	—	—	—	—	—	1	0,09	1	0,08	1	0,09
2	0,13	1	0,10	1	0,22	1	0,26	2	0,28	2	0,23	4	0,47
—	—	1	0,08	1	0,13	—	—	1	0,09	1	0,08	2	0,18
4	0,26	18	1,76	11	2,37	10	2,55	31	4,38	37	4,27	65	7,65
2	0,13	15	1,26	18	2,37	14	2,21	14	1,28	14	1,15	14	1,24
125	7,98	167	16,34	95	20,47	95	24,23	274	38,70	530	61,13	923	108,59
69	4,45	129	10,82	112	14,72	148	23,34	303	27,65	467	38,37	689	60,81

| 75—80 | | 80—85 | | 85 u. mehr | |
abs.	rel.	abs.	rel.	abs.	rel.
22	10,38	14	17,95	2	9,52
27	7,40	9	5,70	4	7,02
—	—	—	—	—	—
—	—	—	—	—	—
—	—	—	—	—	—
2	0,55	3	1,90	—	—
—	—	—	—	—	—
2	0,55	3	1,90	—	—
22	10,38	14	17,95	2	9,52
29	7,95	12	7,59	4	7,02
2221	1047,65	1336	1712,89	543	2585,71
3069	840,81	2100	1329,11	1274	2235,11

* (Angaben des Statistischen Landesamtes)
** (Angaben des Statistischen Bundesamtes)

*republik im Jahre 1954 nach Alter und Geschlecht — absolute und relative Zahlen auf 10 000 Einwohner***

| 10—15 | | 15—20 | | 20—25 | | 25—30 | | 30—35 | | 35—40 | | 40—45 | |
abs.	rel.	abs.	rel.	abs.	rel.	abs.	rel.	abs.	rel.	abs.	rel.	abs.	rel.
10	0,05	25	0,1	83	0,5	206	1,2	237	1,6	189	1,8	388	2,4
10	0,1	41	0,2	97	0,6	188	1,0	255	1,2	140	1,0	223	1,0
8	0,05	12	0,05	13	0,06	6	0,03	9	0,06	4	0,03	12	0,08
14	0,07	17	0,06	18	0,12	11	0,05	4	0,02	7	0,06	5	0,02
8	0,05	14	0,05	8	0,04	17	0,07	20	0,14	11	0,07	19	0,12
6	0,03	11	0,04	13	0,07	12	0,05	6	0,03	17	0,14	19	0,08
16	0,1	26	0,1	21	0,1	23	0,1	29	0,2	15	0,1	31	0,2
20	0,1	28	0,1	31	0,2	23	0,1	10	0,05	24	0,2	24	0,1
26	0,15	51	0,2	104	0,6	229	1,3	266	1,8	204	1,9	419	2,6
30	0,2	69	0,3	128	0,8	211	1,1	265	1,25	164	1,2	247	1,1
1193	5,8	2571	11,9	3587	20,1	3218	18,6	3057	20,1	2571	24,7	5715	34,7
690	3,5	1245	6,0	1340	7,9	1961	10,5	2946	14,3	2493	17,7	5434	25,6

| 65—70 | | 70—75 | | 75—80 | | 80—85 | | 85—90 | | 90 u. mehr | | unbekannt |
abs.	rel.	abs.	rel.	abs.	rel.	abs.	rel.	abs.	rel.	abs.	rel.	abs.
659	8,1	601	9,5	411	9,6	125	6,7	27	5,2	2	2,1	—
272	2,5	333	4,2	256	4,9	98	4,2	22	3,0	1	0,6	—
18	0,23	9	0,13	7	0,17	2	0,12	—	—	—	—	—
11	0,1	8	0,1	4	0,07	2	0,1	1	0,14	—	—	—
37	0,47	38	0,57	30	0,73	9	0,48	5	1,0	—	—	—
42	0,4	53	0,7	46	0,83	27	1,1	7	0,96	1	0,6	—
55	0,7	47	0,7	37	0,9	11	0,6	5	1,0	—	—	—
53	0,5	61	0,8	50	0,9	29	1,2	8	1,1	1	0,6	—
714	8,8	648	10,2	448	10,5	136	7,3	32	6,2	2	2,1	—
325	3,0	394	5,0	306	5,8	127	5,4	30	4,1	2	1,2	—
29791	364,3	36666	581,8	40797	955,9	28405	1524,7	12690	2431,0	3273	3481,9	15
28026	259,9	37936	474,3	44065	835,0	32797	1397,4	16127	2176,4	5170	3314,1	6

Tabelle LV. *Tuberkulose-„Letalität" nach Regierungsbezirken in Bayern*
(bezogen auf den Bestand an Ia + Ib)

Regierungsbezirke	1951 %	1952 %	1953 %	1954 %
Oberbayern	10,7	8,2	7,3	6,9
Niederbayern	11,6	10,4	6,7	8,2
Oberpfalz	13,3	9,0	7,2	8,6
Oberfranken	12,7	11,5	9,2	10,9
Mittelfranken	10,9	8,4	8,1	8,3
Unterfranken	11,7	11,0	7,9	8,6
Schwaben	10,2	8,9	8,5	8,6
Lindau	—	6,3	5,6	7,1
Bayern	11,4	9,3	7,8	8,3

Tabelle LVI. *Tuberkulose-„Letalität" nach Regierungsbezirken in Niedersachsen*
(bezogen auf den Bestand an Ia + Ib)

Regierungsbezirke	1951 %	1952 %	1953 %	1954 %
Hannover	8,9	7,4	5,1	5,2
Hildesheim	9,9	7,2	6,0	6,1
Lüneburg	10,5	7,0	6,0	6,2
Stade	6,1	5,0	5,1	6,2
Osnabrück	5,8	5,4	4,7	5,7
Aurich	7,8	6,3	4,2	4,6
Braunschweig.	9,0	7,1	5,5	5,6
Oldenburg	6,7	5,3	5,0	5,7
Niedersachsen	9,0	6,4	5,3	5,7

Tabelle LVII. *Neuerkrankungen und Bestand an tuberkulöser Meningitis in den Ländern der Bundesrepublik Deutschland und in West-Berlin 1954*
absolute und relative Zahlen auf 10000 Einwohner
(Aus den Länderstatistiken)

<table>
<tr><td rowspan="3">Länder</td><td rowspan="3"></td><td colspan="8">Neuerkrankungen</td><td colspan="8">Bestand</td></tr>
<tr><td colspan="4">männlich</td><td colspan="4">weiblich</td><td colspan="4">männlich</td><td colspan="4">weiblich</td></tr>
<tr><td>0—1</td><td>1—5</td><td>5—10</td><td>üb. 10</td><td>0—1</td><td>1—5</td><td>5—10</td><td>üb. 10</td><td>0—1</td><td>1—5</td><td>5—10</td><td>üb. 10</td><td>0—1</td><td>1—5</td><td>5—10</td><td>üb. 10</td></tr>
<tr><td rowspan="2">Schleswig-Holstein</td><td>abs.</td><td>2</td><td>6</td><td>1</td><td>18</td><td>2</td><td>4</td><td>2</td><td>14</td><td>1</td><td>19</td><td>20</td><td>39</td><td>—</td><td>17</td><td>14</td><td>37</td></tr>
<tr><td>rel.</td><td>1,23</td><td>0,89</td><td>0,12</td><td>0,22</td><td>1,31</td><td>0,63</td><td>0,25</td><td>0,13</td><td>0,62</td><td>2,90</td><td>2,49</td><td>0,43</td><td>—</td><td>2,76</td><td>1,82</td><td>0,34</td></tr>
<tr><td rowspan="2">Hamburg</td><td>abs.</td><td>—</td><td>1</td><td>2</td><td>3</td><td>—</td><td>1</td><td>1</td><td>5</td><td>—</td><td>2</td><td>6</td><td>6</td><td>—</td><td>2</td><td>2</td><td>10</td></tr>
<tr><td>rel.</td><td>—</td><td>0,28</td><td>0,39</td><td>0,04</td><td>—</td><td>0,29</td><td>0,21</td><td>0,06</td><td>—</td><td>0,56</td><td>1,20</td><td>0,08</td><td>—</td><td>0,59</td><td>0,42</td><td>0,12</td></tr>
<tr><td rowspan="2">Niedersachsen</td><td>abs.</td><td>4</td><td>26</td><td>17</td><td>45</td><td>3</td><td>26</td><td>6</td><td>55</td><td>—</td><td>35</td><td>26</td><td>56</td><td>1</td><td>31</td><td>24</td><td>85</td></tr>
<tr><td>rel.</td><td>0,78</td><td>1,24</td><td>0,74</td><td>0,17</td><td>0,62</td><td>1,32</td><td>0‘27</td><td>0,18</td><td>—</td><td>1,69</td><td>1,12</td><td>0,22</td><td>0,20</td><td>1,60</td><td>1,09</td><td>0,28</td></tr>
<tr><td rowspan="2">Bremen</td><td>abs.</td><td>1</td><td>—</td><td>—</td><td>4</td><td>—</td><td>—</td><td>2</td><td>4</td><td>1</td><td>5</td><td>5</td><td>22</td><td>—</td><td>4</td><td>10</td><td>20</td></tr>
<tr><td>rel.</td><td>2,63</td><td>—</td><td>—</td><td>0,16</td><td>—</td><td>—</td><td>1,03</td><td>0,14</td><td>2,53</td><td>3,20</td><td>2,46</td><td>0,87</td><td>—</td><td>2,74</td><td>5,18</td><td>0,69</td></tr>
<tr><td rowspan="2">Nordrhein-Westfalen</td><td>abs.</td><td>7</td><td>35</td><td>25</td><td>53</td><td>5</td><td>33</td><td>20</td><td>69</td><td>4</td><td>67</td><td>54</td><td>120</td><td>5</td><td>59</td><td>55</td><td>144</td></tr>
<tr><td>rel.</td><td>0,63</td><td>0,82</td><td>0,54</td><td>0,09</td><td>0,47</td><td>0,82</td><td>0,45</td><td>0,10</td><td>0,35</td><td>1,56</td><td>1,15</td><td>0,20</td><td>0,46</td><td>1,45</td><td>1,23</td><td>0,22</td></tr>
<tr><td rowspan="2">Hessen</td><td>abs.</td><td colspan="2">15</td><td>10</td><td>19</td><td colspan="2">11</td><td>12</td><td>16</td><td>2</td><td>15</td><td>27</td><td>37</td><td>2</td><td>13</td><td>24</td><td>39</td></tr>
<tr><td>rel.</td><td colspan="2">0,91</td><td>0,67</td><td>0,11</td><td colspan="2">0,70</td><td>0,85</td><td>0,08</td><td>0,61</td><td>1,15</td><td>1,80</td><td>0,20</td><td>0,64</td><td>1,05</td><td>1,68</td><td>0,19</td></tr>
<tr><td rowspan="2">Baden-Württemberg</td><td>abs.</td><td colspan="8">keine Angaben</td><td colspan="3">0—15
68</td><td>üb.15
51</td><td colspan="3">0—15
61</td><td>üb.15
54</td></tr>
<tr><td>rel.</td><td colspan="8"></td><td colspan="3">0,86</td><td>0,20</td><td colspan="3">0,80</td><td>0,18</td></tr>
<tr><td rowspan="2">Bayern</td><td>abs.</td><td colspan="3">0—15
54</td><td>üb.15
19</td><td colspan="3">0—15
55</td><td>üb.15
24</td><td>4</td><td>31</td><td>26</td><td>47</td><td>1</td><td>27</td><td>27</td><td>62</td></tr>
<tr><td>rel.</td><td colspan="3">0,51</td><td>0,06</td><td colspan="3">0,54</td><td>0,06</td><td>0,56</td><td>1,11</td><td>0,81</td><td>0,13</td><td>0,15</td><td>1,02</td><td>0,88</td><td>0,15</td></tr>
<tr><td rowspan="2">West-Berlin</td><td>abs.</td><td>—</td><td>4</td><td>2</td><td>2</td><td>2</td><td>4</td><td>5</td><td>9</td><td colspan="2">11</td><td>5—15
9</td><td>üb.15
5</td><td colspan="2">5</td><td>5—15
20</td><td>üb.15
6</td></tr>
<tr><td>rel.</td><td>—</td><td>1,02</td><td>0,40</td><td>0,02</td><td>2,44</td><td>1,07</td><td>1,04</td><td>0,07</td><td colspan="2">2,35</td><td>0,70</td><td>0,07</td><td colspan="2">1,12</td><td>1,60</td><td>0,05</td></tr>
</table>

18

273

Tabelle LVIII. *Sterblichkeit an Tuberkulose der Atmungsorgane in verschiedenen Ländern im Jahre 1955 nach Alter und Geschlecht auf 100 000 Einwohner*
(unter 1 Jahr auf 100 000 Lebendgeborene)
(aus « Statistiques Epidémiologiques et Démographiques Annuelles 1953 » — WHO/Genf 1956 — S. 326/327)

Land	Ge-schlecht	Jedes Alter	Altersgruppe in Jahren																	
			-1	1-4	5-9	10-14	15-19	20-24	25-29	30-34	35-39	40-44	45-49	50-54	55-59	60-64	65-69	70-74	75-79	80-84	85 u.m.

Tuberkulose der Atmungsorgane (B 1)

Land	Ge-schlecht	Jedes Alter	-1	1-4	5-9	10-14	15-19	20-24	25-29	30-34	35-39	40-44	45-49	50-54	55-59	60-64	65-69	70-74	75-79	80-84	85 u.m.
Canada ohne Yukon u. d. nordwestl. Territ.	m	12,3	4,7	1,4	1,5	0,6	2,0	5,1	7,3	11,0	11,8	13,7	17,5	22,8	28,1	38,3	48,4	47,6	54,1	36,1	38,0
	w	7,5	2,0	2,4	0,5	2,2	3,2	8,8	10,6	10,4	9,2	8,1	8,4	9,0	8,6	11,2	16,0	19,3	25,9	32,9	25,6
Vereinigte Staaten Gesamt	m	16,1	1,4	1,2	0,2	0,3	1,4	3,6	5,5	8,2	12,2	18,0	25,6	33,5	41,2	51,4	61,8	59,1	69,3	65,3	60,2
	w	6,5	1,2	0,8	0,2	0,3	2,0	4,5	6,3	7,8	7,7	8,5	7,9	8,8	8,7	11,8	16,1	17,7	27,2	33,2	29,3
Weiße	m	13,8	0,9	0,9	0,1	0,1	0,6	1,9	3,0	4,6	8,0	13,7	20,5	27,2	36,4	45,6	57,3	54,7	67,3	64,1	60,7
	w	5,1	0,6	0,5	0,1	0,1	0,8	2,1	3,8	5,0	5,5	6,2	6,1	6,0	7,1	9,8	13,8	16,5	25,4	33,3	29,5
Farbige	m	36,2	4,7	3,5	0,4	1,3	6,8	16,9	27,1	39,8	52,0	57,1	73,5	94,0	94,6	124,1	122,2	117,1	97,2	81,6	55,6
	w	18,7	4,5	3,0	0,8	2,1	10,6	22,5	25,3	31,2	26,3	27,9	24,6	36,0	27,0	36,6	48,0	34,1	55,6	31,7	27,8
Ceylon	m	28,6	1,2	3,2	2,6	1,0	5,4	15,5	23,8	33,3	43,5	52,7	72,6	108,7	87,0	119,5	107,9	141,5	65,2	73,3	100,0
	w	25,2	6,4	3,5	2,0	3,1	13,0	28,6	41,0	34,3	50,8	47,4	58,3	60,3	57,6	49,3	49,0	60,0	85,7	53,8	30,0
Israel (jüd. Bevölk.)	m	10,8	8,8	1,2	—	1,8	1,6	3,3	5,2	5,2	8,6	5,1	24,4	20,7	18,5	37,0	54,4	91,9		165,8	
	w	6,2	—	—	—	—	—	3,4	6,6	3,7	7,9	5,2	18,8	5,6	20,8	20,5	13,5	29,7		54,6	
Japan	m	63,9	7,9	9,0	3,5	3,6	18,5	56,9	90,7	98,1	99,1	106,1	116,2	131,4	158,2	190,7	215,0	192,2	150,0	82,7	
	w	46,7	9,0	9,6	4,7	7,2	28,7	65,7	89,5	81,3	68,9	61,2	59,6	64,6	77,1	85,6	80,9	80,1	125,8	42,0	
Deutschland Bundesrepublik	m	26,8	6,4	1,9	0,6	0,4	1,1	5,9	12,9	16,2	21,2	22,5	33,6	50,5	62,8	79,2	95,2	95,5	106,4	72,5	53,5
	w	11,4	5,7	2,0	0,3	0,6	2,5	6,6	9,8	10,7	9,2	9,8	10,3	10,0	13,3	20,3	35,4	45,9	50,7	48,5	24,7
West-Berlin	m	47,0	—	2,4	—	—	4,3	11,8	25,2	15,0	33,8	34,7	51,7	81,3	94,2	104,2	112,2	104,7	139,3	101,1	
	w	16,2	—	7,7	—	1,2	5,6	12,7	18,3	21,0	12,7	13,1	14,9	9,7	11,8	18,1	35,2	26,8	60,7	76,9	
Österreich	m	41,2	17,0	2,0	0,4	2,0	0,9	5,8	14,5	14,0	24,9	23,6	17,5	75,5	102,8	118,7	142,1	150,5	163,6	134,8	173,5
	w	19,4	4,0	1,5	0,4	1,7	6,7	9,5	14,8	15,1	11,7	14,1	14,9	11,7	27,0	35,7	44,6	70,5	115,9	98,0	36,8
Dänemark	m	9,5	2,5	—	—	—	1,3	0,7	5,4	5,7	8,6	16,0	15,5	19,0	20,9	23,2	13,2	23,1	53,6	61,5	38,0
	w	6,0	—	0,7	—	—	0,7	2,1	6,6	5,6	9,8	6,3	6,8	3,7	6,7	10,1	13,1	12,8	34,2	66,7	39,2
Finnland	m	55,9	6,4	3,1	1,3	1,7	10,6	26,8	42,8	50,4	49,8	62,5	89,0	117,4	170,3	238,0	225,1	232,6	312,8	172,8	38,5
	w	26,7	2,3	0,5	1,4	1,8	9,0	25,5	43,1	30,5	33,2	26,0	29,1	33,1	31,0	49,7	66,4	98,6	115,9	99,4	131,1

Frankreich	m	44,2	14,4	1,8	0,4	0,2	2,3	8,9	19,0	27,3	41,4	57,5	80,9	93,7	103,3	119,8	115,1	120,0	104,1	80,7	52,5
	w	19,2	9,7	1,1	0,5	0,5	4,1	10,8	18,2	24,5	24,7	21,6	23,0	21,0	21,5	25,7	36,7	46,6	58,0	55,1	49,6
Norwegen	m	17,9	—	2,4	—	—	3,9	4,5	8,1	14,8	17,3	20,5	23,1	33,1	34,3	48,0	62,8	58,8	67,3	32,1	56,0
	w	9,2	—	0,9	—	—	2,0	5,6	7,6	14,2	12,7	11,6	10,7	8,5	11,7	7,8	25,1	18,1	24,7	43,4	53,6
Niederlande	m	8,5	0,8	0,9	—	0,5	0,2	1,7	6,8	8,7	8,4	9,0	12,2	14,9	21,3	26,3	28,9	40,6	37,3	26,8	12,6
	w	5,8	—	0,5	0,2	0,7	2,0	3,5	4,9	6,1	4,1	6,5	6,6	8,1	8,8	10,1	17,1	35,0	31,7	16,2	14,9
Portugal	m	66,5	60,4	29,0	6,1	5,3	14,5	58,4	67,8	76,1	85,6	105,8	121,8	152,4	151,6	175,5	145,7	137,1	94,3	58,0	
	w	35,5	44,0	25,3	7,2	6,0	25,4	44,1	41,0	46,7	41,6	40,7	47,8	44,8	52,1	50,9	50,7	60,8	55,6	28,8	
Großbritannien England u. Wales	m	25,7	4,3	0,7	0,4	0,3	1,8	7,1	12,7	18,3	19,7	22,9	33,8	49,8	63,2	80,5	91,6	68,0	58,4	26,3	14,7
	w	10,8	3,0	1,4	0,5	0,3	3,2	12,2	16,7	18,0	14,9	14,3	10,7	12,6	11,9	14,3	16,4	16,1	16,7	11,5	8,6
Schottland	m	29,6	8,5	2,2	0,9	0,5	2,9	14,9	26,2	29,2	36,8	31,2	44,0	49,0	79,0	97,4	69,2	62,3	51,0	46,8	—
	w	16,3	6,8	3,5	—	2,6	11,7	27,0	35,4	31,4	23,0	22,7	17,6	12,8	14,1	16,2	17,1	14,9	11,7	13,6	—
Nord-Irland	m	21,3	—	—	—	—	1,8	7,8	15,5	17,4	26,3	15,8	35,4	43,4	46,4	85,0	94,3	63,6	62,0	32,3	—
	w	15,9	7,2	—	—	—	1,9	21,4	36,4	37,0	18,0	14,8	23,3	9,9	20,1	16,4	31,0	32,1	25,3	38,5	25,6
Saarland	m	35,3	—	2,9	—	—	—	5,4	2,9	20,0	25,8	30,0	67,6	91,8	86,6	122,3	90,7	171,6	106,9	61,3	
	w	12,0	—	—	—	—	2,4	13,8	7,5	7,7	19,9	18,9	4,9	14,1	42,0	32,3	29,5	24,9	14,1	—	
Schweden	m	15,4	3,5	—	0,3	1,2	0,9	6,3	6,8	13,1	12,3	13,3	18,9	25,7	33,0	33,5	42,6	55,7	54,4	57,2	63,8
	w	10,0	1,9	—	—	0,4	1,0	7,2	8,1	11,2	10,7	10,3	11,0	11,6	9,7	15,7	18,4	39,2	38,5	44,4	36,0
Schweiz	m	23,6	2,3	1,8	0,5	0,6	1,8	6,4	9,3	13,4	22,9	26,5	27,9	36,1	51,2	67,1	78,5	74,9	102,3	120,2	243,1
	w	14,1	—	1,9	—	—	3,1	4,9	8,4	11,7	15,1	13,5	10,5	14,3	9,0	20,7	33,9	65,4	99,6	88,7	60,6
Australien (ohne d. Eingeb.)	m	15,1	1,9	0,5	—	—	0,3	1,5	2,7	4,2	11,2	11,7	21,1	29,5	43,2	59,2	64,5	91,6	100,2	42,7	41,4
	w	4,7	1,0	0,3	—	0,6	—	0,7	2,7	5,1	7,2	7,8	9,0	7,4	6,6	4,7	14,1	8,8	30,3	12,6	27,1
Neuseeland (ohne d. Maoris)	m	12,4	—	1,1	—	1,3	—	1,5	—	4,3	12,1	13,7	15,2	21,7	37,5	52,5	48,2	57,0	62,0	26,8	—
	w	6,6	—	1,2	—	—	—	3,2	2,9	11,5	7,4	9,3	8,8	16,1	9,2	15,0	13,7	10,3	16,3	33,3	45,4

Anhang

1. Bericht über die Tagung der Norddeutschen Tuberkulosegesellschaft am 17./18. Juni 1955 in Lübeck

Anläßlich der Tagung der *Norddeutschen Tuberkulosegesellschaft* in Lübeck im Juni 1955 berichtete CATEL über seine bisherigen Erfahrungen mit der BCG-Schutzimpfung: von 70000 in Hessen Geimpften erkrankten 45 = 6/10000 an einer Tuberkulose, darunter 2 an tuberkulöser Meningitis. Von 92000 Nichtgeimpften erkrankten 318 = 35/10000 und davon 274 an Meningitis. 99,5% der Geimpften waren 3—5 Wochen nach der Impfung tuberkulinpositiv. 92% der Geimpften reagierten noch nach 38 Monaten tuberkulinpositiv. CATEL betonte, daß gelegentlich nicht bedrohliche Komplikationen an der Inokulationsstelle auftreten, daß auch die Berichte über gelegentliche Entwicklung einer Lungen- oder Skelettuberkulose zugegeben werden müssen; es sei jedoch *niemals eine Generalisation* beobachtet worden. Die BCG-Schutzimpfung ist nach CATEL von allen prophylaktischen Maßnahmen mit den größten Erfolgen und den geringsten Komplikationen ausgezeichnet. CATEL fordert die Impfung im 1. Trimenon und bei Schuleintritt. Die Impfprophylaxe müßte ergänzt werden durch

1. Asylierung der chronisch Offentuberkulösen in würdiger Form,
2. Röntgenreihenuntersuchungen gefährdeter Altersklassen,
3. Ausmerzung der tuberkulös verseuchten Rinderbestände.

Über die schwedischen Erfahrungen mit der BCG-Schutzimpfung berichtete DAHLSTRÖM:
Die ungenügenden Ergebnisse der anfangs peroral durchgeführten Impfungen führten zur Anwendung der von DAHLGREN im Jahre 1927 eingeführten intracutanen BCG-Impfung (0,05 mg BCG-Bacillenmasse). Für die Schutzimpfung gelten folgende Überlegungen:

1. Eine Vaccinationsimmunität ohne positive Hauttuberkulinreaktion besteht praktisch nicht.
2. Die Impfung kommt nur für tuberkulinnegative Personen in Frage.
3. Geimpfte Personen sollen 6—8 Wochen vor einer Ansteckung geschützt werden.

Lokale oder allgemeine Impfkomplikationen wurden in Schweden nicht beobachtet. Der erworbene Schutz ist allerdings nicht absolut, und der Wert der Impfung variiert mit den epidemiologischen Verhältnissen. Nach DAHLSTRÖM sind Tuberkulose-Morbidität und -Mortalität in den skandinavischen Ländern seit Beginn der Impfära ständig zurückgegangen.
Die Impfaktion umfaßt in Schweden folgende Personengruppen:

1. Neugeborene — auf freiwilliger Basis
2. Schulanfänger
3. Wehrpflichtige
4. Krankenpflegepersonal sowie Angehörige von Tuberkulösen wegen erhöhter Gefährdung.

Bei einem Vergleich zwischen rund 26000 Nichtgeimpften und etwa 36000 BCG-geimpften Wehrpflichtigen ergab sich, daß 6 Monate nach der Impfung 12,7/10000 der Geimpften an Primärtuberkulose und Pleuritis exsudativa erkrankt waren gegenüber 57,5/10000 der Vergleichsgruppe. Für die postprimäre Lungentuberkulose betrug die Morbidität 4,1/10000 der Geimpften und 14,6/10000 der Nichtgeimpften.
Über die in Braunschweig auf freiwilliger Basis durchgeführte Impfung der Neugeborenen berichtete DANNENBAUM. Die Mehrzahl (88%) der Neugeborenen konnte durch Klinik- oder Hausimpfung erfaßt werden. Eine eventuell erforderliche Isolierung exponierter und geimpfter Säuglinge wird finanziell von der LVA Braunschweig übernommen.

Lokale Impfreaktionen sind bei Neugeborenen nur in geringem Umfange aufgetreten, größere Ulcerationen wurden selten, zweimal Einschmelzungen der korrespondierenden Lymphknoten beobachtet. Frühgeborene werden erst nach Erreichung von 2,5 kg Eigengewicht und vor Entlassung aus der Frühgeborenenstation geimpft. Die zum Nachweis der Impfreaktion erforderliche Nachuntersuchung konnte nur bei einem Drittel der Säuglinge vorgenommen werden. In etwa 93% der Fälle konnte ein positives Impfergebnis festgestellt werden. Dabei führten die gebräuchlichen skandinavischen und deutschen Impfstoffe sowie der Trockenimpfstoff der Behring-Werke zum selben Ergebnis. Dies bestätigte bezüglich des Trockenimpfstoffes auch KINDOR (Ratzeburg).

BERG weist darauf hin, daß trotz des Ausbleibens negativer Folgen bei etwa 65 000 Impfungen das Interesse der Ärzteschaft in bezug auf die BCG-Schutzimpfung wohl als psychologische Nachwirkung der Lübecker Katastrophe relativ gering geblieben sei.

VON STRANSKY (Mölln) hält es für möglich, daß der Abfall der Erkrankungsziffern die Folge des erhöhten Absterbens der Chronisch-Tuberkulösen infolge der Belastungen der ersten Nachkriegsjahre darstellt; er befürchtet, daß ein Wiederansteigen der Erkrankungen erfolgen wird, da die Offentuberkulösen durch Chemotherapie und Chirurgie länger am Leben bleiben und damit mehr Möglichkeiten haben, die Tuberkulose weiterzuverbreiten.

Die Diskussion der Berichte führte zu dem Ergebnis, daß die BCG-Schutzimpfung als prophylaktische Maßnahme trotz vorhandener Widerstände voranzutreiben sei.

2. Tuberkulose-Fürsorge der Deutschen Bundesbahn in den Berichtsjahren 1954 und 1955

1. Zahl der Tuberkulosefälle

Im Berichtsjahr 1954 wurden 5411 und im Berichtsjahr 1955 4748 neue Tuberkulosefälle gemeldet oder festgestellt.

Davon entfielen auf	*1954*	*1955*
Beamte	928	716
Arbeiter und Angestellte	1613	1238
Pensionäre	149	197
Rentenempfänger	198	186
Ehefrauen von Beamten	297	317
Ehefrauen von Arbeitern und Angestellten	383	378
Ehefrauen von Pensionären	144	148
Ehefrauen von Rentenempfängern	113	102
Kinder von Beamten	628	589
Kinder von Arbeitern und Angestellten	773	731
Kinder von Pensionären	65	50
Kinder von Rentenempfängern	120	96

Von den 5411 bzw. 4748 neuen Fällen waren

ansteckend mit positivem Bacillenbefund	486	448
ansteckend ohne positiven Bacillenbefund	222	259
aktive nicht ansteckende (geschlossene) Tbc.	1805	1555
inaktive Tbc.	2416	2049
extrapulmonale Tbc.	482	437

Die Zahl der bei den Bezirksfürsorgen des Sozialwerks der Deutschen Bundesbahn in Betreuung stehenden Tuberkulosekranken betrug am Ende der Berichtsjahre

	1954	*1955*
bei männlichen Kranken	11485	11638
bei weiblichen Kranken	6938	7066

so daß sich die Gesamtzahl am Ende der Geschäftsjahre auf 18423 bzw. 18704 belief.

Ferner wurden 1954 16096, im Jahr 1955 18610 Überwachungsfälle bei inaktiver Tbc. oder Tbc.-Verdacht gezählt.

278

2. Zahl der Heilstättenkuren (einschl. Krankenhausbehandlung)

Von den beantragten 6023 (1954) bzw. 5281 (1955) Heilstättenkuren und Krankenhausbehandlungen wurden 5472 bzw. 4778 bewilligt, und zwar für

	1954	1955
Beamte	782	679
Arbeiter und Angestellte	1484	1218
Ehefrauen von Beamten	341	338
Ehefrauen von Arbeitern und Angestellten	442	371
Kinder von Beamten	503	444
Kinder von Arbeitern und Angestellten	699	591
Versorgungsempfänger	821	850
Ehefrauen von Versorgungsempfängern	175	171
Kinder von Versorgungsempfängern	225	116
Zusammen	5472	4778

3. Kosten in eigenen und fremden Heilstätten und in Krankenhäusern

Kostenaufwand für 1 Kranken	Bundesbahn-Heilstätten		fremde Heilstätten		Kranken-häuser		
	1954	1955	1954	1955	1954	1955	
a) Bedienstete	1415	1442	1306	1317	814	863	DM
b) Ehefrauen	775	840	1699	1708	828	1035	DM
c) Kinder	1147	1309	1373	1484	802	1030	DM

Durchschnittliche Behandlungsdauer

	Bundesbahn-Heilstätten		fremde Heilstätten		Kranken-häuser		
a) Bedienstete	127	128	109	112	77	74	Tage
b) Ehefrauen	80	83	138	139	76	93	Tage
c) Kinder	121	129	174	182	84	104	Tage

Durchschnittlicher Kostenaufwand für einen Verpflegungstag

	Bundesbahn-Heilstätten		fremde Heilstätten		Kranken-häuser		
a) Bedienstete	11,12	11,18	12,00	11,75	10,56	11,60	DM
b) Ehefrauen	9,62	10,20	12,23	12,22	10,76	11,06	DM
c) Kinder	!9,43	10,08	7,85	8,12	9,53	9,90	DM

Kostenaufwand insgesamt	Bundesbahn-Heilstätten	fremde Heilstätten	Kranken-häuser	
1954	2281850	2646613	1041704	DM
1955	2651821	2214397	986338	DM

4. Vor- und Nachfürsorge, sowie wirtschaftliche Fürsorge

Die Vor- und Nachfürsorge und die wirtschaftliche Fürsorge obliegt den Bezirksfürsorgen des Sozialwerks der Deutschen Bundesbahn.

Die Ausgaben der Bezirksfürsorgen haben betragen:

	1954	1955	
Vor- und Nachfürsorge	733463	713913	DM
Krankenhausbehandlung und Asylierung	549442	531742	DM
Wirtschaftliche Fürsorge	2241392	2414847	DM
Vorbeugende Tbc.-Fürsorge und Kinderfürsorge	2806538	2779478	DM
Gehälter und Löhne für die in der Tbc.-Fürsorge arbeitenden Personen und Betriebskosten für die Tbc.-Fürsorge	971821	1036272	DM
Zusammen:	7302656	7476252	DM

5. Gesamtkosten der Tuberkulose-Fürsorge

	1954	1955
Abgeschlossene Kuren in Bundesbahn-Heilstätten	2 281 850	2 651 821 DM
Abgeschlossene Kuren in fremden Heilstätten	2 646 613	2 214 397 DM
Behandlungen in Krankenhäusern	1 041 704	986 338 DM
Nebenkosten und sonstige Leistungen	95 444	105 784 DM
Zuschüsse an die Bezirksfürsorge	5 900 000	5 900 000 DM
Kosten der am Jahresende noch nicht abgeschlossenen oder abgerechneten Kuren rund	100 000	276 000 DM
so daß insgesamt aufgewendet wurden:	12 065 611	12 134 340 DM

6. Zahl der bahnärztlich und fürsorgerisch überwachten offentuberkulösen Bediensteten nach dem Stande am Ende des Berichtsjahres 1955

(die Zahlen für 1954 sind in Klammern angegeben)

Bundesbahndirektion

Augsburg	35	(39)	von insges. 13 270 Bediensteten
Essen	36	(34)	von insges. 48 964 Bediensteten
Frankfurt/Main . . .	41	(52)	von insges. 38 012 Bediensteten
Hamburg	103	(103)	von insges. 37 018 Bediensteten
Hannover	82	(77)	von insges. 57 022 Bediensteten
Karlsruhe	12	(16)	von insges. 33 346 Bediensteten
Kassel	16	(18)	von insges. 19 245 Bediensteten
Köln	53	(37)	von insges. 35 735 Bediensteten
Mainz	9	(4)	von insges. 29 506 Bediensteten
München	53	(73)	von insges. 33 150 Bediensteten
Münster	17	(31)	von insges. 27 291 Bediensteten
Nürnberg	21	(32)	von insges. 32 365 Bediensteten
Regensburg	38	(46)	von insges. 20 670 Bediensteten
Stuttgart	13	(24)	von insges. 32 301 Bediensteten
Trier	17	(43)	von insges. 10 390 Bediensteten
Wuppertal	20	(14)	von insges. 35 046 Bediensteten
Insgesamt:	566	(643)	von insg. 503 331 Bediensteten

Die Überwachung der offentuberkulösen Bediensteten erstreckt sich in Zusammenarbeit zwischen den Oberbahnärzten, den Bahnärzten und den Bezirksfürsorgen auf die dienstliche Verwendung, Überprüfung des Arbeitsplatzes, Einleitung von Umgebungsuntersuchungen und sonstiger fürsorgerischer Maßnahmen sowie die Durchführung von Krankenhausbehandlungen und Heilstätten-Kuren.

7. Dienstliche Verwendung der offentuberkulösen Bediensteten

A. Zahl der offentuberkulösen oder fakultativ offentuberkulösen *aktiven* Bediensteten (Bedienstete, für die das Zurruhesetzungsverfahren oder das Invalidisierungsverfahren eingeleitet ist, sind nicht mitgezählt). . . . . 566 (643) Bedienstete

B. Von den unter A. gezählten Bediensteten befinden sich zur Zeit im Dienst . . . . 71 (111) Bedienstete

C. Von den unter A. gezählten Bediensteten befinden sich in Heilstätten oder Krankenhäusern oder sind z. Z. arbeitsunfähig . . 484 (532) Bedienstete

Von den unter B. gezählten Bediensteten befinden sich

im Innendienst	25	(39) Bedienstete
im Aufsichtsdienst	2	(3) Bedienstete
im Schrankenwärterdienst	6	(10) Bedienstete
in handwerklicher Tätigkeit	12	(27) Bedienstete
in sonstigem Dienst	26	(32) Bedienstete

Von den unter B. gezählten Bediensteten

konnten in ihrem bisherigen Dienst verbleiben . . . . . 58 (88) Bedienstete
wurden unter Berücksichtigung ihrer Erkrankung auf einem
anderen Arbeitsplatz untergebracht . . . . 13 (22) Bedienstete
ist ein Wechsel des Arbeitsplatzes noch erforderlich bei . . 0 (1) Bedienstete

3. Tuberkulosehilfe bei der Deutschen Bundespost

1. Die *Tuberkulosestatistik* der Deutschen Bundespost hat ergeben, daß Tuberkuloseerkrankungen unter dem Personal der DBP nicht häufiger auftreten als in der Gesamtbevölkerung. Auch bei ihr sind die Fälle in Großstädten häufiger als auf dem Lande. Die DBP hat keine eigenen Tbc.-Krankenhäuser oder Heime. Das ist nicht Aufgabe der DBP, sondern Aufgabe der Gesundheitsverwaltungen.

2. Bei der *Einstellung* von Bewerbern für den Postdienst und auch bei ihrer Übernahme in das Beamtenverhältnis finden Tauglichkeitsuntersuchungen statt. Dafür bestehen *Tauglichkeitsrichtlinien*. Tuberkulose schließt grundsätzlich die Tauglichkeit für den anstrengenden, den Witterungseinflüssen besonders ausgesetzten Postdienst aus. Für Kriegsbeschädigte mit geschlossener Tuberkulose und bei Anstellungsuntersuchungen sind mildere Bestimmungen vorgesehen.

3. Falls ein Postbediensteter *an Tuberkulose erkrankt*, dann obliegt die Heilfürsorge

a) bei den in der gesetzlichen Rentenversicherung Versicherten (Arbeitern, Angestellten bis DM 750,— Monatseinkommen) den *Rentenversicherungsträgern* (LVA, BfA). Diese führen die Heilfürsorge durch.

b) Bei den *nicht* in der gesetzlichen Rentenversicherung Versicherten, also den Beamten, Angestellten mit mehr als DM 750,— Monatseinkommen, obliegt die Heilfürsorge den *Landesfürsorgeverbänden*. Diese erhalten von der DBP den Betrag der Beihilfe, den die DBP nach den Beihilfegrundsätzen ihren Bediensteten zahlen kann (entsprechend den VO über Tbc.-Hilfe vom 8. 9. 1942 und den dazu erlassenen Durchführungsbestimmungen.) Falls der Postbedienstete darüber hinaus durch die Tuberkuloseerkrankung in eine Notlage kommt, kann ihm eine Unterstützung gewährt werden. Dies gilt sowohl für den unter a) als auch unter b) angeführten Personenkreis.

Diese Regelung gilt entsprechend auch bei Erkrankungen von Familienangehörigen.

4. An Tuberkulose erkrankte Postbedienstete genießen einen besonderen *Schutz vor vorzeitiger Zurruhesetzung oder Entlassung*. Nach Verfügungen des Reichspostministeriums und des Bundespostministeriums soll er erst dann pensioniert werden, wenn mit der Wiederherstellung der Dienstfähigkeit in absehbarer Zeit nicht mehr gerechnet werden kann. Da nach § 45 BBG Beamte, die wegen Dienstunfähigkeit entlassen worden waren, wieder als Beamte eingestellt werden können, wenn sie wieder dienstfähig geworden sind, wird die Frage der Zurruhesetzung im allgemeinen 2 Jahre nach Beginn der Erkrankung von den Oberpostdirektionen geprüft.

5. Tuberkulosekranke, die geheilt sind, werden *weiterbeschäftigt*, dabei wird auf ihren Gesundheitszustand Rücksicht genommen, damit sie sich langsam wieder in den Dienst einleben können. Soweit ohne Gefährdung des Publikums und der Mitarbeiter möglich, werden auch an offener Lungentuberkulose leidende Postbedienstete beschäftigt, allerdings abgesondert von dem übrigen Personal.

6. Allgemeine *Röntgenreihenuntersuchungen* führt die Post nicht durch (Kostenfrage, technische Durchführung auf dem Lande bei den über das ganze Land verteilten Postdienststellen sehr schwierig, Reisekosten, Vertreterkosten). Es sind aber bei Auftreten von Tuberkuloseerkrankungen bei im Dienst befindlichen Personen *Umgebungsuntersuchungen* vorgeschrieben, die auf Kosten der Deutschen Bundespost durchgeführt werden. Die Mitarbeiter des Erkrankten sollen dabei erfaßt werden.

7. Falls notwendig, bemüht sich auch die *Wohnungsfürsorge* der DBP im Rahmen des Möglichen, in Tuberkulosefällen für ausreichenden Wohnraum der betroffenen Familie des Postbediensteten zu sorgen.

8. Die von der Deutschen Bundespost durchgeführte *Kinderfürsorge* (Verschickung der Kinder auf vier bis sechs Wochen) dient der Vorbeugung gegen Erkrankungen, damit auch gegen Tuberkuloseerkrankungen.

Tuberkulosestatistik der Bundespost

	1950	1951	1952	1953	1954	1955
Zu Beginn des Jahres Erkrankte . .	1906	2870	3267	3409	3720	3832
Am Schluß des Jahres Erkrankte .	2717	3152	3326	3488	3832	4016
	+801	+282	+159	+79	+112	+184
Personalstand am Schluß des Jahres	294353	303074	321468	333903	365009	360008
Zugang im Lauf des Jahres	+14893	+8721	+18394	+12435	+31106	—5001
%-Satz an Tuberkulosekranken auf das Personal bezogen	0,92	1,04	1,03	1,04	1,05	1,11

Tuberkulosefürsorge

Für die Bekämpfung der Tuberkulose unter den Postbediensteten und ihren Angehörigen sind aufgewendet worden:

	1951	1952	1953	1954	1955
a) für Heilverfahren . . . . . DM	414651	576204	618254	537479	810921
b) für die Unterbringung von Kindern in Kindererholungsheimen . . . . DM	293443	359701	411957	333940	436899
c) für amtsärztliche Untersuchungen . . . . DM	17357	17391	18833	17986	31874
d) für Heil- und Stärkungsmittel und für andere Maßnahmen . DM	64535	74700	100548	75434	138451
Zusammen . . . . DM	789986	1027996	1149592	964839	1418145

4. Schreiben des Innenministeriums Baden-Württemberg an die Landesärztekammer Baden-Württemberg vom 13. Juli 1954 betr. Röntgenuntersuchung aller werdenden Mütter und Wöchnerinnen auf Tuberkulose

Innenministerium
Baden-Württemberg
Nr. X 2305/52

Stuttgart, den 13. Juli 1954

An die
Landesärztekammer
Baden-Württemberg
Stuttgart-Degerloch
Jahnstraße 32.

Betreff: Röntgenuntersuchungen aller werdenden Mütter und Wöchnerinnen auf Tuberkulose.

Anlagen: o.

In Niedersachsen ist die Frage der Röntgenuntersuchung werdender Mütter und Wöchnerinnen auf Tuberkulose aufgeworfen worden. Das Innenministerium Baden-Württemberg steht auf dem Standpunkt, daß es sich bei der rechtzeitigen Erfassung tuberkulosekranker Schwangerer um eine wichtige Aufgabe der vorbeugenden Medizin handelt, bei der die behandelnden Ärzte, in zweiter Linie auch die Hebammen, weitgehend eingeschaltet werden müssen. Der behandelnde Arzt sollte jede werdende Mutter, die ihn zwecks Feststellung oder Überprüfung ihres Zustandes aufsucht, darauf hinweisen, daß in der Schwangerschaft eine erhöhte Tuberkulosegefährdung besteht und daß dementsprechend eine Röntgenuntersuchung während der Schwangerschaft möglichst nicht zu lange Zeit vor der Entbindung angezeigt ist. Eine solche Belehrung der werdenden Mütter ist auch notwendig, um zu verhüten, daß Frauen mit ansteckender Tuberkulose in Entbindungsanstalten eingewiesen werden. Das Innenministerium bittet, die Ärzteschaft in geeigneter Weise darauf hinzuweisen.

Im Auftrag (gez.) *Dr. Unger*

5. Neufassung der Erläuterungen zur Führung der Tuberkulosestatistik in den Gesundheitsämtern

(Nach den Beschlüssen des Arbeitsausschusses für Tuberkulosefürsorge vom 28. September 1950, 1. April 1951 und 10. Juni 1955).

A. Aktive Tuberkulosen bzw. Fürsorgefälle (I a- bis I d-Fälle)

„Fürsorgefälle": Fürsorgefälle sind klinisch gesprochen alle Fälle von *aktiver* Tuberkulose, d. h. alle tuberkulösen Erkrankungen, bei denen das Krankheitsgeschehen im Einzelorgan oder im Gesamtorganismus noch nachweisbare Zeichen der „Tätigkeit" aufweist.

1. „Ia- oder Fa-Fälle": Hierher gehören alle Fälle von klinisch oder röntgenologisch nachweisbarer Lungentuberkulose, bei denen in den letzten 12 Monaten noch Tuberkelbacillen im Auswurf nachweisbar waren. Dabei ist Voraussetzung, daß zum Nachweis alle in Betracht kommenden Verfahren angewendet werden (Gewinnung des Auswurfmateriales: Sputum, Kehlkopfabstrich, Magensaft; Untersuchungsverfahren: Ausstrich, Kulturverfahren).

2. „Ib- oder Fb-Fälle": Hierher gehören alle Fälle von Lungentuberkulose, bei denen unter Anwendung der obengenannten Verfahren Bacillen nicht gefunden werden, bei denen aber der sonstige Befund für eine ansteckungsfähige Tuberkulose spricht, bei denen besonders die Dichte und Qualität der Röntgenschatten oder das Vorhandensein von Kavernen und katarrhalischen Geräuschen für Infektiosität sprechen.

Sind bei den Fällen der Gruppe I a oder F a nach eingehenden mehrfachen Untersuchungen keine Tuberkelbacillen mehr nachgewiesen worden, so ist es der Entscheidung des Tuberkulose-Fürsorgearztes überlassen, den Kranken nach I c oder F c überzuführen. Dies hat frühestens nach 12 Monaten und spätestens 24 Monate nach dem letzten Bacillenbefund zu geschehen.

3. „Ic- oder Fc-Fälle": Hierher gehören

1. diejenigen Patienten, die eine Erkrankung im Sinne der Ziffer 1 und 2 durchgemacht haben, aber noch Aktivitätszeichen seitens des Organismus, z. B. subfebrile Temperaturschwankungen, ausgesprochene Verschiebungen im Blutbild, Gewichtsschwankungen (mit Vorsicht) oder Veränderungen an den Lungen zeigen, z. B. ständiger Katarrh und vor allem noch Neigung zu Neuherdbildung oder unscharfen Verschattungen infiltrativer Art (bei einwandfreien Röntgenaufnahmen, nicht Schirmbild),

2. diejenigen Patienten mit *beginnender Tuberkulose der Lungen,* bei denen nach dem Allgemeinbefund, dem klinischen und vor allem Röntgenbefunde (Röntgenserien) mit einer Entwicklung zur ansteckungsfähigen Lungentuberkulose zu rechnen ist,

3. alle Fälle von intrathorakalen Lymphknotenerkrankungen, d. h. die echte Bronchialdrüsentuberkulose der Kinder und Jugendlichen und alle tumorigen Hilusdrüsenverschattungen (nicht aber die sog. verstärkte Hiluszeichnung bei tuberkulinpositiven Kindern und Jugendlichen),

4. alle Formen von *Pleuritis* exsudativa, bei denen sich ein anderer Ursprung nicht mit Sicherheit nachweisen läßt,

5. alle Fälle positiver Tuberkulinreaktion ohne klinischen Befund bis zum vollendeten zweiten Lebensjahr; Lungeninfiltrierungen bei tuberkulinpositiven Kindern, akute und subakute Miliarstreuungen.

Da im Gegensatz zur Gruppe Fa die Diagnose der Gruppen Fb und Fc nicht auf bakteriologischer, sondern auf klinischer Grundlage beruht, bedürfen *diese Fälle besonders sorgfältiger diagnostischer Überprüfung* mit allen zur Verfügung stehenden Mitteln und sorgfältiger *fürsorgerischer Überwachung.*

Es muß aber unter allen Umständen vermieden werden, daß diese wichtigen Gruppen zu einem Sammelbecken ungeklärter und unklarer Fälle werden, die dann mit allen Nachteilen für den Betroffenen wie für die Tuberkulosefürsorge fälschlich unter der Diagnose „aktive Tuberkulose" laufen. Dadurch verlieren die örtlichen und die zentralen Stellen den Überblick über die tatsächliche Tuberkuloselage.

4. „Id- oder Fd-Fälle": Aus der Fassung geht hervor, daß zu Id alle Erkrankungen an Tuberkulose *außerhalb* der Atmungsorgane, d. h. alle *extrapulmonalen* bzw. *extrathorakalen* Formen zu zählen sind.

1. *Knochen-* und *Gelenktuberkulose*. Hier sind nur die Fälle zu zählen, die noch Zeichen aktiver Erkrankung tragen. Abgeschlossene, auch mit Verkrüppelung geheilte Fälle, die nur orthopädischer Nachbehandlung bedürfen, gehören zu den Überwachungsfällen IIb.

2. *Tuberkulose der peripheren Lymphknoten*, z. B. Halslymphdrüsentuberkulose. Hier sind nur die Erkrankungen an einwandfreier Tuberkulose zu zählen, nicht aber Drüsennarben (diese unter „Überwachungsfälle" — „IIb-Fälle"), auch wenn es sich um tuberkulinpositive Kinder handelt.

3. *Hauttuberkulose*. Hier gilt sinngemäß, daß nur aktive Erkrankungen zu zählen sind, nicht Lupusnarben. In Zweifelsfällen empfiehlt es sich, die Entscheidung des Hautarztes bzw. des Beauftragten für Hauttuberkulose (Lupus) herbeizuführen.

4. *Hirnhauttuberkulose*. Hier ist zu bemerken, daß gemäß der jetzt geübten Therapie die Zahlen der Erkrankungs- und der Todesfälle nicht mehr gleich zu sein brauchen.

5. *Urogenitaltuberkulose*.

6. *Sonstige Organtuberkulosen* (z. B. Mesenterial-Tuberkulose, Augentuberkulosen).

B. Inaktive Tuberkulosen bzw. Überwachungsfälle (IIa- bis IIc-Fälle)

IIa) Klinisch geheilte Tuberkulose der Atmungsorgane

1. Nach *sicher aktiver Erkrankung im Kleinkindesalter* kann das Kind in der Regel 2 Jahre nach Feststellung der Inaktivität aus der Überwachung entlassen und der Schulgesundheitsfürsorge übergeben werden.

2. Nach Erkrankung *in* und *nach der Pubertät:* Überwachung nach Abheilung etwa 5 Jahre lang bis zum 25. Lebensjahr.

3. *Bei späteren Krankheitsfällen:* In der Regel 5 Jahre unter Berücksichtigung des Ausgangsbefundes. Nachuntersuchungen bei dieser Gruppe in den ersten Jahren in Abständen von 6—12 Monaten, später 1 Jahr. Für die Röntgenkontrolle werden Schirmbilduntersuchungen — möglichst in Mittelformat — empfohlen.

IIb) Klinisch geheilte Tuberkulose anderer Organe

Es gilt im wesentlichen das Obengesagte. Fachärztliche Mitwirkung des Beauftragten für Hauttuberkulose, Orthopäden usw. wird empfohlen.

IIc) Exponierte und exponiert Gewesene

Als Exposition ist aufzufassen:

1. die *intrafamiliäre* durch Familienmitglieder, die wohl die größte Bedeutung hat,

2. sonstige Gefährdung innerhalb der Wohngemeinschaft durch Untermieter, Hauptmieter, Nachmieter usw. oder Mitbewohner desselben Hauses — *intradomizilär* — in bestimmten Fällen, z. B. im Spielalter,

3. Gefährdung am *Arbeitsplatz*. Diese ist im allgemeinen nicht als erheblich anzusehen, es sei denn, daß eine besonders große und lang dauernde Gefährdung durch einen bis dahin als tuberkulös nicht erfaßten Mitarbeiter oder einen Massenbacillenstreuer bestand.

4. Gefährdung durch Verwandte, Fremde und Bekannte *außerhalb der Wohngemeinschaft*, wobei die Gefährdung oft erheblich sein kann, z. B. Großeltern und Enkel, Verlobte.

Die Dauer der Überwachung gilt für die gesamte Zeit der Exposition bis 2 Jahre nach Erlöschen der Infektionsquelle; im Pubertätsalter evtl. auch länger. Untersuchung während der Exposition 1- bis 2mal jährlich, bei Jugendlichen, Kleinkindern (Säuglingen) entsprechend öfter, später 1mal jährlich Anwendung des Röntgenverfahrens wie bei IIa.

IId) Unentschiedene Diagnosen

Hierher gehören die Fälle von festgestellten krankhaften Veränderungen der Atmungsorgane, bei denen die Diagnose hinsichtlich der Verursachung durch Tuberkulose oder der Mitbeteiligung von Tuberkulose im Laufe des Berichtsjahres noch nicht sicher entschieden werden konnte, z. B. tuberkuloseverdächtige Staublungen. Die Klärung dieser unentschiedenen Fälle ist mit allen zur Verfügung stehenden Mitteln zu betreiben, wenn nötig durch klinische Beobachtung.

III) Nichttuberkulöse Erkrankungen der Atmungsorgane

Hierher gehören diejenigen Erkrankungen der Atmungsorgane, die der Tuberkulose-Fürsorgestelle unter der Bezeichnung „Tuberkulose" oder „Tuberkuloseverdacht" bekannt oder gemeldet werden, bei denen aber die Tuberkulose als Krankheitsursache ausgeschlossen werden kann. Nach Sicherung der Diagnose kann der größte Teil dieser Beobachtungsfälle bis zum Ende des Jahres abgeschrieben werden. Die Sorge für die nichttuberkulösen Lungenkranken ist nicht Aufgabe der Tuberkulose-Fürsorgestellen; erforderlichenfalls ist Überweisung in ärztliche Behandlung oder an andere Fürsorgestellen zu veranlassen.

IV) Gesunde

Hier sind diejenigen Untersuchungen aufzuzeichnen, die den Tuberkulose-Fürsorgestellen ebenfalls unter der Bezeichnung „Tuberkuloseverdacht" bekannt werden, bei denen die Untersuchung aber keine krankhafte Veränderung der Atmungsorgane ergibt.

Röntgenreihenuntersuchungen gehören nicht hierher; werden diese bei Exponierten vorgenommen, so sind sie unter II c zu führen.

„*Jeder Kranke darf in der Statistik nur einmal erscheinen.*" Trifft aktive Tuberkulose der Atmungsorgane mit einer aktiven extrapulmonalen Tuberkulose zusammen, so ist es dem Ermessen des Arztes anheimgestellt, in welcher Rubrik der Kranke geführt wird. Ist eine der Erkrankungen aktiv, die anderen klinisch geheilt, so ist er in der Gruppe der Erkrankung zu führen, die aktiv ist. Leistungsfähigen Tuberkulosefürsorgestellen wird empfohlen, die *Diagnosenordnung* zu verwenden, welche im Sinne der bekannten Diagnosenordnung von SCHRÖDER von der Gesundheitsabteilung des Bundesinnenministeriums vorgeschlagen wird.

Unter „Neuzugänge" versteht man diejenigen Patienten, die erstmalig aus irgendwelchen Gründen in der Fürsorgestelle vorsprachen bzw. ihr überwiesen oder von ihr bestellt werden, einschließlich derer, die in früheren Jahren als nicht mehr überwachungsbedürftig ausgeschieden worden sind und im Berichtsjahr wieder die Fürsorgestelle aufsuchten. Alle Erstuntersuchten werden im Berichtsjahr *einmal* gezählt.

6. Merkblatt über die Tuberkulose der peripheren Lymphknoten

Tuberkulöse periphere Lymphknoten, besonders tuberkulöse Halslymphknoten, sind sehr oft Teil eines Primärkomplexes. Somit finden sich meist normale Lungenbilder. Andererseits kommen auch hämatogene Formen vor. Die Tuberkulinreaktion ist fast immer positiv. Am Hals sind differentialdiagnostisch gelegentlich Kiemengangs-Cysten oder Fisteln und bei Erwachsenen branchiogene Carcinome wichtig.

Ätiologisch spielt der Typus bovinus eine erhebliche Rolle. Die Anamnese weist daher oft auf Beziehungen zu bäuerlichen Betrieben hin.

Therapeutisch haben Röntgenbestrahlungen keinen Nutzen. Die Bestrahlungsfolgen stören bei den doch später notwendig werdenden Eingriffen erheblich. Größere und eingeschmolzene tuberkulöse Lymphknoten sollten chirurgisch entfernt werden. Die einfache Spaltung von Senkungsabscessen ist ungenügend. Diese Eingriffe erfordern sowohl hinsichtlich des richtigen Vorgehens als auch in Berücksichtigung des späteren kosmetischen Endeffektes besondere Erfahrungen. Tonsillektomien bei Halslymphknotentuberkulosen haben gewöhnlich keinen nennenswerten Einfluß auf den Heilungsverlauf. Bei nicht oder noch nicht zu operierenden Lymphknoten kommt INH-Medikation in Frage. Doch sollte diese Therapie, wenn sie keine Wirkung zeigt, nicht zu lange durchgeführt werden. An die Lupusgefahr, die von den Lymphknoten ausgeht, ist stets zu denken.

Die Krankheit ist meldepflichtig. Am besten werden die Kranken auch in der Lupus-Kartei erfaßt. Bei nachgewiesener Ansteckung aus einem bestimmten Stall ist Weitergabe der Meldung an das Kreisveterinäramt angezeigt.

7. Richtlinien für eine INH-Prophylaxe zur Verhütung von Generalisierungen der Tuberkulose im frühen Kindesalter

1. Bei Säuglingen und Kleinkindern, die mit Tuberkulose angesteckt sind, besteht die erhöhte Gefahr einer hämatogenen Generalisierung; diese kann zu Miliartuberkulose und Meningitis führen, aber auch zu anderen begrenzten Absiedelungen, beispielsweise am Skelet, an Lunge, Nieren, Lymphknoten, Pleura usw. Einer solchen Gefährdung kann durch An-

wendung von Isoniaziden (Neoteben, Rimifon, Bacillin u. a.) wirksam begegnet werden. Man spricht bei dieser vorbeugenden Behandlung von *Generalisierungsprophylaxen*, wobei man sich aber bewußt sein muß, daß es sich um keine Prophylaxe im eigentlichen Sinn handelt, sondern um eine Frühtherapie.

2. Über sehr günstige Erfolgsaussichten dieser Prophylaxe liegen ausgedehnte klinische Erfahrungen vor. Nur in wenigen Ausnahmefällen werden bei schwer an Tuberkulose erkrankten jungen Kindern Generalisierungen beobachtet; auch andere begrenzte Streuungen treten selten auf. Die vorbeugende Behandlung ist dann besonders wirksam, wenn INH-Präparate frühzeitig zur Anwendung kommen.

Auch noch bei der Miliartuberkulose, selbst im Säuglingsalter, kann eine Meningitis fast stets verhindert werden, denn nach DOMAGK und GEHRT gehen Isoniazide im Gegensatz zu anderen tuberkulostatischen Mitteln (Streptomycin, PAS und Conteben) auch in den Liquor über, wenn entzündliche Erscheinungen an den Meningen fehlen.

3. *Generell wird die INH-Prophylaxe bei allen mit Tuberkulose infizierten Kindern der ersten beiden Lebensjahre empfohlen.*

Bei älteren Kindern ist die vorbeugende Behandlung anzuraten: Bei den tumorigen Formen der Tuberkulose der paratrachealen und paraaortalen Lymphknoten, bei Verdacht auf Streuung und bei ausgedehnten pulmonalen Erkrankungsformen. Unnötig erscheint die Anwendung der Isoniazide bei den *indurierenden* Formen der Hilus-Lymphknoten-Tuberkulose, bei (kleineren) Atelektasen, Primärinfiltrierung, bei verkalkenden Primärkomplexen und bei allen zur Inaktivität neigenden wenig ausgedehnten Erkrankungen älterer Kinder.

4. Die *Anwendung der INH-Präparate,* auch zur Vorbeugung, soll beim Kinde *prinzipiell stationär* erfolgen. Eine ambulante Anwendung kann nur für kurze Frist unter ärztlicher Kontrolle notwendig werden, und zwar bei früh an Tuberkulose erkrankten Kindern bis zur Einweisung in Heilstättenbehandlung.

5. *Dosierung:* Bei der vorbeugenden Behandlung ist mit 5 mg/kg Körpergewicht zu beginnen; bei guter Verträglichkeit — was überwiegend der Fall ist — kann im Verlauf von 2 Wochen über 7,5 mg auf 10 mg/kg gesteigert werden. Diese optimale Dosis soll nicht überschritten werden. Es wird empfohlen, die Behandlung 6 Monate lang durchzuführen, wobei nach 3 Monaten eine 4wöchige Pause eingeschaltet werden kann.

6. Bei entsprechender Anwendung der INH-Präparate sind Schäden ernster Art selten zu erwarten; jedoch ist Vorsicht in der Dosierung bei jungen Säuglingen geboten, besonders wenn schwere Lungenerkrankungen vorliegen. Bei Unverträglichkeit des Medikamentes (Erbrechen, Appetitminderung, flüchtiger Ikterus) genügt ein kurzes Absetzen des Mittels.

7. Die mit INH-Präparaten mögliche *Generalisierungsprophylaxe* bedeutet vor allem bei der Primär-Tuberkulose junger Kinder einen *großen Fortschritt* und verdient breiteste Anwendung. Sie ist geeignet, die Erkrankungen an tuberkulöser Gehirnhautentzündung und an Miliartuberkulose weitgehend zu verhindern und kann die Letalität der kindlichen Tuberkulose weiter herabdrücken.

8. Wissenschaftliche Mitteilung des „Arbeitsausschusses für Kindertuberkulose"

Der „Arbeitsausschuß für Kindertuberkulose" hat in seiner Sitzung in Heidelberg am 23. Juli 1955 sich mit verschiedenen Fragen der Kindertuberkulose beschäftigt und kommt zu der Empfehlung folgender Richtlinien:

„Tuberkulöse Prozesse mit wirklichem Krankheitswert bei Kindern dürfen keinesfalls der Gefahr einer langen Wartezeit ausgesetzt werden. Es empfiehlt sich also, einer sofortigen stationären Klärung zuzuführen:

Tuberkulinpositive Kinder bis zum 2. Lebensjahr,

Kinder mit röntgenologischen und klinischen Verdachtsbefunden auf Tuberkulose.

BCG-geimpfte Kinder, bei welchen Verdachtsmomente auf aktive Tuberkulose vorliegen, sind wegen der Seltenheit solcher Vorkommnisse und der Schwierigkeit der Beurteilung einer kinderärztlich geleiteten Spezialklinik zuzuweisen."

Hannover, im Oktober 1955

286

9. Wissenschaftliche Mitteilung des „Arbeitsausschusses für Röntgenschirmbilduntersuchungen und für Röntgentechnik"

Das Fachgremium des „Arbeitsausschusses für Röntgenschirmbilduntersuchungen und für Röntgentechnik" hat in seiner Sitzung vom 3. 12. 1955 zu den aktuellen Fragen der Bedeutung der Schirmbilduntersuchungen und des Strahlenschutzes Stellung genommen. Es wurde die Frage der Schädigungsmöglichkeiten der Beschäftigten und der Untersuchten, sowohl der Erwachsenen als auch der Kinder, eingehend erörtert. Als Ergebnis dieser Besprechungen stellt der Arbeitsausschuß einstimmig fest, daß bei ordnungsgemäßer apparativer Ausstattung der Schirmbildstelle und bei sinngemäßer Beachtung der Schutzvorschriften, insbesondere der Unfallverhütungsvorschrift „Anwendung von Röntgenstrahlen in medizinischen (ärztlichen, zahnärztlichen und tierärztlichen) Betrieben" der Berufsgenossenschaft für Gesundheitsdienst und Wohlfahrtspflege, Hamburg 36, Holstenwall 8 (gültig vom 1. Oktober 1953), weder eine Gefahr für die Untersuchten, noch für die Untersucher möglich ist. Die bei Schirmbilduntersuchungen auf Patienten und Untersucher einwirkenden Strahlendosen liegen weit unter den für sonstige Röntgenuntersuchungen allgemein üblichen Dosen.

10. Tuberkulosebekämpfung im Bundesgrenzschutz

Als Maßnahmen zur Tuberkulosebekämpfung im Bundesgrenzschutz werden durchgeführt:

1. Vor den Annahme-Untersuchungen Freiwilliger eine grobe Aussiebung durch Röntgendurchleuchtungen bei den Gesundheitsämtern oder Lungenfachärzten, über welche die Bewerber eine kurze Bescheinigung mitzubringen haben.

2. Bei den Einstellungsuntersuchungen Röntgenschirmbildaufnahmen (Mittelformat 7×7) mit bundesgrenzschutzeigenem transportablen Gerät, erforderlichenfalls Nachdurchleuchtungen oder Großaufnahmen. Hierzu steht ein Grenzschutzsanitätsoffizier, der erfahrener Lungenfacharzt ist, zur Verfügung.

3. Kontroll-Röntgenschirmbilduntersuchungen bei jedem Grenzschutzbeamten finden möglichst einmal im Jahr, mindestens jedoch einmal innerhalb von zwei Jahren statt.

Die nachfolgenden Zahlenangaben sind zum Teil dem „Sanitätsbericht über den Bundesgrenzschutz 1955" entnommen, zum Teil stammen sie aus einer Mitteilung des Leiters des Sanitätswesens des Bundesgrenzschutzes, Herrn Ministerialrat Dr. HARTLEBEN.

A. Ergebnisse der Röntgenschirmbilduntersuchungen und der Tuberkulosestatistik des Bundesgrenzschutzes

I. Ergebnisse und allgemeine Bemerkungen

Das Ergebnis ist 1955 günstiger als im Vorjahr. Es kann jedoch bei der für derartige Untersuchungen relativ kleinen Zahl zufällig sein. Mit den Ergebnissen allgemeiner Röntgenreihenuntersuchungen sind Vergleiche nicht möglich, weil die Untersuchten bereits eine Auslese darstellten (Freiwillige, die außerdem vor ihrer Annahme einer orientierenden Lungendurchleuchtung bei Gesundheitsämtern unterzogen worden waren).

a) Röntgenschirmbilduntersuchungen bei der Einstellung von Bewerbern

	1954	1955
Es wurden insgesamt untersucht	7 664	4 131
Hiervon bedurften der Röntgennachuntersuchung.	68	31
waren verdächtig auf:		
I a/b = ansteckende Tuberkulose der Atmungsorgane . . .	0	0
I c = nicht ansteckende, aber aktive Tbc. der Atmungsorgane	13	1
II a = überwachungsbedürftige, klinisch geheilte Tuberkulose der Atmungsorgane	16	6
Es wurden nicht eingestellt	31	7
	(0,4%)	(0,17%)

b) Kontroll-Röntgenschirmbilduntersuchungen

(Untersuchungen von GS-Beamten in Abständen von längstens 2 Jahren nach der letzten Röntgenschirmbilduntersuchung.)

	1954	1955
Gesamtzahl der Untersuchungen	1 123	10 789
Hiervon waren:		
a) ansteckende Tuberkulose der Atmungsorgane (I a/b) . . .	3 (2,6⁰/₀₀)	6 (0,6⁰/₀₀)
b) nicht ansteckende, aber aktive Tuberkulose der Atmungsorgane (I c)	3 (2,6⁰/₀₀)	14 (1,4⁰/₀₀)
c) überwachungsbedürftige Fälle (II a)	10 (8,9⁰/₀₀)	31 (2,9⁰/₀₀)
d) verdächtig auf Krankheiten des Herzens und der großen Gefäße (III e)	6	7
e) verkalkte Herde und Primärkomplexe (IV b)	159	894
f) Pleura- und Zwerchfellveränderungen (IV c)	35	129
g) Von den 51 Fällen a) + b) + c) erwiesen sich als *heilstättenbedürftig*	9	18
h) Bis zur Untersuchung waren von a), b) und c) (51) bis dahin *unbekannte bzw. unerkannte*	nicht notiert	38

Beim Vergleich der Ergebnisse der Jahre 1954 und 1955 muß berücksichtigt werden, daß 1955 gegenüber 1954 fast die 10fache Zahl der GS-Beamten am Röntgenschirmbild „kontrolliert" wurde. Es ist also für 1954 die Wahrscheinlichkeit eines „Fehlers zu kleiner Zahlen" zu berücksichtigen. Die Unterschiede in der Zahl der Untersuchungen beruhen erstens auf dem Umstand, daß 1954 die Zahl der Röntgenschirmbilduntersuchungen bei Einstellungen eine erhebliche Inanspruchnahme für den Röntgenschirmbildtrupp bedeutete, zweitens waren erst im Berichtsjahr 1955 die meisten Kontrolluntersuchungen „turnusmäßig" fällig. Trotzdem darf der Eindruck bestehen, daß die in den wichtigen Absätzen a) bis c) genannten, gegenüber dem Vorjahr wesentlich geringeren Verhältniszahlen schon zum Ausdruck bringen, daß die Überwachungsmaßnahmen sich im günstigsten Sinne auszuwirken beginnen, nachdem das Röntgenschirmbildwesen des BGS erst von 1953 an systematisch aufgebaut werden konnte.

c) Von Familienangehörigen der GS-Beamten

	1954	1955
wurden insgesamt untersucht	315	333
davon mit krankhaftem Befund	6	3

Die verhältnismäßig kleine Zahl von 333 untersuchten Familienangehörigen, die im Berichtsjahr freiwillig an der Untersuchung teilnahm, läßt auf eine gewisse Interessenlosigkeit dieser Möglichkeit gegenüber schließen, wie sie in der Bevölkerung bei Maßnahmen der präventiven Medizin leider immer noch festgestellt wird. An der etwaigen aufklärenden Beratung durch die Abteilungsärzte des BGS hat es nach einwandfreien Feststellungen nicht gefehlt.

d) Von Zivilangestellten

	1954	1955
wurden untersucht	809	1 472
davon mit krankhaftem Befund	23	50

Die krankhaften Befunde beziehen sich im wesentlichen auf bereits bekannte Überwachungsfälle, die sämtlich *nicht ansteckende* Tuberkulosen sind!

Die Zahl von 50 Krankheitsfällen unter 1472 untersuchten Zivilangestellten des BGS umfaßt sowohl den Bestand der Überwachungsfälle wie die Zahl der Neuerkrankungen. Es leiden somit 3,3% aller untersuchten Zivilangestellten des BGS an zwar nicht ansteckender, aber aktiver oder überwachungsbedürftiger Tuberkulose der Atmungsorgane. Das ist eine hohe Zahl. Sie erklärt sich zum Teil daraus, daß ehemalige GS-Vollzugsbeamte, die wegen aktiver Tuberkulose entlassen werden mußten, nach der Heilstättenbehandlung und nach Wiedereintreten der *Arbeits*fähigkeit als Angestellte im BGS untergebracht wurden. Diese tuberkulosekranken Zivilangestellten bilden ein ernstes Problem für die Gesunderhaltung der Bundesgrenzschutzbeamten. Sie weisen auf die dringende Notwendigkeit hin, daß in ständiger Zusammenarbeit mit den Gesundheitsämtern die Überwachung sehr sorgfältig und regelmäßig ausgeübt werden muß.

II.

1. Zugänge an Tuberkulose

	1954	1955
Tuberkulose der Atmungsorgane	15 = 1,05°/₀₀[1]	34 = 1,9°/₀₀[1,2]
Tuberkulose anderer Organe	5	10

2. Entlassungen aus dem BGS wegen Tuberkulose

Als *polizeidienstunfähig* wurden entlassen

	1954=1,6‰[1]	1955=1,0‰[1]
wegen Tuberkulose der Atmungsorgane	23	17
wegen Gelenktuberkulose	1	—
wegen Nebenhodentuberkulose	1	—
wegen Nierentuberkulose	—	1
wegen Wirbeltuberkulose	—	1
wegen Myositis tuberculosa	1	—
wegen Pleuritis exsudativa	2	5
Gesamtzahl der wegen Tuberkulose aus dem Bundesgrenzschutz Entlassenen:	28	24

[1] °/₀₀ der durchschnittlichen Iststärke.

[2] einschl. der Übergangsfälle.

B. Auswertung der Ergebnisse

In einer zusammenfassenden Prüfung soll festgestellt werden, ob die insgesamt 3jährige Tätigkeit des Röntgenschirmbildtrupps zur Gesunderhaltung des Bundesgrenzschutzes noch Wesentliches geleistet hat, nachdem schon die Einstellung Tuberkulöser, Tuberkuloseverdächtiger und Überwachungsbedürftiger verhindert wurde und alle aktiven Tuberkulösen aus dem Vollzugsdienst des Bundesgrenzschutzes entfernt wurden.

Gleichzeitig soll ein Überblick über die Tuberkulose-Morbidität und den „Bestand" der aktiven Tuberkulosen gewonnen werden.

Zur Prüfung dieser Frage müssen die Zahlen der Zugänge an Neuerkrankungen herangezogen werden, die außerhalb des Röntgenschirmbildverfahrens in der täglichen Arbeit der GS-Sanitäts-Offiziere festgestellt wurden.

Erst die Gesamtzahl an Neuerkrankungen kann dartun, ob der Bundesgrenzschutz durch das ständige Ausschalten der aktiven Tuberkulosen und die regelmäßigen Überwachungen eine gewisse Auslese darstellt und ob die relativen Erkrankungszahlen niedriger liegen als in der übrigen Bevölkerung. Um hierüber Klarheit zu gewinnen, wurden die ärztlichen Akten und Personalunterlagen aller 1955 Erkrankten nochmals ausgewertet und somit ein genaues Bild von jeder einzelnen Erkrankung sowie eine Vergleichsgrundlage gewonnen.

Die Zahl von 20 durch die Kontroll-Röntgenschirmbild-Untersuchungen ermittelten aktiven Tuberkulosen erscheint zunächst hoch. Bezieht man diese Zahl aber auf 10000, wie es in der Tuberkulosestatistik üblich ist, so ergibt sich eine Verhältniszahl von 18,5 aktiven Tuberkulosen auf 10000. In der Bundesrepublik wurden im Jahre 1954 nur 16,6 *Neuerkrankungen* auf 10000 Einwohner gemeldet.

Um zu einem richtigen Vergleich zu gelangen, bedürfen diese 20 aktiven Tuberkulosen jedoch einer weiteren Aufteilung. Es können nämlich alle Fälle, die eine Verschlechterung bereits bekannter Fälle darstellen (in der Tuberkulosestatistik üblicherweise als „Übergangsfälle" von II a nach I a bis c bezeichnet), in diesen Vergleich nicht einbezogen werden, weil es sich nicht um *Neuerkrankungen* handelt. Es verbleiben dann noch 17 GS-Beamte, bei denen im Berichtsjahr durch die Kontrolluntersuchungen eine Neuerkrankung festgestellt wurde. Von diesen litten bereits 5 an einer *ansteckenden* Tuberkulose. Auf 10000 bezogen sind das 4,6 ansteckende und 11,1 nichtansteckende Tuberkulosefälle. Die entsprechenden Zahlen für das Bundesgebiet sind 5,1 ansteckende und 11,5 nichtansteckende Fälle, zusammen also 16,6. Aber auch diese Zahlen sind nicht mit denen des BGS vergleichbar, weil in der angeführten Bundesstatistik alle Lebensalterstufen vom Säuglings- bis zum Greisenalter in einer Zahl enthalten sind. Erst eine Gegenüberstellung mit den Erkrankungsziffern entsprechender männlicher Altersklassen im Bundesgebiet könnte einen zutreffenden Vergleich ermöglichen. Leider sind die statistischen Angaben der einzelnen Bundesländer in der Einteilung der Altersklassen so unterschiedlich, daß eine Gesamtzahl für das Gebiet der Bundesrepublik bisher nicht aufgestellt werden konnte.

Außer den durch die Röntgenschirmbilduntersuchungen aufgedeckten Neuerkrankungen wurden durch anderweitige ärztliche Maßnahmen der GS-Sanitätsoffiziere noch weitere 14 aktive Tuberkulosefälle festgestellt, unter denen sich jedoch 4 „Übergänge" (von II a nach I a/c) befinden. Somit beträgt für das Berichtsjahr 1955 die Zahl aller Neuerkrankungen an aktiver Tuberkulose im BGS 27. Dies entspricht unter Berücksichtigung der durchschnittlichen Iststärke einer relativen Zahl von 15/10000.

Vergleicht man nun noch die Gesamtzahl der aktiven Tuberkulosen (also die Zahl der Neuerkrankungen + Zahl der Übergänge) — das waren 34 — mit der in der gleichen Altersgruppe in Niedersachsen — dem Tuberkulose-Jahrbuch 1952/53 entnommen —, so verhalten sich die relativen Zahlen wie 18,8 : 138,8 (der Vergleich mit Niedersachsen ist in diesem Falle möglich, weil aus diesem Land vergleichbare Unterlagen vorliegen).

Während in Niedersachsen von den Männern im 25. bis 30. Lebensjahr 2,2% an aktiver Tuberkulose litten, *waren es im BGS nur 0,2%.* Damit steht fest, daß im BGS die „Bestandszahl" an aktiven Tuberkulosen nur rund $^1/_{10}$ gegenüber der Zivilbevölkerung in Niedersachsen beträgt. Bei einem so erheblichen Unterschied kann als Fehlerquelle der Umstand keine wesentliche Rolle spielen, daß die Vergleichszahlen aus verschiedenen Jahren stammen und nicht aus dem gesamten Bundesgebiet, über welches der BGS an den Zonengrenzen verteilt ist. *Es kann somit kein Zweifel sein, daß diese niedrige Tuberkulosemorbidität eine Folge des Ausleseverfahrens bei der Einstellung und der ständigen Überwachung der GS-Beamten durch den Röntgenschirmbildtrupp ist.*

Die Durchsicht der einzelnen Krankengeschichten zeigt im übrigen von neuem die unbedingte Notwendigkeit der Röntgenschirmbilduntersuchungen. *In allen Neuerkrankungsfällen handelt es sich um bisher unbekannte, nur durch das Röntgenverfahren aufgedeckte Tuberkulosefälle.*

Die Auswertung läßt ferner unschwer erkennen, daß man es im Bundesgrenzschutz vorwiegend mit einem Menschengut zu tun hat, welches durch seine *Altersdisposition* besonders gefährdet ist. Berücksichtigt man, daß die das übliche Maß übersteigende körperliche Belastung im Polizeivollzugsdienst, die — ausweislich der Akten — in allen Fällen vorhanden war, einen krankheitsfördernden Faktor darstellt, so werden auf dem Gebiet der Tuberkulose die Erfolge der vorbeugenden Gesundheitsfürsorge bei den Einheiten des BGS durch die mitgeteilten Ergebnisse eindeutig nachgewiesen.

Darüber hinaus ist aber eine weitere Feststellung, die aus diesen Zahlen erschlossen werden kann, wohl ebenso wichtig: die streng wissenschaftlichen Maßstäbe, die bei der Ausarbeitung der Richtlinien für die Beurteilung der Tauglichkeit und der Polizeidienstfähigkeit bei Tuberkulosefällen zugrundegelegt wurden, sind zwar sowohl von den Vorgesetzten der Betroffenen wie von diesen selbst oft als zu hart empfunden worden, haben aber angesichts dieser Ergebnisse ihre volle Berechtigung eindrucksvoll erwiesen, auch im Interesse der Volksgesundheit.

Veröffentlichungen

KAYSER: Gegenwärtiger Stand der Tbc.-Forschung und Tbc.-Bekämpfung. Landarzt **32**, 6, 121 (1956).

— 62. Tagung der Deutschen Gesellschaft für Innere Medizin in Wiesbaden vom 9.—12. April 1956 (Teilbericht). Tuberkulosearzt **19**, 8, 488 (1956).

KEUTZER: Statistische Gesichtspunkte zur Frage der Sterblichkeit an Lungenkrebs. Ärztl. Mitt. **40**, 14, 417 (1955).

— Mortalität und Morbidität an extrapulmonaler Tuberkulose. Tuberkulosearzt **9**, 8, 493 (1955).

— Über die Entwicklung der mittleren Lebensdauer von 1875—1950. Med. Mschr. **9**, 6, 361 (1955).

— Statistische Betrachtungen über die Änderung der Tbc.-Mortalität in Deutschland von 1876—1952. Beitr. Klin. Tbk. **114**, 330 (1955).

— Stellungnahme zu H. GRAMM: Menschlicher Einfluß auf die Höhe der Sterbeziffern. Beitr. Klin. Tub. **115**, 401 (1956). — Schlußwort: Beitr. Klin. Tub. **115**, 408 (1956).

— Über Lebensalter und Morbidität. Ergebnisse der Statistik. Acta tbc. scand. (Københ.) **31**, 2, 121 (1955).

— Über alters- und geschlechtsspezifische Unterschiede der allgemeinen Mortalität. Ärztl. Forsch. **10**, 3, 139 (1956).